內經素問眞相之探討

惲子愉　著

Ainosco Press

目　錄

緣起

感謝多年來支持「惲子愉醫學系列叢書」的讀者和好朋友們，在 2020 年春天，我們決定重新整理出版這套書，由王世興醫師、惲純和醫師、葉姿麟醫師和華藝數位股份有限公司學術出版部的同仁就內容及索引，以當代學術出版的方式，一字一句地校對調整，並陸續交由華藝數位股份有限公司發行。

這套著作是對傳統中醫最重要的幾部典籍用現代醫學理論提出獨到的注解，其中《臨證特殊案件之經過及治驗》一書包含了作者卅多年行醫生涯精彩的病例分享及說明，希望藉由這次的重新出版，可以為苦於尋找傳統中醫與現代醫學之間連結的中醫同好們提供一盞明燈，以求達到知識學問的傳承與推廣傳統中醫現代化的目的。

再版前誌

《內經》是我國醫學中最偉大、最原始的經典巨作，所以在再版的時候，絕不可掉以輕心，除了由連讚興先生細心重新校對一遍，使錯字儘量減少之外，更由曾慶暉、張其貞、張春政、陳家騏、林榮威、陳炳臣、周坤瑋、盧政男、吳東隆、王若琪、鍾泰天、江介然、陳昭綽、馬紹銘等醫師（medical doctor, MD）各位青年才俊，將之細心分類，以便於對照和參考，現代醫師（西醫）而能捐棄成見，以真理為依歸，沒有排斥性，且對中國醫學的興趣勝過西洋醫學，這一點實在極為難得，我對以上各位年輕醫生作者致謝意，也希望他們前途光明。醫何分中西，以解除病患的病苦，維護生命的延續及健康的身心，才是真正神聖的宗旨，否則互相攻訐，非但醫學日趨墮落，在學術方面也無法落實生根了。

惲子愉　敬識

1990 年 8 月 3 日

凡例

一、本書撰寫的目的，是發揚古聖先賢崇尚務實的精神和智慧，強調東方文化的優點和完美，絕非硬將現代醫學削足適履，摻入古醫典，揚西而批中，執今而笑古。

二、在前面幾章中，因為要廣泛討論某些鐵定的事實，無法轉圜，乃不得不採用部分現代生化方面的資料，以求貫通，但亦用之極少，即使省略不讀，並不影響本書的完整，因為只占全書之極微量而已。本書力求平易暢通，可以自喻，可以喻人，俾使人人能看懂，以求無負於先聖絕學。

三、《內經》乃我國歷經數千年經典之作，雖然篇篇各自獨立，然仔細研究，有其無形中不可分割性、前後主從性，故絕對忠於原文，從開始至終，篇篇按序列論，發古聖觀察精微之處，方可見其可圈可點、嘆為觀止之妙，若支離割裂，分類歸檔，則原意盡失矣。

四、本書前言，非純為一般序文性質，為力求其完美無缺的整體性，於文字之外，有很多弦外之音，蓋因無法在本文中表達這本極為艱深之書的深意。故與拙著《傷寒論之現代基礎理論及臨床應用》中之總論相同，極為重要，看此前言，則本書較易貫通。

五、《內經》中第六十六篇至第七十四篇，亦即：

天元紀大論篇第六十六

五運行大論篇第六十七

六微旨大論篇第六十八

氣交變大論篇第六十九

五常政大論篇第七十

六元正紀大論篇第七十一

刺法論篇第七十二

本病論篇第七十三

至真要大論篇第七十四

以上是論述氣象天運行之司天在泉學說，雖然可以將之現代化，所謂磁力線理論以及各種統計氣象加以解釋，究屬牽強，蓋知之為知之，不知為不知，未敢強詞奪理，容以後如有啟發，再行闡述，設如不敏，只能有待後來高明，故不得已而從略，尚祈亮察。

推薦序（一）

還記得在大三上學期時，「傷寒論」是由惲子愉老師（後文尊稱為惲師）所上，大一、大二時中醫課程多以傳統中醫陰陽虛實、八綱經絡臟腑辨證，作為上課的基本內容，初聽到惲師上課內容完全與過去有所不同，惲師海闊天空無所不談，或許由於惲師本身是西醫背景出身，上課中介紹《傷寒論》內容時，多夾以生理、病理、解剖及生化的內容於其中，深入淺出的詮釋《傷寒論》的條文，讓我甚為驚訝怎麼有這樣的教學立論方法，因此在中醫系的「傷寒論」，醫學系的「金匱要略」，我都去聽講。

當時大家都聽聞惲師醫術高超，治病活人無數，當時在臺中開診為人診治，很多學生跑去跟診，當時我也很好奇地跑去跟診學習，這麼一跟診很快的三年又過去，眼看大五下學期要出去見、實習，惲師突然跟我與另一位同學林建雄，建議兩位選擇北部西醫醫院作為見、實習場地，週末假日可到我的診所跟診，我非常感謝老師對我們的愛護與提攜，於大六、大七兩年，每逢週末下午便到老師的診所跟診學習，於今想來歷歷在目，也對我未來醫學生涯的走向產生重大的影響。

於臺北跟診期間，多半時間除抄方學習外，惲師於空檔時會解說如何思考，很多時候老師會從生理、病理、生化的角度去分析一個病例，有時老師也會從物理、化學甚至量子力學的角度去談病案醫理，讓我覺得學海無涯，惲師怎麼懂得這麼多，將傳統的中醫藥以現代科學、醫學的方式去剖析，這不就是我們所希望的中西結合。時代在進步，科技更是與時俱進，惲師是我們的榜樣，更是我們的先行者，我作為他的學生，我崇拜我的老師以他為榮。

有人問我，你跟惲師他教你什麼？給你什麼秘方嗎？我回答老師給我的是一種啟發、一種思想。也因為這樣的思想啟發，給了我自己醫學生命的泉源。

時代在進步，科技向前行，未來的中醫藥的發展必當結合基礎醫學如分子醫學、系統生物學及精準醫學，更要跟上智慧醫療與量子醫學的時代趨勢潮流。惲師是我們的典範，早在四十年前他就揭櫫大旗、指出方向。今其長公子惲純和醫師來電告知要重刊舊作，嘉惠莘莘學子及醫師同好，忝為作序，特為之作記。

承業弟子黃升騰　謹上

中國醫藥大學中醫學系

2024 年 8 月 30 日

推薦序（二）

承蒙惲子愉老師的愛子惲純和醫師的請託，為《內經素問真相之探討》再版發行寫序，深感榮幸。我猶記得第一次接觸「傷寒論」的書就是惲老師的著作《傷寒論之現代基礎理論及臨床應用》是我在中國醫藥學院（更名中國醫藥大學）就讀藥學系二年級時，當時父親病危於臺北馬偕醫院住院期間，身為一個醫學院的學生竟然對於重病的父親，所學的知識完全派不上用場，無能為力，只能勤讀惲子愉老師的書，期盼能從絕望中尋得一線希望。當時因為是藥學系低年級生對於中醫及西醫不甚理解，雖然讀不懂惲老師的深義，但是心中已經埋下了用現代醫學的角度詮釋古代的《傷寒論》典籍的種子。

後來畢業拿到藥師執照後，也步入了中醫之林，考上中國醫大學士後中醫學系，畢生矢志投入「傷寒論」的臨床、教學與研究。當初受到惲老師的《傷寒論之現代基礎理論及臨床應用》啟發甚多，自學士後中醫學系畢業後，升任主治醫師後，也繼續於國立清華大學奈米微系統工程研究所攻讀博士班，運用現代的分子生醫技術，「基因晶片」研究《傷寒論》書中四逆湯證病人的特殊表現基因為題，登上知名國際期刊，某種程度也堪稱學習惲老師的觀念與想法後付諸研究的行動。

書中運用分子醫學的基因與 DNA 來解釋先天之氣，人的一生都受內分泌的支配解釋腎氣，有生命意義即是有生命電動能之液體，乃稱之為天癸，是液體中復加人身必須之內分泌激素。又論結締組織方面女性較不及男性，所以類風濕性關節炎、系統性紅斑狼瘡等自體免疫性疾病女性患病比率比男性高出許多。用大腦控制下視丘調控腦下垂體前葉後葉對身體的靶器官這個 H-PHA 軸比喻天地之精氣。他認為中醫的望聞問切，能合色脈的意思是綜合望聞問切的結果方能萬全，不是單憑脈就可以推斷，古聖尚且如此，今人妄談候脈可知一切，是則 CT、X-ray、生化檢查都可以束之高閣了，豈非笑談，神是可以的，醫生是人不是神，不配合一切綜合結果，是無法知道病情的。一再地重複提及徒自論脈是緣木求魚，診斷不確，治療錯誤，病人慘矣。醫學人命關天，豈可兒戲。可謂是老師的真知灼見，諄諄教誨。

書中提及一案例令我印象深刻，有一年 30 餘歲的青年因為以前打籃球摔倒引發腰痛不癒，經過牽引拉腰，服用中藥治療，病情每況愈下，經友人輾轉介紹，就診於惲老師，連診五次，所有各種疾苦，幾乎完全消除，唯有腰痛連及大腿時發時癒，雖屢次用猛藥，有不少進步，但進展相當緩慢，本想謝不敏焉，某日他又來診，感其信老師極深，來意很誠。老師對他說，你必住在郊區，每天到學校授課，所走的路必然尚未做好而崎嶇不平，你的交通工具是機車，而且是飆車用的大輪子機車不是小輪子的摩托車（scooter），今天治不好的原因是因為你的尾閭骨天天再受刺激之故。如果將機車換成小輪子的摩托車，病就可以立刻痊癒。若經濟條件不夠可以採用分期付款，年輕人聽了老師的話後，一週症狀全部減輕，也不需要再服藥了，再一個月後一切正常健步如飛。所以由此醫案可知，惲老師告誡我們治病診斷法之難非同小可，不僅在乎用藥而更在乎診斷。

惲老師在中國醫藥學院中醫學系教授「傷寒論」多年，培養出無數的優秀學生，同時也在附設醫院擔任首任中醫內科部主任，行醫善治疑難雜病，聞名一時。他以現代科學知識詮釋中醫理論，註解了《內經》、《傷寒論》、《金匱要略》、《溫病條辨》等書。現今臺灣中醫學術界領導人物均曾受業於他，故惲老師對於目前臺灣中醫界著重科學實證與強調中醫現代化的發展方向，有著重大的影響。

值得一提的淵源是惲老師的祖父惲鐵樵先生，在清朝年間是一位知名的傷寒名醫，癒病無數，遠近馳名，他當時以科學的方法，研究了《內經》的理論原委實質。於 1925 年創辦了「惲鐵樵函授學校」，學生遍及全國大江南北，爭相報名學習者逾六百人，1927 年更創辦臨診實習班，及門弟子三十餘人，同時兼任上海各中醫學校的講師，對於中醫命脈的永續與傳承貢獻卓著。陸續培育了如章巨膺、顧雨時等許多具有創新思想的優秀人才。

惲子愉老師與惲鐵樵先生，祖孫世代之間，一脈相承，對中醫都極具熱情，將其一生貢獻給中醫的教學、臨床與著作，矢志將傳統的中醫醫學典籍賦予現代化的醫學生命，讓具有千年傳承的中醫經典能隨著嶄新科學化的時代，與時俱進的古今無縫接軌，代代相傳不墜。

鄭宏足　謹上

2024 年 10 月 4 日

前言

《內經》分兩部分，前一部稱《素問》，後一部稱《靈樞》，一如《傷寒卒病論》的前一部稱《傷寒論》，後一部稱《金匱要略》，都是我國醫學的不朽經典，皇皇巨作，這兩部書有一相同之點，即是都看重於第一部，其第二部都較第一部大為遜色，故《傷寒論》遠較《金匱要略》高明，而《內經素問》也遠勝過《靈樞》。一般稱《內經》，大都是指《素問》而言，而更將《傷寒卒病論》的第一部獨立稱《傷寒論》，但是《傷寒論》是中國醫學中出奇的好書，所以歷古以來，注解《傷寒論》的不亞於三四百家，《金匱要略》就冷落多了。而《內經》呢？更為少數，還不到十家，原因何在呢？因為《傷寒論》是就醫論醫，就病論方，非常實在，非但中國，乃至整個亞洲，如日本、韓國，無不奉之為圭臬，但《內經素問》並非如此，內文中包括的不止是醫學，更有中國固有的文化、思考、哲學意味在內，這本書不但是醫書，其範圍遠超過了論醫，幾乎包括古中國文明思想的大半，其立論乍看之下非常空洞而廣泛，篇幅冗長，重複又重複，滿紙陰陽五行，文體雜亂，有時誠不知所云，更使人氣結者，所提的針灸穴道以及治療方面有時效果有限，有時幾乎全然無功，也沒有一個具體的像《傷寒論》一般簡易而明瞭的答覆，為了遵經崇道，不敢說此書極為無聊，只能棄卷而嘆，乃稱之為先聖遺訓，靈素絕學了。既然絕對荒唐，那麼早就應該廢棄了，然而非常奇怪的，每一位名醫無不孜孜樂道，更不惜引經據典，常常將《內經》之所述片面斷章取義，用上兩語，經云如何如何，一如儒者，動不動就拿孔老夫子的《論語》來壓人，子曰如何如何，其原因蓋在《內經素問》設想的是原則性的條件，而此類條件，並非是所謂理論醫學，實在是根據事實，不折不扣的臨床各種病的條件，而此類條件極具原則性及基本性，絕難推翻，一如老子的《道德經》、孫武的《孫子兵法》，能經千古而不變，如德皇威廉二世（Wilhelm II）以及戰略名家克勞塞維茨（Carl von Clausewitz）對《孫子兵法》瞻仰萬分，而現今全世界的哲學思想家對老子《道德經》佩服得五體投地，是一樣的道理。但是《孫子兵法》、老子《道德經》就字面解釋即可人人皆知，馬上行得通，而《內經》呢？就慘了，即使古賢及近代諸君子幾次三番加以注解翻譯，字面上是知道它講些什麼，真正的醫學上的，人體上的變化涵義，仍是無法溝通。奇書仍是奇書，絕學還是絕學，其理由非常複雜，歸納起來大概不外乎：一、古今條件不同。二、陰陽五行，天人合一的虛無飄渺。三、條件的繁多與瑣碎。四、歸納方法的誤解。五、重複又重複，令人生厭，無法終篇。六、描寫的形容字多於實實在在的敘述。七、對治病沒有直接的幫助。八、廢話太多。九、以五行作無聊及機械式的排列，硬拼硬湊。十、所指之物，隨境而異，與所定之名，常常一變而變，令人無法捉摸，不知所云。十一、篇幅冗長，不精簡，更不實在，似作文字遊戲，不像在真正論醫。十二、可以隨便穿鑿附會，亂套亂用。所以乍看之下，此書一無是處，怪不得東瀛及韓國醫家寧可就《傷寒論》，而對此書再拜而謝，敬鬼神而遠之，不讀還能勉強醫病，一讀之後，便連醫病的本領也被惑亂，濛混迷糊，不知所從。凡真正讀過《內經素問》的有心人士，多少有以上種種同感。現在我們必須去瞭解它，澈底明瞭它，比徒自遵經崇道較為實在。以上種種感受，不需要一一列條答覆，我們可以在此作一總交待，將此等誤解，逐一澄清。與其抱殘守闕，還是權變通達比較高明，而且《內經》此書本來就含有權變通達的意思，也正符合了古聖的遺志及遺訓。由於《內經素問》是一本原則性的書，往往被人誤解為理論性的所謂理論醫學，其實《內經素問》中列舉了不少實證，如果對現代醫學無深切的認識，則對其所列的實證就無法明瞭，單就其本身所述的表面文字來講就無法講通，只能稱之為理論醫學而非實證的治病醫學。如果其人之現代醫學知識豐富，再加上臨床經驗豐富，則此書可以完全貫通，澈底明白，靈活應用。至於古代、近代老派名醫雖未知曉現代醫學，但按平時行醫心得，也可以澈然了悟，即有所心得，亦只在其治療、臨床的實證上，或憑一己心得的事實，引經據典，獲得摘錄式的而非全面地毯式的啟發。平心而論，原則性的大前題，本來不會太多，正合了《內經》所謂：「知其要者，一言而終，不知其要，流散無窮。」譬如物理學上的偉大聖人級科學家首推牛頓（Isaac Newton），其運動三大定律以及萬有引力——地心引力，奠定了近代力學及科學的基礎，迨大物理學家愛因斯坦（Albert Einstein）出，牛頓的三大運動定律等等物理原則差不多全部被否定了，雖不是全對，但部分仍是對，仍然可以應用，牛頓之不失為牛頓，仍有其偉大之處，而愛因斯坦的相對論，先後不過七八頁而已，知其要者大概寥寥一二頁便可全部涵蓋。《內經素問》因為講的是人體變化隨環境變化的原則而變，所以不惜孜孜告誡，些許有限的原則作莫大病變的涵蓋，於是重複自然難免。本書就其篇章由始至終，隨其變而變，隨其同而同，雖然儘可能列舉相異的例子，用盡絕招也難免蹈重複之弊，是可以預見的，但儘量避免使人生厭。《內經素問》，尤其在前面幾篇，可以說一再討論原則性的問題，使人讀得焦頭爛額，盡是以四時五行……五什麼的，天地人等等怪招，使人極容易誤解此類五行四時的硬拼硬湊是《內經素問》精義所在，其實是一點不重要，真正重要的是本書列舉的病症及病狀，雖然條件繁複瑣碎，卻是《內經》精神真正的精彩所在，假如《內經素問》也像現代內科學一般，隨其繁複瑣碎，倒也令人真正得到其真相，無奈它將之歸納為五行四時、陰陽，弄得烏煙瘴氣。我國文化在先秦洪荒之際頗求實在，絕對是實事求是的，其講的例子鑿鑿有據，但是古人自然科學的知識不夠，能發現此事實，有極為驚人精微的發現，但無法申述其真正理由所在，於是陰陽五行、天人合一接踵而來，古人行文不求名之精細，只求務實能講其變化，於是同樣一個名字，在這一篇及在那一篇意義全然不同，甚至風馬牛不相及，但是名稱相同，使人莫名其所以，讀得一塌糊塗，令人感覺有說話不作準的意味，其說理及歸納法的不良，反被後世宋元以後的醫者隨句濫用，陰陽五行論之不絕，事實真相湮滅不彰，其實那些名醫所述所引證者不過是《內經》中的經文，以彰門面，表示有學問而已，真正的妙著正是由自己臨床實證而來。國人向來有個習慣，自己所得絕不敢說（不如歐洲西洋人的坦率），一定要假《內經》云如何如何，於是乎，愈來愈糟，每況愈下，即使近代如張錫純先生，仍然有這樣的毛病，為什麼不直截了當說出來，一定要編一個理由把讀者整得半死不活？由於是原則性，一般人都認為《內經素問》前面幾篇是其精華所在，其實前面幾篇不過是重複其原則，並無任何妙著高招，可惜的是寫《內經知要》的李念莪先生似乎也中了計，將重點放在前幾篇，其實真正高招精彩之處，是在《內經》列舉各種病狀病症，以求證明其理論的準確者，陳述非常精彩，結果其理論的準確度並不高明，列舉的病狀病症卻可以說是見微知著，無可倫比。其妙處更在同一個名字而所指是不同的事物，如果能求得其關聯處，乃是真正讀書高著，設如不能臨床看病者，要想得此，不啻緣木求魚。

時代在不斷地進步，物質文明一日千里，自從十七世紀科學發軔以還，人類二、三世紀的飛躍猛進，實在已經超越了幾千年累積的進步，反觀古時候的醫學，本來只有「祝由」即所謂禱告而已，嗣後有針灸，嗣後再有藥物，《內經》用針灸治病，針灸的治療自有其價值，效速而行易，但是真要與藥物相比，當然藥物遠比針灸進步多了，治療病的效果及範圍遠較針灸為高，此《傷寒論》遠較《內經》為實在，理由在此，但是亦正由於《內經》以針灸治病而不及方劑之完美。要針灸作完美的治療，則更須要病人作確切的配合，非但病人的生理及病理問題，更涉及心理精神問題，從而連及環境、情緒、天氣等等問題，都對人有影響，所以限制極多，正因為此種限制必須由人體內在、外在環境的變化而來，述之極為詳盡，且詳盡精確乃使醫學上的變化，大放光明，是《內經》作者與張仲景自始未曾料及者。此書的精義在人體變化原則的演進，而不在治療上作重點式的討論，其治療往往無效或竟失敗，此乃針灸之道本來不及藥物，雖然國內外對此道熱中，蓋是潮流關係，西洋人士因其簡便易學，奏效迅速之故，他們尚未知《內經》的精神固非戔戔一定在針灸，更在病情病理的變化而作診斷，由此診斷而用針灸或用藥物可以無往而不利。復次《內經素問》之論針灸更有弦外之音，為普通一般所未察及者，乃是當其論及經絡的時候，很少提到穴道，對某經在人體上分部位，某經病時又是如何如何；當其論及穴道時又略去經絡而不談，其穴道雖然偶而也提起穴道之名稱，此乃是末了幾篇作總結時候方才提出，一般上均以解剖部位名之，如云某某肌之大筋宛宛中，舉腿而得者，跽足而得者，很少提及穴道的名稱。在提到穴道的名稱時又不提經絡，專門在人體的解剖部位上下功夫，如云水穴，頭上之穴，足部之穴，手上之穴，而很少提到屬某經，或某經之穴當為如何如何云云。此正與《傷寒論》一樣先講病的變化然後有方，從不講某藥治某病，《內經素問》所提是提病的變化，然後參考用某穴，絕不提某穴是治某病者，可見聖人所見略同。一般說來，其真正的涵義，究竟又是如何呢？我們或許可以說，《內經素問》的弦外之音，是必須先知病機病情，然後再討論用什麼穴道，而也不必提穴道之名，只是泛泛指在某某處，可見穴道也並非某某處一定準確，須候病機而定，此所以有經外奇穴，或另外一種體系以針灸治病，其條件多多，何必一定鼓瑟膠柱，所謂超乎象外，得乎環中也。古人知識無可諱言是較我們貧乏，但是古人智慧與吾人相同，甚至有過之而無不及，諸類之病，形態之變化，乃經過詳細觀察、精深之思考而來，絕非空穴來風。大哲學家笛卡爾（René Descartes）有道：「我思故我在。」若無思考，徒自列舉事實，也不見得於事實有所補益。所謂統計之學，按俄國理論物理學家藍道（Davidovich Landau）之言，云必須機轉（mechanism）思維全部考慮過而無法提出答案，亦即所謂 exhaustion of mechanical，然後不得已只能勉強用機會率，亦即所謂統計。今在醫學上不知之處正多，有待開發之處，無窮無盡，率爾用統計認為可以解決一切，無乃太過乎。古人從事陰陽五行是其思考之途徑，今已知未必全對，當本諸事實再作詳細之重新思考，方是正著。《內經素問》非理論醫學，實乃實踐臨床醫學迭經思考過濾而得，就現代醫學眼光觀之，實是一本極優良的血液動力學，但是不從血管神經著手，不從此類微觀處而從巨觀處即人的生活環境、情緒、個性著手，是既能聯貫又能實用，乃為高著。又諸凡病乃是各種個別原因之綜合體，非純將之分析又分析而得到的微觀結果可以作準，此所以生物化學發展雖然相當蓬勃，依然無法與臨床發生關聯，而不能確切治病。然而《內經素問》的精神，使與之配合則基本觀念因之而改變，諸多艱難大概可迎刃而解，此所以謂醫學雖是科學亦兼具藝術成分。據中國物理學家、諾貝爾獎得主楊振寧先生云，科學至高深處，各有構思不同，並非純是分析又分析的科學，更是直覺感的高超藝術，唯此種直覺感的培養，必須窮年兀兀費盡心血，然後則如韓愈所說的汩汩然來矣。又如候脈，不過是診斷之一種，《內經素問》雖有述及，對候脈應變的方式不作一定的必然性論斷，故云合色脈可以萬全，病之初起其候在脈之變，病之久則脈可不變而色變，凡病不明原委，也就是治病必求其本，不爾則雖有各種新式儀器，X 光、電腦斷層掃描（computed tomography scan, CT scan）、實驗數據、心電圖等等，若知其現象（phenomenon）而不知其來龍去脈，或竟將來如何結果，恐怕未必稱上乘，此所以常嘆橫夭之莫救。以上種種科學儀器的斷病，勝候脈不啻萬倍，尚且不能全盤作準，更何況論脈，時醫常常吹噓脈可萬能，乃使一般不諳醫者迷惑，專向醫生問脈的變化，乃捨本逐末焉。脈息略知徵象可以作參考則可，全依此為憑，斷斷不可，大有違《內經》經旨、先聖先賢之道焉。《內經》達今已有二、三千年的歷史，人類生活變化，千頭萬緒，真正的生活狀況早已變化，無頭緒可覓。但因此書為原則性的書，由對話方式寫述，故稱《素問》，可稱醫學對話錄，又可稱醫學思辨學、醫學邏輯學，只要有原則，任爾千變萬化，總跳不出其判斷的範圍，所以有人稱之為理論醫學，相當艱深，更容易穿鑿附會，引入魔道，寫此書極為費力。有鑑於此，深感寫此書的責任重大，乃請示於恩師于立忠先生，吾師才學淵博，想像創意之豐富，思辨之精深尚無出其右者。本書寫作之動機乃受吾師之鼓勵而部分前言之所敘為吾師之授意，未敢掠美必須誠實交待，承吾師在診務忙碌之餘，特為之悉心瀏覽，認為無誤而可，乃敢付梓問世，深為感激，特此致謝。此書自 1987 年 6 月初起筆至年底定稿，由林建雄醫師、黃升騰醫師兩位青年才俊，在醫院服務，忙中利用有限的空暇時間，為之作謄清，否則此書不可能在如此短期中出版，特此致謝。本書篇幅較長，分上下兩冊出版，有不周全處，尚乞海內外大雅，不吝賜教為禱。

惲子愉

敬識於 1988 年 1 月 7 日自寓

上古天真論篇第一

昔在黄帝，生而神靈，弱而能言，幼而徇齊，長而敦敏，成而登天。

人生在世，所著重者無非敘性靈及功利二途，《內經素問》之所以稱為《內經》，無疑地是著重於前者。古人所以名之云《黃帝內經》，因為唯有黃帝的聲望，方能引起一般人的注意。是否是黃帝所著，或竟著者是某某人，都沒有關係，不求自己之名彰，但認為此書是好書，希望人能好好地讀它，乃古時候中國讀書人的一貫作風，與西方文明略有不同。考中國的歷史，雖來源很古，有文物可考，但從周代開始，商朝已經只有殷墟出土的斷簡殘片的甲骨文了，夏代更是湮滅不可考，再推而前，則屬於神話時期了，哪裡是什麼黃帝所言。第一句所以如此推崇黃帝者，乃是為本書立一個相當具有權威的基礎，故而描寫黃帝的「聖明」。《內經》是一本中醫中極具權威性的「聖書」而作者之用心也良苦。

迺問於天師曰：余聞上古之人，春秋皆度百歲而動作不衰。今時之人，年半百而動作皆衰者，時世異耶？人將失之耶？

人為萬物之靈，在體能具有極大的潛力，一般常人的腦細胞在平常情況下只有 10% 在活動，其他 90% 在休息及預備狀態。肝臟的再生能力也極大，即使割去三分之二只剩三分之一仍有再生的能力。在安靜狀態下，每分鐘心臟搏動量大概為 5,000 ml，而運動的極量可達 35,000 ml。平時肺活量為 4,200 ml，極量可達 12,000 ml。在細胞中從事 DNA「印刷模板」轉錄工作的只有 1

~ 20% 的 DNA，其餘都在休息及準備狀況。有時細胞發生變動，更作調節、整補的用途。若論細胞之分裂轉錄可以經過五十代，則由此計算，人至少可以活到 140 歲及 160 歲左右，是沒有問題的。但是何以只到半百便已經衰老了呢？因為在一生生活中，環境、情緒、個性、應變等條件的不同，乃使細胞的各個臟器損耗量不同。當某個細胞衰竭時，一如漏底的船，雖然其他部分尚能完全無缺陷，依然沉沒，這是相同的道理。

> 歧伯對曰：上古之人，其知道者、法於陰陽、和於術數，食飲有節，起居有常，不妄作勞，故能形與神俱而盡終其天年，度百歲乃去。今時之人，不然也，以酒為漿，以妄為常，醉以入房，以欲竭其精，以耗散其真，不知持滿，不時御神，務快其心，逆於生樂，起居無節，故半百而衰也。夫上古聖人之教下也，皆謂之虛邪賊風，避之有時，恬淡虛旡，真氣從之，精神內守，病安從來。是以志閑而少欲，心安而不懼，形勞而不倦，氣從以順，各從其欲，皆得所願。故美其食，任其服，樂其俗，高下不相慕，其民故曰朴，是以嗜欲不能勞其目，淫邪不能惑其心，愚智賢不肖，不懼於物，故合於道，所以能年皆度百歲，而動作不衰者，以其德全不危也。

歧伯對黃帝所講的即是如何使人一輩子可以安然平安度過的道理。古時候醫藥條件非常缺乏，所謂人之生病，唯有祝由而已。像《尚書 • 金滕》周朝武王生病，其弟周公為之禱告。〈金滕〉即周公禱告之文，禱告與生病無關，但生病不一定要看醫生。雖然醫學之發源很古，遠超過其他的學問，在古時候，非常樸實的時代，實在無藥無術可醫，些許小病，或竟是相當厲害的大病，任其自然發展。人類本身，本來就有抗體，醫藥者不過助其早日康復而已，並非全部是醫藥的功勞，乃為一般人或竟醫藥界所共識。任其自然發展，可以看到病的自然過程，不為醫藥所扭曲及湮滅，有時候非但不壞，反而是一樁好事。我們現在只能經實驗室中動物身上所得到的，古時候在人身上即可直接得到詳細的過程，《內經》此書所以有可貴之處在此。古時候生活簡單，民風樸實，慾望極低，為生活而勞動之時間也相當多，甚且連現代人之運動條件都已經包括在內，食物的求得，必須親臨體驗，漁獵時代本來就是如此，絕不能不勞而獲，地處廣大而人口稀少，雖須勞動，求生容易。由於沒有醫藥及過量的酒肉大吃大喝，活得很愜意，很自然，DNA 印板充分自然平均發展、平均消耗，100 多歲自無問題。以後人口愈來愈多，生存競爭，愈來愈厲害，人的慾望益發漫無止境，淫邪、酒色、刺激、戰爭、傷亡，所謂大兵之後必有瘟疫，死於疫則死亡狼籍。人慾橫流，DNA 之不平衡消耗，不衰不死何待。因為上古之時，醫藥少見，故而養生預防為極重要的一環，不像後世醫學發達，結果像《傷寒論》中所述，真是真正死於病者不過十之二三，死於醫者十之八九。古時也有如此感慨，於今又何嘗不然。歧伯所述諸類描寫，雖是文言文，也未必看不懂，反而較白話文來得簡潔而有節律，一派先秦西漢文章，擲地有聲，其中所謂陰陽術數乃《內經》的精粹，道理容以後一節節闡明之，於今文在開始之時，姑且從略。

帝曰：人年老而無子者，材力盡耶，將天數然也。歧伯曰：女子七歲，腎氣盛，齒更髮長。二七天癸至，任脈通，太衝脈盛，月事以時下，故有子。三七腎氣平均，故真牙生而長極。四七筋骨堅，髮長極，身體盛壯。五七陽明脈衰，面始焦，髮始墮。六七三陽脈衰於上，面皆焦，髮始白。七七任脈虛，太衝脈衰少，天癸竭，地道不通，故形壞而無子也。丈夫八歲，腎氣實，髮長齒更。二八腎氣盛，天癸至，精氣溢寫，陰陽和，故能有子。三八腎氣平均，筋骨勁強，故真牙生而長極。四八筋骨隆盛，肌肉滿壯。五八腎氣衰，髮墮齒槁。六八陽氣衰竭於上，面焦髮鬢頒白。七八肝氣衰，筋不能動，天癸竭，精少，腎藏衰，形體皆極。八八則齒髮去。腎者主水，受五臟六腑之精而藏之，故五臟盛乃能寫。今五臟皆衰，筋骨解墮，天癸盡矣，故髮鬢白，身體重，行步不正而無子耳。

這裡所講的，是非常精微的。人的一生的寫照，男女一律都受內分泌的支配，亦即所謂「腎氣」。真齒者，智齒也，一看之下，也不難而明。唯其最精彩處不在字句的表面上，更有進一步的道理。為什麼男子以八作一個單位階段，女子以七呢？又為什麼腎主水受五臟六腑之精而瀉呢？而且一再提到筋骨，又復云天癸，癸者古時水之別名，天癸者天水也。生命的源頭必須有水。生物本是恃水而生長生存，如果地球上一如一般行星之無水，則生命無法生存。所以太陽系中，除地球外，似乎沒有一個星球有生命的痕跡存在，因為地球上有水，而水的功用究竟如何，更須詳盡述說，否則無法盡其意。除水之外更須有空氣，其實水中就有空氣，水的化學分子式 H_2O 呈中性，變化極為活潑，其中尤其氫離子 H^+ 為其極重要的一環。一番生命的存在，須恃生物電能，其產生大部分恃有機化學上具作用的官能團上的電子雲層，一般有羥基（-OH）、酮基（R—C ＝ O）、醇基（COOH）、醛（CHO）、甲基（CH_3），容以後隨述，隨時解釋。總而言之，講來講去，大部分靠 H^+ 的活動而產生有機性生化變化。生命的本質是由水中產生，水中的動物遠比陸上的動物壽命要長。一條魚也許可活數百年，而發育也較陸上的為大。大的海龜、海蟹大得可以驚人，海洋中生存的面積是立體型，而非如陸上的平面型；海中的生物傳種接代不需要交媾性關係；呼吸用的鰓遠較陸上動物的肺簡單堅固而有效；排泄更不需用腎臟，皮膚本身滲透進出就可以有此作用；疾病的傳染，是以海水為間隔，傳染遠較空氣為間隔來得困難。故而一條魚可以生數千條魚苗，陸上動物除小型的昆蟲外，似乎無法達到海中動物的生殖率，即使老鼠也瞠乎其後。其所以壽命不長者非為其他：一為人類漁業的捕殺，二為海中生存競爭的劇烈。一條母魚排出上千上萬個卵子，能倖存者不多而已。海生動物既進化到陸上，人類為進化之進化最至高無上之靈性生物，但身體上諸如保暖、傳遞、運輸、滋養，完全靠血液而至體液，並非單在血管中流通的血液即可，血管既受神經支配，轉化營養又需恃各種酵素。一切活化轉變，全恃體液，而水又占其 70%。有生命意義即是有生命電動能之液體，乃稱之為天癸，是液體中復加上人身必須之內分泌亦稱激素，只需少量就產生莫大的作用和效應，如生長激素（growth hormone, GH）、黃體激素（leuteinizing hormone, LH）、濾泡激素（follicle-stimulating hormone, FSH）、代謝的甲狀腺激素（thyroid hormone, TH）；而神經活動方面又有神經精神激素，諸如組織胺（histamine）、血清素（serotonin）、多巴胺（dopamine）、前列腺素（prostaglandin）……等等，維持生命力，神經精神活動力所不可缺乏之基礎物質，故以前見之事實作描寫。所謂三陽脈從頭走軀體，而集中於頭，內分泌的控制、精神神經內分泌現在還不太清楚之外，一般性的內分泌都集中在下視丘（hypothalamus）的腦下垂體（pituitary gland）中，不須恃任何管道，只需進入血液，從而傳播至各處，發生作用，故而面色之轉變對疾病具有極精微的伏因。陽明脈者後天代謝機能也，進入老年，血中酸性增加，腸胃機能退化，內分泌促素（tropic hormone）衰退，血中水分減少；腎臟排泄分泌機能大降，天癸竭，精少，陽明之陽脈衰，若用古文今釋，古意今譯，無不絲絲入扣，精巧絕倫，豈是當同時代的西方醫學可以比擬。尤其精彩之處乃是男以八為單位時間，女以七為單位時間。在一般動物中雌性的壽命比雄性的為長，原因是需要傳播下一代，故而在下等動物如昆蟲中，大都雄性一經交配即死亡，雌性需至產卵以後。高等動物包括人也不例外，女性壽命較男性為長，但是高等動物的雄性，為了要達到傳種的目的，恆生一套追求雌性動物喜悅的本事，故而必須長得非常漂亮，能歌善鳴，更需在必要時候勇猛作戰，優良者，強者適存，能多多傳播下一代，於是體格特別勇壯，肌肉特別發達；或竟頭腦更需靈敏，其壽雖較雌性為短，其體格要較雌性為雄偉。男子之比女子亦復如斯，女性荷爾蒙本來就抑止體能過度生長，男性荷爾蒙恰恰相反。一般而論，在結締組織（connective tissue）方面女性較不及男性，所以類風濕性關節炎、系統性紅斑狼瘡（systemic lupus erythematosus, SLE）等等結締組織病女比男之患者多出很多。女性更需負生育的責任，在懷孕期間，大部分精華多供養胎兒，結締組織於是更差。一般做中藥都用雄性動物，乃取其組織較雌性的強壯，所以女性較男性壽命雖長，但較男性容易衰老。男性體健者 60、70 歲尚能傳種生子，女性 60、70 歲幾乎無法懷孕，故男數八，女數七是有特別意義的，非隨便提提而已。

帝曰：有其年已老而有子者，何也？岐伯曰：此其天數過度，氣脈常通，而腎氣有餘也。此雖有子，男不過盡八八，女不過盡七七，而天地之精氣皆竭矣。帝曰：夫道者，年皆百數，能有子乎？岐伯曰：夫道者，能却老而全形，身年雖壽能生子也。

此條承上條意思而來，男子性年齡較女子為長，因為男子只須一經交媾便已了事，女子卻有較男子重上幾十倍的負擔，須懷孕生子，情況複雜多了，天地之道者是一般內分泌促素及目標激素（target hormone）的意義，譬如促腎上腺皮質酮素（adrenocorticotropic hormone, ACTH）由腦下垂體前葉產生，它的靶器官在腎上腺皮質，一般生化方面，可以將之列為一個系列稱之為軸（axis），其他甲狀腺、黃體素，另女性荷爾蒙無不如此。老而能全形，年齡雖老，條件不差，亦能有後代，一般社會恆見不鮮；不需多行解釋。

黃帝曰，余聞上古有真人者，提挈天地，把握陰陽，呼吸精氣，獨立守神，肌肉若一，故能壽敝天地，無有終時此其道生。中古之時，有至人者，淳德全道，和於陰陽，調於四時，去世離俗，積精全神，游行天地之間，視聽八達之外。此蓋益其壽命而強者也，亦歸於真人。其次有聖人者，處天地之和，從八風之理，適嗜欲於世俗之間，无恚嗔之心，行不欲離於世，被服章，舉不欲觀於俗，外不勞行於事，內无思想之患，以恬愉為務，以自得為功，形體不敝，精神不散，亦可以百數。其次有賢人者，法則天地，象似日月，辨別星辰，逆從陰陽，分別四時，將從上古，合同於道，亦可使益壽而有極時。

此時黃帝將本篇作一般總結。所謂上古中古的真人至人則是傳說而已，實在說來，生命既可傳播下一代，則生命本身必須死亡，即使宇宙亦有可盡之時。人類寄蜉蝣於天地，渺滄海之一粟，豈能不死。所謂聖人賢人則比較合情合理，即與以前所述：使體能方面一切平衡發展，衰弱平均，活上 100

多歲是可能的。一般稱人瑞者，亦復不少，但是在此節中順便可以解釋，可以省卻以後重複述說之。煩者乃是陰陽四時，是《內經素問》相當重要的部分，陰陽二字是中國古代學說之重點，也為現代一般從事新知識研究者所抨擊詬病處；四時運行是一個循環性問題。其實這二點並非深奧難測高不可攀，反而是一個平凡的事實，不必弄得神秘兮兮，現在讓我們從頭講起。我國古代哲學，往往講究天人合一之論，由於天人合一的說法，所以在醫學上，我們有非常突起超越的成就。黃帝所說的真人至人就是「天人合一論」中的幻想希望，沒有這種事實，講得更清楚些，陰陽者就是天人合一中的原始推動力，陰陽者，人之心態而已，並非真正的事實。人的心態永遠是二元對立的，有是就有非，有天就有地。中國以前讀書人喜歡對對聯，英文文法上的對待名詞可以舉不勝舉，不一而足，不管是中國人西方人士想到任何一件事物，恆產生一種對待心態，美醜、明暗、長短……。由於這些觀察事物之後，在心態上所產生的對待名詞可以很多。說一句不中聽的笑語，在我國最負盛名的小說《紅樓夢》中有一段史湘雲對她的丫頭大談陰陽，便是如此的心態名詞的總包括。有了這陰陽兩字，便可以省卻許多形容詞，更可以此類推，在不知道的現象中，都可以至少暫時冠上這兩個字，以便以後再說。陰陽者人心理上之心態，而絕非擺在眼前的事實，心態是心態，事實是事實，不可混為一談。心態可以改變，事實亦可以改變，但改變的方法、方式完全不同，不可以一概而論。俗謂「情人眼裡出西施」，那是情人的心態並非事實，心態雖然不能改變客觀存在的事實，但是可以改變其本人的思想、信仰、行為乃至其身體心身健康，甚至壽命的長短，是無可否認的事實。李太白、莫札特（Mozart）的心態與眾不同，其作品才氣橫溢是天才；牛頓、高斯（Carl Friedrich Gauss）、愛因斯坦，所以有如此成就才華不凡，因為具有不凡才華的心態，努力思考工作的心態。藝術科學上有大成就的人，有不平凡的心態，但絕不能光有心態使自己面前桌上的杯子移動就能移動。天人合一，人可以隨心態做部分的改變，客觀事實絕不因心態改變而有所改變。所以數中國文化中以醫學最有成就最為突出，但是其他一切客觀事實存在的自然科學，譬如理工方面，不因心態而改變，就不得不落後西方太多了。明乎此理，《內經》

及古醫學所講的陰陽是一切描寫述理的總括，並非一定必須有此鐵定的事實，但有此必然的變化如此而已。現代醫學上所說的反饋作用，推而廣之，世界上無物不作反饋，按常理來論，除非容納的空間無限大，否則在有限的空間內要想做連續的運動、動作、作用則非循環反饋不可。太陽系有一定的範圍，故地球繞日而轉方能連續不斷，循環地產生了春夏秋冬四時輪迴。人體範圍如此之少，作用又如此之多，細胞又數不勝數，若無輪迴、反饋，豈能連續不斷運行；無此運行，生命現象無法存在，這就是中國醫學的博大精深之處。我們可以做精闢的、深入的研究，更能發現，現代醫學尚有不盡令人滿意之處，非無因也。今以笑古，猶來日之笑今，無甚意思，真正治學者所不為。古人泛談陰陽，乃自然科學的知識缺乏，古人知識的缺乏，智慧卻與今人相去不遠，間或更為靈活。陰陽二字是有所不得已而用之，亦不可厚非，但後人濫用，是古人自始所料想不到的了。

四氣調神大論篇第二

> 春三月，此謂發陳，天地俱生，萬物以榮。夜臥早起，廣步於庭，被髮緩形，以使志生，生而勿殺，予而勿奪，賞而勿罰，此春氣之應，養生之道也。逆之則傷肝。夏為寒變，奉長者少。夏三月，此謂蕃秀，天地氣交，萬物華實。夜臥早起，無厭於日，使志無怒，使華英成秀，使氣得泄。若所愛在外，此夏氣之應，養長之道也。逆之則傷心。秋為痎瘧，奉收者少。冬至重病。

一般高等生物代謝能力，調節能力均較低級生物為高，人類因其屬高等中的最高等生物，除一般性的代謝能力之外，更有精神思考等因素，此類因素更伴見內在的情感因素，緊張、抑鬱、發怒。如果是一過性尚不至於發生問題，如果是長期連續性，則必然致病，蓋調節失常，無法恢復。復次假如身體健康尚感覺無礙。若乃本已有病，或有伏病，不拘是後天性及先天性，若遇到氣候交變，環境惡劣也必然致病。其致病之原因，多半屬於內分泌性，或先由於外來各種病菌如細菌、濾過性病毒等，先生一過性之感染，由於本身內分泌之不平衡，無法調節，後而生重病。人類因有最高級的精神活動，其調節方法亦極特異而靈活，在實驗室中對動物所做的實驗硬要加諸於人體上，仍是相差很遠。精神活動之支配與調節，全賴神經內分泌，所謂神經激素（neurohormone）或稱液態神經素（autacoid），此類物質全身細胞中都有，大腦中也有，唯其神經支配的道路則從大腦皮層對外界之反應，反射入腦下視丘而腦下垂體而腦幹部而脊髓而及全身，此不過是帶動傳導之信息而已，一旦經過傳導則可以配合各部位各臟器產生上下一體的協同作用，因為構成的基礎物質，本來相同。腦中樞是其發號施令之處，而腦皮層邊緣地區，尤其為對外界環境反應的尖端定位區，所以精神活動對身體的變化極有影響，全世界所列證據鑿鑿，毋需多言。假如心神愉快，身體肌肉即可鬆弛，血壓隨之而降，脈搏由數而變遲，胃容物量增加，胃肌壁張力反而增強，食慾變好，當然所謂心寬體胖。所謂發陳、蕃秀等等名詞，無非著人心志寬鬆，遠離緊張、發怒，尤其古時候，沒有現代的科技產物，不能人定勝天，只能順自然而取法自然。逆之則傷肝傷心，奉長奉生，以後更當詳論，今姑從略。披髮廣步，不過是鬆弛肌肉心志之行為，古時環境與今大不相同，不必斤斤於此也。

> 秋三月，此謂容平，天氣以急，地氣以明，早臥早起，與雞俱興，使志安寧，以緩秋刑，收斂神氣，使秋氣平，無外其志，使肺氣清。此秋氣之應，養收之道也。逆之則傷肺。冬為飧泄，奉藏者少。冬三月，此謂閉藏，水冰地坼，無擾乎陽，早臥晚起，必待日光，使志若伏若匿。若有私意，若已有得，去寒就溫，無泄皮膚，使氣亟奪，此冬氣之應，養藏之道也。逆之則傷腎。春為痿厥，奉生者少。

我國地處北溫帶，春夏秋冬劃分非常明顯。古人見所有動植物都是應氣候之變而變動，所謂春生夏長秋收冬藏，人類處於此環境中自不能例外，與一切生物大抵相同。但就我國氣候而言，除了邊緣地區如東北、蒙古、新疆、西藏之外，漢族所居的本部十八省，氣候之變遷大抵相異不多。一般而論，北方地區春夏秋冬分配平均，南方則春夏之日較長，秋冬之期略短。其實心境恬淡，情緒鬆逸，無論春夏秋冬都很適宜，不需要來此一大篇。所以孜孜不倦告誡者，無非要順天之氣，以求養生之道，否則無法應未來的環境變化。所謂奉生、奉長、奉收、奉藏而又循環至奉生，此尚不足以明述其理，當更求進一步的理解。就生物的體內體外環境，也即所謂外界環境及內在環境而言，植物是外界與內在環境同樣重要，蓋植物可以自己製造食物，由無機物可以變為有機物。動物是外界環境遠重要於內在環境，動物自己不能製造食物，必須尋覓食物，環境時時在變動，為了求生起見，內在環境必須隨時變動，以適於外界的環境。人類亦不例外，尤有進者，人類思維高，求生之道複雜，更屬於群體生活，對事對人對環境氣候任何變化都必須迅速反應，反應而適應須靠調節，調節須靠內分泌，反應更須靠神經內分泌及神經肽（neuropeptide），箇中千頭萬緒，無法一時詳細盡述。但四季氣候之變化，乃為反應中之最普遍、最緩和、最平凡的一般反應，如果極冷極熱均不適合生物的生存條件，但在生存條件許可的範圍內與其冷還不如熱，我們可以看到在地球上的熱帶赤道地區，雖然炎熱難忍，只需地理環境非寸草不生的沙漠之外，一般生物尚能欣欣向榮，動物植物的品種亦特別繁多，譬如非洲的叢林地帶。假如是極寒的兩極地帶，整年冰封雪凍，可謂寸草不生，而動物亦只有企鵝及北極熊而已，較諸熱帶相差甚遠。一般正常人類，如果在上述極溫和緩慢一般性的變動下，如四時春夏秋冬的循環中，對由寒冷而轉為溫暖，是比較炎熱而轉為涼爽更來得舒適，而且自然，感覺亦比較鬆弛。所以春秋兩季，雖不走如冬夏之極端，春天是較秋天為舒緩快樂的，真正原因在於外在環境之變動影響內在環境之變動，亦即代謝的變動，加熱可使代謝一般性地增高，冷卻則相反，以後還當更詳細討論之，因為《內經》所列以後重複處極多，我們何不好整以暇，慢慢細述之呢？

天氣清淨，光明者也。藏德不止故不下也，天明則日月不明，邪害空竅。陽氣者閉塞，地氣者冒明，雲霧不精，則上應白露不下。交通不表萬物命，故不施，不施則名木多死。惡氣不發，風雨不節，白露不下，則菀槁不榮，賊風數至，暴雨數起，天地四時不相保，與道相失，則未央絕滅。唯聖人從之，故身無奇病。萬物不失，生氣不竭。逆春氣則少陽不生，肝氣內變。逆夏氣則太陽不長，心氣內洞。逆秋氣則太陰不收，肺氣焦滿。逆冬氣則少陰不藏，腎氣獨沉。夫四時陰陽者，萬物之根本也。所以聖人，春夏養陽，秋冬養陰，以從其根。故與萬物沉浮於生長之門。逆其根則伐其本，壞其真矣。故陰陽四時者，萬物之終始也，死生之本也。逆之則災害生，從之苛疾不起，是謂得道。道者聖人行之，愚者佩之。從陰陽則生，逆之則死。從之則治，逆之則亂。反順為逆，是謂內格。是故聖人不治已病，治未病。不治已亂，治未亂，此之謂也。夫病已成而後藥之，亂已成而後治之，譬猶渴而穿井，鬪而鑄錐，不亦晚乎。

此段是從前段的意思推廣而來，前面幾句，若使單從字面解釋，無法領會其真正的意思，天氣清淨，喻為天之情況，氣候平正，天色光明，是為正常。一般正常情況，天之行道亦即大自然的狀態，在平衡中不知不覺中漸漸運行，似乎是藏而不見，固密藏德不止。古人認為是藏而不顯，現代的觀念是平衡，一切平衡並非完全靜止，仍是作連續不斷的運動，但是來來往往保持平衡，表面上看不見有任何動靜而已，諸如化學平衡，滲透平衡，甚則社會上的經濟平穩都屬此種形態，套一句陰陽術語，亦即所謂陰中有陽。然而平衡的所謂來往運動平衡必須要有物質基礎，譬如化學之分子平衡、熱量平衡、滲透壓之來往離子或竟分子經過膜之隔離，但來往之量的平衡，社會上的經濟平穩，乃是金錢的支出與收入平衡，再套一句陰陽術語，所謂「陽中有陰」。因為作運動必須有物質，否則不能成運動，如此則一切平靜而不可見，謂之藏，即藏而不見，藏德不止，不見之道是正常，故不下也，故而不見上蒼有什麼變動，假如天明則日月不明，朗朗乾坤。所以光明平靜者，天色雖明，其故在發光之明，日月之德可以因天色光明，使人不覺其光明。古人認為藏德破壞，亦即氣候發生不平衡，以下所述是形容天地之氣不平衡有失常道便生災害。古時候醫藥缺乏，要真正保持健康，必須著重預防醫學，預防的方式乃是順自然而非逆自然，其實現代之所謂醫學發達，不過使不應該死亡的人避免死亡，諸如感染病之侵襲、傷寒、瘧疾……等等傳染性疾病，由於現代科學公共衛生之發達，都能免於死亡，在統計學上講，的確是一般人平均壽命增長了，但在真正的個體作詳細個別研究，真正的所謂天年壽命，並未增長。其原因蓋在內環境式的病症，依然無法改變，諸如高血壓、心臟病、糖尿病、癌、腎臟病無一不是處處棘手、束手無策之病，其原因乃是生活改進、工商發達、生存競爭劇烈的後遺症，《內經》防禦養生之道，也即中醫學基本之道，似可救弊於今，具糾正作用了。春夏秋冬四時不違其道，可能延年益壽。更進一步而論，春天一切萬物甦生，夏日滋長，秋天收穫，冬天秘藏，否則傷少陽之肝、太陽之心、太陰之肺、少陰之腎。方今剛剛開始述講，少陽、太陽、太陰、少陰暫且存而勿論，單從肝心肺腎來談談。肝者是人身上一切代謝系統之總樞，蛋白、抗體之生成，生化之轉換，無不由此而來，於今大略言之，膽固醇及血脂蛋白之代謝完全依賴肝臟的功能，肝功能失調，血中膽固醇脂蛋白尤其是低密度脂蛋白（low-density lipoprotein, LDL）、三酸甘油酯（triglycerol）過高可以引起心臟冠狀動脈栓塞症，若先治肝，則可以使心臟患病消弭於無形。心者是人身上一切循環運送血管系統的動力總來源，設或動力支援不夠，則肺中小循環無法得到充分氧氣，肺活量不夠，肺鬱血，換氧量↓，則血中廢料之排泄、腸胃動量的調節均生紊亂，影響血漿血液之品質，電解質不平衡，影響腎臟之排泄而影響內分泌之紊亂。腎者內分泌、血壓維持，血色素製造、電解質平衡、排泄之行使，為其重要的任務，功能↓更造就肝的代謝紊亂，此不過是其大端，容以後再詳細列論之。《內經》以之配合四時運行，順之則生，逆之則死，不治已病而治未病，是強調預防醫學的重要，更強調某一個病之發生，並不一定屬於說發病的本臟。若見在發生的源頭，從事養生之道以作預防，則病可以不發生。目前在初步聽來似乎含糊，以後則可愈來愈明顯，須再三闡明之。

生氣通天論篇第三

黃帝曰：夫自古通天者，生之本，本於陰陽天地之間，六合之內，其氣九州，九竅五臟十二節。皆通乎天氣，其生五，其氣三。數犯此者，則邪氣傷人，此壽命之本也。蒼天之氣清淨，則志意治，順之則陽氣固，雖有賊邪，弗能害也。此因時之序。故聖人傳精神，服天氣而通神明，失之則內閉九竅，外壅肌肉，衛氣散解，此謂自傷氣之削也。

為了要強調天人合一的原則，做了以下的分析。有些言過其實了。但是為經文，不得不略為解釋，假令說天地之大以應人身的小天地來說，那麼六合之內，亦即四方再加上下之立體範圍中，其「氣」所謂人身的眼耳鼻口前後陰，一共是九竅以配合古時候的九州。九州者，中國古時候將領土分青、徐、兗、雍、梁、揚、荊、冀、豫。其得生生不息循循作用者有五種，即金木水火土。其氣三亦即三陽三陰，太陽、陽明、少陽、太陰、厥陰、少陰，四時也，五行也，九竅也，三氣也，均須順其道，數犯此者，屢次破壞天地運行之道，亦即破壞人身生命之道。「邪氣」因之而入，尤其是天道，所謂蒼天之氣清淨，則志意治，順之則外衛作用堅固，外來賊邪，不正之物，無法侵襲。否則外衛的防禦作用降低，此謂之自傷氣之削也，這一段過於誇張了。國人一向遵經崇道豈可隨便詆毀聖書，甚而強詞奪理，不顧事實。注書者，遵經崇道，避而不言，最為聰敏，戇直愚魯者因與事實不符，故而不敢苟同。所謂十二節乃一年之中有十二個節氣，倒是非常準確，我國以前農業社會，以之為司農耕的準則，是積數千年的氣象觀測統計合成，其中有很深的理由，節氣是氣候改變的環節，氣候有改變，人類生於空氣中，氣流改變，當然對身體有影響。我們何不多舉些例子作說明。

一般而言，氣候改變對健康人的影響較少，但對情緒工作很有影響，使人脾氣暴躁，工作情緒低落、失眠、多夢，太陽輻射線、熱線輻射對人影響相當大。如果本來有病的人，則氣候改變，舊病復發者比比皆是。溫度的寒冷、燠熱、氣壓的高低、氣流的變化、蒸發率的快慢，大氣的物理因素如電離度、導電率、電磁波，以及化學因素如空氣中臭氧的含量、陰離子的↑或↓，均為其變化函數，天氣溫暖、氣壓高則病毒細菌大為繁殖傳播。氣溫低、氣壓高，容易感冒、腦炎，有利於鏈球菌的傳播。濕度高、氣壓低，則真菌、黴菌橫行無忌，尤其寒冷天氣，身體衰弱者如老年人則心肺炎、中風等死亡率均極高，因為天氣寒冷表皮血管收縮，血液集中中樞，略為不慎便出病變。寒冷兼濕，風濕性關節炎大發，氣喘的頻率亦因之而提高，因為冷可以使血流循環變化，從而導致抗體變化，冷濕則使抗力大為降低。以前中醫恆以節氣為預測疾病加深的重點，因節氣者是當時之我國農業社會氣候瀕臨變化的臨界點，治醫者豈能不知氣候變化之道。

> 陽氣者，若天與日，失其所則折壽而不彰，故天運當以日光明，是故陽因而上，衛外者也，因於寒，欲如運樞。起居如驚，神氣乃浮，因於暑，汗煩則喘喝，靜則多言體若燔炭，汗出而散。因於濕，首如裹。濕然不攘，大筋緛短，小筋弛長。緛短為拘，弛長為痿。因於氣為腫。四維相代。陽氣乃竭。

前面已經講述過，外在環境的影響，較內在身體中的變化，反應更為明顯。古時將外面的影響力，稱之為陽，氣溫的改變，人體的皮膚首當其衝，傳入下視丘，使血管收縮或擴張以保持一定的溫度，人類為恆溫的哺乳類中的最高級品種，自不能例外，故而受寒則表示血管收縮、血液內聚，天氣濕度由下視丘更能影響腦下垂體，轉而影響抗利尿激素（antidiuretic hormone,

ADH）、甲狀腺、腎上腺素（epinephrine/adrenaline）以及胰島素，受冷之後，前三者分泌↑，而胰臟作用則反之，若因感染不拘是任何病原體，後再配合。前述身體對外界所謂受寒則以發燒、增加代謝為抗病條件，代謝之增加使肝臟中的 SGOT、SGPT 也同時增加。疾病加 ADH、TH 及腎上腺素之增加，使人起居如驚。胰島素↓脈搏因代謝而增加，stress↑神氣乃浮。血糖不足以應付 stress 也，暑天酷熱多汗，受感染則 ADH 更為上升，於是應由腎臟排泄之水分而不排泄，正如《傷寒論》用五苓散之情況一般，乃生喘喝，水分不能平均分配。水分若高於 Na^+，則腦中眼後即視交叉（optic chiasma）的水分調節中樞受影響，使大腦呈虛性興奮乃靜而多言，但不一定必然發生，不過例舉症狀之一端而已。假如暑天高溫使延髓散溫中樞不及應付而麻痺，乃生中暑（heat stroke）的現象。病人呈現高溫所以體若燔炭。如此情況下不可使之再發汗，蓋發汗更刺激高溫，必須使之鎮定，鎮定則體溫中樞自然恢復，故汗出而散。暑溫，中醫的治法是調節水分，手段是用輕藥清香的利尿劑如香薷飲及藿香正氣散等等。所謂暑天屬心，暑溫是心邪，心以小腸為腑，心邪由小腸瀉，則是利尿，古時醫藥尚未如此發達，如果不治，有時候效果比治療要好，置於蔭涼之處，嗣後當能漸漸自己恢復，故汗出而散。空氣中濕度上升則蒸發率不夠，皮膚及肺的呼吸與蒸發率配合以穩定內在環境，濕度高更使人容易受革蘭氏陰性（Gram negative）細菌之侵襲，前者可使人感覺肺的呼吸量生問題因而胸悶，進而因水分蒸發力↓，天氣使人積貯水分，則表皮血管擴張，頭感如裹，是顱外（extracranial）生問題，腸胃道消化不良是 O_2 不夠，組織中，血流較遲則組織弛緩，內臟中亦已敘及，在軀體部（somatic part）大筋緛短，小筋弛長，緛短為拘，弛長為痿，並非一定要受外界之影響，因為濕也屬於炎性變化的一部分，亦即是血管擴張，血流變慢，滲透↑組織液體增加無法回收，如此 O_2↓，滋養不夠，這種情形，波及神經，或竟長期綿綿不斷影響代謝，方才產生上列的現象，並非濕之一字可以涵蓋。此類疾病，中醫恆用所謂香燥利濕劑而見效，因藥而論病亦稱為濕，由於氣為腫，認為氣阻而不行，此類之腫可分數點來講：

一、此處之腫，並非講四肢之腫，一般四肢腫者，心臟之搏動力以及血管系統略差，亦可發生。例如女性中年以後，養尊處優者，漸漸肥胖，整天坐在麻將桌上，又不運動，在夏令時表皮血管因濕度高而擴張，至晚上手腳都略具有浮腫現象，但是晚上睡覺休息一天便全部退卻，雖不是屬於此處所講之腫，但是說因於氣，則是無可疑地是對的，因為運動量不夠，末梢循環（peripheral circulation）不良，假令動者屬氣，不動則隸屬氣不足，因於氣乃指末梢循環而言。

二、假令臉部腫脹，乃是肝病、肝硬化、肝癌等等。肝內靜脈阻塞而生腹水，則必腸子長氣體，於是腹部感覺更脹，設用藥消除氣體可以略為舒緩，但病不能根本解決，這類亦非本處所述之氣。

三、假令是心臟病，心臟瓣膜不良，或竟心臟擴大，心搏力不夠而生水腫，如果腹脹略退而手足之腫反而增加者，則是心臟搏力、循環系統已衰竭。四維者，四肢之末也，代之而腫，心臟情形接近末期，所以說陽氣乃絕，《內經》之陰陽亦即中醫之陰陽，本屬心態問題，泛論泛指範圍極廣，應該就事論事，分門別類認知之，若遠離事實，枉談陰陽，非但無補於事，更使學問、科技大為阻礙。陰陽之為患也，在於混統，不負責任，此處之陽，乃是指氣，氣是動量，以後用來指心的循環動量，層層繼進。所謂陽，又豈是只講一陽字可以解決哉？

> 陽氣者，煩勞則張精絕，辟積於夏，使人煎厥。目盲不可以視，耳閉不可以聽。潰潰乎若壞都，汩汩乎不可止。陽氣者，大怒則形氣絕而血菀於上，使人薄厥。有傷於筋縱，其若不容。汗出偏沮使人偏枯。汗出見濕，乃生痤疿，高梁之變，足生大丁。受如持虛，勞汗當風，寒薄為皶，鬱乃痤。

此處的陽氣又指活動量過度而言，因古人泛用陰陽兩字，其條件不同，並不知情者恆冠以此兩個代名詞，乃使所有真相不明，事實無法分清，好處在於總括一句便可了事。真正講起來，實在是弊多於利的。如今之陽，乃指活動量超出了其人本身能忍受的範圍，在人體內經常以反饋方式調節代謝的作用產生平衡，其調節主要的原始動力，是以蛋白構成的酸，其分子受到不同基質物（substrate）的影響發生結構上的改變，稱之為快速應變調節。若對酸的合成物，亦即合成酶的蛋白質加以調節，稱之為快速調節。例如內分泌，神經介質亦即液態神經系，酶反應後自身的產物，反應前後方的基底物或者外源性的食物和藥物都可以影響之。中國醫學一再強調的最主要因素，便是神經因素，神經因素是以液態神經素通過皮下環狀腺苷單磷酸酯（cyclic adenosine monophosphate, C-AMP）而起作用。液態神經素本是一種多肽（polypeptide）性激素，與產生效應的細胞膜發生作用，其受體經刺激後引起腺苷酸環化酶（adenylate cyclase）活性大增，使細胞中的 C-AMP 大量增加。一般 C-AMP 在身體的組織細胞內，含量大致平均，唯有在腦中，C-AMP 含量最多，大約要高出十幾倍之多，而環化酶在大腦皮層下核團中及皮層下最多。若從細胞內分布看，環化酶活性最高區是身體神經傳遞突觸的後膜中。其次為磷酸二酯酶（phosphodiesterase）在腦組織中活性最高，主要存在於突觸膜囊和微末之體部分。其活性在腦的任何部分都比環化酶高，幾乎高上上百倍，其活性所以須高的生理條件乃使 C-AMP 迅速更新。此類酶非單純性的酶，亦即非單一的酶，是一種類之酶，若使之分開，其性質各異。若在腦中見此酶分布多寡不同，可以推測各種神經細胞具有不同的磷酸二酯酶。一般就重要性來講 C-AMP 極為重要，其他酶尚有多種，除磷酸二酯酶外尚有 C-AMP 等等，其目的無非是調節 C-AMP 之多寡、耐受力而提供支持，保證其產生效應而已。為什麼要不厭其煩地套上這一套冗長之詞呢？因為 C-AMP 太重要了，C-AMP 是許多神經介質的中間信使，例如多巴胺、組織胺、前列腺素、正腎上腺素（norepinephrine）、血管收縮素（angiotensin）、腦啡呔（enkephalin）、血清素、人體自身能分泌的腦內啡（endorphin）、血管活性腸肽（vasoactive intestinal peptide, VIP），P 物質（substance P）都屬之，尤有進者，C-AMP 之行為是中樞神經所控制，例如軀體行動（somatic activity）和內臟運動的自律神經系統（autonomic nervous system, ANS），C-AMP 可使警覺性、行為穩定性↑，C-AMP 改變可引起思緒及情感的障礙，反過來神經介質亦可使 C-AMP 受影響。對骨骼肌的營養，某些情況 C-AMP

可能具有很大的貢獻。C-AMP是由腺苷三磷酸（adenosine triphosphate, ATP）在細胞中的聚存庫中放出，此種生化過程本來可以省略，但對人的精神活動極為重要。尤其在《內經素問》中一再強調，不得不將現代經過實驗且寥寥有據者略為一提，以便以後較容易說明。如果一再刺激大量施用，則C-AMP的量顯然會降低，此處之陽氣，乃指體能內臟精神的活動而言，如果活動超出其極限，則生大病，煩勞過度，天氣酷熱，代謝本已受酷熱而↓，支持代謝精神素↓，則昏厥目不見、耳不聞，血糖不夠應付也可致此，以後乃其形容病態之詞。如果大怒，情緒過分激怒，加上腦中血管已經硬化，年齡稍高，血菀於上者即血管破裂，血管產生腦中風（cerebrovascular accident, CVA）的症狀，而後筋腱肌肉或強直或癱瘓，或竟半身不遂。半身不遂者，運動血管神經隨之而不良。病者之右或左半身，因腦中血管的相反半側之不良而不良，非但行動不便，病體半側連汗都不能出，神經血管使然也。汗出見濕，乃生痤疿，實在亦是神經性介質在皮膚下的血管中發生不平衡而產生，原因在C-AMP的釋放量有問題。高梁者，肥美的食品也，大量脂肪，蛋白質之進入身體，胰臟分泌↑，長期負擔過重，胰臟中胰島素（insulin）分泌↓致使血糖↑而細胞則不能利用，則生皮膚潰爛，抗力↓，傳染率↑，血流阻塞。大丁者，大疔也，無法治癒，糖尿病（diabetes mellitus, DM）造成的體外潰爛，悉人皆知，身體本身有宿病，復加外來侵襲，寒不過是其一端，絕對比寒要多出幾百倍的外襲原因，皮膚有變化，乃屬小之小者矣。如皻、鬱乃痤等等，以後細談的機會正多，暫止於此。

陽氣者，精則養神，柔則養筋。開闔不得，寒氣從之，乃生大僂。陷脈為瘻，留連肉腠，俞氣化薄，傳為善畏，及為驚駭，營氣不從，逆於肉理，乃生癰腫，魄汗未盡，形弱而氣爍。穴俞以閉，發為風瘧。故風者，百病之始也。清靜則肉腠閉拒，雖有大風苛毒弗之能害。此因時之序也，故病久則傳化，上下不并，良醫弗為。故陽蓄積病死，而陽氣當隔，隔者當瀉，不亟正治，粗乃敗之。故陽氣者，一日而主外，

平旦人氣生，日中而陽氣隆，日西而陽氣已虛，氣門乃閉。是故暮而收拒，無擾筋骨，無見霧露。反此三時，形乃困薄。

這裡之陽氣實乃指血液動力系統及C-AMP對精神液態素動力系統而言，由於血液流通量平和流暢，在腦中怡養精神，在身體滋養肌肉、筋腱、骨骼。開闔不得，寒氣從之，可見先是開闔不得，亦即循環受阻，其條件千變萬化，整個醫學院所讀尚不足以道此。寒氣從之，說說而已，因循環受阻、營養受阻，組織萎縮，細胞死亡，或竟大為減少，生機下降，在骨則生大僂，脊樑彎曲，在血管動力系統的血管內，則生瘻腫。損害肌肉腠理都是些描寫性的抽象名詞，看來似是而非，與事實相差一段距離，真要說其完全不對，卻又有幾分道理，那麼就說留在肌皮間罷（但情形絕非寒邪二字可以解決），則俞氣——俞穴一般經穴中之氣，亦即一般穴道的電荷產生改變。以各種精神的液態素對 C-AMP 的貯存量及放出刺激量來看，神經素之影響可為不少，單一神經素較聯合二種以上神經素之刺激要差得多，例如正腎上腺素可使 C-AMP 含量增加二倍，組織胺可使之增加七倍。如果二者聯合作用，可使 C-AMP 增加廿倍，所以一般皮膚病，例如本書前面所述痤疿、濕瘡，病者平時多屬神經緊張，性格急躁，平時 C-AMP 因腎上腺素↑而↑，若遇風寒、感冒之外刺激，或者食物過敏之內刺激，組織胺↑，C-AMP 大↑，則生皮膚病、濕瘡、蕁麻疹，腫痛大發兼之而癢，善畏驚駭、C-AMP，正腎上腺素過度分泌於身體中，組織胺過度分泌於體中及腦中之結果。此類病症用陰陽術語可稱陽盛而陰虛，重陽必陰，重陰必陽。精神已不平衡，乃生過度興奮過度衰落現象。此點在拙著《傷寒論之現代基礎理論及臨床應用》中述之甚詳。瘧非瘧疾之瘧在拙著之《溫病涵義及其處方述要》中也述之甚詳，總之神經穩定度先是過度興奮，嗣後生不平衡現象。單講一風字似乎太簡單了些，但古人自然科學知識欠缺，講到如此已經極為難得。但疾病生久，必生變化，則情況更為惡劣，不平衡更為明顯，良醫弗為，古代《內經》時期，藥物治療、醫學知識較漢代張仲景相差很遠，與清代吳鞠通相比更是不知差到哪裡去了，預防失敗，病而轉重，良醫亦幾乎勿為矣。陽氣即興奮過度者當鎮靜，在經穴學說論當瀉，庸醫不知反應須快，延誤病機乃至敗事。又說陽氣者一日而主外分平旦、中午、日西三個時間階段而論，內分泌對活動增加而增加者，如 ACTH 亦即促腎上腺皮質酮素、腎上腺素、醛固酮（aldosterone），均在晨間亦即平旦時間開始升高以應一天中的活力，在中午或將接近中午則有的大盛，如醛固酮一般男性可增至二十倍，有的增量至極值，有的則漸漸有衰退的趨勢，以應晚上的分泌。一般在晚上分泌↑，都是促進體能貯備的，也可以說是陰的而非陽的，例如胰島素、生長激素、促甲狀腺激素（thyroid-stimulating hormone, TSH）、甲狀腺激素、副甲狀腺素（parathyroid hormone, PTH），非應付活動者，乃貯備代謝能量，應付環境及活動的內分泌，自屬低降，此即所謂陽氣降是也，如果與之相反，形乃困薄，其實也不一定，人類調節盡在晝夜節律（circadian rhythm），其最重要區域者松果體（pineal body），松果體有其自己維持節律點，對 5- 羥基吲哚乙酸（5-hydroxyindoleacetic acid, 5-HIAA）、乙醯轉化酶（N-acetyltransferase）都有控制作用，5-HIAA 可拮抗黑色素，日光照射抑制松果腺活動，黑質（melanine）沉澱，黑暗則反之。松果腺素的合成須腎上腺髓質素作用於松果腺細胞膜之 β 受體（β-receptor），啟動腺苷酸環化酶的反應，從而刺激松果腺素合成，白癜風（vitiligo）即是神經緊張引起松果素大量激活之結果，腎上腺素因腎上腺（adrenal gland）有病衰竭而不能激活松果腺素，乃生黑色沉澱，以前所謂愛迪生氏症（Addison's disease 或 hypocortisolism），原因在此。復次女性荷爾蒙的前身雌二醇（estradiol），可以使松果腺中合成蛋白↑，同時使正腎上腺素對松果腺的胞膜作用↓。故女性荷爾蒙，非但不能使人變白，反而使皮膚變黑，松果腺素對一般內分泌系統具有普遍性抑制作用，蓋在未發育成人以前，松果腺特別發達，是不使之早熟，又其合成的褪黑色素能鬆弛消化道、引發睡眠，更因以上之因素可使性腺及其附屬器官重量減輕，褪黑色素夜間分泌，較白天為高，以後對《內經》所述的色黑具有實體性解釋。而人類之調節度很大，設或是夜間工作者，則不多天自然能自己調節，尚不至於到形乃困薄的程度，我們由是可知某種功能之藥，在某個時間用，可以得較大的療效，是有相當理由的，並非一日三次，朝中晚就算了事。

岐伯曰，陰者藏精而起亟也，陽者衛外而為固也。陰不勝其陽，則脈流薄疾，并乃狂。陽不勝其陰則五藏氣爭，九竅不通。是以聖人陳陰陽，筋脈和同，骨髓堅固，氣血皆從。如是則內外調和，邪不能害，耳目聰明，氣立如故。

陰陽兩字前已說過，本是心態問題，若無事實作依據，陰陰陽陽反覆不定，只在文字上做功夫，無怪為人詬病，甚則令人生厭。例如本段的第一句，藏精而起亟，我們可用前一段的晚上陽氣衰引起。晚上一般代謝營養貯藏的內分泌增加，可以應白天活動之用，故陽氣陰氣盛者藏精，而白天須活動↑時，所藏的就可以起而迅速支持活動的本錢。陰不勝陽，在什麼條件之下，有這種情形發生更且脈流薄疾，並乃狂，我們可在《傷寒論》中看到一般病人發熱，代謝高，脈搏加速，所謂陽勝則熱。脈流薄疾，代謝過高廢料產物多，腸中菌落（bacteria flora）因熱而失卻平衡，大腸桿菌（*E. coli*）大量繁殖，進入腦中生昏潰，循衣摸床，並乃狂。陽不勝陰則五臟氣爭，其勢甚者，其後必衰。重陽必陰，代謝量↑，廢物無法排泄則因生成物之抑制而生反饋，代謝變↓。九竅不通者，神志不清，此皆病態，在未病之先，最好是預防，預防的方法即所謂平衡陰陽等等，使自己的抵抗力增加，所以耳目聰明，邪不能害，氣立如故。

風客淫氣，精乃亡，邪傷肝也。因而飽食，筋脈橫解腸澼為痔。因而大飲，則氣逆。因而強力，腎氣乃傷，高骨乃壞。凡陰陽之要，陽密乃固，兩者不和，若春無秋，若冬無夏，因而和之，是謂聖度。故陽強不能密，陰氣乃絕，陰平陽秘，精神乃治。陰陽離決，精氣乃絕，因於露風乃生寒熱。是以春傷於風，邪氣留連，乃為洞泄。夏傷於暑，秋為痎瘧。秋傷於濕，上逆而欬，發為痿厥。冬傷於寒，春必溫病。

古人也深知肝的重要，四五十年以前西醫常譏笑中醫說肝不過是分泌膽汁，幫助消化之臟器而已，哪有如許複雜的機轉。說此言者目前大都已經作古，若生存至今，如此武斷之說，當使自己慚愧無地自容，假令不過分泌膽汁，幫助消化，則為何體積出乎意料之大，幾占上右腹腔的三分之二，於今才知肝為一切代謝之總樞紐器官，化學分解，各種蛋白、酶的生成無不由肝所造成。風者，一切外來病源的代名詞，濾過性病毒、細菌等等，腸內不及分解的毒素，血液中的血漿蛋白、膽固醇、抗體，幾乎大部分由肝承擔，濕氣自是諸類致病物體之代名詞，意思是肝中「邪氣」久留，肝中所造、人體按以生存之物質便生欠缺，則精乃亡。如果飽食過度，經脈不利乃是消化不良，乃至腸澼下利，肝門脈壓力↑，腹壓↑，不一定是肝病，食物食之過速，消化醇素不及消化為化學性，腸壁及直腸靜脈受壓力而動量慢，乃生痔瘡，屬物理性。如果大飲亦即大肆喝酒而大醉，則因肝受酒精的刺激，強迫代謝，則氣上逆，心跳急速呼吸粗促之謂；如果房事過度，脊椎興奮過度，腰脊為載身重的主要支柱，稱之為高骨，高骨乃壞，短期使脊髓興奮，有益身心。使大便不暢者，因脊髓受房事之興奮而通暢，若旦旦而伐之，則由興奮而生抑制，腹中因脊髓反射↓，VIP 在腸中更多於脊髓中，乃至 VIP↓腸子氣脹，腹壓增強，脊髓中之 VIP 亦生變化，可以腰痠痛如折。古人認為腎氣大傷，高骨乃壞，陽的意思是所指泛泛，如果以血液循環動力學來論，陽氣不可以太密，所謂太密則循環快速，陰氣亦即內臟的代謝無法平衡，譬如《傷寒論》、《溫病條辨》的熱病。外因循環加速，內臟自無不生病變之理，拙著《傷寒論之現代基礎理論及臨床應用》及《溫病涵義及其處方述要》兩書上述之甚詳，茲不復贅。一如春而無秋，有冬而無夏，所應須調和，調和之法多矣，即是治療之道，以後將一步步詳細述說。一如上述陽太強則陰氣絕，必須陰平陽秘，陰不黏著，陽不速行，精神乃治。陰陽全然不對合，人身的代謝、循環、傳息全部崩潰，古時鑿鑿所告誡者，著重於預防醫學，上工治未病，聖人治未亂，前已述之旦旦，因為露於風寒，抗力因之↓乃生寒熱，當然不是如此簡單，必須內有病源之侵犯，外有風寒之誘引。又說春傷於風，風之一字可作兩方面講，先講天時的風。考我國大陸上的氣候，是北方大陸性氣流及東南方的海洋性氣流相互交替而成，夏令天氣酷熱，是南方海洋性氣候由東南方從海洋吹入大陸，大陸深入的內部，因亞洲大陸地區為世界上最廣大者，中亞細亞、新疆、蒙古等地區，土地的散熱力量遠較海洋為大，吸熱力量則不夠，故在夏天，亞洲中心地帶經炎日照射之後，熱空氣向上升。海洋地區經太陽照射，因能吸收熱則熱空氣雖熱，不如大陸中心地區之熱，大陸中心地區之熱空氣根據物理現象，自然上升，海洋氣團隨之遞補，其上升後，下層的空間於是風向大陸吹。因是海洋氣團，更帶水分的滋潤空氣。假如在冬天則大陸因散熱快且太陽熱力不夠，於是空氣團較冷，東南沿海雖冷，因至少自海水能吸收些熱量而轉溫和，故大陸氣團由大氣下層遞入。海洋氣團，從其大氣上層走入大陸。下層氣流遠較上層氣流為強勁，故風從大陸吹向海洋。海洋氣流溫和，大陸氣流強勁，與含水分量以及地球的反轉都有關係。春天亦即寒封冰凍的冬天漸漸遠逝，海洋氣團的溫暖漸漸遞入，故風是東風，從太平洋吹入大陸，而大陸氣團此時尚未全然消失，進退之間，互為消長，變化極多，天氣晴雨，寒暖不定，人處其間，不是濕度高就是濕度低，外界環境中的微生物容易使人感染。此其一。人體內部在冬天甲狀腺機能高，基礎代謝要得到平衡，因外界天氣寒冷，自不得不降低；春天溫暖程度增加，代謝漸漸↑而甲狀腺機能尚未全然低降。兩者相乘的效應，使在甲狀腺附近的部位，受影響極大，例如在局部的拓樸形勢（幾何學的狹義解剖部位）條件來講，喉頭部患痰較多，再配合空氣晴陰、濕度的不定，革蘭氏陽性（Gram positive）細菌如葡萄球菌（staphylococcus）、鏈球菌（streptococcus），在乾燥高壓時大為繁殖，病毒（virus）亦復如此，由感冒之濾過性病毒發難在先，革蘭氏陽性細菌繼之在後，其好發部位恆在喉頭。所見的症狀並不以喉頭為限，可以頭部兩側太陽穴處，或在頭頂或在後頸，由於代謝總體之遽增，恆伴見神經症狀，中醫以之屬肝，神經症狀中醫謂之日風。此其二。迨至夏令，蚊蠅各種有害昆蟲大量繁殖，氣候則相當確定，絕對風及氣團從海洋吹向大陸，溫度又高，濕度高則腸胃受影響，革蘭氏陰性細菌大為增加，毒菌亦多，人體蒸發水分之力，有時因過於酷熱呈無力感，有時因 ADH 經大量出汗而興奮↑，身體中水分不能調節，有需要急速調節之趨勢，經出小便、經腎臟之過濾等等關卡，直接由瀉而達到此目的，故多洞泄，在治療腹水及尿毒上，帶有此種設計治療法，但必須以順自然為準，否則條件不符，當然禍不旋踵，稱為痎瘧者也有數種理由：一、夏天蚊子多，往昔衛生環境差，是真正的痎瘧也未始不可。二、稱為痎，是為寒熱往來，瘧之形態也相差不遠，所以如此者，暑天濕熱當令，真菌黴菌感染甚多，其為疫病恆久久而不去，尤其是在腸中培氏斑（Peyer's patches）之淋巴腺體抗病力差，肝蛋白製造力不夠時可以久久而熱不去者，是抗體大為降低其力量，腸中的網狀內皮系統（reticuloendothelial system, RES）細網狀組織作用↓，與外界的溫度↑具有密切的關係。秋天天高氣爽，由大陸向西流向海洋的氣團，氣流漸漸增強，空氣乾燥則喉頭肺氣管黏膜面乾燥，彈力↓，纖毛活動使袪痰涎及外來異物作用↓，黏膜下毛細血管呈收縮而血流減少。毛細血管收縮，黏膜使吸入乾燥空氣將之潤濕的能力↓，故而易生肺喉之間的肺支氣管炎、喉頭炎。支氣管收縮，喉頭收縮，患者感覺有氣上逆，後者有感染，咳嗽大發，因為上面所述之機轉，大為不利。為痿為厥者，體液因外界之潤濕，突而轉為乾燥，而咳嗽頻仍。肺的代謝，無異漸漸低降，假如尚有其他內伏病、內在因素，乃為痿厥，容以後再詳述。冬傷於寒，寒冷則毛細血管收縮，黏膜面滲透力降低，人對寒冷遠較對溫暖來得敏感，腎上腺素、甲狀腺機能均大為增加，以應血液從末梢皮膚及中樞血管集中趨勢的壓力，高血壓、心臟病患者大為危險，蓋無法適應其變局。心肌梗塞、腦血栓、腦出血等等 CVA 症狀大為增加。一般而言，即以前所談到的寒冷較酷熱對人更為不利，故死亡率在冬天較夏天為高，夏天尚可血管擴張，以為緩衝，冬天則血液集中於中樞——心肺腦之主要器官，承受壓力較大不足應變，乃稱死亡，卻不一定要潛伏到明年春天再發病溫。

> 四時之氣，更傷五臟，陰之所生，本在五味，陰之五宮，傷在五味。是味過於酸，肝氣以津，脾氣乃絕。味過於鹹，大骨氣勞短肌，心氣抑。味過於甘，心氣喘滿，色黑腎氣不衡。味過於苦，脾氣不濡，胃氣乃厚，味過於辛，筋脈沮弛，精神乃央，是故謹和五味，骨正筋柔，氣血以流，腠理以密，如是則骨氣以精，謹道如法，長有天命。

除了天氣的四時溫暑涼寒的影響之外，更有內部的臟器系統也會受損害，假令天為陽地為陰，天生四時為陽，則地生植物，據古人的說法總包括為五種味道是屬於地所生，地假令是陰，即是陰所生的，陰的五臟系統即心肝脾肺腎，又配金木水火土稱之為五宮，這究竟是什麼意思呢？於今大概略述之（因為以後，講之又講，重複之處極多），地為陰則當然天為陽了。既然要陰陽相配，則五味、五宮五臟，必須與天為陽的四時寒暑相配，否則陰陽體系就不能成立了。有時陰陽學說也頗為精彩，並非一概而論可以抹煞，但不必過於誇張濫用方稱合拍。以四時為陽是指人的外在環境，五味為陰因人將之食用，在內之變化可以稱為內在的變化環境，內外必須配合，所以天有春夏秋冬，其作用為風暑燥寒，地之五味為酸苦甘辛鹹，以之配五宮自木火土金水，再配內在的內臟是肝心脾肺腎。天氣只有四時作用卻不止風暑燥寒，其中缺了一個非常重要的因素──濕，故而將濕插進去，則成風暑濕燥寒五種作用，而在天時氣候亦插上一個名詞以應濕之變，乃變成春、夏、長夏、秋冬，長夏這一名詞只有醫書《內經》中有之，其他地方自不多見，在此這專用名詞恰成五時以配合五種作用，井然有序。春屬木為肝以應生氣；夏屬火為心以應長盛；長夏屬土為脾，居中以調節四時之氣；秋屬金為肺以應收；冬屬水為腎以應藏德。所相生是循天時之序以相應，並非在物質上或稱事實上有此種種現象，只是觀念而已，在我祖父惲鐵樵的《群經見智錄》上，敘述甚詳。其味則依次序為酸苦甘辛鹹，以應相長相生之序，絕對不可以紊亂。實在人的舌、直覺地來辨五味，略嫌粗糙，要以五味來分辨相生相剋，不如先來談談人的舌部對五味辨別力敏感度，較為符合事實。人對於甘最為舒適，其次是鹹，不太甜太鹹，不會有什麼大反應（除非有病者不在此例），酸較苦辣情形差不多，但刺激量不及苦及辣來得大，辣配合其他味道有時尚能開胃，苦則一般均不喜忍受，所以恆以苦之一字來形容逆境、苦難等等。司五味感覺的是舌，使五味形成感覺而影響反應者，實在是腦、喉頭，甚則是內臟的聯合相互作用，尤其是以腦中樞味覺中心為最重要的一環。假如鼻子有病，而有慢性痼疾可以使味覺消失。所以五味不但在舌的作用更有在鼻在喉在咽的作用。譬如大氣中 pH > 8.0 呈鹼性，黏膜穿透力↑，黏膜細胞開始略為膨脹，鼻至喉中纖毛活動↓；pH < 7.0 呈酸性則細胞縮皺；pH < 5.0 酸度極高時，出現氣管炎症狀。正常鼻黏膜 pH 為 5.5 至 6.5 略帶酸性，pH 值高低與鼻黏膜穿透性有關，略帶酸性的空氣，充分休息，吸入溫暖的空氣可使 pH 值降低有益人體。鼻炎及感冒使 pH 值上升，鹼性狀態中更使革蘭氏陰性細菌繁殖呈續發性感染（secondary infection）。五味養生之道，當然可以成立，但如勝則如何云云，缺乏已知根據，實在不敢妄議，以不知為知，是不可以的，但口腔唾液的變化，使病人的口味變化，是有事實根據的。

金匱真言論篇第四

黄帝問曰：天有八風，經有五風，何謂？歧伯對曰：八風發邪以為經，風觸五臟，邪氣發病。所謂得四時之勝者，春勝長夏，長夏勝冬，冬勝夏，夏勝秋，秋勝春。所謂四時之勝也。東風生於春病在肝，俞在頸項，南風生於夏，病在心，俞在胸脇。西風生於秋，病在肺，兪在肩背。北風生於冬，病在腎，俞在腰股。中央為土，病在脾，俞在脊。故春氣者病在頭，夏氣者病在藏，秋氣者病在肩背，冬氣者病在四肢。故春善病鼽衄，仲夏善病胸脇，長夏善病洞泄寒中，秋善病風瘧，冬善病痺厥，故冬不按蹻，春不鼽衄，春不病頸項，仲夏不病胸脇，長夏不病洞泄寒中，秋不病風瘧，冬不病痺厥，飧泄而汗出也。

前段已經講西北鋒面，氣流均較東南者遠為強勁。所以天之八風，歧伯以東風為嬰兒風，東南之風為弱風，由南方吹來的稱大弱風，西南方吹來的稱之謀風。由此方位轉變則風勢愈發強勁險惡。西方吹來的稱剛風，西北方吹來的為折風，由北方吹來的為大剛風，由東北方吹來的為消兇風，在天之變為邪風，由人體經脈吹入侵犯五臟令人發病，故稱為五風。這是古人想當然的說法。一直到漢代《傷寒論》，張仲景仍以為風邪由表而入裡是準確的觀念。如今已經知道無復如此單純簡單也，又有季節五行的關係，五行相生則如前條所述，春、夏、長夏、秋、冬順序傳遞，五行相剋亦相勝則須隔一個，乃剋，故春跳過一個夏。長夏木剋土也，長夏跳過秋所以勝冬，土剋水也。

以此類推得一循環周轉，稱之為相剋，亦即相勝。順次相傳稱為生，殆無疑義；跳一個隔一個而傳稱之為勝或剋，則別有意義，因為春天之氣若很遠很長，越過夏則剋長夏，以此類推，所以相剋相勝，表面上看是時令關係，其實是內分泌因氣候越兩季而不變，恆生過盛狀況。因此與二季氣候相關的內分泌，亦即所謂其氣大盛之說，內分泌所生的激素作用大為增加，不因生成物在次一季之反饋所阻隔。如果使春氣大發越夏當盛而衰，但無夏之景象，氣候反常，如仍春季，內分泌因而擁兩季相同之盛況，則新來的氣候季令，不勝使當，故能勝之而剋之。而春至長夏之間的夏天當至而不至，既無酷熱，暑濕無從出現，蓋血管擴張度不夠使滲透壓↓而黏液溢出，ADH 因無酷熱大量汗出而大為↑，如此則長夏之濕，即無形消失矣。後次再論風，風者百病之長，其中並非風之一字可以解決，一般由氣候改變、人身上內分泌之改變、外來病原體的改變等等因素，復加上本身有伏病的觸發，統統稱之為風。春天易患的疾病，由於代謝高，甲狀腺素亦高，病恆在頸項頭部，前面已經講過，當生感冒打噴嚏，或竟流鼻血。夏天酷熱大汗，表皮血管大為擴張，以疏洩體溫，設如患病，由於大汗出，心機能過度工作，血管擴張，心機能更呈衰弱，往往在分利水分，調整滲透壓的膜性工作降低，加以蚊蠅的感染，一旦發病則心包膜炎，肋膜積水，常由感冒在身體衰弱者身上併發，治療部位在胸脇兩部諸輸穴，由外對內生一過性刺激，也許可以治癒。秋天原來乾燥，則就以前各段可知極易罹害咳嗽，其反應在肩背部的穴位可以幫助肺的機能增強，冬天手足因溫度低下而厥冷，風濕病大發，寒冷而兼濕的氣候，使人腰痠背痛，而腰椎骨腰肌腱的痠痛，非但就直接影響腰部，更能延及兩腿，又甚者夏天代謝↑，甲狀腺機能↓以作平衡，肝機能恆生變化，故夏秋之交易生肝炎，肝病兩脇亦可以滿痛，腸內細菌傳染，亦可致腹瀉。此段後節所述大抵相同，唯不同者為春之犯逆可傳至夏，夏可傳至秋。實在論之，病之所生各各不同，未必一定要到下一時令再發，但內分泌之傳訊卻是一貫相承，有其連續性，蓋調養身體，內分泌應付力強，抗力亦強，乃至可以不發病，是古代預防醫學的真諦所在。內分泌之促發與人的精神狀態、行為生活有甚大關係，以前已經略述，以後更當逐步見機而詳述。

夫精者，身之本也。故藏於精者，春不病溫，夏暑汗不出者，秋成風瘧，此平人脈法也，故曰陰中有陰，陽中有陽，平旦至日中，天之陽，陽中之陽也。日中至黃昏，天之陽，陽中之陰也。合夜至雞鳴，天之陰，陰中之陰也。雞鳴至平旦，天之陰，陰中之陽也。故人亦應之。夫言人之陰陽，則外為陽，內為陰。言人身之陰陽則背為陽，腹為陰。言人身之臟腑中陰陽，則藏者為陰，府者為陽。肝、心、脾、肺、腎五藏皆為陰，膽、胃、大腸、小腸、膀胱、三焦六府皆為陽。所以欲知陰中之陰，陽中之陽者何也？為冬病在陰，夏病在陽，春病在陰，秋病在陽，皆視其所在為施鍼石也。故背為陽，陽中之陽，心也。背為陽，陽中之陰，肺也。腹為陰，陰中之陰，腎也，腹為陰，陰中之陽，肝也，腹為陰，陰中之至陰，脾也。此皆陰陽表裏，內外雌雄，相輸應也，故以應天之陽也。

此處無須解釋，亦無從闡發其真相，不過隨古代所謂聖者如黃帝及歧伯之心態規定如此，乃成一系統，以便以後作種種解答，下一定義而已。所以欲知陰中之陰、陽中之陽何也？為冬病在陰，夏病在陽，春病在陰，秋病在陽，皆視其所在為施針石也。故背為陽，陽中之陽心也，陽中之陰肺也。腹為陰，陰中之陰腎也。腹為陰中之陽肝也，腹為陰，陰中主陰脾也。此皆陰陽表裡內外雌雄，相輸應也，故以應天之陽也，在此大發議論，以定陰陽如此而已。原文規定的定義，無甚可說之處。迨其發生作用時，方能有所發揮，現在原文反較為多矣。因擅下定義，無法啟發，心態而已，存之可也。陰陽兩字隨心所欲，愛怎麼講就怎麼樣講，設無限制也。但此處所講的臟器都是以抽象作用構成的系統，並非真正解剖學上的臟器。但是在作用言之，又似乎將真正的臟器作用包括部分在內，此處必須一提，以免將來管道隔閡，不能溝通而難以明瞭了。

帝曰：五藏應四時各有收受乎？歧伯曰：有，東方青色入通於肝，開竅於目，藏精於肝，其病發驚駭，其味酸，其類草木，其畜雞，其穀麥，其應四時，上為歲星，是以春氣在頭也，其音角，其數八，是以知病之在筋也，其臭臊。南方赤色，入通於心，開竅於耳，藏精於心，故病在五藏，其味苦，其類火，其畜羊，其穀黍，其應四時，上為熒惑星，是以知病之在脈也，其音徵，其數七，其臭焦。中央黃色入通於脾，開竅於口，藏精於脾，故病在舌本，其味甘，其類土，其畜牛，其穀稷，其應四時，上為鎮星，是以知病之在肉也，其音宮，其數五，其臭香。西方白色入通於肺，開竅於鼻，藏精於肺，故病在背，其味辛，其類金，其畜馬，其穀稻，其應四時，上為太白星，是以知病在皮毛也，其音商，其數九，其臭腥。北方黑色，入通於腎，開竅於二陰，藏精於腎，故病在谿，其味鹹，其類水，其畜彘，其穀豆，其應四時，上為辰星，是以知病之在骨也，其音羽，其數六，其臭腐。故善為脈者，謹察五藏六府，一逆一從，陰陽表裡，雌雄之紀，藏之心意，合心於精，非其人勿教，非其真勿授，是謂得道。

前段泛指陰陽，此段又大談五行，範圍牽涉極廣，其實在此段之前，零星陸續出現的各節，均已經見到過、談到過，此處作一總結，以後重複而又重複的地方很多，就不必再多予解說，五臟四時如肝屬東方屬青色，則略知五行之人，早就知道，而且前面各節均是提之又提，言之又言。《內經素問》故而遠不及《傷寒論》的簡潔實在。若說《內經》是聖書，則《傷寒論》應為更聖之書，非無因也。肝屬青是東方，星辰為歲星亦即木星，其數八。南方如何如何，都是第次排列，意義不大，但經過一再重複，有人以為其不惜重複又重複者必然是有深意，乃謹記於心，毋忘聖訓。其實在《內經》中，這不過是一種排比說法。硬定某某為某某，也許得有理由，吾人太淺薄，不知所云。也許是《內經》不知所云，吾人為之屈於辯護，則害人匪淺焉，我們現在只能選擇其中有意思的來講。令人不解者，存之以待後來高明可也。

此處的肝乃指精神活動以及神經系統。人類的五官中，以眼睛對外界所見所得為最多，大腦的記憶庫中，屬眼睛所看到而獲瞭解者，幾達百分之九十多以上，目之所見，影響及腦，在外有動作反應，在內有內分泌反應，內分泌影響 C-AMP 及神經肽，在正常的神經系統中 C-AMP 或環狀單磷鳥糞核糖苷（cyclic guanosine monophosphate, C-GMP）的比值相對地產生平衡狀態，是正常神經系統功能的生理基礎。視網膜、味蕾、嗅覺等等知覺器官細胞 C-AMP 均非常活躍，在神經細胞機能活動中，C-AMP：一、可以調整膜離子的通透性，現今研究，在腦內至少有三種蛋白，在神經突觸（synapse）上須依賴 C-AMP，其經磷酸化後，使神經細胞膜性改變。二、調節神經酶的活性，而 C-GMP 有人認為是抑制 C-AMP 活動或是與 C-AMP 相反作用之物質。故稱 C-AMP 為陽，C-GMP 為陰，在現代醫學書上，常見有如此記載，其實是不對的，C-GMP 是調節 C-AMP 釋放的，乃使 C-AMP 確實發揮高度作用為目的者，例如 C-GMP 對兒茶酚胺（catecholamine）就是有抑制作用，蓋兒茶酚胺太多反饋使 C-AMP 力量受抵制也，故開竅於目，是以眼為重點，神經緊張發為驚駭。春氣在頭，前面已有詳細敘述。其治為心，是指血管動力系統以及全身的循環活動，所以說病在脈。神經為應付外界反應之重點，血液循環是應付在環境的重點，設如循環有不利，則在內臟任何部分都有機率使之發病，故曰病在五臟。開竅於耳的原因是，耳的內外耳道，血液循環，與甲狀腺兩旁的頸動脈以及頸動脈在內外分支時都在耳的附近。頭腦假令屬肝則耳鳴屬心，血液循環系統力量差，亦即血管張力不夠，血壓不夠的人，尤其女性在生育期，血壓偏低，起身的時候，產生耳鳴目眩，其實與喉頭的耳咽管有關，亦與甲狀腺有關。甲狀腺者使精神緊張、代謝增高外，更因之使心跳加速，屬神經緊張則屬肝。神經緊張而影響血管循環則屬心矣。醫學本為整體性，絕不可分，單在實驗室做出來的數據固然非常可靠，非常科學，但在人整體而言未必有效，真是應了孟子所說，吾能明察秋毫而不能見輿薪之偏見，到相當嚴重的程度了。所謂脾乃指全身的消化吸收系統以及代謝活動。所以開口在口，可以不言而明。口中的滋味，須用舌來辨明，故有病在舌本，中醫望聞問切四診，視察舌頭，所以明其腸胃消化吸收之效率也。代謝差，消化差，則與肌肉發育有關，故其病在肉。所謂乃指呼吸系統以及肺的活動能而言，呼吸開竅於鼻乃理所當然。病在背肺的感冒咳嗽都是受寒而起，古人有此認識，背受寒傷風咳嗽，故稱肩背為風之府、風之池。腹受寒則腹痛泄瀉與背受寒不太相同。病在皮毛，皮毛主排泄的一部分，皮毛接觸外界，部分亦有蒸發調節溫度體溫、幫助呼吸的輔助作用，尤其重要者，乃一切皮膚病無不由於神經肽之組織胺、血清素及前列腺素作用反常而起，C-AMP 的作用，當然也不正常，此類神經肽都由肺中細網組織及氣泡附近組織可使之破壞而無效。皮膚病西醫用外用藥而無效，高手中醫用內服藥，二三方便能奏效也，根據肺主皮毛也，其效應絕妙而世人不察，深為感慨。就具體病而論麻疹、水痘等等皮膚發斑發疹，更兼發熱發燒，中醫恆用透發藥，其病之動發也一如傷風咳嗽，似乎病在肺。迨其將念其出路，病毒的排泄，都從皮膚透出。麻疹、水痘乃使我們能分得一清二楚，其機能性可以不辨而知，末了再說這腎非但是泌尿系統，更是一切內分泌反饋作用的寫照，兼包括了脊髓反射的總結果，尤其屬下部的尾端脊髓反射為總樞紐，故開竅於二陰。病在肌肉溪谷之間的原因是，內分泌反饋作用失常影響電解質的出入、水分的調節，所以溪谷小肌處發生問題，例如痛風、風濕、類風濕的發生問題都先在這些地方作痛。其病在骨，骨的代謝，屬鈣屬磷更有骨細胞、軟骨細胞種種生理病理變化。平時數代謝最盛，細胞迭經代謝去舊生新的地方，一是皮膚，二是腸壁，三是骨的細胞。骨更具有造血機能，與腎在近腎絲球器（juxtaglomerular apparatus）的造血組織（hematopoietic tissue）更是互相呼應，特古人不明真相，因為科學在古代不論中外均不甚昌明發達，故而不能知其端詳，但是看結果則粗枝大葉地知道，一般所謂現在的時髦句子稱為黑箱理論，即屬此。就上所述，不過是其大端，可以確切知道，人身是一個不可分的整體，以上也是大致分分而已。真正要研究的，絕非其個別的個體，或是個別的細節，而是其中相互的關係，何以致此的來龍去脈，可惜所知很少，理由迄今不明。

陰陽應象大論篇第五

黃帝曰，陰陽者，天地之道也。萬物之綱紀，變化之父母，生殺之本始，神明之府也。治病必求於本，故積陽為天，積陰為地，陰靜陽躁，陽生陰長，陽殺陰藏，陽化氣，陰成形。寒極生熱，熱極生寒。寒氣生濁，熱氣生清，清氣於下，則生飧泄，濁氣在上則生䐜脹，此陰陽反作病之逆從也。故清陽為天，濁陰為地，地氣上為雲，天氣下為雨，雨出地氣，雲出天氣。故清陽出上竅，濁陰出下竅，清陽發腠理，濁陰走五藏，清陽實四肢，濁陰歸六府。水為陰，火為陽，陽為氣，陰為味，味歸形，形歸氣，氣歸精，精歸化。精食氣，形食味，化生精，氣生形。味傷形，氣傷精，精化為氣，氣傷於味。陰味出下竅，陽氣出上竅，味厚者為陰，薄為陰之陽。氣厚者為陽，薄為陽之陰，味厚則泄，薄則通，氣薄則發泄，厚則發熱，壯火之氣衰，少火之氣壯，壯火食氣，氣食少火，壯火散氣，少火生氣。

不須要任何解釋，隨句逐談，亦可以知其意思，認為陰陽非常重要，於是列舉種種。陽為天，陰為地，氣為陽，形為陰，味為陰，上為陽，下為陰，熱為陽，重陽必陰故熱極生寒，反之寒極生熱，與上篇幾段相同，陽中之陰，陰中之陽。上篇講的是五臟及人身上之陰陽，此處講的是天地萬物之陰陽。味厚則消化困難，按例難於消化下一步當然難於吸收則泄，下痢排出。薄則通，味薄則具中庸之道，消化暢通，清氣為陽，陽者是動，下部動量大，腸子生泄瀉，陰為靜，下端消化道動量↓，影響上端消化道下行之常軌則生腹脹，氣薄則發泄，氣為陽，陽↑則為發泄亦即發散，人生熱病，溫度高則出汗散熱，氣太厚之故。火為陽指人身代謝產生之熱量，代謝高則其產物反饋使之抑止，壯火氣衰，少火氣壯，代謝低則熱量增加，代謝隨之而增加，是為正行之道故少火氣壯，壯火食氣散氣，火即代謝太旺謂之壯，則必須受回饋的抑止，代謝方減，則一切從正方向進行時少火生氣，如此而已，並無多大深義。心態問題人皆有之，聖人如此，凡人也是如此，人同此心，為求一切生理機轉（mechanism）的方便述說，就用此作一般性的解說，因不是事實，故不能精確地推斷一樁事情，但可以簡便地說明隨時發生的現象。

> 氣味辛甘發散為陽，酸苦湧瀉為陰，陰勝則陽病，陽勝則陰病。陽勝則熱，陰勝則寒，重寒則熱，重熱則寒。寒傷形，熱傷氣，氣傷痛，形傷腫，故先痛而後腫者，氣傷形也，先腫而後痛者形傷氣也。風勝則動，熱勝則腫，燥勝則乾，寒勝則浮，濕勝則濡瀉。

以氣味而論，辛味甘甜之味，為陽為散發，理由是能興奮代謝產生熱量，代謝之興奮，不過是一句套語而已，其中機轉正多，要使代謝興奮，必須神經先興奮，神經之興奮也不過是其中之一端，自律神經、大腦神經必須都具興奮的條件，最為基本的是所有的細胞均能達到高度活力則非 C-AMP 不可。C-AMP 在各細胞中均有，神經細胞中、大腦中特別多，前已述及，C-AMP↑則各種神經活性物質隨之而興奮，與 C-AMP 呈相加相乘的作用，使其信號益加擴大，所以辛辣之物一經入口，便可汗出，伸頸吐舌，代謝尚且來不及興奮，神經傳導之興奮立即發動。甘甜之物，人之喜歡吃，隨糖之轉化，成為葡萄糖及能量對代謝加以興奮↑，總積其結果，代謝興奮、精神昂揚、熱量增加故稱之為陽。酸苦之味，人類本對此極為敏感而且並不喜歡吃，如果先在舌上發生刺激直通大腦之反應，酸之物可使人唾液橫生，更使人縮頸、聳肩呈一般性的收縮狀態，此與辣相合，立即發生反應，是大腦神經反應。

苦味極差，但也與甘味相合，使內臟代謝漸漸受抑止，故稱之為陰。以後諸語無非對仗文字，意義以前早已講之又講，可不復多贅。寒傷形，乃久病，則形神脫落。熱傷氣，乃急病循環及動量發生阻礙，痛是由神經及液態神經作中間物，嗣後因痛而前列腺素釋出，血管收縮，則滲透壓↓，血漿由血管流出則腫，腫後更溢出，前列腺素更痛，使邊緣周圍環境之組織受壓，血管再生生化變化而更痛，稱之為形傷氣，屬陰，由痛而腫稱之為氣傷形，屬陽，是前一段所述。風是指神經症狀而言，諸如抽搐、顫抖、強直，在動作方面有所障礙，熱勝則腫，如果發炎，紅腫熱痛。燥勝則乾，水分不能調節，血流不得暢通而生萎縮枯槁，寒勝則浮，受寒則身體形氣脈搏均如浮，前已述過，濕勝則濡瀉，腸道濕困，消化不良則瀉。

天有四時五行，以生長收藏，以生寒、暑、燥、濕、風。人有五藏，化五氣，以生喜、怒、悲、憂、恐。故喜怒傷氣，寒暑傷形。暴怒傷陰，暴喜傷陽。厥氣上行，滿脈去形，喜怒不節，寒暑過度，生乃不固。故重陰必陽，重陽必陰。故曰冬傷於寒，春必溫病。春傷於風，夏生飧泄，夏傷於暑，秋必痎瘧。秋傷於濕，冬生欬嗽。

前一段的治未必求其本，應該用在這一段上，其本不在陰陰陽陽，在乎求得病人發病之病史、先決條件，必須詳細體會，在拙著《臨證特殊案件之經過及治驗》中對每一個案例均詳細研究其過程，然後方能庶幾勉強有所發現。治病必求其本，說說容易，做起來談何容易，天之寒、暑、燥、濕、風是一時之變，對病之觸發、細菌之感染等等急性病，或竟慢性的併發症及伏病，由之而觸發則常見之，人的喜怒悲憂恐種種心理因素，除了喜之外，怒悲憂恐均非人之所願意忍受，由於生活環境關係，不得不逆來順受，抑鬱不得志，或遭遇不可逆之大變，其中以怒恐較為刺激，強而激烈，悲憂較緩和而積留時間較長。同時是精神受挫折，感受則不一樣，刺激不同，所生的結果全然不同。即就怒恐刺激來說，怒則神經大為激動，液體神經之分泌、神經傳遞的衝動，一起發作，而血脈暴張，所謂面紅耳赤。恐同樣是神經刺激而緊張，但是末梢血管一反怒之擴張，呈強烈收縮而面色蒼白。無論在何種情況下，處於憤怒及恐懼此類情況，都使身體處於不利的防禦狀態之下。大腦血流量大為增加，大腦皮層影響 → 下視丘 ⇒ 腦下垂體 → 腎上腺，是現代一般所最普遍認知的，但腦下垂體不單只影響腎上腺素，更可以影響多種內分泌如 TH、PTH 等等。中樞神經系統與所控制的周圍器官之間又可以通過神經內分泌素而互相反饋影響，則人對自身和周圍環境的敏感性顯著地↑，杜甫詩曰「自經喪亂少睡眠」，是最好的描寫，刺激度如果夠強，則酸尿中排出之兒茶酚胺使其代謝剩餘產物大量增加，而腦中的正腎上腺素更新速度加快，交感神經興奮，乃使血壓（blood pressure）↑，血小板（platelets）數量↑，血液易於凝固，肌肉活動率感受率大增，肝醣（glycogen）→ 葡萄糖（glucose）血糖比例增高，這種情況，次數發生過多（而悲與憂則非次數過多，而是時間延長），能引起身體機能及代謝產生紊亂，悲與憂從而產生副交感性的消化機能逐步下降。不拘是次數過多的怒與恐，時間延長過久的悲與憂從而可以產生很多疾病，開始時依照一般現代科學檢查及體檢，大都找不出原因之何在，迨等發作就來不及了，有的是莫名其妙，不知何因，幾乎終身痛苦，尤其在女性方面後者較多，男性則多屬前者，其能產生的病為：

一、心臟血管系統：冠心病、高血壓、心絞痛、心肌栓塞、心律失常、心動過速等。

二、胃腸消化系統：消化道潰瘍、神經性結腸炎、便秘、腹瀉、心窩部具灼熱感等。

三、呼吸系統：支氣管哮喘、換氣過度、緊張而影響的習慣性咳嗽，即使平時無病，一旦緊張則咳嗽不已、常患感冒而且不易治癒，時間很久。

四、內分泌系統：病最多，甲狀機能亢進與機能低下、糖尿病、偏頭疼、陽萎、女性月經不調、不孕、性冷感、排尿障礙、遺尿、頻尿、尿失禁，設如天氣影響尚可產生尿道膀胱炎，檢查雖細菌卻非抗生素可以治癒。

五、運動肌肉系統（somatic system）：致痛性的痙攣、在頸、肩、腿、頭部等肌肉緊張疼痛、關節炎。

六、皮膚方面：蕁痲疹、濕疹、牛皮癬、皮膚搔癢症、禿髮、白斑症等等。

長期的憂與恐則可以產生各種腫瘤：惡性腫瘤（cancer）、惡性肉瘤（sarcoma）、其他腫瘤（tumor）。

其他當有反應失常、睡眠障礙、飲食障礙，包括大吃症、善飢症（macrophagous）、厭食症、周期性牙痛。

以上所述大概如此，非一定如此，更須配合其他條件。但此類等等之病症，絕非用鎮靜劑（sedative）可以了事，如果濫用，使病更趨惡化，甚則可以死亡。必須使之調節，漸漸平穩，乃能消弭於無形中。這也是現代醫學力所不達處。但是反過來講，單用《內經》講的氣血陰陽似乎太簡單了些，更顯不足應付，連機轉的原委都不懂了，無法求本了。怒傷氣，按理氣是屬陽，又說喜怒傷陰，暴喜傷陽，在受極度的情感環境刺激下，血液一時受腎上腺素的大量分泌，身體不及應付激變，而手足厥冷，氣上衝胸，因心跳過速稱之為厥氣上行，夏暑之不調易生四時感染病之變，若本有伏病，症狀加重，冬傷於寒，立刻可以發作，何必要到春天發病，以下所述都是如此，其實是預防醫學之真諦，例如按照四時之變，內心恬淡無慾，將外界刺激看得輕鬆些，患病之機會將減少許多，並不一定要斤斤於經文上的解釋，而且其所講所述，前面已經重複多次了。

帝曰，余聞上古聖人，論理人形，列別藏府，端絡經脈，會通六合，各從其經，氣穴所發，各有處名，谿谷屬骨，皆有所起，分部逆從，各有條理。四時陰陽，盡有經紀，外內之應，皆有表裡，其信然乎。

最特別的地方是此段論及經絡穴道，以前雖然略有敘述，不過是帶過一筆，於今是真正論及，就不得略為解釋了。除了五臟六腑前面已經述及，真正內外相連的，中醫認為是經絡、穴道，《內經》以後一再強調，針灸亦是全憑此道得以治病奏功。於今全世界流行，大放異彩，但真相迄今未明，要明瞭經絡的存在，最好由生物的進化論談起，初等原始生物神經的發展極為簡單，傳遞信息、調整身體內在環境、應付外來變動者，大部分是靠液體傳遞，而細胞與細胞的小間隙之間，亦靠細胞互遇而成的接觸性傳遞，我們在細菌繁殖特別菌株，以抵抗抗生素的威脅時，在實驗室中屢見不鮮，只要二個細菌一經接觸，即可發生作用，也是用液體傳遞方式進行的，液體傳遞當然在物理上講是電荷傳導，但在生化方面講是各種神經肽的傳遞作用配合了細胞膜滲透的改變，使細胞 C-AMP 發生激揚而遂傳遞，C-AMP 與神經素成互相相加相乘的作用，完成使命。由於電流恆向電阻較低的方向傳導，一次二次乃至經無數次傳導，從而走成了一條習慣性的老路，此條老路上傳導的細胞以後漸漸進化演變而成神經，但是此類神經素的液態傳導，雖然部分為神經傳導所取代，卻非全部取代，其電荷行經的路線，並無一定的形成規模，但卻有一定的傳遞線路，傳遞的方式仍是液體，屬於身體的體液。而體液可以走血管，可以滲透出入膜性組織，更能擴散走進細胞，使某一類的細胞集合體，與其所發的條件有相同的電荷感應的，便是一起集合性的相同反應，此種反應可以說是神經以外的傳遞反應，雖然有時也關聯到神經，但不一定是神經而是電荷，毋須要任何形式一定的組織，傳導雖不及神經迅速，但是其影響所及遠比神經傳導來得廣泛而持久，此等電荷所走的途徑經古代聖哲詳細辨別即成為經絡，而經絡上的穴道，便成了電荷傳播的加強站，此等穴道大都在肌肉筋腱的溪谷間，或者神經及血管附近的分歧處，而很少在以上所述的物體上。如果真正刺到神經可以立刻使人癱瘓，針刺發生事故是常見的事。其刺上血管，立刻出血，但刺在隙縫間則加強電流電壓，減少電阻使之更容易傳導，同時更重要的一點，其傳導作用必須由中樞神經、大腦的刺激互相配合，再反饋至所行的經絡及穴道，如果沒有大腦的刺激反饋，則針刺的結果，迨無可能發生。所以人經過全身麻醉後，針刺全然無效，如果在屍體上要找穴道傳達，不啻緣木求魚，溪谷之間膜間隔離多重電荷跳躍力，因針刺而加強肌肉的收縮，後增加相乘效果，可以稱為得氣。如果大腦之刺激不能使之配合，則針刺無效。大腦與情緒，情緒與天氣聯合因素所產生的不但是生理作用，連心理作用都包括在內（psychosomatic interrelation 或 psychosis）。故而古人頻頻對心理因素、神經、精神重要性一再強調，是有必然的道理。復次針灸所走的經脈路線絕非像血管、神經一樣的線條線路，此類路線雖然曲折，路線仍屬路線，是單純的，直覺的，像平面幾何般的，古典的，也是一般普通人所皆知的路線。但經脈則不然，此類路線與高等數學入門的初步解析幾何相似，所走的是解析幾何般的路線，以皮膚刺激及大腦反饋刺激為軸，互相交替配合而成的條點而聚成的路線。除卻血液中神經肽之傳遞，滲透入細胞當然包括各種細胞之外的細胞間質液中。細胞本身，膜之內外本來都具有此種神經肽。一併譬諸東風齊著力，其影響之大具肯定的鎮定或興奮療效，經絡既經確定與臟腑及四時的關係，五味等關係乃自然生成的。

岐伯對曰：東方生風，風生木，木生酸，酸生肝，肝生筋，筋生心，肝生目，其在天為玄，在人為道，在地為化，化生五味。道生智，玄生神。神在天為風，在地為木，在體為筋，在藏為肝，在色為蒼，在音為角在聲為呼，在變動為握，在竅為目，在味為酸，在志為怒，怒傷肝，悲勝怒，風傷筋，燥勝風，酸傷筋，辛勝酸。

所指的肝乃是精神、神經信息傳遞、思考的活力系統，包括一般神經及大腦神經、內分泌神經、自律神經各種，神經以及精神活力的原始動力系統，並非真正地指肝，但肝的作用包括部分在內，否則一個蘿蔔一個坑硬說是肝臟，可以昏天黑地，不知所云，人體神經精神活力乃是原始的活力，生命之所宗，代謝所必須，在天為玄，不覺其存在，在地乃化生萬物，當然五味亦由之所化，在人為生存的大道，天地之間若以有生命物質作代表，則草木為之始，當然也可以是別的東西。但草木最容易見到，容易譬喻為生命之本。大道乃生智慧，雖是無形，但作用顯然存在，眼睛為知識獲得之大本營，故神志、心神活動之總匯，開竅在目，以應春天生命的滋長。春天之風恆屬東風，既是神經動力之首，唯其有神經動力，乃能調節血管循環系統之動力，故云肝生筋，筋者古人認為是動量之根本，當然非全部對，部分是對的。筋生心，心者循環血管動力系統，能使之平穩進行工作則肝生心。神經之激動有多種，以怒為最猛烈，大怒則此系統大受損害，酸味使人生縮頭縮肩的表現，舌對酸之感覺靈敏處在舌之邊緣，筋之表現，以收縮為其常態，筋收縮的力量，遠較肌肉之力為大。肌肉充平時之用，筋腱非但充平時之用，更能收立時之功效。所以要像以前的拳術一樣用力，使人跌出十步以外，肌肉之力是不夠的，必須肌肉配合筋腱，所以東方人恆常注意此道，日本的柔道，中國少林寺的《易筋經》，都是收縮之力遠勝擴張之力。西洋人練肌肉，真正用時，力量來得緩。因為他們是先使肌肉儘量擴張而使肌肉長大的，故而表現健力美則綽綽有餘，若臨陣作戰則瞠乎其後，昆蟲的骨骼都在外面，肌肉在裡面，設或要訓練肌肉使之擴張，外有骨骼固定的限制，故幾乎不可能，甲蟲等昆蟲類的行動不是使肌肉擴張，而是使肌肉收縮，所以其力量極為強大。南美洲有一種甲蟲，可以輕易搬動較牠身體重五十倍之物體，而人則弗勝。老子曰：「將欲歙之，必固張之。」先聚備收縮之力，方能大張發揮之力量、精神，神經極度緊張。就說怒吧，大怒則面紅耳赤，怒至極頂則反而色鐵青蒼白，故其色青，在後所述其音為角等等。辛勝酸，乃按五行相生相剋，並非是事實乃是心態，此心態由於五行配五味，更須配四時而來，四時氣候界限明顯，無可穿鑿附會，更不能隨便不論次序，亂來一通，此所以謂之井然有序也。

> 南方生熱，熱生火，火生苦，苦生心，心生血，血生脾，心主舌。其在天為熱，在地為火，在體為脈，在藏為心，在色為赤，在音為徵，在聲為笑，在變動為憂，在竅為舌，在味為苦，在志為喜。喜傷心，恐勝喜。熱傷氣，寒勝熱。苦傷氣，鹹勝苦。

春之後來必然是夏，南風是夏天常見的。夏天炎熱如火。至於苦味的感受，舌根最為靈敏，酸味的感受以舌的邊緣最為靈敏，故酸之甚可連舌邊緣口腔的牙齒都會酸，有人說酸到牙根，事實也是如此。至於苦先是舌根感受之。古人說舌為心苗，一切血流末梢循環之暢通，是否具有血液中雜質，在舌質上可以看得出。譬如吳鞠通之用犀角地黃湯，以邪入營分為主。此處所指的心，屬前面所述，是泛指心臟血管系統以及毛細血管末梢運行之作用，吾人常見末梢血管循環失常的人，平時常常多喝酒，亞熱帶地區的人，平時常有嚼檳榔的習慣，檳榔與酒因盡有擴充末梢血管的作用，迨過中老年後滿面以及皮膚通紅，在體為脈，自屬可徵信，末梢血管，血液擁擠，故色為赤。苦味常聽人說是心火，須以黃連黃芩的苦味以瀉之，其實苦味之自然產生是由於舌根往下沉而產生，伴有消化不良，腸中積滯是一點，而精神緊張亦即所謂其變為憂，憂鬱恆影響自律神經 → 消化道。或竟年近衰老，抗體↓，素有鼻子過敏，晚上睡覺無形張口以代替呼吸，口中唾液，全部蒸發以生舌苔粗糙，口味極苦。長期精神緊張，舌根因之而隨喉嚨組織下沉而感到苦，苦味對感覺雖差，卻是健胃妙著。連芩等藥物，是苦味健胃劑。在志為喜，原則喜是人生樂事，豈能為病，但重重憂慮，長期悲戚之餘，突然暴喜，在一般人來講是無所謂，若對心臟血管系統本來有病的人，諸如腦血管硬化、血壓很高的人，突然暴喜，心神突然寬鬆，而發生中風，腦栓塞的不在少數。恐勝喜理由是，血流之運行，實則並非是連續性的，甚則光波的進行，電磁波的傳遞，根據量子力學而言，在微觀狀態下，都是一陣再一陣的間斷性發出，絕非連續性。物理上精細如此，尚且不免，更何況血液之流動，由物理眼光來觀察，簡直粗之又粗之物，當然是一陣陣迭進的而非連續性，設如血管有病，收縮擴張，本已是病態，突然和緩，亦即血流陣陣的小量，突然間隔而缺血，血管必生收縮，一收一縮之間必生栓塞。恐乃使人心神緊張，緊張則須應變，則正腎上腺素、腎上腺素大盛，腦中血液流量大增，或可補救於萬一，《內經》由五臟五行相生相剋之論，腎主水、心主火、水剋火，並非是水能使火熄滅等等簡單的事實，乃是由於四時之勝而來，腎又主鹹，故曰鹹勝苦，其實尚有進一步的理由，容以後再詳述。

中央生濕，濕生土，土生甘，甘生脾，脾生肉，肉生肺。脾主口，其在天為濕，在地為土，在體為肉，在藏為脾，在色為黃，在音為宮，在聲為歌，在變動為噦，在竅為口，在味為甘，在志為思，思傷脾，怒勝思，濕傷肉，風勝濕，甘傷肉，酸勝甘。

《內經》中的陰陽、五行總結在此，實在意義並不大，不過像排比句子，或者像晚宴的排列酒杯席位一樣，依次順了四時、五行來排列而已，並不具有極精彩、深奧的意義，因為此書常常重複，說了又說，一般人誤解，認為所以不惜孜孜告誡者必為重要之至，其實甚無謂，不過如此而已，倒是後面所述的六經穴道脈理，都比較有意義，但是《內經》是經典，「經」者了不起之書也。為了尊古崇道，不得不抄寫、瀏覽一番，但看以前說心開竅於耳，現在又說心開竅於舌，耳也好，舌也好，反正是經書可以愛怎樣講就怎樣講，若要為阿諛屈從，屈為辯護，自無此必要了。脾者，於今不惜再重講一遍，是人體消化代謝吸收系統如此而已，善思考的人，腦中循環特別快，腦之需要氧及醣為世人所共識，常作思慮的人，尤其是常有夜生活的，喜歡甜食。故而我國蘇州乃文采風流之邦，是郡的茶食都屬甜美之品，可見一斑。

西方生燥，燥生金；金生辛，辛生肺，肺生皮毛，皮毛生腎。肺主鼻。其在天為燥，在地為金，在體為皮毛，在藏為肺，在色為白，在音為商，在聲為哭，在變動為欬，在竅為鼻，在味為辛，在志為憂，憂傷肺，喜勝憂，熱傷皮毛，寒勝熱，辛傷皮毛，苦勝辛。

西方既然生燥，燥乃濕之反面，濕水分多也，燥水分少也，西方屬金，金又生水，豈非前後矛盾，故不作一番簡單事實來講，乃是指四時運行來講，四時順序運行，謂之生，四時運行若隔去或竟跳去一季即為相勝相剋。前節之中央土者，按例屬《內經》所說的長夏，亦即夏秋後，炎陽雖高照，人身應之以濕，其理由前幾段已經講過，秋天隨之而到，金風送爽，氣候高燥，乾燥的氣候對呼吸道的細胞及纖毛非常不利，前面也已經講過，為什麼肺主皮毛，亦已經講過，茲不復贅。為什麼熱傷毛皮呢？火勝金或曰火剋金也，其他一切都由五行相生相剋而來。不過所講的字句略有更動，隨讀隨即瞭解，本無甚深意。後面所講的北方亦後如斯。

北方生寒，寒生水，水生鹹，鹹生腎，腎生骨髓，髓生肝。腎主耳。其在天為寒，在地為水，在體為骨，在藏為腎，在色為黑，在音為羽，在聲為呻，在變動為慄，在竅為耳，在味為鹹，在志為恐，恐傷腎，思勝恐。寒傷血，燥勝寒，鹹傷血，甘勝鹹。

人舌之感覺甜，以舌尖最為敏感，但對鹹而論，則處處的感覺較為平均，《內經》前已述腎開竅在二陰，現在又說開竅於耳，本來人身是一體性，絕對是整體性的，其作用絕對不可分割是事實，解剖上不見者，生化之有關聯處處無不存在，以經絡而論，連血管、神經都在其次，遑論其他。這裡幾條是《內經》中比較不太重要的章段，但人們以為是至聖至深之作，亦不怪乎？無非是按例排比，總之腎者是內分泌之總名詞。此處所講腎是內分泌作用的表現，如此而已。若照字面及內臟實質，死板板硬講，則讀現代醫學者要氣得雙腳直跳。即使是一般人，根本不懂醫的，看了也覺得荒唐絕倫，中醫真正休矣。

故曰：天地者，萬物之上下也。陰陽者，血氣之男女也。左右者，陰陽之道路也。水火者，陰陽之徵兆也。陰陽者，萬物之能始也。故曰，陰在內，陽之守也。陽在外，陰之使也。

我們在此可以總結一句：陰陽者，人之心態也。心態之描寫，恆以二元對立為主，故隨便就一物即可隨便加以陰陽之名詞，陰陽者一切對待形容詞之總稱呼，無怪推之可千可萬，陰陽者抹煞真相妙詞，隨機應付之利器也，陰陽者萬物變動之總稱也，如果不以陰陽為主，則中醫必然得救，但要救中醫危亡，非瞭解《內經》的分量不可，欲瞭解《內經》，不得不從陰陽著手，是為非常可慨也。

帝曰：法陰陽奈何？

岐伯對曰：陽勝則身熱，腠理閉，喘麤為之俛仰。汗不出而熱，齒乾，以煩寃腹滿死。能冬不能夏。陰勝則身寒，汗出身常清，數慄而寒。寒則厥，厥則腹滿死。能夏不能冬。此陰陽更勝之變，病之形能也。

一般發熱之疾病，如果高熱，當然腦中的體溫調節中樞必須加以調節，用出汗散風為手段，庶幾使體溫降低。陽勝則熱，應該腠理開才是，而今腠理閉，可見得是散熱中樞失其調節，或竟麻醉，此類病唯有中暑，又稱日射病，在以前軍中及輪船的鍋爐間中常常發生，雖是一過性，不知處理方法，死亡也不在少數。另有一種即是中風，腦部出血，壓迫延髓，影響散熱中樞，亦可以發生高熱，但無法散熱而致死亡，其出血處，恆在腦底，無法救治的，更是不少。坐以待斃，喘出後仰，汗不出，熱不散，死亡立待，腹滿死這一句非常有意思，人之死亡，因心搏力停止，動脈血管自然全部收縮，血液全都擠向靜脈，而腹腔本為靜脈的大本營，靜脈血管擴張，腹即滿脹死亡，以前有一本 William Boyd 之病理學研究講得非常清楚，言人死亡之際，必然靜脈大為擴張，肝大量鬱血，必然臨死之前，有相當厲害的腹痛，但只是猜測而已，人死不能復生，沒有人有如此的經驗，腹部滿脹，腹腔鬱血，在病理解剖上是不爭的事實。能冬不能夏，天氣炎熱，果然死得更快，天氣寒冷，也未必能延命，反過來講陰勝則寒，是心臟有病，不是神經影響的官能症，而是真正心臟病的時候。心搏力大為↓循環將停，脈搏成心室性心搏過速（ventricular tachycardia），是性命已頃，全身冷汗，是中風（stroke）至極致方才發生此種情勢，更兼振慄而寒，手足離心臟遠，先開始循環不達而致厥冷，則腹滿死，原因雖不同，結果相同歸於死亡，能夏不能冬，亦未必一定如此，不過冬日較夏天的機會多而已，一旦到此種情況，不管夏也好，冬也好，必然回天乏術。雖稱是病相同的形態，其實事實真相大異其趣，大大不同。古人昧於自然科學知識，一概以陰陽泛稱之，今人若再如此，硬說陰陽有效，實在是多此一舉矣。

帝曰：調此二者奈何？

歧伯曰，能知七損八益，則二者可調，不知用此，則早衰之節也。年四十而陰氣自半也，起居衰矣。年五十體重，耳目不聰明矣。年六十陰痿氣大衰，九竅不利，下虛上實，涕泣俱出矣。故曰：知之則強，不知則老。故同出而名異耳。智

者察同，愚者察異。愚者不足，智者有餘。有餘則耳目聰明，身體輕強，老者復壯，壯者益治。是以聖人為無為之事，樂恬憺之能，從欲快志於虛无之守，故壽命无窮，與天地終。此聖人之治身也。

前一段所講，本是死定了的死症，除中暑尚可商量之外，其他必死，真相不明，一概歸之於陰陽，在古時候古人是沒有辦法，如果現在人還來這一套，使人扼腕矣。譬如前幾條論心開竅耳，是針對甲狀腺對心臟之影響而講，又說心開竅於舌，是針對腦子中風之舌下神經（hypoglossal nerve）來講，全然非一樁事，但一概以心之一字混稱，是不得已也，又說腎開竅於二陰，是對下焦腰椎的脊髓神經的反射程度而講，更說腎開竅於耳，乃指內分泌、ACTH、腎上腺素、腎上腺皮質素對腦的活動力及作用來講，但一概冠以腎之一字，便稱了結，陰陽五行者古人不得已而用之，後人濫用不問事實，寧不令人齒冷。此段所講大都可以明瞭，唯令人不解者是七損八益的意思何在？上盛下虛究竟機轉如何，以後幾句全是形容詞，不必細述，浪費篇幅。由於第一篇〈上古天真論〉曰：男子數八，女子數七。前段又說，男為陽女為陰，陽為氣陰為血，但氣比血要重要得多，至少在血管循環系統來講更為明顯，氣為血之帥，有氣方有血，氣是動量，血液循環系統動量充足，血液成分亦即陰不會發生變化，若動量不夠，血液可以立刻生變化，諸如栓塞、血栓等等，在此條件下，當增加循環動量。當然方式很多，例如，強心、增長代謝、增長細胞中 C-AMP 的活力，增加肝的解毒能力等等均屬之。若陽衰弱亦即動量↓，則陰血就凝結一如玩魔術者將一碗水上下旋動得很快，水可以一滴不漏，原因全恃旋轉的動量，如果略為一慢立刻碗跌下來，水隨之傾瀉。由於 C-AMP 激活神經細胞的蛋白酶，蛋白酶再使突觸膜（synaptic membrane）磷酸化（phosphorylation），膜經過磷酸化後使膜離子通道迅速改變，神經細胞則大為興奮，便從而使一切活力增加，所以陽當益，益陽無異就是補陰，在栓塞、血栓等情況下，非將之破壞不可，向例要用破血法，血之鬱結非但破血，以後尚且談到用針放血，各種蛋白質如果運行不正常，分解胺（amine）類物

質 $-NH_2$，大都有毒性又須靠肝臟的解毒作用所氧化還原、水解、結合等等使之不發生對人體之毒害，血栓等不良瘀積物須得巨噬細胞，經過免疫觸發作用、溶纖維酵素的溶解纖維作用，將之消滅。陰為血栓為物質，當將之消除，陰之數因第一篇之故，所以屬七，從而稱調和陰陽，謂之七損八益，所以又談年四十而陰氣自來也，年愈老衰，陰氣愈盛，年五十體重，陰更多矣，年六十陰痿弱，由於氣衰弱亦即陽衰的結果，九竅不利，下虛上實者，上部心肺循環不良，心血管亦即微絲血管漸漸硬化，肺內剩餘氣體（residual air）漸漸增多故上實，老年人之胸部恆成圓桶狀，與青年人的左右徑 > 前後徑者全然不同。下所以虛者，由於內分泌↓，所謂腦垂體—腎上腺軸（pituitary-adrenal axis）作用大為↓，又如癌細胞生長極迅速，陰大盛而癌細胞活力作用↓，不如正常細胞，因為癌細胞內含 C-AMP 極少，癌愈惡性，C-AMP 愈少，若大量給予 C-AMP，設法建立相當的管道，則癌細胞可以消滅。癌者陰大盛而陽大衰也，故當大益其陽，亦即大抑其陰，即由一般針灸來講取陽經的效果，往往比取陰經迅速、優良，近來還有人提出腦腸軸線（brain-gut axis），是由於血管活性腸肽的作用而提出，容後再討論。智者察同，愚者察異，是探討的手段不同，必須先愚而後智，蓋萬事並不一定是醫，但醫亦包括在內，先必須詳細分析其構造及過程，用分析手段何可稱其愚，沒有分析，無法知其異，但異雖異，其治療方式當一片神行，統御全局，了無間隔，故稱其為智，當然比前之愚要進一步了，如今現代醫學尚停止在先一個階級上，而數學及物理等工藝方面，已經達上後者的階段了，是故分之愈細愈見其不同，愈是束手無策，遇到高手，能綜合不同之處，從而發揮超越其愚者所察之異，隨心所欲，使用一片神行突破界限的手段，可謂上乘的智慧。求知識是在愚的階段，利用活用知識而得突破則進入智的階段。醫學亦復如斯，現在醫學對癌細胞之生長，只能大殺其陰，用放射線、化學療法、用刀割除法而不能大益其陽，有時候病未除而人先亡，不亦悲乎，不知七損八益之道也。最近工業技術方面力求重量體質減少方便攜帶，七損也更須作用多種效用八益也。夫天不足西北，故西北方陰也，而人右耳目不如左明也；地不滿東南，故東南方陽也，而人左手不如右強也，說說而已，無甚深意。

帝曰：何以然？

歧伯曰，東方陽也，陽者其精幷於上，幷於上則上明而下虛，故使耳目聰明而手足不便也。西方陰也。陰者其精幷於下，幷於下則下盛而上虛，故其耳目不聰明而手足便也。故俱感於邪，其在上則右甚，在下則左甚，此天地陰陽所不能全也，故邪居之。故天有精，地有形。天有八紀，地有五里，故能為萬物之父母。清陽上天，濁陰歸地。是故天地之動靜，神明為之綱紀，故能以生長收藏，終而復始。

在我國的地形，是西北高原地區，東南方丘陵地區地勢較低是事實，但在別的地區則不是如此，古人要以智者察其所同，但不經過愚者察其所異，無法察同。俗云：「不經一事，不長一智。」唯其先愚然後可智，所以人之成就一分天才九分努力。如今古人為了察其同，將所異全包括於所同之內，穿鑿附會，語多重複，無非天地陰陽實不足取，從略，其中稱天有八紀是指一年中有八個氣節非常重要，即是立春、春分、立夏、夏至、立秋、秋分、立冬、冬至八節。地有五里無非指金、木、水、火、土而已矣。一般業醫者此處是指中醫來講，恆喜引用經文，以充博學，其實一如古之儒者的用儒語，動不動子曰如何如何，醫者動不動經曰如何如何，其實都是以意迎合，自己湊上去的，與《論語》、《內經》毫無關係，最重要的還是事實。事實如何，不可濫加形容詞，真相自明，愚反為上智，大智若愚，是指此而言乎？有此事實，無法說明其真相，於是陰陽陽陰湊乎一通，有時候還可以，用心追溯，略微得到些蛛絲馬跡。譬如《傷寒論》、《溫病》，有此事實就可以用心推斷，細心體會，間或有所得。此處任憑陰陽心態，欲想推斷事實，這就犯了錯誤了。故有人不喜歡《內經素問》，非無因也，雖然如此，但《內經素問》的人身一體，氣候情緒環境對人體的影響，乃是精當不易，極超妙的原則，極合乎事實的言論，又常見我人所未見，常設想到吾人所想不到之處，聖者之所以為聖，亦非無因，但是都在後面的篇章中，後人認為前面幾篇陰陽論非常重要，又認為五行配四時配五傳、五星、五穀、五色、五畜非常重要，真正是本末倒置矣。何以會發生這樣的事呢？其原因蓋在陰陽之論在先，先入為主，此其一。前幾篇論陰陽五行，重複又重複，認為重點在此，又論陰論陽，大家最後泛論一通認為容易解說，故而此書雖是聖書，有愈來愈使人不解的天書趨向了。

惟賢人上配天以養頭，下象地以養足，中傍人事以養五藏。天氣通於肺，地氣通於嗌，風氣通於肝，雷氣通於心，谷氣通於脾，雨氣通於腎。六經為川，腸胃為海，九竅為水注之氣。以天地為之陰陽，陽之汗，以天地之雨名之、陽之氣，以天地之疾風名之。暴氣象雷，逆氣象陽。

遠看遂瞭解，不必多費口舌，與上一段幾乎相同，但是透過想像來看六經，三陽三陰之經絡為河川，均注入於腸胃，乃令腸胃為六經之海，九竅為經氣所出入，就稱為水注之氣，其他一切，早已說過，不過隨意推廣，比喻即是，無甚創意。

故治不法天之紀，不用地之理，則災害至矣。故邪風之至，疾如風雨。故善治者治皮毛，其次治肌膚，其次治筋脈，其次治六府，其次治五藏。治五藏者，半死半生也。故天之邪氣，感則害人五藏。水穀之寒熱，感則害於六府。地之濕氣，感則害皮肉筋脈。故善用針者，從陰引陽，從陽引陰。以右治左，以左治右。以我知彼，以表治裡。以觀過與不及之理，見微得過用之不殆。善診者，察色按脈，先別陰陽。審清濁而知部份。視喘息，聽音聲，而知所苦。觀權衡規矩，而知病所主。按尺寸，觀浮、沈、滑、濇，而知病所生以治。無過以診則不失矣。故曰：病之起始也，可刺而已。其盛，可待衰而已，故因其輕而揚之，因其重而減之。因其衰而彰之。形不足者，溫之以氣，精不足者，補之以味。其高者，因而越之。其下者，引而竭之。中滿者，瀉之於內，其有邪者，漬形以為汗，其在皮者，汗而發之。其慓悍者，按而收之。

其實者，散而瀉之。審其陰陽，以別柔剛。陽病治陰，陰病治陽。定其血氣，各守其鄉。血實宜決之，氣虛宜掣引之。

此段都是些抽象形容字，大概的意思，是邪從表皮侵入，中醫一律以此為根據，故云邪從表入，而後入侵肌肉，而後內臟，先入腑後入臟，入臟即表示病很危險了，治療之機會只有一半對一半了。其他都可以按字句解說，無甚深意。其輕揚之，其重減之，無非在作文字的對仗，如何揚法，如何……法，說說而已，也提不出什麼病，什麼名堂，等於一個空匣子，裡面沒裝東西，失去了匣子裝物的意義，唯有一些意義者，言及針刺。從陰引陽，從陽引陰，陰陽經絡各穴道，隨時都可以調節。以右治左、以左治右者，乃是病左則刺右，反之亦然，其理由是我們在先早已經說過的經絡穴道針刺的效果，除了局部傳遞之外，更須配合中樞大腦的反射控制，大腦左右半側在頸椎上端交叉，所以右半側支配身體左半側，左半側則支配身體右半側。在身體上粗看似乎距離相差很遠，但在大腦中則非常接近。而且神經的傳遞力量，在大腦比在身體不啻要大上多少倍，各種 C-AMP、神經肽、荷爾蒙，都由腦部控制。神經、精神也全由腦來調節，若人腦死，等於宣布死亡，整個身體因失去腦的支配，全部崩潰，佛說一念之間有十萬八千剎那，看起來似乎多了些，但對一百億個細胞來講實在微乎其微，腦神經十二對雖是副交感神經，配合下焦的尾閭骨神經叢，其後段的興奮及調節屬 C-GMP 不是 C-AMP，小腦細胞也是 C-GMP 最多，一般在腦而言，交感神經密布所有腦的血管壁上，腦以 C-AMP、磷酸二酯酶為主要興奮支援物質，腦中刺激的反饋遠大於身體各部，非但活力足，內距離亦近此善用針者配合之道。已按脈乃是看病人的症狀，聽其病史，以行聞問望切，所以稱之為按尺寸，觀脈浮沉滑濇，病之始起，可以正治、逆治。病勢大盛只能從治順治以待其衰，西醫常用此法，先維持生機，以應急應變，然後再慢慢想辦法。至於如何種種，這裡不過是一個總綱，以後將逐步詳述。正治法大多針對 C-AMP 為標準，逆治法則對 C-GMP 著手。在《內經》時期，藥物尚未十分發達，治療以針灸為主，穴道經絡都在皮膚上，刺之而有效，無怪會聯想到邪之由膚入臟，由淺入深，更因皮膚是對外界接觸的最先的前哨界，所以對天氣四時特別看重，總想找出理由證明外界對內具有很大的影響，事實上亦復是精當不易的真理，但是說得太廣泛，反而無從捉摸了。

陰陽離合論篇第六

黃帝問曰：余聞天為陽，地為陰，日為陽，月為陰，大小月，三百六十日，成一歲，人亦應之。今三陰三陽不應陰陽，其故何也？歧伯對曰：陰陽者，數之可十，推之可百，數之可千，推之可萬，萬之大，不可勝數，然其要一也。天覆地載，萬物方生。未出地者，命曰陰處，名曰陰中之陰。則出地者，命曰陰中之陽。陽予之正，陰為之主。故生因春，長因夏，收因秋，藏因冬。失常則天地四塞。陰陽之變，其在人者，亦數之可數。

天人合一的哲學也即所謂法則天地，為什麼有些地方天人並不合一呢？黃帝首先發生疑問而請教他的老師歧伯，看歧伯的答案，便知陰陽者，可以隨心所欲來解釋一樁事情，故而不可勝數。坦白地說，可以說有意義的地方相當少，但生物的來源，除了水和空氣之外，需要的能量，歸根結底，仍是需要太陽，由陽光供給輻射能量使地球上有四季之別，這不過在於地球的溫帶，尤其是北半球大陸較多的部分。南半球本來是水域，氣候也就較為溫和，嚴冬的感覺，除了南極之外相當少見。古人先看植物的生機，有四季之別，植物在生物中是比較單純的品種，生存的條件全憑滲透壓，沒有神經及血流，古人的總名稱之為木。種子在地下尚未出土，稱陰中之陰，出土發芽者為陰中之陽，雖是陰是形，必須靠太陽熱力的能量使之茁壯、生長，但是四時有不正常之變，於是草木受損害。人為生物，與草木原則上出自同源，故必有感應，有變化，事實上也是如此。在人身上可稱陰陽並非漫無限制，是有條件的，不是數不勝數，是數之可數的。《內經》的作者似乎不太懂得讀者的心理，從第一篇一直到現在的第六篇方才真正對陰陽加以限制，方才說出真心語，為時已晚。前面幾章，早已經將讀者弄得天昏地轉，陰陰陽陽，反覆變化，隨口隨湊，早就令人廢卷而嘆。或者一味鑽牛角尖，而已經走火入魔了，所以前面幾章，並不重要，而一般人認為極重要，以後重要的漸漸來了，已經興趣索然了。總觀前面六篇中，最重要的並非是五行四時陰陽五臟的排列，而是一句最重要的話，就是「七損八益」，乃是自然界的現象，學醫者應該首先考慮的原則。沒有陽的動量，陰是沒有意義的。沒有作用的事物，在宇宙中不可能有存在的條件，假如真的有也是廢物，累贅，不在這一句話上下功夫。專門注意五臟、五星、五行、五味、五畜、五色、五聲，像作撲克牌式的排列遊戲，毫無意義。雖然泛稱陰陽，平心而論，陽之重要勝於陰。如果就陰陽而論，純陰的是屍體，有其形而無其氣，純陽的當然是神囉。宗教上的神是無形而具有大能為者。講學問，數學所談的，只是抽象的關聯作用和運化，可謂純陽之學。而醫學的解剖學、組織學所講的幾乎是純陰之學。兩者相提並論，其靈活度真不可以道里計了。我們現在最重要的工作，就是使這一本書，七損八益使之有可讀之處，否則具文而已。假如有人反駁，無陰何來陽，陰是形是體，是陽之本，有了前者方才有作用、能力、行動。這一句語，嚴格地說，可謂不通，蓋無陰者，本來就無此物、此形，既然沒有，那就乾脆沒有，乃是有和無的問題，不是陰和陽的問題。說一句佛家禪宗的偈語，「本來無一物，何處染塵埃」，佛家只談空和有，似乎比道家的陰和陽來得高明乾脆。

> 帝曰：願聞三陰三陽之離合也。歧伯曰：聖人南面而立，前曰廣明，後曰太衝。太衝之地，名曰少陰，少陰之上，名曰太陽，太陽根起於至陰，結於命門，名曰陰中之陽。中身而上，名曰廣明，廣明之下，名曰太陰，太陰之前，名曰陽明，陽明根起於厲兌，名曰陰中之陽，厥陰之表，名曰少陽，少

陽根起於竅陰，名曰陰中之少陽。是故三陽之離合也，太陽為開，陽明其闔，少陽為樞。三經者，不得相失也，搏而勿浮，命曰一陽。

岐伯說聖人，也即對黃帝所謂聖君之尊稱，朝南而主，歷代帝王宮殿均南向，與我們現在的地圖恰巧相反，因朝南變成左東右西，聖人如此，一般人法隨聖人亦復如斯。古時認為南方是陽氣最盛的方向，所以稱廣明，開闊而明亮，是指面部及前胸而言，後曰太衝者是在大趾之後，古稱大趾本節的後二寸，是足厥陰肝經的重要穴道，為什麼說後呢？因為假如人站立，則大趾是在人的最前面，大趾端比人的全身都要較前面一些，大趾之後的穴道便稱太衝。因為太衝並非人身真正站立的部分，人真正站立用腳底著地，太衝站立之地的部位稱少陰，亦即足少陰腎經的湧泉穴。根據《內經》的原則，陰在下，當然陽在上，在足小指的上側最邊緣處，亦即所謂去小趾外側爪甲根部分一分的至陰是足太陽膀胱經所起之處，而終結在命門之處，此命門，不是指一般所稱的命門，是指眼睛之邊角，近於鼻樑邊者，上眼瞼為外眥，下眼緣為內眥，名為陰中的陽。廣明所指為身體中間以上的部分，其下方部分稱太陰。太陰之前，名曰陽明。太陰在人身的下方內側，假如略向前，亦即向外稱陽明，陽明根在厲兌穴，在去第二腳趾外側爪甲根部分一分之處，稱陰中之陽。厥陰經的上面部分是足少陽膽經部位，少陰的根在竅陰，是去第四趾外側爪甲根部一分之處，名為陰中之少陽（可以參考人身經絡圖）。為三陽之離合來講，太陽為開，陽明為闔，開闔的樞紐在少陽，此三經必須調配得當，陽浮陰沉，即不能調和。所以三陽之作用，不可見浮，亦即對相搏而不可以浮，三陽相合，成為一體的陽，故命曰一陽。以前所講的陰陽，是數不勝數的陰陽，是心態，而今所講的陰陽是數之可數的陰陽，比論心態要好些，是分類。在前面講及的經絡，如今當更進一步討論之。所謂經絡是神經系統，在進化論上，略為基層的電荷傳導路線，路線的活力及原動力，全部須與大腦的活力相互配合，也稱腦內自發刺激系統（intracranial self-stimulation system, ICSS），穴道所在的部分，都是在筋腱關節之處，因為人是動物，動物必須自己覓食以維持生存，對外界的警覺，須由大腦的活力作支持，更需用大腦的活力以支配四肢，四肢便是動作的總來源，以之作為謀生覓食的手段，其行動愈多的地方，亦即與大腦的配合愈密切。關係愈近的地方，在獸類當然是四肢，禽類是翅翼及兩足，蟲類是四翼六足。人類是高等靈性動物，但其謀生的方法，並非以足作行步及負擔全身體重之用，以手來做種種動作，作工具器物或寫字或達到某一目的而用。四肢的活動遠勝於軀幹，故四肢為陽，軀幹稱陰，亦即前面所述的：清陽發四肢，濁陰歸五臟。為什麼前面不講呢？因為前面剛剛開始講，什麼都不太清楚，來一大堆，反而使人迷惑不解，不如慢慢一步步見機而講，比較容易懂，也比較有意思。四肢的活動及負荷，是最靈活而負荷最重的部分，手指活動最為靈活，其中尤其以大拇指及其他四指相連處，活動更為靈活，所以合谷穴是針灸上極重要的穴道。至於足部趾之活動也極靈活，所以與大腦的配合也極緊密。以腳底的負荷最大，故少陰的湧泉穴在腳底心。又全身須負荷重量，更須用腳平行，走時小腿及大腿處的關節肌肉必須應用，否則無法行走，在此類關節上的肌肉，以足三里為重鎮，所以足三里是針灸上最重要的穴道。手指、腳趾活動頻繁，工作負荷、行走無不賴此，故與腦的配合最為靈敏而接近。所以手指、腳趾、手掌、大小腿關節處穴道極多，其構成的理由是行動多，大腦反應頻繁，一如以前所講如何構成神經的傳播是一樣的。故而電荷密度↑，而此處即成為穴道，所以穴道以關節處最多。若是不在關節處，則以在肌肉的肌片相重疊的隙縫處如風市、內關、外關等區為多。至於軀體上，則以就近脊髓神經處為最多，足太陽膀胱經穴道最多的理由在此。胸腹部雖有穴道，大致都非能施針之區，所以說前面薄如餅，後背深如井。足陽明胃經行走人一身之前，能用的穴道都在腳上腿上，在胸腹部極少，在頭部卻不少，頭部肌肉雖不如四肢的靈敏能動，但是以上為陽，其部位的距離極接近腦部，故而穴位也多，但以有活動處如目的眼瞼、顎部附近下顎部（**mandibular**）的關節處為多。知道經絡的來源，是由於進化，則穴道的來源也是由於進化。如此來看，則遠區不論手足愈末端愈靈活，與大腦相配合愈密切，穴道愈多，愈接近身軀穴道反而功用力量較遠區為差。所以病愈急，遠區取穴愈功效明顯。若講血管循環，神經傳導，無論如何，總比近區為遠，否則近端（proximal）以及遠端（distal）此類字眼大可以省卻了。所以並不在遠近，而在於日常生活中用途之大小、負擔之輕重、與大腦活力的配合程度深淺而定，這一點對專門注重形式的人來論，自然就不容易懂了。非形式乃是活力，亦即非陰而是陽，非有而是空，空即妙有也。病患是新發，則取病部位的對側愈是有效，遠區也，對側也，新發也，緊急也，都屬於陽之分類，則應之以陽。由於各部位的局部，流動量、神經的傳導之外，本身構成的單位細胞中，諸類液體神經肽，與大腦感應更為一致，神經導入反應更快更為容易，並非一定須由中樞的神經血管傳遞而來，這一點前面論經絡的節段中也已經談過了。

> 帝曰：願聞三陰。歧伯曰：外者為陽，內者為陰。然則中為陰。其衝在下，名曰太陰。太陰根起於隱白，名曰陰中之陰。太陰之後，名曰少陰。少陰根起於湧泉，名曰陰中之少陰。少陰之前，名曰厥陰。厥陰根起於大敦，陰之絕陽，名曰陰之絕陰。是故三陰之離合也，太陰為開，厥陰為闔，少陰為樞。三經者，不得相失也，搏而勿沈。名曰一陰。陰陽𩖍𩖍，積傳為一周。氣裏形表，而為相成也。

陰經都起於人體四肢的內側，由衝脈之下方稱作太陰，是足太陽脾經，起去拇趾內側爪甲根部分一分的隱白穴，名為陰中之陰。太陰的後方，在足底中央前三分之一之中央，屈五個腳趾時此處會凹陷，理由是所有足趾的筋腱肌肉此內相結，屈曲時幾成凹窪，此穴是足少陰腎經，是起穴，名曰湧泉。少陰的斜前方，是去拇趾外側爪甲根部分一分的大敦，是足厥陰肝經，是陰中之至陰，完全無陽。三陰離合的程序，是太陰為開，厥陰為闔，而少陰是其樞鈕。三經相合，脈搏聚而氣不可以沉，合為一體的陰。由於陰經走人體的內側，此段及前段所講的都是足三陽足三陰。按《內經》古例，上為陽，下為陰，故此處的陽經是陰中之陽，此處的陰經更是陰中之陰。人體動脈血管大都經過內側而非外側，動脈血管司營養，對循環遠較靜脈血管為重要，一旦出血，可以血流不止，內側保護層次自較外側為強。但內側動脈血管的重要性，不適宜有肌肉常為之牽引、變更，故內側手足的肌肉都比較薄，而與外側豐厚有彈性者完全不同，就名之曰陰經。外界刺激，使大腦相應，神經、精神發出命令，由四肢手及足執行命令。在執行命令的過程中，無時無刻不受腦之指揮、監督，行動愈是靈活之區，當然都在手指、腳趾間。音樂家彈鋼琴及拉提琴，其指尖與大腦運動指揮區的配合無出其右，即使畫家，亦復如斯。即使文人哲學家，雖然用腦之力勝過用手，但至少須用手，為文表達其意思。足更是天天在行動，不拘上下人等，王侯、公卿、販夫走卒，路總是要走的。身體重量的負荷，走路、跑步，肌肉的活動，豈能不與大腦神經活動配合。我們常見在外科方面的治療，已經將病人的一隻手或腳割去，但病人仍感覺到手在痛，足在痛，一般稱之謂假性疼痛（pseudopain）。腦力精神、心神感應竟可厲害如此，也適足以反映穴道經絡的力量了。更有甚者，人之出生，如果不曾接受世界上任何知識，或者見聞，原始性、最初發性的畏懼不是死亡。死亡是後天性的，是：一、恐懼突然發生的大聲；二、恐懼黑暗；三、恐懼身體突然失去支持。前兩者是直屬於腦神經的感覺，後一條當屬於四肢的感覺。所謂心慌意亂，手足無措，無不處處見其蜘絲馬跡，穴道、經絡此對知醫者而言，簡直呼之要出。陰經肌肉既不豐厚，活動力自然較陽經為少，但動脈血管豐富，營養成分較為充沛，故稱陰，其反應較陽經為遲緩，尤其足經。而手經因距離較足經為近，效果較為明顯。但不拘手足，始終仍是以較為活動之遠區較近區的穴道多。手六經足六經，以手太陰肺為始，足厥陰肝為終。古人想像循環周身，故稱一周，為開為闔為闔。此處資料尚不夠，容後再詳述。

陰陽別論篇第七

黃帝問曰：人有四經十二從，何謂？歧伯對曰：經應四時，十二從應十二月，十二月應十二脈。脈有陰陽，知陽者知陰，知陰者知陽。凡陽有五，五五二十五陽。所謂陰者，真藏也。見者為敗，敗必死也。所謂陽者，胃脘之陽也。別於陽者，如病處也。別於陰者，知死生之期。三陽在頭，三陰在手，所謂一也。別於陽者，知病忌時，別於陰者，如死生之期。謹熟陰陽，無與衆謀。所謂陰陽者去者為陰，至者為陽。靜者為陰，動者為陽。遲者為陰，數者為陽。凡持真脈之藏脈者，肝至懸絕急，十八日死。心至懸絕，九日死。肺至懸絕，十二日死。腎至懸絕，七日死。脾至懸絕，四日死。

《內經素問》的主要立論是人體對外界的環境以及應外界影響內在的應變為最重要的要件。其起源由於針灸，根本則在於人身對氣候應變內分泌條件、對活動的精神內分泌條件、情緒的精神神經因素及內分泌條件綜合而成，又以陰陽為類別。讀此書困難地方是較為抽象，不是實質，其實是實質的變化太多了，無法一一舉例，於是不得不用統計歸類法，就顯得抽象了。四經即是春夏秋冬，十二從即十二個月以完十二脈。正月根據夏曆即是夏朝的曆法，應該是寅月。寅以下為卯辰屬春，之後為巳午未三月為夏，申酉戌為秋，亥子丑為冬，屬陰曆。即使陽曆講，也是如此。陰曆以一二三月為春，陽曆起自三四五月為春，一如夏曆，不用子丑第一、第二個字為春，而用第三個寅時為春，可說是中外一同。其實太陽曆、太陰曆，目的相同，現象相同，結果當然相同，原無足怪也。脈有陰陽，以從四時。凡陽有五，即定春、夏、長夏、秋、冬五個時間，再配合了肝、心、脾、肺、腎五個臟器，五五二十五陽，並不一定要有任何玄妙的真理，隨湊隨述，歸納法也。陰是真臟，真臟意思是指肝心脾肺腎五臟，臟者藏也，其形象應該藏而不露。若露而不藏，病就難癒了。是否一定如此，容下一步細述之。《內經》認為見真臟脈者必死，所謂知陰者知生死，知陽者，陽本在外，即可知病處。三陽經即手三陽，後手入頭，經絡穴道按此排列。三陰經即手三陰，從胸走手。三陰以手為終，故曰在手。反之三陽則在頭。以後幾句隨句讀之即可，某者為陰，某者為陽，毋須解釋，隨其性而分類。內臟為陰，當然在外的經絡，不拘是三陰三陽都在外，與內臟作討論，當然都是陽了。脈搏在手腕上，真臟脈意思是五臟之現象不該在外，脈搏可見，見則「必死」。肝十天、心九天、肺十二天、腎七天、脾四天即死亡矣。《內經》講得斬釘截鐵，是否如此，卻也頗為可商，一味尊經重道，無法進步，容再談。

> 曰，二陽之病發心脾，有不得隱曲，女子不月。其傳為風消，其傳為息賁者，死不治。曰，三陽為病發寒熱，下為癰腫，及為痿厥腨痟。其傳為索澤，其傳為頹疝。曰，一陽發病，少氣善欬善泄。其傳為心掣，其傳為隔。二陽一陰發病主驚駭背痛善噫善欠，名曰風厥。二陰一陽發病，善脹心滿善氣。三陽三陰發病，為偏枯痿易，四支不擧，鼓一陽曰鈎，鼓一陰曰毛，鼓陽勝急曰絃。鼓陽至而絕曰石，陰陽相過曰溜。陰爭於內，陽擾於外，魄汗未藏，四逆而起。起則熏肺，使人喘鳴。

二陽是陽明經，手陽明大腸足腸明胃。按《內經》推算足經是足陽明胃和足太陰脾相表裡，手陽明大腸應該和肺相表裡，何以又冒出一個心來呢？因為二陽也即陽明經，假如有病，發作在脾，自然無異議。發作在心，這裡的心是指精神、神志、活動來論的，所以有不得隱曲，指心中有梗介，無法消除，憂慮、悲哀，種種心理病態，長期持續，首當其衝的，就是自律神經。一般自律神經容易緊張的人，不是甲狀腺機能過亢，就是有結核病（tuberculosis, TB）的傳染，這一類的人，容易多愁善感，精神恆不能穩定。古時候不懂得什麼叫營養，而且生活條件較現在的物質享受，環境處理差很多。在女子則必然月事不調，無論男女必然消瘦，末了傳染至呼吸困難而死，那麼此類病狀為什麼與陽明經有關聯呢？因為恆感覺到發熱，汗多。但是氧氣的消耗，一般氧的供應量，在這些人身上是不夠的，常呈 $CO_2\uparrow$ 狀態，在胃則有虛假興奮，食慾有時比較旺盛，在精神抑止時，又食慾全無，在大腸有時反而便秘，或泄瀉交互出現，外表情況，當然屬脾胃、內部精神的虛性亢進，古人以之屬心，所謂二陽之病發心肺，有不得隱曲。

三陽是太陽經，在手是小腸，在足是膀胱，此類病的原則上是體液不能調節，一般發生的情況，都在炎症狀態以及分利情況條件不足而來。炎症可以使體液鹽分代謝不平衡，分利條件差如腎臟病是直接的，糖尿病是間接的，太陽經是在一身之最外層，所以內界的心理狀態較少，代謝失靈、抗體不足情況較多，容易感染，常發寒熱，代謝中血漿蛋白因體液產生不平衡而紊亂，皮膚上也易受感染，為癰腫。腨痟音「瑞伊」，指足發冷是厥，無力是痿，小腿腓腸肌特別致痛是腨痟。以上症狀的病的條件及部位，有時是因，有時是果，常常互有顛倒。古人的觀察力，在千年前如此敏銳，不得不令人佩服，讚嘆之至。足頹疝乃疝，亦即小腸氣中最厲害的一種，發作起來，連及下肢痿痛厥冷，血漿蛋白及電解質紊亂，皮膚乾枯則為索澤。一陽是少陰，在手是三焦，在足是膽。三焦泛稱一種膜性滲透作用，全身都有，故而上中下之人體稱三焦。此種作用，若舉其大端作代表，則胸膜、腹膜、心包膜等等的作用即屬此，但非胸膜、腹膜、心包膜本身，而是指其作用。膽是指神經作用。神經及精神，在中國醫學中例不可分，在現代醫學中，有分有合，但在此處指的是以純神經作用為多。膽囊發生變化，神經症狀極多。假如胸膜積水發炎，少氣善咳，腹膜滲透壓有問題善泄，胸膜、心包膜積水大量，則心臟跳動受制，稱心掣，是相當危險的末候。假如積水加多，其症狀，善咳之外更善嗝。縱膈腔（mediastinum）受影響，氣管影響則咳，食道影響則嗝。膽囊有問題，腸胃動量受影響，善脹氣體，有時發作時，如膽囊結石，食物幾不能下嚥，食物食後即吐為嗝。氣體特多，隨之而出為噫。為什麼以上都屬三陽經呢？如果在三陽上取其穴道，用針刺之可以緩解。太陽既是一般性受風寒易感染而發，可以說是開。發後而入陽明，大都在腸胃道及慢性代謝的肌肉消瘦為標的，可以說是闔，亦即是底，則非關不可。內外症狀有相同之處，而少陽經又走在人身的側面，可以比喻作門軸為樞。陰經亦是如此類推。

二陽一陰發病。一陰即指厥陰，手厥陰心包絡經，足厥陰肝經，手陽明大腸經，足陽明胃經。如果有病，這裡是四個經，當然不能以數學方法類推，隨便亂配，因為其中尚有許多生化酵素及解剖條件，神經精神條件的限制，則其發病的條件和範圍相當固定，是主驚駭、背痛、善噫、善欠，名曰風厥。根據古代醫學來講是講不通的，因為講的是作用，究竟大腦如何作支配這些臟器的，因為大腦太複雜，至今無法有定論。若用現代醫學就其作用來講，卻可以知些倪端。肝膽病的發作，恆以腸胃反映其症狀，腸胃肝膽本占腹腔臟器的全部，對自律神經的影響自不容言。驚駭、背痛是自律神經問題。驚駭是影響及腦，背痛是臟器如十二指腸屬局部放射的反應（reflex）。肝膽有病，腸胃動量受影響，消化不良，氣體增多，腹部的血流回饋大腦↓，肝需要供腦子大量的醣，醣不足更善驚，氣體多善噫。腦作用、O_2 及 CHO 不夠，精神不足，疲勞感則思睡而善欠。

二陰一陽發病，太陰及少陽發病，純指消化系統作用及肝膽分泌作用的關聯。當然易於脹氣體，肚子發脹，橫膈膜上頂，心胸中有滿悶感。

三陽三陰發病，太陽與太陰兩經同病，為偏枯痿易，此類病本是 CVA 的後遺症，不該竄在這裡。比較輕的病狀來講，因為是重病，但為後遺症非併發症，已經減輕多了。非病的條件是病的結果。按古人之往例，太陽受風，太陰受寒，亦即用現代醫學名詞是太陰先走腸胃道，進入大有問題，使人血脂肪↑再突受風寒，亦即病毒感染，內外相依而發作，總覺欠理，此條相當奇怪，只能就諸高明了，不敢以不知為強知。此處有一點，可以看到，講陽經比較實在，講涉及陰經就比較含糊，可知陰經的力量不如陽經，原因應已相當詳述，此處可以作引證。三陰經對外第一個受影響者是太陰經，因為外來的寒暑、飲食，前者首先影響肺的呼吸，後者影響消化道的腸胃，所以稱開，厥陰經是胸膜中的一切淋巴腺滲透壓變化，多方在縱膈腔，或者在腹腔中的蛋白質製成生化合成的系統的肝是最內層的，所以稱關亦稱闔。所謂陰經云者，與外界關係是非常間接的，在其中間司開闔之軸是少陰的循環系統血管系統，內分泌系統，以作調節，所以是樞，條例分明，確實如此。

陽脈來勢疾，陽之脈如鈎。陰脈來勢緩，故陰脈像毛一番的活動無力狀。陽之急疾，乃成像琴弦如此緊疾之脈稱弦，若如弦之急極，後來反而感覺到似無搏動狀態，而堅如石。陰脈陽脈相遍，意思是和緩之後與鈎堅之緊互相中和，則脈搏圓湛稱溜。陰既屬內，陽即屬外，陰在內而不協調，陽在外而見困擾。例如呼吸道不暢而衰落，延髓從而興奮，作代償使心臟能維持跳動，則冷汗淋漓，四肢厥逆。肺既呼吸作不暢，則生喘而疾鳴之聲大作，這是非常危險的症候，可以立即死亡，進 ICU 有時也來不及，用中藥有時還能略為延命於一時，麝香、牛黃、冰片之所以為此而設。

> 陰之所生，和本曰和。是故剛與剛，陽氣破散，陰氣乃消亡。淖則剛柔不和，經氣乃絕。死陰之屬，不過三日而死。生陽之屬，不過四日而死。所謂生陽死陰者，肝之心，謂之生陽。心之肺，謂之死陰。肺之腎，謂之重陰。腎之脾，謂之辟陰，死不治。

陽為動量之原，陰是人身之本，亦即營養代謝之所出。和即調節其本稱為陰陽和順。以剛濟剛，例如呼吸困難，本源於病的阻礙，使肺難於呼吸，若濟以氧氣筒，若為一時之氣喘，由於天氣，過敏發作，固然可用於一時，亦能奏效。如果本有病理的阻礙，如肺癌、肺積水，氧氣筒是以剛濟剛，無濟於事。陽破散，陰消亡。所謂淖即剛柔不濟之謂。經氣乃絕，大腦者經者之所出，於是乃絕。死陰三日死，生陽四日死，例如肝之心，肝供應心臟醣類，肝絕則心將死，有時尚可略延時日。心之肺，血管循環系統與呼吸系統是密切相連的，肺不能呼吸，心無由循環可以立死。此類關係更須詳細敘述，這裡略提大綱而已。又肺之腎謂之重陰。肺腎有疾者，都屬於慢性疾病，尚能勉強延引時日。腎之脾謂之辟陰。腎臟升壓素↓＞消化系統中降壓素↑，血壓立刻低降而死亡。此血管平滑肌（vascular smooth muscle,VSM）與血管抑制素（vasodepressor material, VDM）之加乘作用，是人腦死之前的現狀。前面在論加拿大病理學家 Boyd 氏對死亡時之推測，即屬於此類。已近臨命之頃，當然死不治。根據《內經》的說法是肺為陰中之陽，腎為陰中之陰，尚有些許之陽，稱重陰亦死。但是腎為水，肺為金，金生水，但不必死得如此快。脾為陰中之至陰，腎為陰，乃大陰而特陰。脾為土，腎為水，土剋水，非立刻死亡不可。當然可以反駁，不必一定如此。病的關係病理條件正多，何必用此以削足適履。其實《內經》所講亦不過舉例而已，當然舉其合適者，並非劃一不二的定律，各種關係須詳細述之，今非其時也。

> 結陽者，腫四支。結陰者，便血一升，再結二升，三結三升。陰陽結斜，多陰少陽，曰石水，少腹腫。二陽結，謂之消。三陽結，謂之隔。三陰結，謂之水。一陰一陽結，謂之喉痺。陰搏陽別，謂之有子。陰陽虛，腸辟死。陽加於陰，謂之汗。陰虛陽搏，謂之崩。三陰俱搏二十日夜半死，二陰俱搏，十三日夕時死，一陰俱搏，十日死。三陽俱搏且鼓，三日死。三陰三陽俱搏，心腹滿，發盡不得隱曲，五日死。二陽具搏，其病溫，死不治，不過十日死。

清陽發四肢，結是不通之意，陽若不通，則四肢腫。其實四肢之腫乃是血液不夠流暢，原因屬於心搏量失常。病可輕可重，可以無病，只是症狀，循環無力，動量不夠。就算是陽氣鬱罷，相對的當然是陰囉。濁陰走五臟，陰不通者，便血一升，這倒未必。假如胃腸動量不佳而呆滯，或竟肝臟門靜脈壅塞，不一定便血，但痔靜脈是門靜脈的一支，設門靜脈阻塞，都屬於肝硬化病，則食道靜脈也曲張，可以吐血者多。若只在痔靜脈曲張者，腹壓高，大便乾結，原因諸多。其實病勢遠較吐血為輕。痔靜脈破裂可以出血，再結二升，再結三升，卻不曾見過，於理也較說不過去，從略。多陰少陽，少腹腫曰石水。四肢既是陽，軀幹即是陰。積水不一定是動量不夠，大都是門脈阻塞，原因很多，泛論陰陽，無甚好處。蓋與事實距離很遠而不符，豈能曲為辯護，此非對古人厚愛，反為造孽，厚誣古人矣。二陽氣結謂之消，頗為可圈可點。二陽是陽明，陽明氣者，前已述及。使人肌肉消瘦，如糖尿病即為明顯的例子。古稱為消，不折不扣是對的。三陽結謂之隔，太陽氣者，外受風寒，內是膀胱不能氣化，這句話在現在醫學稱起來頗為不解。其實理由倒也相當明顯，諸凡病尤其是新病急性病，如太陽的感染，不拘是病毒或是其他，任何病源勢必發燒，是 stress。一般 stress 時，非但汗不出，小便也不下，此所謂膀胱不能氣化。古稱足太陽主人一身之背，因 stress 全身筋骨致痛，假如病勢↓，調節↑，則 stress↓，則出汗。下則小便出，可知有小便乃是病的好轉氣候。英人某，我已經不能記其名，著《外科生理病理學》（*Surgical Pathophysiology*），一再強調此點，實非虛話也。在緊張（stress）中，嘔吐反胃，零星症狀，古稱之為隔，張仲景的《傷寒論》也復隨此條路走。三陰結謂之水。三陰是太陰，胃腸不能運化，水分在腸中胃中漉漉有聲，稱為水。太陰結氣不暢也。一陰一陽結，一陽是少陽，一陰是厥陰。少陽膽經，厥陰肝經，互相配合，特別對神經症狀加以強調。神經症狀無不由喉頭開始，或者結果由喉頭明顯地表現出來，乃生喉痺，即喉頭疼痛。陰搏陽別，即尺中脈轉旺，而寸口脈如有分歧者，為女子有孕，其機轉較為複雜，遇後面大篇論述時，再加入之。陰陽虛脈，陰陽皆虛。下利患者可以利不止而死，因為尺中、寸口都虛弱。就一番論，陰脈為尺，陽脈為寸。尺中脈應沉，今反浮則稱之謂陽加於陰。陽氣發揮，則化陰為汗。若陰虛陽搏，陰脈之尺中脈大弱而寸口脈大盛，即為崩漏。女子血崩，或者一般的出血不止。三陰者太陰也，手太陰肺，足太陰脾，脈搏大盛，則二十天後夜半必死。二陰（手少陰心經及足少陰腎經）之脈搏大盛，即所謂大虛有盛候，十三天後傍晚死亡。足厥陰肝及手厥陰心包經皆搏者，十日後死。手太陽小腸，足太陽膀胱相搏，脈氣失常者，且鼓即大搏動而且震動者，三天後死。三陰太陰，三陽太陽，手足經俱盛而搏，必然胸口、腹部大滿，大小便不通，過五天後死亡。陽明、手大腸、足胃，俱搏而失其常度者，若是生濕熱之病，不過十天即死可，無法治療。此處所講的大都是脈理，原因如何，應該在論脈中講，方今只講些大要而已。

靈蘭秘典論篇第八

黃帝問曰：願聞十二藏之相使貴賤何如？歧伯對曰：悉乎哉問也。請遂言之。心者，君主之官也，神明出焉。肺者，相傅之官，治節出焉。肝者，將軍之官，謀慮出焉。胆者，中正之官，決斷出焉。膻中者，臣使之官，喜樂出焉。脾胃者，倉廩之官，五味出焉。大腸者，傳道之官，變化出焉。小腸者，受盛之官，化物出焉。腎者，作強之官，伎巧出焉。三焦者，決瀆之官，水道出焉。膀胱者，州都之官，津液藏焉，氣化則能出矣。

中國醫學發源自《內經》，而《內經》對於精神及神經方面一再強調，諸凡影響上述條件，一再不惜重複又重複地告誡。此處所謂的心，實際是心神，心靈的活動，一般心靈活動精神因素可能影響全身的健康及各部內臟活動。神經分泌元與其他神經元之間，可能有常規的更有神經機能的信息傳遞，其傳遞乃以神經物質為基礎，在中樞發生控制力，以控制相互間的信息傳遞，其方式是通過抑制性或興奮性的神經突觸以達到此目的。在中樞大腦中，各種激素作用的區位，如今已經大約知道的，例如 α-黑色素細胞刺激激素（α-melanocyte stimulating hormone, α-MSH），在高等動物身上，能加強學習過程，在低等動物身上，可以隨環境變化而改變其黑色，例如變色蜥蜴等等，所以對環境的適存（adaptation）具極重要的作用。其作用在大腦中，是在視丘的網狀核及紋狀體，ACTH 部分作用在海馬區，腹室旁核區。神經內分泌細胞最精彩之處能將諸類影響與自身內在的活動聯合起來，最後產生動作電位擴張到分泌末梢。故在前幾段敘述，可見以脈象而知神經的控制力，就神經元控制力決定健康甚則生死存亡。鈣離子 Ca^{++} 在這類聯合中，亦即形成動作電位及內分泌釋放中，是極重要的作用，是為各種神經肽在行為、學習、代謝諸功能中，神經元活動的調節物質。神經元對神經肽的反應可以放大，或竟縮小，兩種神經的作用，即乙醯膽鹼（acetylcholine）能神經以及腎上腺素能神經。其調節屬多方面的調節作用，甚則對細胞膜的作用亦包括在內，例如腦下垂體後葉的加壓素就可以調節細胞膜作用。如此類神經以及各種活性肽可產生於不同的器官，可以通過神經內分泌，內分泌、旁分泌等方式以行使其信息傳遞，例如 GH 釋放的抑制素，既為下視丘控制垂體前葉生長激素分泌的抑止肽，又是腦內神經抑制及興奮的調節物質，更在胰島細胞內作輔助的旁分泌激素，可以抑制 α 細胞內胰臟的升糖素，以及 β 細胞內胰島素分泌，在胃腸內又能抑制胃酸的分泌，此顯然證明了，同一種激素，在不同的器官內，在不同的大腦中樞內，行使廣泛地、功能不同地調節作用，此類神經激素及神經介質相似之處是都能賦予細胞內 C-AMP、C-GMP 酶的活性作用。釋放 C-AMP、C-GMP 均需鈣離子，是其相同之處，所以《溫病條辨》的吳鞠通在下焦末期病中大用一甲二甲三甲復脈湯、雞子黃等等非無因也，可稱獨具慧眼。其不同之處是釋放部位與靶細胞（target cell）之距離，作用時間的長短及化學結構的不同，實在化學結構雖然不同，有些結構大類相似，譬如腎上腺素、正腎上腺素、多巴胺等等，相異之處真的微不足道，這一點可以說明，為什麼物理性的影響可以影響到生化分子的變化，產生不同的結果。所以氣候人事，所謂人事包括血流動量、神經刺激，而氣候則包括空氣中的濕度、氧含量等，可以使人體產生相當明顯的變化。《內經》以陰陽四時七情六慾來說明之，並非完全玄學猜測之詞。其所指的心，實在包括了上面種種條件，真正的呼吸及循環一般人所認知者，都包括在肺中去講，故曰肺者相傅之官，治節出焉。循環呼吸的節律，由肺，故心是君，肺是相，乃至高無上的位置，亦即人體生命意識一切動量調節適存的總樞，據極高極重要的地位。肝者將軍之官，謀慮出焉；膽者中正之官，決斷出焉，這些都是大腦活動的心理現象，無不與剛才所述的神經肽及介質有關。膻中者臣使之官，喜樂出焉，腎者作強之官，技巧出焉，都是精神心理現象，實在都應該由心作主持，所以心為君主之官。胃者倉廩之官，五味出焉，方才談到非心理而略具生理的作用。大腸者傳導之官，亦即消化道通過之官。小腸者受盛之官，化物出焉。進食後消化，消化後吸收是生理作用，雖不包括在上述的精神作用之內，在精神活動可以影響之，前面已經詳述。三焦者決瀆之官，水道出焉；膀胱者州都之官，體液藏焉。氣化則能出焉，在前面段節中都已解釋過了，茲不復贅。

凡此十二官者，不得相失也，故主明則下安，以此養生則壽，歿世不殆。以為天下則大昌。主不明，則十二官危，使道閉塞而不通。形乃大傷，以此養生則殃。以為天下者，其宗大危。戒之戒之。至道在微，變化無窮。孰知其原。窘乎哉，消者瞿瞿，孰知其要。閔閔之當，孰者為良。

神經激素可以調節各種特定靶神經元群的行為及活動，從而作成一系列的行為，如學習、睡眠、攝食、飲水、性行為、攻擊性行為、情緒變化等等。產生的物質亦即生化物質，更可激活某些極複雜的程序，分泌到人體各部分產生廣泛和深達的作用，更能通到受體部分，從而產生出一性的「膀胱」、「小腸」、「大腸」及合理性的「肝」、「膽」、「腎」的作用，乃能迅速地、特異地指揮神經系統中各種組織的配合，信息、能量隨外界內在種種心理、情緒、氣候等變化而變化。反之則代謝紊亂、心理變態、不健康，不調節則百病叢生。其變化極為微觀，巨觀不見，故歧伯深為感慨，更曰：

恍忽之數，生於毫氂。毫氂之數，起於度量。千之萬之，可以益大。推之大之，其形乃制。

失之毫釐，差之千里。歧伯之所以感慨，舉例以闡明之，餘無他。

黃帝曰：善哉。余聞精光之道，大聖之業，而宣明大道，非齋戒擇吉日，不敢受也。黃帝乃擇吉日良兆，而藏靈蘭之室，以傳保焉。

靈蘭之室是黃帝讀書的書房，其他隨自己解。

六節藏象論篇第九

黃帝問曰：余聞天以六六之節，以成一歲，地以九九制會。計人亦有三百六十五節，以為天地久矣。不知其所謂也。

六六之節是用天干十地支十二相配的，其最小公倍數是六十，稱為一甲子，周而復始。若以每天稱一節，則六十天是一甲子周轉，六十再乘以六得三百六十天，大約近一年的日子數。人以九九制會，即以人的九竅，後加當時中國的九州，稱九九制會。在人身有三百六十五個俞穴，相傳已久，不知其理由為何？其實六六之節是稱天氣轉換，九九之制是人在各種不同的地方，為了適應環境而產生的不同的生理或者病理現象。

天日之數，三百六十日稱一年，而人何以有三百六十五穴，黃帝以之而問於歧伯。

歧伯對曰：昭乎哉問也。請遂言之。夫六六之節，九九制會者，所以正天之度，氣之數也。天度者，所以制日月之行也。氣數者，所以紀化生之用也。天為陽，地為陰。日為陽，月為陰。行有分紀，周有道理。日行一度，月行十三度而有奇焉。故大小月三百六十五日而成歲，積氣餘而盈閏矣。立端於始，表正於中。推餘於終，而天度畢矣。

黃帝以為天只有三百六十日為年，人都有三百六十五個俞穴，假如天人合一，則五天的多餘，何以分配。其他句子，都是古人論氣數等抽象名詞，重點都在度天之數。歧伯得知日行一度，則月行十三度而略多些。依陰曆的推算，把春夏秋冬周而復始，每個月的月盈月虧，作比例結算，其總結的十三度的餘盈加在閏月上，故得三百六十五天為一年。

帝曰：余已聞天度矣。願聞氣數何以合之。
岐伯曰：天以六六為節，地以九九制會。天有十日，六竟而周甲。甲六復而終歲，三百六十日法也。夫自古通天者，生之本，本於陰陽。其氣九州九竅，皆通乎天氣。故其生五，其氣三。三而成天，三而成地，三而成人。三而三之，合則為九。九分為九野，九野為九藏。故形藏四，神藏五，合為九藏以應之也。

此段前面部分，上段已經講述。後面部分的意思認為天有三分，即天地人。地亦三分，人身亦有三分，三三成九。九分是九野，即古時候的九州。人身上應之以九臟，頭部的頭角、耳目、口鼻，胸中的四個象形之臟，配合了內在臟，魂、神、思、魄、精之臟名云肝、心、脾、肺、腎五個臟，合為九臟以應之。其實「三」這個數字是最漂亮的數字，在數字電腦計算之上，現在用的是二進位，若用三進位，則更為應用便利廣泛，能解不少困難。是否巧合，或竟有深理，則不得而知。公制是十進制，運算方便，英制顯得非常零亂，但有時候反而可以除盡。長度，重量是公制，但是時間卻不用公制，如果用公制，設法取一天有幾小時的正整數。凡諸種種都是有「三」的成分在內的關係。三其亦天之數乎？故而一般數學家都對「三」字努力研究。可惜現在尚未有成果。此篇所述說，不外天人合一之論，有時候並不具有深的理由，不必死鑽牛角尖，以致走火入魔。

帝曰：余已聞六六九九之會也。夫子言積氣盈閏，願聞何謂氣。請夫子發蒙解惑焉。岐伯曰：此上帝所秘，先師傳之也。帝曰：請遂聞之。岐伯曰：五日謂之候。三候謂之氣。六氣謂之時。四時謂之歲。而各從其主治焉。五運相襲，而皆治之。終朞之日，周而復始。時立氣布，如環無端。候亦同法。故曰不知年之所加，氣之盛衰，虛實之所起，不可以為工矣。

此段不過說明天氣如何運行。五天稱候，三候成氣，六氣稱一季，四季是一年。五運者，春、夏、長夏、秋、冬，人體則以肝、心、脾、肺、腎，隨氣而調節，氣之盛衰亦時時來往，便可測知人身的虛和實。如果不懂此道，無法行醫。簡而言之，也就是不知環境天候對人身上的影響和變動，醫之功力，還不到家。

> 帝曰：五運之始，如環無端，其太過不及何如？歧伯曰：五氣更立，各有所勝，盛虛之變，此其常也。帝曰：平氣何如？歧伯曰：無過者也。帝曰：太過不及奈何？歧伯曰：在經有也。帝曰：何謂所勝？歧伯曰：春勝長夏，長夏勝冬，冬勝夏，夏勝秋，秋勝春。所謂得五行時之勝，各以氣命其藏。

此段文字清空如畫，毋需推論即可邊讀邊知。五行者，木、火、土、金、水也。五臟者，肝、心、脾、肺、腎也。五時者，春、夏、長夏、秋、冬也。以前都已經交待過了，此處嫌重複了。問題在勝，所謂勝就是剋的意思，以前也講過了。

> 帝曰：何以知其勝？歧伯曰：求其至也。皆歸始春。未至而至，此謂太過。則薄所不勝而乘所勝也。命曰氣淫。不分，邪僻內生，工不能禁。至而不至，此謂不及。則所勝妄行，而所生受病，所不勝薄之也。命曰氣迫。所謂求其至者，氣至之時也。謹候其時，氣可與期。失時反候，五治不分。邪僻內生，工不能禁也。

《內經》時代的醫學是以針灸為主，藥物還不十分發達。到真正有病的時候，治療方法，實在不多，所以都是先看人在預防疾病上下功夫。但是，天氣有非常之變的時候，當時的醫學也沒什麼辦法。歧伯先就春天為例。氣之過不及，在中國農業社會之時，以雨水為春來之時，天氣漸漸溫和。設如天氣溫和之象先來在雨水之前，則冬天還沒有過去，而春天已經來臨。春天在《內經》是屬木，可知木氣太旺。因為春勝長夏，而木又剋土。春天來勢極強，則長夏的濕被剋。本來金剋木，亦即秋勝春，又因春來勢很勁強，秋天亦反為所制。春先來，嗣後是炎夏，長夏秋天無從發揮其功能，氣候大變，就要致病了。反之若過了雨水的節氣，春天應該來臨了，卻仍是嚴冬氣候，便稱不及。春氣衰弱，無法木剋土，那年長夏的濕氣必然橫行。夏天屬火，本為春所生，春的太弱，不足以生夏，至秋天則咳嗽，瘧疾、痢疾不時發現。此所謂不及。過與不及，氣候不正常均能令人致病。氣運學說就是如此。前者是氣太盛，稱氣淫，淫多也。後者是氣太少，稱氣迫。真正的理由何在呢？須進一步來討論。

事實上春夏秋冬，或稱春夏長夏秋冬，雖然是順序自然而來，考其性質不同的只有二者，而無四季。春夏雖屬二個季節，氣候有變化，但性質是相同的。秋冬雖居二季，但性質是相同的。最不同之處是夏至秋，冬至春，其性質截然不同。所以真正以性質不同來分，循環一周一共只有三節，春夏至秋冬為一節，秋冬至春又是一節，其中夏至秋中間隔了一個長夏又屬另外一節。歸納為春夏 → 長夏 → 秋冬 → 春夏，是三節性質的循環，而疾病的發生以長夏至秋及冬至春這兩個階段中為最多。如將勝與不勝推算一週，可知大都落在這兩個時間段落上，其理由有下列數點實質的意義：

一、外因，冬夏之交，氣候變化無常，恆因過於乾燥，致使濾過性病毒大量繁殖，痲疹、其他如革蘭氏陽性的細菌，繁殖也多，其他如白喉、猩紅熱，傳染也多。

二、內因，由於冬天甲狀腺機能本來就很高，一到春天尚未完全低降，氣候的變化，常常所謂春寒料峭，而人體的基礎代謝卻漸漸地有升高趨勢，二者並行，心跳、血壓在不知不覺中變化，頭部恆感充血而沉重。中醫所謂肝陽上亢，黏膜面從鼻至咽喉而乾燥，極容易感染。所以在上氣道的感染病，特別容易發作，此不過是其一斑而已。

三、夏秋設外圍蚊蠅等昆蟲為疾病的媒介物大量繁殖，腸胃病特別多，泄瀉、霍亂、腸炎，由於濕重，空氣中水分多，不易蒸發，消化功能↓。

四、內因是人體基礎代謝因甲狀腺機能在夏天大為↓，而不得不↑以求代償性的平穩。天氣炎熱，表皮血管擴張，當然中樞血液流量無形中減少，人感疲倦，工作乏力。在吳鞠通的《溫病條辨》中，由拙著《溫病涵義及其處方述要》對之解說很詳細可參照。諸凡種種，不過是其大概而已。若是天氣更有非常變化，疾病流行的趨勢，發作的情況，更為劇烈。夏天一般肝臟代謝差，肝炎發作亦很多。大部分以腹中胃腸消化道疾病為多。而冬春之交以上呼吸道病為多。

五、純秋天，所謂瘧疾、痢疾諸類疾病，實在是夏天及長夏所潛伏或者延長的後遺症。秋風驟起，人體本來表皮毛細血管因炎熱而擴張，突然受涼，病原體趁而裂生，咳嗽亦很多。

六、冬天一般心臟病、高血壓等慢性病，無不因氣候突變寒冷，血液集中，中樞使壓力↑不勝負擔而死亡。CVA 發生亦多，如果就實地一般疾病發生條件而言，《內經》所講的並非完全準確，要看事實如何而定，所以有出入。乃因為時代不同，人的生活習慣、觀念、謀生方法完全與古代大相逕庭，絕不可鼓瑟膠柱，硬是削足適履。由於營養↑，對應氣候變化所生的病，幾乎完全不同了。

七、外因，由於寒冷，鼻病大發，素有過敏性鼻病及氣喘者，恆因寒冷而加重病況。現代醫藥單用抗生素消炎，固然不是辦法，若加培尼皮質醇（prednisolone）抑止過敏，雖然能趁快於一時，可以換來不可收拾的致命後遺症。

帝曰：有不襲乎？歧伯曰：蒼天之氣，不得無常也。氣之不襲，是謂非常，非常則變矣。帝曰：非常而變奈何？歧伯曰：變至則病。所勝則微。所不勝則甚。因而重感於邪，則死矣。故非其時則微，當其時則甚也。

此段前幾句，前段已講過，而且是一問一答，沒有什麼可談的，唯一值得提的是，所勝則微，所不勝則甚，也就是非其實則微，當其時則甚一樣的意思。設如本來是肝病，到夏天是火，木生火，病就可以輕一些，即使發作不會很嚴重。但是如果在秋天，秋是金，金剋木，病就嚴重了。此話粗看起來不甚合理，但是此處的肝指的是肝之氣，非一般我們所講的肝臟。肝氣究竟是什麼呢？即屬前段所講的肝陽上亢。此類病在夏季，血管末梢擴張，甲狀腺代謝↓而發作必能減輕，而且在炎熱的夏天，亦不可能有此種徵象出現，這是事實。一到秋天，情況有不同了。隔了個夏天，感染腸胃病以及 RES 抗力在腦中因濕困，亦即體液不平衡，產生的後果，抗力大為降低↓。再有所謂緊張性的「肝陽上亢」便極容易造成感染而成肝炎、膽囊炎，肝炎、膽囊炎是真正肝和膽有問題了，而不屬於「氣」及「作用」等等初級症狀，當然就相當不利了。原因是腸胃不清，復加感染，實質的肝有問題，處理便不簡單了。那麼在長夏，又是如何呢？長夏是土，肝是木，木能剋土，不是就好了嗎？肝病在夏秋之交特別流行，長夏也不見得不流行。即使講氣也講不通。但是在長夏的時候，雖易於發病，只要清理腸胃便可大為改善。一到秋天，徒恃清理腸胃亦未必有效。同樣的肝膽病，在夏季則易治，至深秋極為難了，這是事實，可以一一舉例作證明。原因何在？由於天氣新涼，一般肝病患者，蛋白質製造量產生變化而不夠，抗力↓，不單肝膽有病，更且極易感冒，迭生感冒，每次病必加重，SGOT、SGPT 反反覆覆。最後成肝硬化，或竟肝癌，時令的變化不可忽略，所以就比較難治了。單就肝來舉例，四季治法統統不盡相同，中醫及《內經》，乃先是對病的演化、外在環境的考慮，不單單從實驗室發明出來的藥物及統計的資料來論斷。此是中醫及《內經》的極為高明精微之處，惜今人尚未察覺。

帝曰：善。余聞氣合而有形，因變以正名。天地之運，陰陽之化，其於萬物，孰少孰多，可得聞乎？岐伯曰：悉哉問也。天至廣不可度，地至大不可量。大神靈問，請陳其方。草生五色，五色之變，不可勝視。草生五味，五味之美，不可勝極。嗜欲不同，各有所通。天食人以五氣，地食人以五味。五氣入鼻，藏於心肺。上使五色脩明，音聲能彰。五味入口，藏於腸胃。味有所藏，以養五氣。氣和而生，津液相成，神乃自生。

草生五色、生五味，是此一段的重點。五色者，應其光譜，放射線之不同而產生。一般所謂道地藥材，在治病、在實驗室所做的結果，真的是不同。同樣是某種植物，其顏色不同，效應亦不同，亦是事實，其例枚不勝舉。五味者，人進食後的感覺，在舌頭、舌面、舌邊、舌底，敏感度均不同，先已詳述。就其不同，可知其大概反射條件，一般感覺酸，其實並非酸性，例如鮮橘水，帶有酸味，入胃後分解，有大量維生素C（vitamin C），是呈鹼性的。此類實例很多，有相同的，有不同的，不可一概而論，更能強調五味之重要，並不一定須作正面的論證。譬如氧氣（O_2），一般認為氧化屬酸性反應，但在人體 $O_2\uparrow$ 太多，會生鹼中毒（使呼吸中樞麻痺的 alkalosis），所以不能供給病人以純 O_2，箇中變化數不勝數，後面的一段方為重要。

> 帝曰：藏象何如？歧伯曰：心者生之本，神之變也。其華在面，其充在血脈。為陽中之太陽，通於夏氣。肺者，氣之本，魄之處也。其華在毛，其充在皮。為陽中之太陰，通於秋氣。腎者，主蟄封藏之本，精之處也。其華在髮，其充在骨。為陰中之少陰，通於冬氣。肝者，罷極之本，魂之居也。其華在爪，其充在筋。以生血氣，其味酸，其色蒼。此為陽中之少陽，通於春氣。脾胃大腸小腸三焦膀胱者，倉廩之本，營之居也。名曰器，能化糟粕，轉味而入出者也。其華在唇四白，其充在肌，其味甘，其色黃。此至陰之類，通於土氣。凡十一藏，取決於膽也。故人迎一盛，病在少陽。二盛病在太陽。三盛病在陽明。四盛已上為格陽。寸口一盛，病在厥陰。二盛病在少陰。三盛病在太陰。四盛已上為關陰。人迎與寸口俱盛四倍已上為關格。關格之脈羸，不能極於天地之精氣則死矣。

《內經》所說有很多重複處，亦有很多既重複，但說法不同，似乎是自相矛盾之處，其實是有各種現象的不同，而《內經》希望作一有系統的整理，於是一再發生這類怪現象。假如像現代醫學一般隨其發展而開展，不想成一系統，雖然顯得零零碎碎，但是比較平實使人易懂，好處反而比《內經》多。然而《內經》有《內經》的好處，因為有綱領系統可以從而推測出很多。疾病和臟器的關聯處，有時候細心將臨床的變化悉心體會，可以獲得很多心得，絕非虛語，應用之妙，存乎一心。譬如說心是生之本，生命之本者神志之所寄，一望便知。此心絕非解剖學上的心，但是解剖學上的心也包括在內。其充在血脈即是心臟血管循環系統，為陽之太陽，是最明顯的動力系統。上兩句所講的心，是指精神，大腦活力一起包括在內而言。否則即為腦矣，人而無神，即無生。當然是最為重要的臟器，心的動力系統，腦的自我存在以及調節系統。心臟的動力系統，是要肺作支持的。肺葉之張開謂之呼吸，循環與之成密切關係。大循環為周體循環，小循環即為肺循環。肺循環配合呼吸，實在是大循環中的靜脈血流進入肺泡換氣後再回至大循環，故稱氣之本，魄之處也。呼吸對循環有關，對人體的精神刺激活動也有關。魄者，一般所謂氣勢也。肺本身有二種表達方法，一在一般人能明顯知道的，乃是肺本身的條件下所生的作用，例如呼吸、氣喘、咳嗽，原因是內受冷為觸發，咽喉有感染，其次在普通人不知，只有醫生能知道。假如肺 O_2 不足，則胃口不佳，精神不佳，但是真正去測定血中的 O_2 並沒有變化，但真有變化時，早就戴上了氧氣罩了，此乃賊出關門，與上工治未病的原則不合。又次是以大腸、小腸的消化道來表現，肺活量不但恆使組織胺、血清素等等神經素不能在肺中破壞，乃生種種過敏，更使血管收縮素 I（angiotensin I）之轉換血管收縮素 II 的程序不能調節，乃生高血壓。諸如此類，腎機能不良易生皮膚病，組織胺過多血管擴張，尤其在皮膚大發過敏，各種嚴重的皮膚病，大部分皮枯毛焦，似乎直接與大小腸有關，間接與肺有密切的關連。中醫用藥，設如為高手，無不考慮及些。例如五皮飲、五苓散等等，無不與循環、小毛細血管末梢的條件息息相關，也屬動力支持系統之一，略較心為隱，故稱陽中之陰。由於《內經》認為膈上為陽，即清陽所居，屬胸腔，故亦稱陽。心，陽中之太陽，肺，陽中之陰。腎者，主蟄封藏之本，精之處也，其作用較肺更為間接而隱密不見，大部分是指內分泌系統而論。內分泌系統僅有發現數十年的歷史，部分又指泌尿系統。在骨在四肢，指的是 GH，以及副甲狀腺（parathyroid gland）等的作用。內分泌漸枯竭，一如所講的天癸，則人就衰老了。對頭髮、骨頭而言，老者彎腰曲背，骨質變化，頭髮由黑而斑白，而全白。而在膈下為陰中之少陰。肝者罷極之本，肝是負擔代謝生化變化最大的區域，而其主要營養的供應全憑靜脈，此一點與肺幾乎相同，一身代謝之所繫，對消化道的吸收及消化亦具極大的作用。設如人極為憂慮及疲倦，則首當其衝者，必然是肝。為什麼不說是心是肺是腎呢？理由非常簡單。心肺的調節非常快，設如不及，立刻送命。腎臟呢？雖有刺激，影響的是內分泌，條件很隱微，無法察覺，唯有肝臟專司代謝、蛋白製造，影響極大，而且不易恢復，蓋生化變化進行很慢，恢復亦慢。更兼旁及腸胃自律神經系統、免疫系統，上及心腦的醣分供給，血中各種蛋白質，白蛋白、脂蛋白、球蛋白，具免疫作用，其影響牽連之廣，是所有器官中最複雜的器官。心理、情緒、心態、勞動、營養，日常生活無不息息相關，而且表面上微隱不見。所謂魂之居，實在與神之居也差不了多少。神之居，明顯而反射立刻生成，魂之變，隱微而漸之形成。神魂既為一體，唯直接間接、快迅、慢漸之不同。故精神神經發生變化則生動感，亦即腦中控制運動神經反常，乃生筋抽搐、痙攣等病症。考其真正原因，現代醫學已經發現到 VIP 除作為腸胃激素之外，普遍存在神經系統中，既非乙醯膽鹼，也非腎上腺素能。VIP 之釋放，而其接受器是神經纖維，支配腸胃道、平滑肌、血管及內分泌。上皮細胞的生長抑制素（somatostatin）此類神經肽，既存於腦中，又廣泛分布於胃腸道，特別在胃幽門區域的 D 細胞內與產生胃泌激素的 G 細胞鄰近。胃竇區酸性↑，則見內源性生長激素釋放量↑，可使生長激素通過局部或旁分泌方式，促進胃泌素（gastrin）釋放。而生長抑制素對胰臟及十二指腸的黏膜面具有營養作用。此類作用是通過 C-GMP 行使的。由是以觀腸胃消化道對神經精神的關係密切，而肝又是其中間信使，此類 VIP 在脊髓也大量存在，同大腦而腸胃而脊髓，肝之重要實可不言而喻。更進一步說明了人體是整體性，無法一一分述。不僅此也，一般學問到了極高也是統一性的，無法分類。其分類之用便於了解，便於教育，是一種手段而已，雖不能說不對，但是與天經地義的原則和目的不在於此。《內經》又論及其他脾胃大小腸等等消化吸收之用，古稱轉化糟粕，轉味出入。但何以十一臟都取決於膽呢？似乎不通，要更深入一步，便可明瞭。膽是肝的表現，膽汁在血液中，在腸胃中，扮演了極重要的角色，尤其是黃疸時。黃疸不過是一種症狀，其範圍牽連之廣，現代內科學中都有詳述，但尚不及《內經》這一句話，十一臟俱取決於膽，大有深意，可參考西醫內科學，茲不復贅。古人又見三陽經從手入頭，三陰經從胸走手，乃認為人迎以候陽，人迎即是咽喉旁的頸動脈（carotid artery）。寸口即是橈骨動脈（radial artery），在手，以之候陰。其實脈搏跳得偌大的條件無非有幾點，首為神經緊張，可以略屬少陽，如果有發燒感染，脈搏當然更快屬太陽，如果發燒代謝↑呈酸中毒，則脈搏可以洪大屬陽明，如果脈大絕綸，則必有解剖性的阻塞及壓迫，尤其在胸部縱膈腔中，則稱格陽，是死症。若是陰脈一盛，當然也是神經性的，尤其是喉頭緊張有痰時屬厥陰。如果脈搏弦硬，是神經長時期緊張，或者是緊張性的高血壓非血管性的屬少陰。更盛大的是肝病，或竟是長期腹瀉，電解質不平衡，尤其是神經性結腸炎（neurogenic colitis），屬太陰。盛至極多半是肝癌，腹腔中尤其是膈下門靜脈壓↑、肝硬化等等，稱關陰，亦是死症。人迎寸口俱大盛，稱關格，死定了，如此而已。為什麼人迎寸口以候陰陽脈，容論脈時再談。

五藏生成篇第十

心之合，脈也。其榮色也，其主腎也。肺之合，皮也。其榮毛也，其主心也。肝之合，筋也。其榮爪也，其主肺也。脾之合，肉也。其榮唇也，其主肝也，腎之合，骨也。其榮髮也，其主脾也。

合的意義是力量所聚之處，榮即是表現在外的外觀，亦即所謂的色澤，其主即所制，能克服其氣的地方。今曰心之合脈也，血管是心所會聚之處，血脈流暢與否，察其臉色或其他部分之色澤便可知曉，其主腎是水，水剋火故為其主，實則心臟搏動，所恃的心動神經屬自律神經所主。血脈亦即血管床的收縮與否，亦屬 ANS 所主，腎臟中分泌的正腎上腺素對 C-AMP 的催動極為重要。又例如腎素—血管收縮素系統（renin-angiotensin system, RAS）中，腎對血管血壓的調節，當然對血管心臟有極密切的關聯；又如醛固酮（aldosterone）分泌過多則使血管中血液循環量因水分的持留而增加；又如腎臟中的刺激肽，目前所知至少有二種。腎臟的九肽緩激肽，一種一 10 肽的緩激肽又稱胰激肽。激肽的作用使小動脈血管舒張，外面四周的阻力因而↓，使 Na^+ 和 H_2O 一起排泄，尿量增多，尿滲壓下降（↓），使血漿產量減少。由於外因阻力↓及循環量↓致可使血壓下降。此物除了能降血壓外，在心絞痛（angina pectoris）時缺血的心肌細胞或受損的血管可以產生激肽以應非常之變，缺血缺氧均可使之堆積，激肽之反應又可使前列腺素（prostaglandin）生成，前列腺素中有些能擴張血管更使血壓下降，腎髓質（renal medulla）

合成的前列腺素都釋放入血液中，部分在腎本身的循環發揮其生理功能外大多進入全身的血液循環。前列腺素是脂肪酸的衍生物，故生癌症的人最好忌食脂肪類的物質，容易觸發劇痛，如前述的出現精神緊張時，交感神經分泌正腎上腺素↑及腎素↑血管收縮素↑引起血壓↑，故腎動脈血壓因之也↑，血管收縮素↑，使腎臟皮質中因醛固酮↑，激肽釋放活性酶活性↑，激肽生成↑，促進腎髓質合成及釋放 PGE_2，PGA_2 增加使血壓得以調節而↓。肺之合皮也，其榮毛也其主心也。肺除了降血壓的機轉外，更有升血壓的機轉以平定調節血壓，緩激肽（bradykinin）所起的降壓作用，由肺部毛細血管內皮細胞中的羧二肽酶分解，此酶更使血管收縮素 I 促進血管收縮素 II，使血壓升高，更含有濃度很高的 15 —羧脫氫酶可分解前列腺素 PGE_2，從而提高血壓，使血流活動上升（↑）；反過來說，心臟的搏動如果有變化，也能反饋至肺而產生嚴重的肺鬱血，肺、心，所謂主皮毛，前已略提及，以後再會詳論。肝之合筋也，其榮爪也，其主肺也。肝之血流以靜脈為主，在膈之下，肺之血流亦以靜脈為主。在膈上，其中相關的是奇靜脈（azygos vein）的分支。如缺 O_2 則肺會漸漸產生肺氣腫（emphysema），同時肝代謝↓，胃腸中酸度↑恆生胃潰瘍及十二指腸潰瘍等間接方式表達肺 O_2 之不足，尤其使肝代謝更為不足，血流停瀦，人感疲勞乏力，手足痠麻，一如中醫所說的熱傷氣則肝之代謝↓，同是由於天氣炎熱，甲狀腺機能↓→ 心臟 → 肺臟 → 肝臟 → 腸胃 → 腎。除甲狀腺機能↓之外，O_2 之呼吸量不足，與上列的相剋程序不謀而合，拙著《溫病涵義及其處方述要》中有詳述。所謂熱傷氣則須清暑益氣湯，再則清燥救肺湯主之，即屬此理。肺呼吸量不足指甲恆漸漸成暗紅色，事實上是肺心的關係。肺心用藥調節的機會少，肝腸胃用藥調節的機率多。因靜脈調節而影響動脈，反之亦然，故中醫及《內經》認為是肝，其榮爪也，其合筋也，肌肉的筋腱為肌肉收縮，極重要且不可缺之結構結締組織之表現，最活潑，堅強之處為軟骨、筋腱，在外為爪甲，此榮所在，血流特別差，給養維持相當不容易，如果營養變差，亦即肝功能下降，此處變化極為明顯，好像前述心臟搏力對四肢的條件，幾乎全部相同。脾之合肉也，其榮唇也，其主肝也，前面所述已經很多，茲不復贅。腎之合骨也，人體中骨骼的代謝很快，特一般人所不知而已，腎參與 1.25（OH）$_2D_3$ 即 1.25 二羥維生素 D_3 的調節從而與骨骼及鈣的調節。此物來由肝臟合成，但是在腎臟曲小管上皮細胞的粒腺體中，經過 α 羥化酸系作用生成 1.25（OH）$_2D_3$ 可以提高破骨細胞（osteoclast）的活性，及加快形成新的破骨細胞，使骨的吸收代謝率↑，TSH 亦即 PTH 可促進 25（OH）$_2D_3$ 變成 1.25（OH）$_2D_3$，其主要作用是促進腸黏膜對鈣的吸收，與受體（receptor）結合後再進入細胞核，影響 DNA 的轉錄工作，通過生成 mRNA 合成鈣與蛋白的結合體 → 使鹼性磷酸酶（alka phosphatase）之活力（activity）↑，Ca-ATP 酶的活性 ↑→ 再使 Ca 吸收 ↑，P 磷因 Ca 之吸收隨之而吸收，全賴腎臟合成 l.25（OH）$_2D_3$ 調節全身之骨中磷及鈣，而血清中磷鈣及 PTH 的濃度，反饋於腎曲小管上皮粒腺體的合成速度。PTH 亦即副甲狀腺細胞更能促進尚未分化的間葉細胞漿中 Ca^{++} 濃度升高，從而提升了間葉細胞的 DNA，RNA 合成之增加，使之轉化為破骨細胞，其 Ca^{++} 又促使溶媒體釋放種種水解酶，使骨質溶解並釋放鈣，在細胞外液中於是 Ca^{++} 濃度 ↑，再因 Ca^{++} 濃度 ↑ 使骨基質中的膠原，黏多醣分解，骨的溶化使骨結構改變，Ca^{++} 濃度上升又抑制檸檬酸脛氫酶之活性，使細胞內，檸檬酸及乳酸 ↑，此二物是有機酸擴散在細胞的間質液中，使骨鹽周圍的 pH↓，檸檬酸又可與 Ca^{++} 生成化合物，使 Ca^{++} 濃度大為 ↑，可：一、促進骨質之吸收。二、抑制破骨細胞轉變成為骨細胞。PTH 亦使管細胞中 Ca^{++} 濃度增加，也是溶骨作用，使骨密質中的鈣溢出。於是 RNA 合成 ↓，膠原及基質的合成也 ↓。PTH 之機轉是先提升靶細胞中 Ca^{++} 濃度上升之前亦先作用於靶細胞上的腺苷酸環化酶系統 →C-AMP↑→ 細胞漿內 Ca^{++} 大量滲出的胞外液 → 血鈣濃度 ↑，PTH 的主要靶細胞組成一、骨骼，二、腎小管，三、腸黏膜。故腎之生成 1.25（OH）$_2D_3$ 調節鈣磷代謝，即所以調節骨代謝又為 PTH 發揮功能所不可或缺之物。腎之合骨也的理由還不致於僅僅此點，限於篇幅不復多贅，《內經》僅簡略而言。至於其華在髮，其對頭髮的營養，角質蛋白亦有關係，其主是脾也。見前面小腸發生以參與關係，更有其關係容隨節而述之。

是故，多食鹹，則脈凝泣而變色。多食苦則皮槁，而毛拔。多食辛，則筋急而爪枯。多食酸，則肉胝腸而唇揭。多食甘，則骨痛而髮落，此五味之所傷也。

五味之說前幾段已經約略說到一些，於今再申論之。此處所論，實在已經開了藥物內科應用的先河，《內經》雖然大端是講針砭的書，以後藥物的性味，《本草經》上所講的大都宗法《內經》，雖然穿鑿附會很多，不一定是對，但是以後醫家除了張仲景之外；大多以此為準則，張仲景是實事求是，從不泛論藥味苦甘等等，多談病情，所以《傷寒論》是中國醫學的命脈，洵非虛語。前面所教的酸性鹼性是現代醫學的概念，與《內經》所述頗有出入，《內經》的五味是人類在舌頭上的直接感覺，以前諸篇曾略談論過，一般而論，苦大都是抑制代謝，消退充血，削弱營養之劑。唯一有時候約略帶健胃性質，所謂苦味健胃，但不可一概而論，有苦兼甘稱苦甘、苦辛……等等不一而足。甘大概都是一般營養劑，或者營養補充劑；辛一般多屬代謝興奮劑，辛散走竄，行氣亦即興奮機能、強心、擴充血管、擴充肺活量等劑；鹹則是對血中鹽分也即電解質的補充，滲液在滲透壓的改變劑；酸一般是對神經的調節，多半屬穩定神經，帶幫助組織血管收縮之劑。在體內之變化是何等複雜，而甘酸苦辛鹹無非是在食物下嚥，在口腔咀嚼時的直覺感，此類直覺感在舌面的受體上，大腦的反射條件下，自然不相同，通過喉頭，其黏膜上受刺激，反射至腦而生的感覺不同，刺激量不同，一定要以心肺脾肝腎來分此，實在無法硬說其所以，這裡可以知道一點，內科用藥與針砭一樣是直接性的一經接觸到腸胃、口腔、咽喉的黏膜，一如外面的皮膚接受針砭一樣，立刻在腦中發生反應，更較收效洪大之處即是以後消化，代謝之持久性，更較針砭為久，是此段的重點。脈泣即血脈不通，血流不佳，自然面色皮膚顏色有變化，屬心臟血管系統，是否多食鹹一定如此則不得而知。皮槁而毛拔是皮膚病，原因有多種間接原因在小腸的上皮細胞有過敏現象，是否多食苦則不一定。筋急而爪枯是屬於使給養的毛細血管及末梢神經有問題，或竟是 CVA 之後的後遺症，血液供給量不足所致，其病對肝製造蛋白質有關聯是事實，是否多食辛則不得而知。多食甘不見得髮禿而骨痛，此則老年性疾病原因為使肺經組織漸漸衰老而致，肉胝腸而唇揭，亦是蛋白質在皮下的 C-AMP 不穩定而產生，不一定多吃酸致之。

故心欲苦，肺欲辛，肝欲酸，脾欲甘，腎欲鹹。此五味之所合也。五藏之氣。故色見青如草茲者死。黃如枳實者死。黑如炲則死。赤如衃血則死。白如枯骨則死。此五色之見死也。青如翠羽者生，赤如雞冠者生，黃如蟹腹者生，白如豕膏者生，黑如烏羽者生。此五色之見生也。

如以針砭論《內經》，頗有周章，若以五味或竟用內科來論《內經》條件差多了，《傷寒論》勝之萬倍，心肺肝脾腎，苦辛酸甘鹹，五臟五味，更以五色中的青、黃、黑、赤、白來配，強以此為組合則大可不必，是否有此事實，倒也不敢說沒有。早幾節在第二、三段中曾經提及，因為沒有治療，《內經》所謂可待其衰而已，所以能看到病進行的真實全貌，治療使之變移，無法知其前兆原因在於此。現在見人臉青偶然有之，青如草實不多見，當時醫藥不發達可以見到，現在偶然亦萬不得一，亦可以偶然見到，五色如果灰敗而無光者病及入膏肓者必死。如見光澤者則生，是否青一定是肝病，黃一定是脾病則大可以不必，所以說《內經》的五等分排比實在是其最差的一環，但一般人則喜歡這一套強調其不可廢，反將真正較清新之處，略而不談，致使此書，被人誤認為滿紙荒唐，良可慨也，其中文義，可以邊看邊解有此事實無誤，不一定用此論調，方為讀書高著，否則死熬句下，一無是處，後段亦然，以後二段，無甚深意諸如：

生於心，如以縞裹朱。生於肺，如以縞裹紅，生於肝，如以縞裹紺。生於脾，如以縞裹栝蔞實。生於腎，如以縞裹紫，此五藏所生之外榮也。

這還有些道理，不過說顏色都是白裡透紅的，以心最紅，肺紅色略淡，脾白裡帶黃，肝白裡透黃又略帶紅，腎紅至極略帶紫色，此較近乎情理。

色味當五藏，白當肺辛。赤當心苦，青當肝酸，黃當脾甘，黑當腎鹹。故白當皮。赤當脈，青當筋，黃當肉，黑當骨，諸脈者，皆屬於目。諸髓者，皆屬於腦。諸筋者，皆屬於節，諸血者，皆屬於心。諸氣者，皆屬於肺，此四支八谿之朝夕也。

靜脈在皮下的顏色是青的外觀不是青筋，俗稱生怒臉上青筋暴滿不是筋是靜脈，古人錯了。其他又是老調，赤白青黑黃，心肝脾肺腎，血屬心，氣屬肺，唯有筋屬節，脈屬目，髓屬腦比較新穎值得略為一提，此處之筋非筋腱是靜脈，靜脈本有瓣膜故稱為節，古人何以知道，大概看到靜脈曲張的人都在要刺針的腿上，外見累累然如有節故而誤解。脈屬目者，眼睛的結膜最易刺激而發炎是司空見慣的事，眼睛碰到水即紅絲滿目，游泳之後便可見到，或竟疲勞，徹夜不眠均可見之，古人誤以為脈。諸髓屬於腦亦想當然耳，故此兩節寫得不太高妙。

故人臥血歸於肝，肝受血而能視。足受血而能步。掌受血而能握，指受血而能攝。臥出而風吹之，血凝於膚者為痺。凝於脈者為泣，凝於足者為厥。此三者，血行而不得反其空，故為痺厥也。

此段就有道理了，肝是一切代謝營養的總稱，如果就內分泌而論，可以提出很多內分泌，若是關於人體活動工作，精神興奮狀態的都是在白天分泌較多，雖然時間相差不齊，但是總結果必然就白晝活動工作須要而分泌，例如腎上腺皮質酮素，醛固酮分泌以及在尿中所分泌的 C-AMP，兒茶酚胺都較晚上為高，以應白天的需要，晚上就寢則 GH、TSH、TH、C-GMP 都分泌較高，尤其是性激素及催乳激素更明顯以應晚上的需要，使身體營養↑代謝能積蓄：一、營養身體，滋養強壯，恢復疲勞，以應明日白天工作的需要，人臥而血歸於肝，大致完全正確。二、肝受血而能視，亦即肝開竅於目的意思，肝臟能將胡蘿蔔素（carotin）轉化為維生素 A（vitamin A, vit. A）而貯存起來，肝臟所貯的 vit. A 占全體的總數量 75%，vit. A 之調節全恃肝功能，此物在視網膜內經視黃醛還原酶之作用生成視黃醛，此醛類與暗視蛋白結合成視紫質，能使視覺在強光下作用，視黃醛若與暗視蛋白結合則成視紫紅質，可維持微弱光線下的視覺，此物質經感光後又分解為視黃醛及視蛋白，此類過程是屬光電效應刺激，使神經產生視覺，設或肝臟有病 Vit. A 顯然下降，特別是暗視力大差，造成夜盲症，Vit. A 更能影響上皮組織的健康，也使人生乾眼症，肝之開竅於目，有事實根據，但是單用 Vit. A 是否能治療種種上述疾病則不可，蓋治病決非如上述如此簡單也。三、血液並非單是運送問題，更有給養，轉化問題。血液中成分繁複書不勝書，若細心列一張表，其膨大驚人，但是不須如此做，有時巨觀方式比微觀有效，有時則反之，應用之妙存乎一心，手腳掌任何身體部位不能缺血，缺氧，缺營養是一貫的定則，否則生皮膚發生麻醉，手足厥冷等等，此猶小事，更有數不清的嚴重程度，因缺血而血栓，因血栓而血管增生，而滲透壓改變，生各種病變，《內經》不過粗枝大葉，略述一二，睡時代謝血流內入，外表血流循環薄弱亦即抗力↓，再受寒受冷，易生感染是事實。

人有大谷十二分，小谿三百五十四名，少十二俞。此皆衛氣之所留止，邪氣之所客也。鍼石緣而去之。

大谷十二分者即心脾肝肺腎左右各具五個俞穴及左右膏肓共十二穴，全身除此十二大穴之外，當有三百五十四個小穴稱小溪，十二個稱大谷可見凡是穴道都在溪谷，亦即關節靈活運動之處與前幾篇所述不謀而合，由於用針石關係，不期而然使人想到邪由外入先皮膚次肌肉的古代學說，故病新犯。衛氣者其實是一種想像上的東西真正並無此物，想像認為人有保衛之氣，週行全身，其站頭一共有三百六十六個，若為邪氣所侵，當立刻用針砭去除它。

診病之始，五決為紀。欲知其始，先建其母。所謂五決者，五脈也。是以頭痛巔疾，下虛上實。過在足少陰巨陽，甚則入腎。徇蒙招尤，目冥耳聾，下實上虛。過在足少陽厥陰，甚則入肝。腹滿䐜脹，支鬲胠脇，下厥上冒。過在足太陰陽明。欬嗽上氣，厥在胸中。過在手陽明太陰。心煩頭痛，病在鬲中，過在手巨陽少陰。

要知診斷的真相，合五臟之色脈作為綱紀，也既前已述，脈當容後再述，今先述其症候，所謂欲其始，明其源頭，當先明了應時的氣，五決者五脈姑且容略，如果徵象是頭痛、癲癲，古人認為是下虛上實，病在足少陰腎經及足太陽膀胱經，即所謂腎與膀胱相表裡之謂，甚則入腎，症到相當程度則從陽經而轉入陰經，即從膀胱經轉入腎經。若照如此平舖直述即沒有甚麼意思了，真正的機轉是在於神經緊張，中樞神經系統（central nervous system, CNS）挾脊髓而上故頭痛者乃直接刺激腦細胞放電不正常則成癲癲，從脊髓走屬神經，假如血管性高血壓，血管硬化，則後頸特別痠痛，挾後背而上是屬足太陽膀胱經所走的部位，在內臟運作方面，腎為穩定血管血壓的重要臟器，病甚則深入波及腎，自無疑義，一般病情都是頭痛、胸悶、喉間有痰漉漉有聲，CVA 也是如此徵象，重點則在上部充血益因血液隔阻在上，神經極度緊張，或竟血管硬化，心臟推動力↓都可以構成上實下虛的症狀。如果舒緩脊髓神經，調節腎上腺素分泌則病可緩解於一時，再則眼睛突然發黑不見目前之物，天旋地轉，大發眩暈，甚則耳鳴耳聾，或者眼前生黑花，或躍地起立，滿眼金星，是則血管床收縮力↓，血壓不夠，一般女性在生育期，恆見此種現象乃稱上虛下實。若按內科用藥來論，前者當用龍膽瀉肝湯，此症當用補中益氣湯，按經絡學說認為是足少陰膽經及足厥陰肝經有問題，甚則入肝，而甚則入腎是相同的情況，肚腹滿脹，兩脇飽滿，下肢厥冷，上部腸胃則病入足太陰脾足陽明胃。兩脇、肚腹的發脹非屬肝部屬腸胃運轉，動量問題一般不是在胃即在大腸的橫結腸部分，咳嗽，氣往上衝，胸中悶厥，病在手陽明大腸經及手太陰肺經。咳逆本屬肺之症狀，復加下厥上冒，當然屬消化道，真正狹義範圍而言則在消化道產生逆蠕動，心裡煩惱更兼頭痛則痛在手太陽小腸經。手少陰心經，其理由是水分不夠調節，心力推動↓，水分分利↓。古人稱心邪由小腸瀉即是利小便的意思，而小腸的黏膜細胞與腎臟曲管內膜細胞在形態上的學問（morphology）及功能（function）方面幾屬完全相同，此亦為一特色，在拙著《溫病涵義及其處方述要》中已經詳述，如今順便一提，症狀現已明了其大概。茲再推而廣之。

夫脈之大小，滑濇浮沈，可以指別。五藏之象，可以類推。五藏相音，可以意識。五色微診，可以目察，就合色脈，可以萬全。

此段乃指中醫的望問聞切，能合色脈的意思是綜合望聞問切的結果方能萬全，不是單憑脈就可以推斷，古聖尚且如此，今人妄談候脈可知一切，是則 CT scan，X 光（x-ray），實驗室化驗結果（laboratory findings），生物化學（biochemistry）都可束之高閣了，豈非笑談，神是可以的，醫生是人不是神，不配合一切綜合結果，是無法知道病情的。

赤脈之至也，喘而堅。診曰有積氣在中，時害於食，名曰心痺。得之外疾思慮而心虛，故邪從之。白脈之至也，喘而浮。上虛下實，驚有積氣在胸中，喘而虛。名曰肺痺，寒熱。得之醉而使內也。青脈之至也，長而左右彈。有積氣在心下，支胠，名曰肝痺。得之寒濕，與疝同法。腰痛足清頭痛。黄脈之至也，大而虛。有積氣在腹中，有厥氣。名曰厥疝。女子同法，得之疾使四支汗出當風。黑脈之至也，上堅而大，有積氣在小腹與陰，名曰腎痺，得之沐浴清水而臥。凡相五色之奇脈，面黄目青，面黄目赤，面黄目白，面黄目黑者，皆不死也，面青目赤，面赤目白，面青目黑，面黑目白，面赤目青，皆死也。

前段所述脈之大小滑濇浮沉指中醫的論脈，即脈的品質感而言，不是單憑脈搏跳的次數就稱了事。關於脈在拙著《傷寒論之現代基礎理論及臨床應用》和《溫病涵義及其處方述要》中都曾提及，尤其後者對脈的總綱，幾乎已經概述其要，如今再深入一步列論之，先不論所講的大小、滑濇、浮沉，因為論脈以後機會正多，就此先講一段的赤白黄青黑。所謂心肺肝脾腎五脈，實在以總分類來講，不過兩類即脈勢強、脈勢弱，前者如赤脈（心脈），青脈（肝脈），黑脈（腎脈），都勢強勁而疾。後者如黃脈（脾脈），白脈（肺脈）都緩而弱，這兩類任何人都可以體會到，大凡面色通紅及脈搏堅絕，都是末梢血管有問題，例如此人常飲酒或常嚼檳榔，末梢血管橫生擴張狀態，心臟維持循環則必使鞭策神經使之搏力張大以維持代償，但必須有一條件即是脈管亦即血管的彈性是否完全。假如彈性不完善亦即血管已趨硬化。患者年齡超過中年以上脈勢強而脈管不應，其勢動量不強，乃成脈堅硬之象。有積氣在胸中，是一句籠統之言，名曰心痺，只是隨口所湊，事實真相，的確是血管有病。心臟血管循環系統，古人說是心，要也相差不遠，時害於食，頗為合拍，得之於思慮而邪從之是講急性的感染病，假如患者在未發病之先，精神興奮，思考某物，復加感冒或感染則交感神經木已興奮，感染之 stress 再加重其症狀，自然可以脈搏堅硬。青脈亦即肝脈長而左右彈，其實與心脈並無不同，同樣是屬於來勢強勁之脈，唯一不同之處是心脈之血管硬化不應其脈勢，肝脈沒有血管硬化條件，於是任憑神經趨動的強勢，應之以強，則脈搏應強而彈性也加強故左右彈，有積氣在心下，肝痺支胠，是無所謂可有可無，視條件而定。得之寒濕與疝同法，有腰痛足清頭痛，舉例而已。黑脈（腎脈）之主也上堅而大，由於微小血管大量收縮，則微絲血管之血都向較大的血管集中，心臟負擔無形中增大，其集中的原因，大都由於水分電解質的不平衡，尤其 Na^{+}↑時小血管率皆收縮，如此心搏大脈管內血液又多，乃呈上堅而大。長期電解質不平衡生肝病，肝硬化者多見之。面目黝黑，皆不一定是腎，有積氣在小腹及陰名曰腎痺，得之沐浴而臥，卻有一些頭緒，沐浴後水不擦乾，臥時代謝抗力均低↓，同分利之藥，積氣在小腹可以緩解，強勢之脈已論過，茲再論弱勢之脈，所謂白脈即是肺脈，緩軟而虛，因為面色蒼白的人，大部分肺活量不夠，更兼有腸胃病，此二種情況本身就有直接關係，肺活量↓O_2↓，腸胃消化吸收均↓，呈營養不良，面色蒼白，更因如前所述肺毛細血管內皮細胞中羧二肽酶可以使血壓升高，但緩激肽則使血壓降低，肺活量不夠，羧二肽酶↓緩激肽↑，於是血壓降低，腸中臟器下垂，脈搏流軟而弱，《內經》的舉例是先大醉，血管本已擴張，交感性興奮至極點，再入房使之更興奮，興奮而再興奮則必然衰落，乃得此象。舉例而已不可一概而論，黃脈者大而虛亦即脾脈，其實膽汁過度流入血液使人變黃是黃疸，與此病雖屬同類，總是相差一段距離的，判定黃疸依據的膽紅素（bilirubin）可使人心搏過緩（bradycardia），使神經興奮度↓，得之於勞動汗出當風，有積氣在腹中，是原因之一，非真正原因，一望便知，五色之脈顏面帶黃，國人本屬黃種，顏面略帶黃色是其正常的面色，顏色既然正常，疾病自然較輕，設或其他之現象，以前可能常有，蓋以前在《內經》時代用針砭治病，效果範圍非常之狹，遠非《傷寒論》時代用藥可比，更遠不及《溫病條辨》時代，有病無法治，只能所謂待其衰可也，亦即讓其自然發展乃可見各種奇怪現象，以後有藥有醫，即反而少見矣，後以肝病之面目犂黑，都與女性荷爾蒙亦即雌激素，肝無法將之破壞而成，如此則間接與腎有關，亦非虛語。因為「腎」泛指激素及內分泌之總稱，有一是更為重要者表面上看所謂心痺、肺痺、脾痺等五痺，沒有多大深意，講的致病理由亦未必全對，但是給予吾人非常重大的啟示，即凡要診斷一個病症，其前置條件極為重要，得之寒濕得之勞汗當風得之……，不一定對，但是不失為診斷的極精當的方式，雖屬粗淺，可作示範，如拙著《臨證特殊案件之經過及治驗》對前置發病的過程及探討絕對力求詳細，不遺餘力，這比用藥或者針灸等治療重要得多，是診斷方法之不易定則，《內經》上用此法者多矣逐步再論之。

五藏別論篇第十一

黃帝問曰，余聞方士，或以腦髓為藏，或以腸胃為藏，或以為府。敢問更相反，皆自謂是。不知其道，願聞其說。

歧伯對曰：腦、髓、骨、脈、膽、女子胞、此六者，地氣之所生也。皆藏於陰而象於地，故藏而不寫，名曰奇恒之府。夫胃，大腸，小腸，三焦，膀胱，此五者，天氣之所生也。其氣象天，故寫而不藏。此受五藏濁氣，名曰傳化之府。此不能久留，輸寫者也。魄門亦為五藏使，水穀不得久藏，所謂五藏者，藏精氣而不寫也。故滿而不能實。六府者，傳化物而不藏，故實而不能滿也。所以然者，水穀入口，則胃實而腸虛，食下則腸實而胃虛。故曰實而不滿，滿而不實也。

黃帝對方士之說不一而有疑問，故詢問歧伯，答以腑臟之別，臟者藏精氣而不能瀉亦即其作用心肝脾肺腎皆對全身具有莫大影響，前已敘述再三，腑者多營養而後消化轉而排泄，像胃而小腸而大腸是消化作用，轉運之道，三焦膀胱，是水分滲透壓，腎臟過濾排洩之道，此五者必須運化而具動量，故而象天。食物進食第次傳化營養身體，傳化而不能藏，故雖實而不能滿。五臟貯精氣雖滿而不能賞。舉例如水穀食物入口之後的傳導，故稱為陽為天為腑，五臟稱為陰為地為藏。但腦髓骨脈膽女子胞亦即女子懷孕的子宮，亦有腑之作用，因地氣所生意思是藏於陰而象地，傳紀之功不甚明顯，動量亦不足故稱為腑，但非一般動量如胃腸等的陽腑乃是陰之腑又稱奇恆之腑，以別於一般真正所稱的陽腑也。

> 帝曰，氣口何以獨為五藏主？
> 歧伯曰：胃者水穀之海，六府之大源也。五味入口，藏於胃以養五藏氣。氣口亦太陰也。是以五藏六府之氣味，皆出於胃，變見於氣口。故五氣入鼻，藏於心肺。心肺有病，而鼻為之不利也。凡治病必察其下，適其脈，觀其志意與其病也。拘於鬼神者，不可與言至德。惡於鍼石者，不可與言至巧。病不許治者，病必不治，治之無功矣。

氣口獨為五臟主的原因有下述數點：

一、根據《內經》說法三陽從頭走足，三陰從手走胸，可見三陰在手上，而寸口之部位恰為手太陰肺經之經絡經過的地方，在此處候寸口之脈即是手太陰肺經的經脈，認為五臟都可以由此候出，因為五臟在《內經》的分類上屬陰乃認為百脈朝肺。

二、根據經絡的條件，其存在全賴仗大腦與四肢活動量的緊密相配合之程度而定，人類的手尤其是手腕前的手指，手指中尤其是大拇指，幾乎所有的工作全由手做出來，故曰手腦並用及心手合一，一般偉大的藝術作品，一番如名畫名雕刻等等都是心手合一的傑作，可見兩者關係之深切。復次在心臟搏出大動脈之分支是以上頸內外動脈，及手臂的橈動脈為主要的分支，左三而右三，這一點在拙著《溫病涵義及其處方述要》中已經有所交待，然而脈搏的跳動須依神經作調節，兩手腕之橈骨動脈跳動都受頸椎脊髓神經的支配，頸椎神經的重要遠勝過胸椎及腰椎，此一般人所共知腰椎神經損壞，下半身殘廢，頸椎神經有問題則全身不能動，更不論大小便矣。所能活動者不過頸椎以上，頭部尚屬能看能講而已，頸椎既為頭腦與全身之孔道，而橈骨動脈之支配細節全由頸椎神經及血管合作構成。

三、手與大腦合作的條件，又在頸椎神經上端，延髓近處交叉，所以大腦的左邊支配右手，反之右半邊支配左手，手腦並用是指左邊腦部，心手合一是指右邊腦部。其實腦部不過是一個記憶貯藏庫，其貯藏量極為繁複，真正促進腦力，精神，活動思考實在與腦底各部的神經核具有莫大的關係。腦底部左右可以互通互輔作用。

四、結論應該是如此，若單就血液循環而論，右手較左手為大是事實，因為右側動脈三支左側二支，更巧合者，肺左二葉而右三葉，右屬氣，左屬血，氣為血帥，故一般人右脈通常較左脈為大。若端就脈論病，這更須要考慮到頸椎神經，以應往下的通道脊椎，更進一步要考慮到腦與手的支配活動條件，則左肢配右側，右肢配左側，脈的搏動數於是只成為多項可變條件之一，其功用非常有限了。

胃是水穀之海形容詞而已。六腑之源，《內經》自己已經相當明言了。六腑五臟之氣味皆出於胃，可以不言而喻，變見於氣口，則上面已經詳述，以後更再深一步討論，因為《內經》此書作風與其他書大不相同，常常先講一篇，略為加些新材料，以後又再講一次，又加些新意味，其所加者非常隱僻，幾乎一筆帶過從不強調，而明顯者則見處處重複，所以一般人恆讀得頭暈眼花，搖頭嘆息，無法終篇，只見其重複而重複，而不見其深入更深入之處，論脈之處正多，當隨之而深入，於今點到為止。天之五氣濕暑寒熱而已，對鼻子感應卻不在少數，事實如此，鼻對心肺的關係極為密切，短期傷風感冒是無所謂，長期鼻過敏，因 O_2 極微弱但相當長期的欠缺，頭腦不靈敏。鼻過敏之組織胺等神經肽隨之而入血液作全身循環發過敏性皮膚病，缺 O_2 充血可致長期莫名奇妙的頭痛，晚上因鼻塞，不能呼吸，用張口呼吸作代償，患者自己不知則口腔中唾液蒸發，朝晨起來舌乾口苦。唾液本為活化體系之重要一環，乃致胃口不佳，鼻涕恆不出恆倒流入胃則為異物而過敏，導致胃腸過敏而瀉，肺氣管之長期不通暢，導致來日的氣管擴張、肺氣腫、及致肺性心症等，是先有鼻病，再波及心肺的，《內經》倒因為果了，其後幾句，無非治病之道，與信鬼神不足與言道，不信針砭者不足與言巧，這都是不重要語，最妙的是其最後句，病不許治者，病必不治，治之無功矣。是的的確確的確論，病者不信心理作用就占了一大半，無法合作，無法治病，亦為醫之一誡也。

異法方宜論篇第十二

黃帝問曰：醫之治病也，一病而治各不同，皆愈何也？歧伯對曰：地勢使然也。故東方之域，天地之所始生也。魚鹽之地，海濱傍水。其民食魚而嗜鹹，皆安其處，美其食。魚者，使人熱中，鹽者勝血，故其民皆黑色踈理。其病皆為癰瘍，其治宜砭石。故砭石者亦從東方來。

《內經》以五行列論，其實大可以不必東西中南北如此講，欲使人明白易懂，不如講人的生活環境，地理天氣的條件，構成了心身健康及疾苦的莫大關鍵，古今都是如此，若以地勢分類，地勢言的西北地區，因氧氣稀少，紅血球（red blood cell, RBC）↑以補充代償其 O_2 量的不足。我國地勢是西方北方高，東方南方較低。高地乾旱，低處露濕，一般人民生活風俗飲食習慣全然不同，所生的病當然不同，治療方式亦不同。如今先講東方，天地之所生。因日月都由東方出，而西方落，古人有此想法已經可以說非常聰明。我國東方沿海地區，人民多吃海產自然食鹽較多，口味較鹹，鹹則血中電解質較為不平衡。一般海中生物的鹽類鈉、鉀等遠較陸上動物含量為多，因習以為常，身體雖然有適應環境能力，但是一到生病的當口，某些病就比較容易發生。海產蛋白不易消化，容易過敏，地濱沿海，潮濕之氣又重，復加電解質（electrolyte）之較多，使微小末梢血管容易收縮，則表面抗力↓電解質↑，則醛固酮↑，故水分易為不平衡的積聚，雖平時不見，一到生病即易患，故而可知腠理疏。因為食肉，獸肉與魚的肉迥然不同，魚肉含蛋白質較獸肉為高，但是含代謝熱量卻不及獸肉，由於上列條件則易生癰瘍。要使癰瘍平復，在藥物尚未發達之前，再好的方法，莫如砭石、放血或竟刺破化膿之瘍，使膿瘍張力↓，血流即通，易於痊癒。

> 西方者，金玉之域，砂石之處，天地之所收引也。其民陵居而多風，水土剛強。其民不衣而褐薦，其民華食而脂肥。故邪不能傷其形體，其病生於內，其治宜毒藥。故毒藥者，亦從西方來。

西方地勢高，土質為黃土，乾旱少濕，天氣寒冷，都穿較厚的衣服，所食均為牛羊獸類，熱量高，代謝高，故身體肥而積脂肪多，皮下脂肪多。古人認為衣著既較厚，食物又豐美，熱量又高，皮下脂肪亦多，抵禦冷熱綽綽有餘。古人認為邪都從外來，自是不錯，但非一定由皮膚進入。然古人認為邪必由外表皮膚進入的理由，全是由於針灸砭石治外而來，既然治外而能癒，則邪必在外。西方民眾邪不能入其脂豐皮厚之體，因美食熱量高，故邪必生於內，則應用藥，並不能一定是毒藥。所謂毒乃猛劑，必病不用之意。

> 北方者，天地所閉藏之域也。其地高陵居，風寒冰冽。其民樂野處而乳食，藏寒生滿病，其治宜灸焫。故灸焫者，亦從北方來。

實則西方與北方大致相同，所不同者天氣更為酷寒，水分更少，更多乾燥，民多從事游牧，雖然亦食高熱量的獸肉及牛羊乳，但因外界過於寒冷，血液大都從外向內收斂，恰與東方天氣溫和向外擴散，南方天氣炎熱向外大行擴散，全然不同。寒冷天氣 TH 分泌↑，食物肥脂豐厚，內病與西方同，外界則不同。天候寒而手足四肢多凍尺裂而舉止不靈，故須灸焫，亦即艾炙，促進末梢代謝，增加抗力，則內部所生之腹脹可以緩解。

> 南方者，天地所長養，陽之所盛處也。其地下，水土弱，霧露之所聚也。其民嗜酸而食胕，故其民皆緻理而赤色。其病攣痺，其治宜微鍼。故九鍼者，亦從南方來。

南方地處卑濕，水分霧露極多，代謝因而↓，TH↓因熱而久多汗。嗜酸者，酸能斂汗，故熱天人喜喝酸梅湯也，胃腸納量欲健矣。非但喜酸，更喜食發酵之物，反可以制腸中因濕熱而發酵。熱而濕橫行，故多病痲痺、攣縮與食物營養亦不無有關，如此則針刺之道可緩其急，故九鍼者，從南方來。

> 中央者，其地平，以濕，天地所以生萬物也衆。其民食雜而不勞，故其病多痿厥寒熱。其治宜導引按蹻。故導引按蹻者，亦從中央出也。故聖人雜合以治，各得其所宜。故治所以異，而病皆愈者，得病之情，知治之大體也。

中央平原，物產豐富，民不需勞苦，就食容易，四季平衡，亦要發病無非天氣不齊，冷熱略為偏差，身體多逸少勞，筋骨反因不運作而痿弱，其治以按摩導引為主。綜合而觀，腠理疏者多用針砭，希望邪由表出；密者多用灸及毒藥，前者希望正氣盛而去邪於無形，後者希望內邪由體而驅出；中央地肢體痿厥可行按蹻，此不過大概而已。可知古人對環境，極為重視，治療的準則也隨環境食物而變動，所以真正知道病情，即用相異之法仍可以治病，方是本篇真正的主題，拙著《臨證特殊案件之經過及治驗》中，述之甚詳，否則重講五方，未必真正能治病，不過略為示範舉例。例如由於高原，《內經》所講的陵居之民族，上述血的血色素增加，RBC↑以代償氧氣不足之外，更使周圍血液循環和植物性神經系統的調節功能改善，肺呼吸功能↑，腎上腺功能↑血中纖維蛋白元↑，胃酸分泌卻無形的↓，對有毒藥物的耐受性↓，故而西方之民用毒藥有致。高寒地區胃酸分泌↓，又食用高熱量難於消化的肉類，乳食，故北方之民易生滿而腹脹。更因西北寒冷，一般寒帶動物較熱帶動物為強勁，動力大，人類亦是如此。我國歷代統一天下者都是由北而南，由西而東，歷史之例，屢見不鮮，秦漢唐之由西而東，蒙古、滿洲之由北向南，非無因也。

移精變氣論篇第十三

黃帝問曰：余聞古之治病，惟其移精變氣，可祝由而已。今世治病，毒藥治其內，鍼石治其外，或愈或不愈，何也？歧伯對曰：往古人居禽獸之間，動作以避寒，陰居以避暑。內無眷慕之累，外無伸官之形。此恬憺之世，邪不能深入也。故毒藥不能治其內，鍼石不能治其外，故可移情祝由而已。當今之世則不然，憂患緣其內，若形傷其外，又失四時之從逆，寒暑之宜，賊風數至，虛邪朝夕，內至五藏骨髓，外傷空竅肌膚，所以小病必甚，大病必死，故祝由不能已也。

古代治病是附禱告便行，因為古代乃取法自然，天冷則以運動取暖，天熱則避蔭處以避熱，與當時飛禽走獸生活方式大同小異，故裡無兄弟父子感情的糾葛，外無仰慕人家升官發財的慾望，非常恬靜，邪無法侵襲。人類精神活動若以恬淡為主，無恚、無怒、無慾，的確可以使人健康，所有的神經肽及激素處於平衡的發展，而無由得以偏差，無須毒藥鍼石。當今之世則大不同，憂患、勞苦，又不按照四時從逆事實，即天地自然法則，祝由無法治療。說雖然如此說，但不過是一個概念而已，國人一向崇古遵古，即是《黃帝內經》亦不例外。其實病比較不易侵犯是事實，祝由而能治療，不過是心理安慰劑（placebo），非治病的本色。

帝曰：善。余欲臨病人，觀死生，決嫌疑。欲知其要，如日月光，可得聞乎？

黃帝希望明察病情，判斷死生，希望歧伯能告訴他。

岐伯曰：色脈者，上帝之所貴也，先師之所傳也。上古使僦貸季，理色脈而通神明。合之金木水火土，四時八風六合，不離其常。變化相移以觀其妙，以知其要。欲知其要，則色脈是矣。色以應日，脈以應月。常求其要，則其要也。夫色之變化以應四時之脈，此上帝之所貴，以合於神明也。所以遠死而近生，生道以長，命曰聖王。

歧伯講了大體無非觀色，即人的氣色以及候脈，合色脈以斷病情，這些以往講了又講，玆不需再贅言。四時八風六合五行，是古代解釋應用的術語，並無多大意義，否則一味鑽牛角尖，沒甚好處。

中古之治病，至而治之，湯液十日，以去八風五痺之病。十日不已，治以草蘇草荄之枝，本末為助，標本已得，邪氣乃服。暮世之治病也，則不然。治不本四時，不知日月，不審逆從。病形已成，乃欲微鍼治其外，湯液治其內。粗工凶凶以為可攻，故病未已，新病復起。

這倒是給我們一個當頭棒喝，凡見有病，不知病之來龍去脈，不識病之周圍環境，不懂何者為權宜之治稱曰標，何者應該從本而治稱之曰本。生物生存現象，本是一體性的循環流轉不已，若亂治一通，隨便開刀，失其生態平衡，有時能收斂，稱快於一時，有時舊病未除，新病再起，是屢見不鮮的事。

帝曰：願聞要道。岐伯曰：治之要極，無失色脈。用之不惑，治之大則。逆從到行，標本不得，亡神失國。去故就新，乃得真人。

歧伯再強調色脈，標本，治之逆從，當去舊布新，方稱真傳。

帝曰：余聞其要於夫子矣。夫子言不離色脈，此余之所知也。岐伯曰：治之極於一。帝曰：何謂一？岐伯曰：一者因得之。

帝曰：奈何？歧伯曰：閉戶塞牖，繫之病者，數問其情，以從其意。得神者昌，失神者亡。帝曰：善。

歧伯之治療要道只歸於一。臨床觀病人，第一觀其神。「神」之一字包括很廣，包括氣色、脈象、病候、病因。配合外界氣候地理環境，誠懇探詢病人過去病史，病發當日的情形，病者的心理狀態等。這一篇幾乎全是空話，沒有談到什麼，自此篇之後，漸漸露其倪端。

湯液醪醴論篇第十四

黃帝問曰：為五穀湯液及醪醴奈何？歧伯對曰：必以稻米，炊之稻薪。稻米者完，稻薪者堅。

黃帝問道，如何用麻、米、麥、黍、豆等五穀製造醫藥用的米湯及濁酒呢？歧伯答，製造湯液原則用米，再用稻草燒炊，薪堅著火有力，米始味佳。

帝曰：何以然？歧伯曰：此得天地之和，高下之宜，故能至完。伐取得時，故能至堅也。

歧伯說，得天地之和，高下之宜。米在上，而下則屬地薪，亦即稻梗，故能完善，收取合時，薪燃之火方能著矣。

帝曰：上古聖人作湯液醪醴，為而不用何也？歧伯曰：自古聖人之作湯液醪醴者，以為備耳。夫上古作湯液，故為而弗服也。中古之世，道德稍衰，邪氣時至，服之萬全。

歧伯述及上古之佳境，中古的逆境，故湯液上古僅作備用，中古便要常用了。

帝曰：今之世不必已何也？歧伯曰：當今之世，必齊毒藥攻其中，鑱石鍼艾治其外也。

當今之世，湯液醪醴已經無功，必須用猛藥內攻，針灸外治。

帝曰：形弊血盡而功不立者何？歧伯曰：神不使也。帝曰：

何謂神不使？歧伯曰：鍼石道也，精神不進，志意不治，故病不可愈。今精壞神去，榮衛不可復收。何者嗜欲無窮，而憂患不止，精氣弛壞。榮泣衛除，故神去之而病不愈也。

上古之人，只需祝由，因為人的身體本來就可以治病，更有各種代償，假如生活環境平靜，食物清淡，祝由不過是形式，略使心理安慰，病就可以痊癒，故湯液醪醴備而不用。中古道德已衰，道德衰落的理由，一來是人口增多，謀生不易。其次是各種嗜慾代之而起，醪醴湯液仍是屬於五穀之類，本為人類常食之物，所以體內酵素對之轉化有序，約略助身體的代謝和轉化，病也可癒，不拘是上古中古人之患疾，因平日操作環境，使本身抗力↑，自然可以不藥而癒。醪醴湯液略為幫助，可見中古已經不及上古了，原因是人類對自然界環境的支配愈來愈背道而馳。歧伯所說的近世離開我們久遠，由我們的立場而言應該是上古及中古了。當時已經徒恃自然療法，無法使病痊癒了，於是猛藥針灸砭石一併齊下，有的痊癒了，有的仍是不癒。黃帝不免生疑問，而歧伯的回答神不使，精神不進，意志不治，可見針灸砭石之道，非但是屬生理病理性，更屬於精神、心因性。中國醫學的特色，即是配合病人本身的心理及精神因素，這一點與西方文明截然不同。西方醫學至今已經漸漸認識心理及病理的關係，戰國自古即已確認，可見當時中國的文明，實在超越西方很多。其後來衰落的原因，乃是統一大帝國之後，東有大海，西有中亞細亞不毛之地相隔，南有喜馬拉雅山與印度相隔，古時交通不便，文化不能互相切磋交流，把所有的努力和精神都用到人事方面去了，讀書人唯一的出路便是考試做官，而為卿相，營私弄鑽，無不用其極，從性靈而轉入功利，七情六慾，貪得無厭。張仲景的《傷寒論》自序中已經痛加貶斥，故而文明若無互相交流討論，即無法進步。針灸砭石之道是醫者及病人雙方心理方面都有合作性的默契，方可奏效，否則如果根本不信此道，或者對之存有懷疑，則無法奏其全功。所謂神乃是精神、神經、心理的統一稱呼。榮泣衛除，古人稱血流在內謂之榮，因血流而生活力，以拮抗病毒的作用，謂之衛。榮氣衛氣是抽象名詞，以現代醫學來講，即是血流循環↑，活力抗力亦↑，反之即↓。但是真正生病，絕無如此簡單可以解決。榮泣即榮停止流行，衛除即消失，故而無法收功。

帝曰：夫病之始生也，極微極精，必先入結於皮膚。今良工皆稱曰病成名曰逆，則鍼石不能治，良藥不能及也。今良工皆得其法，守其數。親戚兄弟遠近音聲日聞其耳，五色日見於目，而病不愈者，亦何暇不早乎？

我國的醫學是先針灸，即後再發展藥物的，所以認為病的開始是由皮膚入，而且極微，無法察知，等到發現有病，藥石針砭已經來不及也，黃帝對此發生疑問。兄弟天天見面，五色均顯於目，而病急不能察見，何以如此費時。其實治病，談何容易，即是現在，似有許多病莫名無法瞭解，何況當時。

岐伯曰：病為本，工為標，標本不得，邪氣不服，此之謂也。

病是本，治療是標，治療工作如果不能配合病人的生機，則病未除，人先亡。輕些的也因為本及治法不合，不知病的機轉，病必不癒，所謂邪氣不服。

帝曰：其有不從毫毛而生，五藏陽以竭也。津液充郭，其魄獨居，孤精於內，氣耗於外，形不可與衣相保。此四極急而動中，是氣拒於內，而形施於外。治之奈何？

古人也發現有些病未必一定從皮膚侵入，由內部所謂五臟發生。五臟的陽氣，即其作用及動量均↓，水氣橫溢充滿於人體的空廓之內，亦即人體的胸腔及腹腔之內。其魄獨居，乃指肺臟，肺臟本是內分泌最重要的臟器，對血壓之維持具極大的關聯，前面幾章內，已經交待過。古人見水滿而咳，水無論積在胸腔或腹腔都使肺受影響，產生喘咳。部分由於橫膈膜之動量發生問題，乃曰肺金不能行水。假如使心搏力加強，肺內壓由肺小血管將多餘的水分因血管擴張而吸收，一如《傷寒論》用小青龍湯然。血壓維持則腎臟因血壓維持可增加滲透壓而利尿，ADH↓。所謂利尿，利水之法，各有千秋，間接的利法較直接為安全，ADH↓ 腎小管吸收水分↓，就不致於孤精於內。古人稱腎為水，肺為金，金生水，欲去其水，須肺腎之臟聯合作用，其治療用藥亦復如斯，與現代醫學多所吻合，否則便是孤精於內，氣耗於外，水分之積聚使人喘咳而無力。形不可與衣相保，便是形體浮腫與衣不能相合拍。以上種種原因至極點，O_2 代謝大為↓，又因浮腫四肢攣急、牽強，即所謂氣拒於內，而形施於外，如何治法？

岐伯曰：平治於權衡，去宛陳莝。微動四極，溫衣繆刺其處，以復其形。開鬼門，潔淨府，精以時服。五陽已布，疎滌五藏，故精自生，形自盛，骨肉相保，巨氣乃平。帝曰：善。

岐伯的回答是：先平治於權衡，亦即先看其規矩權衡，候其脈，脈浮者為在外，脈沉者為在內，說說容易，做起來未必容易。此類病不過是一過性的水分失調，亦即 ADH↑，一般在夏季，尤其在小孩身上發生最多。突然一覺醒來小便全無，面目浮腫，此絕不可以當腎臟病、心肺病、蛋白缺乏而論，若小題大做，洗腎、補充蛋白則必然愈醫愈差，甚則使之變真正嚴重的腎臟病變乃至死亡。假如真正解剖學上的病變，此類治病方法是無法見效的，能取效於一時已經不差了。去宛陳莝，去陳布新的意思。輕微地搖動四肢，四肢動量本與大腦相配合，微動四肢，對四肢本身有效，對大腦傳達四肢命令，四肢的動作法對心肺亦有間接的效果。溫衣繆刺其處，衣物使之溫暖以保其陽氣，亦即維持其代謝活力，再用針刺其不能彎曲處，則浮腫可退，以期漸漸恢復其本形。開鬼門亦即用發汗法，發汗並非是將水分從皮膚中除去，如果如此想，那不成了笑話，如此皮下大量水分要想發汗去除之乃太天真了。發汗真正的意義乃是刺激大腦使之調整，使 ADH↓，使血壓（blood pressure, BP）略升，血流量↑，則腎臟微管（microtubule），再吸收水分力↓，水分自然排出較多。淨潔腑即為利小便，那方式很多了，直接的是利小便，或利大便間接利小便。動量恢復便曰精以實服。五陽已布，疏滌五臟，故精自生，形自盛，骨肉相保，巨氣乃平。若乃真正心臟有病，末期的水腫、腎臟病、肺病、肝病有時都會水腫，有時卻不會更有其他的機轉，非在本篇範圍之內，容再述。此類之病，要想用上例法，恐怕效果是微乎其微了。用岐伯的一句話，標本不合也。

玉版論要篇第十五

黃帝問曰：余聞揆度、奇恒，所指不同，用之奈何？歧伯對曰：揆度者，度病之淺深也。奇恒者，言奇病也。請言道之至數，五色脈變，揆度、奇恒，道在於一。神轉不回，回則不轉，乃失其機。至數之要，迫近以微。著之玉版，命曰合玉機。

揆度奇恆，就是揆度人體的奇（亦即病理狀況）恆（亦即生理狀況），可知病的深淺。故論醫道的至極，先見五色、脈象之變。揆度奇恆，道在於一，其精微至要之處，在於一亦即一貫而下，如何是一貫而下呢？即生理的機轉是神，神永遠旋轉而往，絕不回轉，人之出生一直至死，生理機能永遠往前進，一如地球永遠旋轉一般，所生之物，所生之象是進化中之常及變，一往而不返。設如能回，回則不轉，則生命的過程從此終結。至道的要綱，極為精微，書在玉版上稱之謂合玉機，乃稱之謂至尊至貴之道的意思。

容色見上下左右，各在其要。其色見，淺者，湯液主治，十日已。其見深者，必齊主治二十一日已。其見大深者，醪酒主治百日已。色夭面脫不治。百日盡已。脈短氣絕死。病溫虛甚死。色見上下左右，各在其要，上為逆，下為從。女子右為逆，左為從。男子左為逆，右為從。易，重陽死，重陰死。陰陽反他，治在權衡相奪。奇恒事也，揆度事也。

所謂揆度奇恆，就舉上段的例來說明。若見水腫，上段的歧伯所言可稱是一般較為淺顯的水腫，若見心臟病全身水腫，則心臟循環系統已至末期，是死症，無法可治，否則只能換心了。如腎臟病，原則不會水腫，只要是腫，無非在足部，在目眶，真正見水腫全身的必然是腎臟病兼帶血管病，如 SLE，血漿蛋白含量大降↓方見之。肝臟硬化肝癌的水腫，只在腹部少見全身性，水腫大部分由於門脈壓高張。諸如此類，即可稱作揆度奇恆，是一種方法（methodology）。面容顏色見於上下左右各觀在其要處，以後會逐步講到，今大綱而已。若色見淺者，例如肝炎黃疸，輕微見淺色黃，用湯液主治之十日亦好，或竟云歷十日可以改善；其深色者，若見深黃，必須二十一天，大深黃而至青黑帶黃者，醪酒主治百日已，此不過述其大要，其中尚有妙諦。湯液是清理用，醪酒是溫通用，各有不同用處。清理當速，溫通則須緩。色夭者則全然死灰色而無光輝滋潤之色。面脫者，面上肉彩盡削，不過百日必死。脈短促，則呼吸盡絕則死。發熱的疾病，久熱虛甚也死。色之所在上下左右，都有要點。上為逆，病愈在上部則愈為危險。例如頸椎阻斷，全身癱瘓；胸椎則自阻斷處開始癱瘓；腰椎則下半身癱瘓，故上為逆，下為從，逆難治，從易治。人類器官的重要性是由上而下，於今外科手術，愈在上部甚則在頭部，被譽為外科高手，至於腹腔及婦科方面則平淡多矣。也可以說明，《內經》所述，大致不差。更尤須詳述者，女子右為逆，左為從，男子左為逆，右為從，假如相反，重陽死，重陰死。以前實在無法解釋為什麼男子左為逆，女子右為逆，反之亦然，如今對大腦的機轉漸漸愈來愈有所瞭解。男女之別乃是不同而已，絕不是不平等，平等不平等是人事的處理問題與自然科學的醫學無關。在討論此事以前，先舉例子來看，可見一斑。就今所知，一般天才的一生大概有幾個相同點：第一，從小多病，身體衰弱，至成年後方才茁壯。第二，生性狂放，不拘繩墨，不修邊幅，不拘小節。第三，對事對物見解不同，常有突破性，建設性的發展，初非全然出於本意。第四，壽命很短，所謂天才命薄而早夭，或如英國諺語所言：凡上帝所愛者早逝（Those whom the gods love die young），所謂天才不過如此，亦不見得高明。倒是人才反而實事求事比較有用處。又例如用動物試驗，將小鼠置入迷宮，在隱密道處，放置食物，雄性小鼠較雌性的方向辨別程度要高出十一倍之多，其他訓練幾乎相同。在人類方面，男性對方向、距離、震動、色彩、數字演變、方法的尋求較女性為高，其理由何在呢？原因是胎兒期中，男性激素（hormone）具有抑制左腦發展的作用，左腦的發展永遠涵蓋而且勝過右腦，抑止左腦即使右腦發展較有餘地。右腦的發展使人具有強大的思考力與創造力，一般天才率皆如此。但有一點是使右腦發展的人非常不利之處，就是右腦是對抗體產生具有抑制作用，而左腦對全身抗體有促進及補助作用，由此以觀，則上列諸問題就可以迎刃而解。右腦愈發達愈是天才，抗體力不足↓，愈易生病致死。左是屬於大腦右側處理領域，右則屬於左半腦控制範圍。故男左而女右，可以作概略的分別，並非一定，其不同處在，男性分布極不平衡，女性則非常平穩，故女性壽命恆遠較男性為長。古人似乎早已領略此節，其觀察之精微真是嘆為觀止。一般中醫來論，男子氣多血少，左為血，左脈衰落為血虛，既屬血少自以血為貴，故左虛即危險矣。女子氣少血多，故右為氣，氣奪則神散病危矣。揆度奇恆盡在於此等原則中了。

> 搏脈痺躄，寒熱之交。脈孤為消氣，虛泄為奪血。孤為逆，虛為從。行奇恒之法，以太陰始。行不所勝曰逆，逆則死。行所勝曰從，從則活。八風四時之勝，終而復始。逆行一過，不復可數。論要畢矣。

若是脈搏強勁而手足痺躄，亦即行動不便一側稱之為痺，兩側稱之謂躄，更有寒熱徵象，可知是屬於風寒急性的外感症。脈搏以寸關尺而論恆長，多為關脈最旺，寸脈次之，尺脈最弱，在拙著《傷寒論之現代基礎理論及臨床應用》中討論很詳細。手指按脈而知有脈搏者，脈搏之衝力簡稱脈衝，脈衝的強力與否，全賴心臟之搏動力，復加以此人本身之動量，大腦因其動量而與之配合心肺的動量，如運動員、球員動量大，脈衝大，脈搏自然強大而平穩。若是病人病至心搏力肺活量大差時，脈即非常緩弱。脈孤者，並非一根橈骨動脈上，只有一處跳動，其他兩處不跳動，豈非成了笑話，真正的意義是脈搏心肺力弱而大為使脈衝↓，大致是尺脈最微弱，在輕候粗觀之下好像沒有，其次因脈搏極微，連寸口都感覺似乎闕如，由於關脈本來就較大，所以尚能候得出，便稱脈孤，並非真正脈管一根有變化三種，特以兩種本弱，獨留關脈尚可候得，乃得脈孤，為氣不足或氣消亦有其理。脈按之虛泄，跳動非不見但感無力為奪血，實則一樁事二種不同的程度。前者程度嚴重，後者較輕，當然前者為逆，後者為從了。逆難治，從較易治，可謂揆度奇恆法則千變萬化，說理至大至廣。就此段而言，以取寸口，寸口屬肺太陰經為標準。後面幾句八風四時，終而復始，一如人體之反覆循環，天時之四時循環，氣變之八風循環，診病時機甚為重要，稍縱即逝，若不留心，診斷無法正確。

診要經終論篇第十六

黃帝問曰：診要何如？岐伯對曰：正月二月，天氣始方，地氣始發，人氣在肝。三月四月，天氣正方，地氣定發，人氣在脾。五月六月，天氣盛，地氣高，人氣在頭。七月八月，陰氣始殺，人氣在肺。九月十月，陰氣始冰，地氣始閉，人氣在心。十一月十二月，冰復地氣合，人氣在腎。

黃帝因於上篇之論要知道診斷要綱，因而相問於歧伯，歧伯認為人身代謝活力最高的時期與天時配合大概一致。《內經》的真正精要處，早就講過不在五行、五味、五色、五穀、五畜等排列，而在實際情況下的立論。同時此書非常特別者，前面盡是一些泛泛的通論，而且篇篇大致相同，愈到後面則愈是精彩。今日陰曆的正月二月，春天剛要開始，亦即所謂天氣始方，地氣始發，人體的代謝漸漸如樹木一般漸漸興旺而發軔。肝第一代謝的主要場所，代謝系統的總代理，所以活動旺盛，血流充沛。三月四月則進入春天肝氣的旺氣，又須消化道的吸收與補充，一如工廠大量生產，必須配合大量原料做補充，所以其時腸胃消化力佳，酵素轉化活潑，一切欣欣向榮。五月六月已入炎熱之季，若照五行排列就不對頭了。夏，對應的應該是心，然而則大不然，是頭。因為天氣炎熱，心力因大量表皮血管擴充，出汗而散熱，反而較負擔輕減。頭部顱外血管因熱而擴張，外容量大而內容量相對的減少，雖然減少不多，但在生化轉化方面，各種神經肽活力方面大有影響，激素方面亦受影響，所見最多者乃甲狀腺機能大降，心搏緩慢，基礎代謝升高，汗大出，人反困倦。頭顱充血↑，人反而昏沉欲睡，少氣乏力。七月八月入秋天，秋高氣爽，皮膚收濇，汗不出，人感涼爽，肺部活力充沛，更是一般農作物收成的時候，一切將成肅殺之候，肺機能此時最盛，若乃肺部素來不良者，多患咳嗽，瘧疾（非一定為 malaria 的瘧疾）大腸痢疾等病。一到九月十月已入深秋，血管收縮，血液重心在內，心臟負擔↑，甲狀腺亢進以相配合，一般禽獸此時大都羽毛豐滿以防寒冬，人雖無羽毛，但隨進化論的原則，人類自然不能例外，故雖不見羽毛，但是皮膚內積脂肪變厚，是先有肺活量充沛，更再見心力負擔強盛。十一月十二月隆冬極寒之候，內臟的活動，因血液內向而更須血液循環力高張作推動，腎上腺素，腎上腺皮質酮等等，血管收縮素、紅血球生成素（haemopoietin），更須腎臟之活力增強，方能綽綽應付，所以腎臟血流活力大盛以應冬寒，說得明明白白，條理分明，遠較五臟五時來得高明，奈何一般人認為不重要而不列，反而對五什麼什麼的大感興趣，還說要數學群論排列法，人身的生理病理心因性變化全部是有一定法則的。正如歧伯所云，乃上帝之所使，神明之所為，全然不懂，豈能亂排一通，倒像賭博的大家樂了，還像什麼醫學。人體因天氣變化而變化，亦即內在環境對外界環境變化而應變，此不過其一般性最普遍最泛泛而大者，不獨人類如此，萬物如此，而人類對外界之變化，指揮作適應環境之應變，重心全部在腦，亦即古人所謂神，此其至大至普遍者，一般特殊的情況應變更需要精神力，神經應激物質全由腦行使指揮以作調節，諸如解決難題，思考精深之事物及學問，更需配合大腦皮層（cerebral cortex）的活力，此四時之變，只需依恃腦下視丘部、旁部、下垂體，自己雖不感覺，卻也是由大腦皮層反射而來的一種。因為轉變緩慢，在進化上歷時極久，腦中古皮層已經足以應付，不需高級皮層，所以人不自覺其變，若是突然變化則必然察覺。

> 故春刺散俞及與分理血出而止。甚者傳氣閒者環也。夏刺絡俞，見血而止。盡氣閉環，痛病必下。秋刺皮膚循理，上下同法，神變而止。冬刺俞竅於分理，甚者直下，閒者散下。

《傷寒論》開始即進入正文，非常精彩，《內經》則開始渾渾噩噩令人不知所從，篇篇都見重複，讀得焦頭爛額。到第九篇以後方始進入情況，一直到第十六篇以後則漸漸進入正文，愈來愈生動精彩了，前面的篇幅都是些泛泛之論，總綱而已，並非重要，所以稱之為理論醫學是指前十三四篇而言，以後便是理論實踐各得其所了。否則純理論而無實局，等於純大講而特講，吃飯用餐的儀式，舉杯的規矩，拿筷的方法，席位的排列，上菜的方式，結果的目的是吃，而盤中無食物，杯中無酒，豈非笑話，最重要的是酒餚飯菜。《內經》一直到第十六篇方始慢慢上菜，真正是不亦晚乎！好在乃大塊文章有八十一篇，區區十六篇不算什麼，以《內經》作者來講還算是早的了。譬如說在我們洗澡的時候，假如發現熱水太燙，再開冷水龍頭，使水的冷熱平衡成溫水，如果又感到太冷了，不夠熱，我們有兩種辦法使之回復或竟略為提高熱度，第一種辦法將熱水龍頭開大，如此則熱水多↑，使水由不太熱而再熱，第二種辦法將冷水開關略為關小，則熱水大而冷水小，同樣亦可以調節溫度，但此兩者方式不同，其結果亦不同。照第一種辦法之加溫不及第二種辦法來得迅速有效，原因是第一種辦法溫水加多，水量亦因之而加多，熱量卡路里（calorie）可以增加，溫度增加卻不及第二種之迅速。人體皮膚對溫度的升高降低，遠較總熱量為敏感及明顯。這雖是一個極簡單平凡的例子，我們在此可見放血療法，有其非常有效的一面，此種療法在古時不獨中國有，在印度、印加帝國，北美洲的印地安人都有這種治療，但為何漸漸湮沒而不及中國醫藥之愈來愈發揚光大，其理由是第一此類國家及民族早已亡國滅種，現今住在該地的民族已非當時之民族。我國則當然不同，非但因地勢地理關係一如前幾段所述，外敵無法侵入，即使入侵其文化文明均較我民族為低，我民族文化文明遠較他們那些游牧民族為高，非但使之同化，一般文明更是反而發揚光大，發展成相當有系統有規則的學問，放血療法也是其中一道。古時候做針的技巧較不如現在，其針較粗而硬，而且彈性韌度均不夠，用針刺法一方面刺激量遠較現在的針為大，其工具又是硬而直，故而針刺及放血，幾乎可以用同種類之針，略需手法不同，即可達到不同的目的。一般而論，人之所以生病，如果就外在而論，亦即就軀體部體能部位而論，多半是神經與血管不能互相協調方產生徵象，譬如發展的炎症就因為血管擴張，血流變慢，滲透壓↑而波及四周的神經，神經因受壓迫，更受血管收縮因而擠壓扭曲乃生紅腫熱痛的現象，用針刺放血，雖然在局部去掉部分靜脈瘀滯的血，就可以使之恢復，此還是小事，最重要的是針刺放血的痛感，直接傳遞至大腦，腦因之與局部而起互相協調作用，病可痊癒，非但是生理的病理的變化，更且是心理的精神的神經的變化，隨之而來的是生化酵素的變化，抗體抗原的變化，不過後兩者的變化似乎比針的效果還要大，今且不論。但看針刺與四季變化，究竟有何等相關，機轉又是如何？春天生機盎然，一般代謝激素酵素的轉換更新，不能說是全部，但可說是大都趨向於欣欣向榮之勢。散俞即是俞穴之間，輕刺出血，因為代謝血行都在↑，出血放血只須些微，大腦的活動力便能刺激而升高。夏天大腦的活力卻不升高，反而因炎熱滯人，氣在頭者，不過是顱外血管擴充，面紅多汗，其實顱內血流往往成循環降低↓的現象，尤其皮下則恆生充血現象，血清素在此時節的作用似乎大於正腎上腺素，些微針刺略為放血，不須用散俞，只需用絲絡，亦即最小的脈絡使之出血，立可調節。因為血流外散現象比春天為高，出汗多，頭腦因熱而昏沉，經過些微刺激則腎上腺素↑，抗病力隨之而↑。傳氣、盡氣閉環的意義就是大腦可以與之相互配合，則血管及神經即可調節，古人意下，一如血氣循環轉成一環之暢通如此而已，則其痛處必然下，下者消失↓也。秋刺皮膚腠理，秋天的情況與春夏就有很多不同了，血流分布不同，皮下血流要刺而使之出血，則已屬非順自然而略近逆自然了，故須下針至神變，亦即臉色或者脈搏略有變動，即適可而止了，不須使之出血放血。冬天氣候寒冷，血流循環內斂，直取俞穴，所謂病輕散針，即隨便輕刺，病深直刺，不過是刺激的強弱不同，在這當口當然更不需要放血了。因為如今才開始進入正題，也沒有論及什麼病。其實除了血流之外，更有很多機轉，因血流改變而改變，激素因刺激不同而應激不同，以後再步步深入論述。復次放血療法多在陽經，亦即在四肢的外側和人身背後的足太陽膀胱經的肌肉富厚之處，少由陰經放血，其理由是陰經都居內側，內側為動脈聚匯多的區域，放血放在動脈可以出血不止間或死亡。又且因有動脈的多數存在，肌肉均較為薄弱，彈力欠缺。所以不需要從書本上死鑽牛角尖，就事論事所得到的知識及智慧，遠較讀死書為高明。希臘大哲學家某已忘卻其名說：學問是別人的經驗，自己的經驗體認，才是屬於自己的真正學問，良有深意也。取陽經的效果遠較陰經為迅速而明顯，陰經取在手上間或稍有效果，若在腳上效果可能要等上一、兩天方見小效。

> 春夏秋冬，各有所刺，法其所在。春刺夏分，脈亂氣微。入淫骨髓，病不能愈。令人不嗜食，又且少氣。春刺秋分，筋攣逆氣環為欬嗽，病不愈。令人時驚，又且哭。春刺冬分，邪氣著藏。令人脹，病不愈，又且欲言語。夏刺春分，病不愈，令人解墮。夏刺秋分，病不愈。令人心中欲無言，惕惕如人將捕之。夏刺冬分，病不愈。令人少氣，時欲怒。秋刺春分，病不已。令人惕然欲有所為，起而忘之。秋刺夏分，病不已。令人益嗜臥，又且善夢。秋刺冬分，病不已。令人洒洒時寒。冬刺春分，病不已。令人欲臥不能眠，眠而有見。冬刺夏分，病不愈。氣上發為諸痺。冬刺秋分，病不已。令人善渴。

由於前段可以知道刺針放血的方法一共只有兩種，春夏季放血，秋冬兩季針刺不需要放血。春夏兩季血流情況是外向的，神經不拘是液態的神經肽或者特定的神經傳遞，都隨血流的分布而作分布及調節，所以春夏兩季的神經傳遞情況恆以離心性的條件為多，大腦固然為一切神經精神活動的總支配，而腦邊緣區、尾核區、海馬區都受 C-AMP、腺苷酸環化酶、磷酸二酯酶的支配，但是由於血流因氣候有從中心向外散的趨勢，腦神經的離心趨勢亦隨血流支配而放大其信息，所以在春夏季人顯得疏懶，夏季則更是怠惰，只需輕輕地刺激，略為放血就可以充分地影響大腦。放血是一種刺激，春天的刺激較夏天略為大些，因為夏天的血流及神經更較春天為外流的離散傾向，所以刺激更輕，只需略刺小血絡出血即可，因為此處沒有指出具體病的實證，講起來非常空泛而費解。如果春天用夏天的方法針刺出血，則刺激太微，能影響腦中的是使人胃口缺乏，又且呼吸與心跳不能平衡，人的精神活動影響神經，由神經影響激素，亦即內分泌，由內分泌引出人的行為或者症狀，此類症狀是精神受抑止的症狀，即是刺激力不夠，腦中 C-AMP 活潑程度↓。春刺秋分，本應放血刺激大腦，今單刺皮下，刺激太高了，呈過度興奮情況，筋攣逆氣咳嗽驚狂，女子小孩心神脆弱則哭。春刺冬分，去甲腎上腺素本將↓，因而復↑，使植物交感性神經興奮，生抑制性的牽引，生氣脹，精神無端興奮而多言語。夏刺春分，夏天本來只需弱刺激，用春天的刺激法略為強了些，令人解墮，夏天本來天氣炎熱非常怠惰，是否一定因刺激而發，不敢斷言。夏刺秋分，令人驚恐，惕惕如人將捕之，此時的正腎上腺素因天氣炎熱本不需大量分泌，今 NE↑，自然 C-AMP 活躍程度↑，乃有此過猶不及之症狀。夏刺冬分，令人少氣，因刺激過強，反而像刺激過弱相似，但非相同的抑制情況，故雖少氣但時欲怒。秋刺春分，使人神經兮兮，常感心驚肉跳，秋天神氣精神漸漸奮發，頭腦清靜，辦事靈敏，不可以使之放血出血，由於放血出血之刺激不同於針刺，針刺多半屬鎮靜性質，放血屬興奮性質，乃見如此現象。秋刺夏分，使之放血，秋天神經大腦漸入興奮之候，放血使之興奮再興奮，但使興奮之力甚弱反成抑制，乃見嗜臥，善夢。冬刺春分，冬天 NE↑ 精神抖擻，英華內斂，復用春天的放血再興奮之，則夜不眠，即眠也多屬動眼入睡狀態（rapid eye movement, REM），多夢。冬刺夏分，冬氣本已由下往上，神經血管均向內斂，復刺之則氣上逆發生諸痹，亦即以前所述的五痹。冬刺秋分，冬天內部興奮，用秋刺鎮靜之，本來冬刺亦作鎮靜用，但較秋刺程度為深，今淺鎮靜而血行不調和，電解質水分不平均地分配，使人善渴。此類諸辭，不過述舉其大要，並非一定必須如此，否則死煞句下，成笑話了。

> 凡刺胸腹者，必避五藏。中心者環死，中脾者五日死，中腎者七日死，中肺者五日死。中鬲者，皆為傷中，其病雖愈，不過一歲必死。刺避五藏者，知逆從也。所謂從者，鬲與脾腎之處。不知者反之。刺胸腹者，必以布憿著之，乃從單布上刺。刺之不愈，復刺。刺鍼必肅。刺腫搖鍼，經刺勿搖。此刺之道也。

針砭刺放血之所以有效，以其與腦之作用相互發揮，腦之作用的配合須以動量作標準，手足動量大，末端動量更大，背部則近脊髓中樞神經，更且肌肉豐滿，反應迅速，如今胸腹部除了內臟攝食供應全身營養代謝之外，動量卻極小，胸腹部皮膚肌肉又薄，所以根本用不著針砭，倒是艾灸卻常用。所以針刺必儘量避免胸腹，即使萬不得已，如《傷寒論》之刺期門，亦必用斜針，亦即與肌肉平行而刺，絕不可直刺，否則刺中胸腹內臟是促其死而已。中心當日死，中……五日死，無非言死期略長略短，並不一定是五日七日。其他隨句而解即可瞭如指掌，不必多言。所謂前面薄如餅，後背深如井，針灸大成之所述要之，也如同一轍。

帝曰：願聞十二經脈之終奈何？歧伯曰：太陽之脈，其終也戴眼，反折瘈瘲，其色白，絕汗乃出，出則死矣。少陽終者，耳聾，百節皆縱，目睘絕系，絕系，一日半死。其死也，色先青白，乃死矣。陽明終者，口目動作，善驚，妄言，色黃。其上下經盛，不仁則終矣。少陰終者，面黑齒長而垢，腹脹閉，上下不通而終矣。太陰終者，腹脹閉不得息，善噫善嘔。嘔則逆，逆則面赤。不逆則上下不通，不通則面黑皮毛焦而終矣。厥陰終者，中熱嗌乾，善溺心煩。甚則舌卷，卵上縮而終矣。此十二經之所敗也。

手足各六經乃合成十二經，觀察太陽經之絕，則全面肌肉呈強直，眼珠上翻，角弓反張，神經極度緊張，血流不及末梢，面色灰白，可見是腦脊髓膜發生強烈的病變，最簡單的如腦脊髓膜炎（meningitis），其次有破傷風、狂犬病等等，如見延髓起代償作用，出絕汗則便死亡，所有的病變處，假如外觀則全部在背後足太陽膀胱經，所走的部位，肌肉生極度的痙攣（spasm），乃稱太陽經絕。少陽經氣一般總是走人身的兩側，假如全身肌肉癱瘓（paralysis），眼球呆滯沒有反應，耳朵也聽不見，是屬於對太陽經相反的結果，在大腦炎，延髓腦底有嚴重的病變才令如此。因為是癱瘓，全身神經肌肉萎靡癱瘓而非緊張，故不須絕汗出，顏臉蒼白而死。可見少陽經的主要部位，在腦中的協調是在腦底及近延髓之處。以上兩經都屬於神經性的，病變都在大腦以及延髓、脊髓。陽明經是走人身之前，其演變的方式，是以腹腔內部臟器為主，最後雖也影響大腦乃至呼吸停止而死，畢竟方式全異。凡是肝膽胰脾有嚴重的疾病，黃疸是屢見不鮮的，或是阻塞，或是流血，或是造血機能不全，腦死之前，身體唯一能生代償的，是脈搏洪大以達到拖延性命的目的，所以說上下經盛，上即寸口脈，下即趺陽脈，最後不能逃過此劫，總歸死亡。少陰終者，面黑齒長而垢，腹脹閉，上下不通而死。諸凡陰症都見腹滿脹閉，理由前面已經講過，在加拿大病理學家 William Boyd，曾經推測在腦死以前，心跳趨停止，動脈收縮，靜脈血液停瀦而擴張，腹部則大脹，可能腦部一陣劇痛，乃至死亡。人死不能復生，也沒有人經驗過，但配合當時事實情況，其猜測大概不至於有絕大的差距。各陰經之絕，首先應該是陽先崩潰，陽即是心臟循環力量↓，腹部脹滿是陰經絕前常具的現象。少陰經有關結締組織，所以牙齦萎縮則見牙齒變長，滿面黑氣，是電解質全部調節崩潰，腎上腺素已經無法供應，血壓↓，心跳停止，呼吸停止而死。上下不通是非常自然的結果。太陰經也是腹脹閉而不通，所不同者乃是屬於真正胃腸之死症，由於臨死前動量全部紊亂生逆蠕動，則善噫，善嘔，嘔則上逆，頭面部充血，如果沒有逆蠕動發生，腹脹面黑與少陰經的原因相同。三陰經之絕必先無陽，亦即循環力先絕。厥陰經終，心中熱是 CO_2↑，胸部血流停瀦，呼吸↓。口乾、舌卷、囊縮，是屬於舌咽神經及薦骨神經機能斷絕，兩種神經都屬於副交感神經，由於副交感神經功能耗失之前，胸腺及甲狀腺都因久病而萎縮，所以口渴嗌乾。善溺者屬於薦骨神經及副交感神經的紊亂，至心煩，至舌卷囊縮則已至臨命之頃。由此類推，十二經脈在腦中的經過及線路至少大概可知一二，因為古時醫學不發達，很多病無法治療，候其自然發展，我們才能略知病的自然發展的過程而不致使真正的現象產生錯覺及扭曲，其好處在此。

脈要精微論篇第十七

黃帝問曰：診法何如？歧伯對曰：診法常以平旦，陰氣未動，陽氣未散，飲食未進，經脈未盛，絡脈調勻，氣血未亂，故乃可診有過之脈。切脈動靜而視精明，察五色，觀五藏，有餘不足，六腑強弱，形之盛衰，以此參伍，決定死生之分。

診法先講切脈，然後論五色，視有餘不足，形之盛衰，種種條件都須考慮在內，非單憑切脈，就可以決定一切，歧伯、張仲景都是如此，何況平平之輩，不過是演員爾，不是醫生，乃故作神祟，以愚鄉曲。望聞問切，切是在最後的一環，也可以說是不太可考的一環，即使其人切脈而講得很準，亦無非是配合其他條件而來，不過不說而已，單憑脈可以決定一切，那麼X光、CT scan、超音波（ultrasound）都可束之高閣，實驗室化驗結果可以去掉作垃圾了，所以最重要的還是要綜合其結果作精確的判斷。在拙著的《臨證特殊案件之經過及治驗》中述之甚詳，此書的前面序文一再強調，診病之重要遠勝於處方治療，可惜一般人，只求急功，先看方子，從未考慮先看病例的由來，以致管道不通。認病診斷準確，開任何方式之方，萬變不離其宗，都可以有效，不必需用一定的方劑，是則重藥而不重醫，即使最簡單的傷風咳嗽也無法治療，藥石亂投比不治更壞，奈何計不及此可嘆之至。《內經》論診斷時間認為是平旦最好，平旦即是黎明時分，理由已見上述，此條無甚出入，不再多說了。

> 夫脈者，血之府也。長則氣治，短則氣病，數則煩心，大則病進。上盛則氣高，下盛則氣脹。代則氣衰，細則氣少，濇則心痛。渾渾革至如涌泉，病進而色弊。緜緜其出如弦絕死。

若要論脈須先知此類脈形成的理由和條件，否則愈描愈黑，不論倒也罷了，如《瀕湖脈學》、《脈經》，愈候使人愈笨，成事不足，敗事大大有餘，可為專論脈者之厲誡。如果知道其原因，自屬不難分辨。脈者，血流循環之處，謂之府。長則氣治，即是脈搏的振幅平穩，簡單言之即跳動非常平穩，氣強當然是身體健康的。短即是跳動不平穩，抖抖動動，當然是不平穩，不需先講脈，如見人寒冷而瑟縮發抖，每個人都曾見過，可能也都有如此經驗談，是否抖得很平穩，當然不可能，如果有可能，那只有演平劇的演員方能平穩的抖動，表示生氣，演戲是藝術，須使觀眾生美感，為了美而失真，情有可原，如此簡單的比喻人人可懂，又何必故弄玄虛，使人墜入五里霧中，真正非常缺德，罪過。短則氣病，不平正，可能有病，但不一定有病，必須病人先有病為必要充分條件。數則煩心，脈搏跳得快，即在某單位時間內的跳動數比一般較大，西醫候脈，就是如此，人人都知，不必多言。大則病進，脈搏振幅變大，套一句通俗語，即大起大落則病進，病勢若屬於一般性突發的簡單的病，如發燒、感冒、感染、脈洪大，以示代謝升高以抗病毒，當然是情況較為嚴重了，代謝高則代謝物（metabolite）↑，乃成酸度（acidity）↑的酸血症，脈即大起大落，幅度很寬，病情進一步了，病進二字自然無問題。上盛則氣高，脈搏的來源，雖出自心臟，但血液充沛，調整心臟的自律神經，心腦的調節，心臟自身心肌及心瓣膜心冠動脈給養的條件，以及肺臟呼吸配合的條件，都是極其重要相關的函數及變數。如果一切都在正的方面，則脈力充沛，血行動盛，寸關尺三部，可以直至寸部（一般而論，關最強，寸次之，尺最弱，此是生理常態，要有病理變動，亦不過略示改變而已，從無本末倒置之現象），也即是寸部的脈較平時更強，但是最多還是比關脈要弱些，用符號來說只能 $\leq$ 關脈，絕不可以 $\geq$ 關脈，脈搏既強，自屬動量大，即指心臟搏量大，古人稱之為氣高。下盛則氣脹，尺脈本來就弱，若比一般來得強，

但決不能 ≥ 關脈，甚至不能 ≥ 寸脈，此類脈之出現大部分是下腹部有壓力，比如懷孕，母體子宮漸漸長大，則見如此之脈，或竟骨盆腔有腫瘤，此乃是實體之物。若見骨盆腔中大腸氣體多，則感到脹，重心在下，因之心臟搏力就較為差，甚則不及至寸僅至關部（當然此類現象是一般平按的結果，如果重按寸口當然仍然有脈），因為下部循環受阻受壓，乃生滯留（retention）的現象。代則氣衰，是心室性早期收縮（ventricular premature contraction, VPC），當然不太好，氣衰兩字可泛指任何條件，其實神經弱又兼血管張力較差的女性，也是此脈，恆主訴心臟跳動異常和胸悶，常常誤認為心臟病，其實不過神經質而已，真正心臟病倒反而不見此脈。細則氣少，脈搏搏動量小，則動量↓，身體若衰弱，也是泛泛可指，不具任何準確臨床意義。濇則心痛，痛是前列腺素造成，前列腺素對血管具收縮作用，對血壓具降低作用，收縮對脈管使之彈性↓血壓↓，則心搏量↓，又因由於痛可產生緩激肽，此能使心臟跳動↓，具以上三條件，則脈搏可以變慢，跳動往來變黏而不流利，心搏量↓而跳動力↓，如此三者併發，則脈搏成如手指擦在玻璃上的感覺，稱之濇。脈之滾滾且無彈性，病勢極重，面色必然大差，如非滾滾而來，無彈性，更如弓弦之硬，屬於心臟病末期的代償，以及肝癌以及一切胸腹腔中的腫瘤壓力，絕大部分乃生此現象，自然死不遠矣。

> 夫精明五色者，氣之華也。赤欲如白裹朱，不欲如赭。白欲如鵝羽，不欲如鹽。青欲如蒼壁之澤，不欲如藍。黃欲如羅裹雄黃，不欲如黃土。黑欲如重漆色，不欲如地蒼。五色精微象見矣，其壽不久也。夫精明者，所以視萬物，別白黑，審短長。以長為短，以白為黑，如是則精衰矣。

其實此段大都是形容詞，用不著多講，一望便知。所謂見五色，應該有光澤柔和之象，不可以黯然枯澀之象，此所以視萬物先要得其機理，否則易本末倒置，一切垮臺了。本條的原文反而較多，實因為不必多解釋，自然可通也。

> 五藏者，中之守也。中盛藏滿氣勝傷恐者，聲如從室中言，是中氣之濕也。言而微，終日乃復言者，此奪氣也。衣被不斂，言語善惡，不避親疎者，此神明之亂也。倉廩不藏者，是門戶不要也。水泉不止者，是膀胱不藏也。得守者生，失守者死。

此條也是從五臟立論而來，但是比較高明，不從五臟的門面上立辭，從病的病症上做較實際的敘述。中盛即胸中滿悶，呼吸困難，當然病人本身感到大為驚恐緊張，語言發音滿悶沉困，是稱中濕，實則是肺的支氣管炎症或大葉性肺炎等疾病，病之輕者，至少也是喉頭以及總氣管多痰的感冒閉塞氣喘之症。由於肺臟之激素可使血壓調節，如果滿閉，調節機轉為之降低，血壓隨之而降低，所以在大葉性肺炎及急性氣管炎時，醫院非但須供應 O_2，更須以點滴注射血漿代用品（plasma expander）以維持其血壓，但此等效果，只是消極性的防禦保護，不是主動性的去改善改良它，如果用小青龍湯及喘四君子湯等改善肺活量的方劑，則血壓可以上升，腎過濾量↑，小便↑，濕氣自然去除。否則用腎臟性的水分調節藥效果雖較差，不及直接用於肺者，諸如五苓散等亦能奏效，不過是治此類疾病的第三步棋子。其第二步用苓甘辛夏五味仁薑湯以善後，則中氣之濕必然去除。言而微，終日復言者，《傷寒論》稱之為鄭聲，大都由於正腎上腺素之分泌不夠，腦邊緣區 C-AMP↓，致興奮代謝用附子乾薑四逆湯，或加人參、吳茱萸立刻可以改善，間接亦有強健肝臟的意思。衣被不斂……不避親疏是發狂，有真正的思覺失調症，乃是腦中多巴胺代謝紊亂之故，一般急性病如《傷寒論》的陽明府證，是由於腸胃的毒素，影響 VIP 的代謝穩定，宜所謂急下存陰，是用三承氣湯的底子，尚有真正的發狂，多半是腦中的單胺神經肽能紊亂而變成 NE↑，從刺激 C-AMP 大量↑，《內經》稱之為神明之亂。倉廩不藏者，《內經》稱脾胃之為倉廩之官，如上吐下瀉，尤其下瀉為多，多半屬過敏性。魄門亦即肛門，前幾段前中已說過，魄門為五臟之使，終日下瀉，使 Ca^{++}，K^{+}，Na^{+} 等電解質代謝紊亂或缺失，可以產生許多意想不到的疾病，蛋白質流失可成肝病，電解質

↓可使神經不穩定，腸胃過敏可使發精神病，甚則皮膚病。水泉不止，即小便不禁不止，是膀胱的病，更是腎臟分利的病，例如 DM，尿崩症等等。得守者生，失守者死，則無須再行解說了。

夫五藏者，身之強也。頭者精明之府，頭傾視深，精神將奪矣。背者胸中之府，背曲肩隨，府將壞矣。腰者腎之府，轉搖不能，腎將憊矣。膝者筋之府，屈伸不能，行則僂附，筋將憊矣。骨者髓之府，不能久立，行則振掉，骨將憊矣。得強則生，失強則死。

前段說的是內臟，此段述的是外表。內臟有其所守則，外體有其一定的強度。頭部是精神、神明之所在，假如頭部傾倒不能矗直，眼睛昏花不能視物，此二者是同時併發，而非單獨計論的，於是精神將奪，去死不遠矣。我們常見 80、90 歲的老人，老得連頭頸的頸椎都已衰弱得連頭都豎不起來，稱之謂天柱傾，則命不久矣。又見小兒頭部不能豎起，往往也是不治之症。背者胸之府，背之撻直，自然胸廓寬廣，心肺循環呼吸活動力↑，背曲則肩膀自然憊墜，胸廓將壞死無疑義。腰者腎之府，古稱連腎及腰脊一併計合，故有此稱呼，若腰不能轉輾，腎將衰殆了，如今當然知道兩者非同一之物，不可以合計，但影響的關係是非常密切的。膝者筋之府，膝關節不俐落，有時當責於腰椎的不利，有時是坐骨神經，風濕關節炎等與筋無關，有時亦有關連，屈伸不能，行則僂附是形容其症狀而已。骨者髓之府，不能久立非骨髓病，都是腰椎，腿上筋腱肌肉之病。更有血壓太低久立會昏倒，真正骨髓病如白血病等血液病才能算骨髓病。古人以外表皮相經絡立論，乃是不從現代解剖上的臟器來講，而且以五臟經絡外觀的針灸方式來治，仍可奏效絕響。

歧伯曰：反四時者，有餘為精，不足為消。應太過不足為精，應不足有餘為消。陰陽不相應，病名曰關格。

古時候，脈以人迎氣口兩處為主。人迎為陽，氣口為陰。所謂三陽在頭，三陰在手，前都已經講過了。以四時而論，春夏為陽，秋冬為陰，按理在春夏陽生之時，陽脈的人迎應較轉陰脈的氣口為強，若氣口之脈不弱於人迎以應春夏的陽脈，則認為氣口的陰氣，亦即陰脈為有餘。若見人迎的脈少於氣口，則便變成了陽脈的人迎為不足的現象。實在來講，人迎的脈是應該永遠大於氣口的，論血流的遠近，脈管的大小，搏力的強弱都應該如此，一如關脈永遠較寸尺為大是無疑問的。此處所論不過是和上面論脈的條件一樣，是相對性的，非絕對性的，此是必須知道，即使在秋冬季，氣口脈大亦則略大強些，絕不能 ≥ 人迎，而人迎一定 ≥ 氣口。若使人迎氣口的脈搏強大出乎一般常態則稱關格，亦即陰陽不相符而離決，等於我們現在說的太離譜了，自然是重病，大都是不治之症。為什麼不候人迎而候氣口呢？因為人迎在頸上部位，不太容易找，氣口一候便知。

> 帝曰：脈其四時動奈何？知病之所在奈何？知病之所變奈何？知病乍在內奈何？知病乍在外奈何？請問此五者，可得聞乎？歧伯曰：請言其與天運轉大也。萬物之外，六合之內，天地之變，陰陽之應。彼春之暖，為夏之暑。彼秋之忿，為冬之怒。四變之動脈與之上下。以春應中規，夏應中矩，秋應中衡，冬應中權。是故冬至四十五日，陽氣微上，陰氣微下。夏至四十五日，陰氣微上，陽氣微下。陰陽有時，與脈為期。期而相失，知脈所分。分之有期，故知死時。微妙在脈，不可不察。察之有紀，從陰陽始。始之有經，從五行生。生之有度，四時為宜。

此段黃帝所問和歧伯所答，似乎不大相合，而且前半段，都是些駢體文的應門面話，並無探討的價值。春之暖至夏之暑，秋之急勁至冬的嚴寒，脈應天候四時之變而變。春脈得而略強，一如用圓規劃圓圈狀，天氣始暖，血液漸漸向外之象。夏脈洪大，天氣炎熱，血流大而向末梢皮下移動，則脈搏大盛，一如用矩尺劃線然，劃之直率而有力。但這些脈象不過是四季剛剛開始之時是如此，以後人身能調節及適合環境，又漸漸變成常態之脈了，此不可不知。秋脈輕飄，一如用秤的秤桿略略感重，乃輕輕往地往上翹或往下沉的移動，喻其輕如毛。夏經長夏，脈搏由洪大而緩軟，由長夏至秋，金風送爽緩軟略為跳動加速使成輕飄如毛的感覺，乃末梢血管漸漸由外向內收斂之象，這亦不過在氣候剛剛開始轉換的當口有之，非是一直都有，等於冬天血流全部內斂，心臟搏動力↑，血管內血流容量亦大，則成力大而質硬，搏之如石，又如秤之秤錘，謂之權。血液動力學的生理現象與氣候息息相關，《內經》上講之又講，至於其影響則非常之大，尤其對病的影響。現在再講冬至節氣後四十五日，氣候漸漸由冬變春，由寒變暖，是立春了，陽氣微上，則當然陰氣微下，所謂冬至一陽生。夏至四十五日後便是立秋，陰上而陽下，所謂夏至一陰生，人類欲在相得的氣候內生活，則不得不依天地四時大原則變動而變動，故脈亦有所變動，以求適者生存之道，在沒有真正的疾病實例，徒託之於空言，沒什麼意思，從略，以後再述。

補寫勿失，與天地如一。得一之情，以知死生。是故聲合五音，色合五行，脈合陰陽，是知陰盛則夢涉大水恐懼，陽盛則夢大火燔灼。陰陽俱盛，則夢相殺毀傷。上盛則夢飛，下盛則夢墮。其飽則夢予，其飢則夢取。肝氣盛則夢怒，肺氣盛則夢哭。短蟲多，則夢聚衆，長蟲多，則夢相擊毀傷。

此段所論並不可靠，幾乎可以說是無稽之談。從以駢文氣勢相對相併而已，不足取，從略。

是故持脈有道，虛靜為保。春日浮，如魚之遊在波。夏日在膚，泛泛乎萬物有餘。秋日下膚，蟄蟲將去。冬日在骨，蟄蟲周密，君子居室。故曰知內者，按而紀之。知外者，終而始之。此六者，持脈之大法。

春夏秋冬之長期平正脈象，再配知外者之氣色，知內者的按脈度，何者為內在的病。春夏秋冬色脈此六者相合為候脈的基本法則，其他上段的文章，春浮，夏在膚，秋在膚下，冬在骨，早已講過，不復再贅。

心脈搏堅而長，當病舌卷不能言。其耎而散者，當消環自已。

> 肺脈搏堅而長，當病唾血。其耎而散者，當病灌汗，至今不復散發也。肝脈搏堅而長，色不青，當病墜若搏，因血在脅下，令人喘逆。其耎而散，色澤者，當病溢飲，溢飲者，渴暴多飲，而易入肌皮腸胃之外也。胃脈搏堅而長，其色赤，當病折髀。其耎而散者，當病食痹。脾脈搏堅而長，其色黃，當病少氣。其耎而散，色不澤者，當病足䯒腫，若水狀也。腎脈搏堅而長，其色黃而赤者，當病折腰。其耎而散者，當病少血，至今不復也。

《內經》的難讀難懂，傷腦筋的地方很多，尤其最令人心煩者，重複又重複，我們此時何妨也學它的樣重複一番，因為此一點實在太重要了。脈者不過是診斷中小小的小環節而已，診斷的正確，乃是具各方面綜合的效果。古時候的色脈，所謂候色候脈可以萬全，望聞問切，望而知者神，聞而知者聖，問而知者工，切而知者巧，更須配合現代的實驗室化驗結果，CT scan，X 光，超音波，活體組織切片（biopsy），心電圖（electrocardiography, ECG），ERG，所有的資料，由於醫者自身的經驗及啟發的智慧和豐富學識，將病疾所見的症狀和徵候（sign and symptom），儘可能地使之與內在的病變做一合理聯繫，可信的條件，如此診斷方能配合治療而有效。徒自論脈要想辨病，何啻緣木求魚，不能得魚，且後必有災。診斷不確，治療錯誤，病人慘矣。醫學人命關天，豈可兒戲。機轉是最為重要的一環，而不是脈，候脈主觀心理很重，無法統一。候脈並非只講快慢。脈波，脈是三度空間（three-dimensional space, 3D space），亦不能像心電圖般的用銀幕來表現，我們需要知道的是脈的品質（quality），如何會出現這種脈，所以不單限制於脈管的搏動，更須進一步知道，脈管搏動而成之脈，是由神經作調節的，其調節的神經，有心動神經，自律神經，非自律性運動的液態神經肽，大腦用之以控制全身，心臟亦不能例外的活動，平時的動量，動靜灌注的平衡，代謝的條件，電解質的條件，詳細寫起來，至少需四、五十種以上，牽連之廣，可以寫一本比《脈經》、《瀕湖脈學》要好上幾百倍，篇幅要多上十倍以上的講脈本文。於今是講《內經素問》，只能點到為止，儘可能將機轉及理由講解清楚。如此有標準可循，方不致於主觀或竟迷惑。脈搏堅而長，是強勢脈，搏動強，脈跳之幅度大。軟同軟而數者，是恰巧相反。心脈，候心脈的部位在上焦，所以在寸口，為什麼在寸口，以後慢慢會詳些闡明，要談的問題太多了，一步步慢慢來。心脈強大，是病舌卷而不能言，此作怎講，因舌咽之處，是屬於頭部十二對腦神經的第十一對舌下神經所司，頭部的神經都是屬於副交感神經，假如此時神經在腦底部（由於CVA或竟其他病毒的感染，因為病毒最易侵犯神經，在緊張的當口，炎熱的天候下更容易上犯及腦）受侵犯而麻痺，則卷縮而不能言。此對神經延舌喉部下展，其神經分支纖維散入胸中成副交感性的，對心臟具有調節作用，副交感神經使心臟跳動略受抑制，可使心跳向負面性的平衡，如今失其負面抑制性的控制，心跳乃大起搏動，脈則強大而實。心脈軟而數者，是副交感神經支配力 > 交感神經。副交感神經對進食、睡覺具有貢獻。今既興奮胃腸蠕動，消化力轉強，胃口奇佳而大吃，但屬一過性，亦即平靜下來。肺脈也在上焦，若強大，當唾血，在未唾血之前，肺部小血管或竟支氣管內膜壁的小血管張力↑，神經緊張，則脈變強大，如果一旦破裂而出血，緊張度即刻↓，一如放血療法，肺可以平正下來。如果大量咳血，則心臟受代償性的亢奮，脈可以洪大絕倫，故中醫常說大虛有盛候，即是指此，我祖父對此亦曾有詳細的解說。若脈軟弱，則必然汗出不已，由於呼吸量不太夠，O_2 略為↓，CO_2 稍稍↑，皮下小血管既擴張而出汗，常常出汗，脈無由不緩弱者。肝脈在中焦，在關處（原因容以後述），見脈搏強大，乃是肝中血液循環不良，或竟兩脇近橫膈膜處受傷，血流滯阻，脇間神經痛而緊張，乃呈緊張脈搏之脈，是阻塞性，為神經緊張性的脈搏，因神經緊張乃令人喘而上逆。軟散弱的肝脈，並非屬於真正的肝系統的脈，乃是濕阻，腸胃因濕因而產生的脈（詳見《溫病涵義及其處方述要》〈中焦篇〉）。胃脈絕強大，不是胃有病，是腰股處劇痛而產生，為什麼產生劇痛，那要看當時的情況了，此因倒因為果的脈象，《內經》之所以難讀，混淆不清，極為費神。胃脈軟散，倒是真正的腸胃病，一般肝阻塞性黃疸，假如肝機能很好而沒什麼痛，譬如膽囊結石便是一例，膽汁向外流入血液而成黃疸，即所謂癉。膽汁之膽紅素使胃腸道張力鬆弛，病人胃口奇佳，必然絕大量進食，方能使之蠕動活潑，食量不大，刺激不夠，但膽紅素又使一般性的神經產生遲緩作用，波及心動神經，脈乃虛空。腎脈強大，面色帶黃而紅，當令折腰，腰骨折裂，痛如刀割，神經緊張脈搏隨之強大，乃極自然之事，血流因之流動更疾而數，面色帶紅，中醫稱為面有火色，乃痛所致。面色帶黃，乃極緊張可致，血小板及紅血球溶解，使面色成黃色，也是倒因為果者。若軟而散是血液不足，腎臟中的造血組織本是造血的重要因子，既然因其他緣故，例如腎絲球炎，即是顯著的例子，其他一切慢性疾病尤其在腎臟者，無不影響造血機能，更且使 RBC 破壞，面色帶黃，並不好治。所以，即使在候脈的當日，似屬貧血。如此則可真相大明，否則再讀也讀不出什麼名堂來。（又胃脈肝脈都在中焦的關部，腎脈在下焦的尺部，脾脈也在中焦的關上）還有這裡好像漏寫了一個脾脈，其實情況也差不多。脾脈洪大，臉色黃，當病少氣，原因是膽管阻塞，膽汁溢入於血，膽汁使人變黃，使各種臟器組織彈力活動力均鬆弛無力，乃見少氣。按理脾脈此時應該因膽紅素抑制心跳成變慢心搏過緩才是，但是不要忘了一點，如果阻塞的程度超過了在膽及膽囊，而更在肝的小膽管阻塞，比以前的講痹要厲害多了。心跳因阻塞而起代償則脈強大，乃維持生命之所必須。膽紅素再具生化作用，亦效力不足以抑制了，因為維持生命的循環要緊，故能勝之。讀書活法在人，見機而為，但絕不妄說，更須有事實根據，使之活潑應用，方為妙著。復次大凡痛有二種，假使屬於體表（somatic）部分的痛，恆使人緊張，交感性神經興奮，故脈強大。若屬於內臟部分，尤其在中下焦（visceral part）的痛恆使組織產生緩激肽，多肽及大量的前列腺素，則心搏量變慢，脈搏強大程度反而漸漸↓了。至於脾脈若軟而散，色不澤，身上有水分積聚，積聚的方式很多，如果全身性的水腫，屬心臟病的末期，脈搏微小，臉色萎黃，尤其是離開心臟愈遠則愈腫，足脛腫，是足部離心愈遠，心之循環搏動力不及乃致如此，非脾病，實是心臟病。此非倒因為果，更是從頭就不符合了。若是單腹部水分積聚的水脹，多屬肝之門脈壓↑，此時脈搏非但不弱，反成強大而弦硬，因為有壓力阻塞之故，與上述的脾脈強大是一條路線的。不過程度要嚴重厲害多了。

帝曰：診得心脈而急，此為何病，病形何如？歧伯曰：病名心疝，少腹當有形也。帝曰：何以言之？歧伯曰：心為牡藏，小腸為之使。故曰少腹當有形也。

心脈而急，急脈搏來勢疾，主心疝，心疝到底是什麼病呢？據曰下腹部當有形，形者如塊狀的積聚，為什麼會發生如此情況呢？因為心的使者，亦即表達的方式，大都出自小腸，所以小腸當有塊，其實原因是心脈亦即是脈形緊張，緊張當然連及寸口，所見之脈，寸口可以與關上一般的強勁，大部分屬於神經緊張型的病人。此類病人神經緊張表達的方式大概有兩種，第一種是人人所熟知的心跳快速，亦即心脈而急。第二種是由於交感神經過度緊張，或竟長期緊張而導致副交感神經興奮，使腸蠕動加速而不正常，如此恆易導致腹瀉。腹瀉的過程及結果，腸運動大不正常，其人用手摸腹壁外部恆感覺有物撐住，其實是腸蠕動不良，結聚有時成一團的現象。此類現象，有時可以拖延很長，從而腹瀉便秘交互徵象出現成永久的痞塊，中醫恆稱之為癥瘕，其實並非腫瘤一類之物。設或是腫瘤，則必具壓力，心臟搏動亦快而急，可得心脈急，但由於壓力之抑制，可得下焦腎脈很結實，兩者因果是倒置的，不可不察。

帝曰：診得胃脈，病形何如？歧伯曰：胃脈實則脹，虛則泄。

胃脈亦在中焦的關上，若見實，亦即不拘輕按重按都有著力感。胃神經緊張，一般而言，蠕動量改變，大都是動量改變而胃中食物發酵，更加進食時附帶吸入的空氣，則發飽脹。虛則泄，是應該說泄則脈虛，如果飽脹感消失而傳食物入腸，腸動量因胃動量不利而反動量↑，以求代償，即所謂胃虛腸實，而致泄瀉，短期或一時的泄瀉，可以使脈緩軟，所捐虛則泄。例令長期泄瀉，則蛋白質電解質發生不平衡，其人面色黝黑，脈則反變強緊而強硬矣。

帝曰：病成而變何謂？歧伯曰：風成為寒熱，癉成為消中，厥成為巔疾，久風為飧泄，脈風成為癘。病之變化，不可勝數。

風成為寒熱，癉成為消中，前面都已經講過，厥成為癲疾者，厥的意思是先神經緊張，緊張之極則見血液內流，四肢冰涼，血流內流，脈管床一時適應及心搏量的適應無法太快調節，於是心跳過速而上逆，成為一時的暈厥（syncope），神經易緊張易怒的人恆見此徵象。久風為飧泄，即是前段所講緊張的人分兩種方式出現，心跳過速則成所謂的厥癲，長期神經性腹瀉，則稱久風為飧泄。脈風為癘，癘之為病，非脈風二字可以作交待。可能是一般所稱的麻瘋，是一種傳染病，但也與神經有關，先侵犯神經，使之感覺不靈敏，甚至香菸菸頭燒到手指亦無感覺，此是一般麻瘋常見現象，歧伯此處，不過舉其大端以闡明之。

帝曰：諸癰腫筋攣骨痛，此皆安生？歧伯曰：此寒氣之腫，八風之變也。帝曰：治之奈何？歧伯曰：此四時之病，以其勝治之愈也。

癰腫屬炎性，有細菌感染，筋攣骨痛，有內因屬結締組織有問題，也有外因，由於病毒細菌感染而觸發之。寒氣八風更是外因中的間接外因，不足為憑。若說四時之病，以其勝治之，恐怕不致如此簡單。

帝曰：有故病五藏發動，因傷脈色，各何以知其久暴至之病乎？

黃帝問在五臟發動的病，有的是久病，有的是新病暴發，其色脈方面，有何變動？如何辨別？

歧伯曰：悉乎哉問也。徵其脈小，色不奪者，新病也。徵其脈不奪，其色奪者，此久病也。徵其脈與五色俱奪者，此久病也。徵其脈與五色俱不奪者，新病也。肝與腎脈並至，其色蒼赤，當病毀傷不見血。已見血濕若中水也。尺內兩旁則季脅也。尺外以候腎，尺裏以候腹中。附上左外以候肝，內以候鬲。右外以候胃，內以候脾。上附上，右外以候肺，內

以候胸中。左外以候心，內以候膻中。前以候前，後以候後。上竟上者，胸喉中事也。下竟下者，少腹腰股膝脛足中事也。

以前論脈在本書以及拙著的《傷寒論之現代基礎理論及臨床應用》和《溫病涵義及其處方述要》中多少已經論及，若以脈管的張力來論，因為手指按脈先有手指壓在脈管上的壓力，手指的壓力與脈管的張力相配合來講，則是關脈最大，因為關脈幾乎跨越橈骨端，寸脈離關脈近，直至手腕後，在兩點支架之下，卻像橋樑一樣，而且距離又極短，所以寸脈的張力次之。尺脈後面既無支架處，前面的支架處，即是關脈，所以就張力而論為最差，實際事實也是如此。關脈 > 寸脈 > 尺脈，無庸置疑，每個人自己試驗，人的脈按之都是如此。如果更須深一步的討論，脈除了血流在脈管的張力之外，更有兩個變數，一個是脈衝，所謂脈衝是血液從心臟搏出由橈骨動脈直至掌後，則先到的部位是尺，之後是關，最末是寸。從近端到遠端是一定的原則，另一個條件是脈搏跳動的頻率，如果頻率也即單位時間內的次數較多時，則寸脈的震動力最高。關脈因為震動力被其支架的張力所消除，只能排列為其次。震動的震幅則以尺脈為最低。這三個物理性因素，只是略述一般人的生理狀態下的情況，即所謂平人脈象，那麼如何在一根橈骨的動脈管（*arteria radialis*）上分三部以候上中下呢？一般人聽了絕對是笑話，即使老於行醫候脈者，也不過說經曰，與以前的讀書人動不動就搬出「子曰」來一樣，這是不可以的，必須要有理由，如今分系統性以及局部性兩種條件的合併關係（correlation）以及相互影響關係（interrelation）來講，是如此：中醫候脈並不是候脈的脈管及心跳，乃是考究脈的本質，也即性質。如果下焦有病，譬如發炎、盆腔炎、子宮炎，則必然充血，此處血流局部性的必然靜慢，如果下焦有癥瘕，有腫瘤即阻塞力必然更厲害，局部血液滯留更↑，局部性的血流滯阻影響全身的循環，影響的方式非但是血流，更且是神經。下焦神經緊張，多半會影響副交感神經，因為尾薦骨神經屬副交感性，則心搏力↓，脈衝當然亦↓，到關脈部位因張力高而通過較困難，衝過關脈至寸脈，力量所剩無幾。在候脈者候來，只感覺到尺脈↑，其實凡血流通過關脈及寸脈，仍然在通過，不過力量較弱，相形之下；尺脈搏旺，則知病在下焦。如果女子懷孕，當然不能稱病，但是尺脈亦旺，因副交感神經能↑，其人感覺無力，少精神，配上中焦脈空虛，非絕對空虛，不過略為空虛，則稱病屬下焦，見下焦較大之脈。假如精神神經緊張，在心臟健康或者無很大的解剖上的疾病時，心跳必然加速，脈搏跳得快，脈搏衝力亦大，則振幅亦大（交感性神經興奮↑）則寸口脈特別旺盛，關脈因為張力大之故，可以與寸口脈同樣旺盛，但總不至低於寸口脈。心跳加速，呼吸加快，發現病在上焦，即胸中或竟是咽喉部位，俗謂心跳得幾乎要從咽喉口中吐出來，即此之謂。中焦的脈搏本來就旺，用手指著力按上去，脈管受壓亦在中焦處最大，張力既大，壓力又大，則反彈之力極強，如果發生炎症，或竟肝脾胃膽等阻滯現象，脈搏更旺，乃曰病在中焦。脈管除與神經的興奮和抑制配合之外，更須與內在的血流量之多少做配合，或收縮或擴張。收縮時或脈管硬化時，彈性極小，關脈張力壓力大，復加彈性小，幾乎呈黏滯狀態。寸脈，因脈管收縮或竟血管硬化，則因關脈的阻滯幾乎可以非常微小，粗候之可以若有若無，若在擴張時，脈管彈性大時，則寸脈關脈可變得非常有力而滑利。在脈管收縮時，血流通過較慢，可能尺脈相對地較旺。脈管收縮，面色自然變白變青，中醫乃認為是不足的陰症。脈管擴張，血流量多且流速↑，面發紅，寸關脈旺，中醫認為是有餘的陽症。同樣一根脈管上以候上中下三焦的病，在某個一定範圍內，有其一定的準確度者，非真正候血脈，實在是候精神神經狀態，不過兼及血脈而已，明乎以上的理由，則再行釋闡。本段意義不會很難瞭解（若論脈的重點在血流血液，則須更進一步闡明其關係，只能隨時遇到再行商榷）。脈有變，而氣色仍正常是新發的病，因為脈是精神神經反應的寫照，一時有所不適應，脈乃變。脈不奪，色奪者久病也，脈之變化受神經影響而變，其後正如前節所講，人身能做調節，脈變不過是一時性的，等到人體做了過當的調節反應，脈依然應適存關係可以不變，但病既久，氣色大差，因為代謝營養久病不得不變，而且不得治療無法改善。脈與色俱奪者，久病非但色變是原則，而且連脈亦變，則其病的嚴重度遠超過以前所講，連神經循環都無法調節適應，必是如肝硬化，癌腫的絕症，因血流循環具有大幅度的阻塞，神經無法調節。徵其脈與五色均不變，不過偶染小恙之新病，如感冒等等。肝與腎脈並至，臉色蒼赤，當病毀傷不見血，中焦脈旺，下焦脈本來就弱，假令中焦齊旺，則依前面所講必然脈衝較大，抑且脈管略呈收縮的緊張狀態，臉色帶青蒼，以示血行內斂，但又帶紅，以示血向外斂，顯然矛盾，無法澄清其病情，若以脈的精細機轉來講就可以解決。脈管之所以收縮，屬於緊張之故，血流瘀滯，尺中脈不得不旺，以求循環暢通的代償作用，心臟搏動力因而轉強，一如應放血而尚未放血之前的症狀，當然血流瘀滯，一般都在靜脈以及微絲血管（內部臟器以及外部肌肉皮膚都是一樣，蓋動脈搏衝力恆大，血流沒有滯留的可能），血管張力大，如刺而使之放血，立刻可以痊癒。放血的意義尚不止如此，現例是一個極簡單的例子，不過一在外而一在內之不同而已，外可以放血，內臟部位無法放血，久經積滯，脈搏因血管血流長期變化無法調節，臉色因局部傷害，長期緊張的消耗傷挫，血流緩慢處又無法化解，就變成如此現象，是局部漸漸涉及全身系統性的變化。若傷而見出血則血流瘀滯條件消失，一如應放血之病，既經放血可以一切緩解，何以仍然如此呢？這是因為 ADH↑，水分不能調節，Na^+ 滯留亦可以使小血管收縮，中醫稱之謂濕重（拙著《溫病涵義及其處方述要》講之甚詳），故曰濕若中水也。

現今中醫的候脈大概都以《難經》的左手是心肝腎，右手是肺脾命門為標準，其實《內經》的候脈較為精細而實用，對脈之上中下三部以候人體的上中下三部，其原因既然已經闡明，則各部所候即可迎刃而解。即尺部兩旁候季脇處，尺乃是在關脈之後，銅人寸一寸之後的部位，略向外移以候腎，其實不止是腎，更可以候腰椎附近。尺裡候腹中，尺即一寸以內候腹中的一般性症狀。附上即關上，左手外，即輕候是肝，內，即重按候鬲，右手輕按以候胃，內即重按以候脾。輕按對脈管影響不大，並無壓力可知脈的自然現象及性質，若加以指壓的壓力，血流旺，脈管彈性佳者，必然應變而更旺，即使脈微弱者按之亦可得其跳動的跡象。鬲是肝血流機能範圍的推廣，亦即是肝的四周環境血流，因為輕取即得，是特殊明顯症狀，重按所得乃一般性症狀，重按必有所得，不過泛指一範圍，輕候即得，其現象性質非常突出而明顯。右手輕候即稱之為外，與前一致為胃，重按以候脾，總之以之候消化腸胃的症狀。上附上，即關上之上，亦即寸，右輕按候肺，重按則候肺的四周環境或竟肺中的氣管，胸廓內肋膜等等。左手輕按以候心，重按屬心的四周範圍，在縱膈腔中，一切以及心包膜等的症狀，古稱膻中。前以候前，寸關尺各部略推前，即候前之症狀，略移候即候後之症狀。上竟上者，亦即寸口再上至頂點，亦即掌後魚際下的橫紋部位，則候胸及喉中。下竟下者，尺後者以候小腹腰股膝足踵，講得如此精細，豈非神乎其技了嗎？不然，諸凡候脈如神，不可單憑脈象，須脈症合參的，否則絕對無法達到此等高階層程度。

> 麤大者，陰不足，陽有餘，為熱中也。來疾去徐，上實下虛，為厥巔疾。來徐去疾，上虛下實，為惡風也。故中惡風者，陽氣受也。有脈俱沉細數者，少陰厥也。沉細數散者，寒熱也。浮而散者，為眴仆。諸浮不躁者，皆在陽則為熱，其有躁者在手。諸細而沉者，皆在陰則為骨痛，其有靜者在足。數動一代者，病在陽之脈也，洩及便膿血。諸過者切之。濇者陽氣有餘也。滑者陰氣有餘也。陽氣有餘，為身熱无汗。陰氣有餘，為多汗身寒。陰陽有餘，則无汗而寒。推而外之，內而不外，有心腹積也。推而內之，外而不內，身有熱也。推而上之，上而不下，腰足清也。推而下之，下而不上，頭項痛也。按之至骨，脈氣少者，腰脊痛而身有痹也。

在上段還有一點未曾闡明，為什麼左邊以候心肝，右邊以候肺及胃腸消化道呢？根據俄國學者巴甫洛夫認為大腦半球的機能衰退及紊亂，可以引起疾病或竟已有的疾病愈發加重，充分說明了高級神經活動的紊亂在致病上的重要性。大腦左半球的勢勁遠較右半球為強，所以右半球恆在抑制狀態，完全由左半球為主宰，右半球主持的心及肝，本來自主能力極強，而且具有極密切的關係，心對血液循環搏動具無上的能量，肝對血漿中以及血液的活性物質具代謝上極大的潛力，包括膽固醇（cholesterol）、血脂、白蛋白、球蛋白……纖維素、凝血因子、溶血素、三酸甘油酯、卵磷脂蛋白、高密度脂蛋白（high-density lipoprotein, HDL）、LDL、極低密度脂蛋白（very-low-density lipoprotein, VLDL）等等，內由肝臟造成，再入血中循環。肝與心臟的冠心症，心與肝的肝硬化，纖維化均具有密切的關係容以後隨時說明。因為自主動量及代謝力自主性均極強大，右腦能加以顧問控制力不多，僅行使監督作用，所以由右腦支配對側左面的脈象。至於左面腦半球呢？支配力就大了，因為在胸腔肺自呼吸，幾乎全由橫膈膜行施其動力，肺臟幾乎完全處於被動狀態，而消化道的腸胃動量吸收，雖然養分自主，但全恃肝膽胰等等內外分泌方能完全行使其任務，尤其是肺與腸胃與肝與心一樣具有極密切的關係。肺活量不夠 O_2↓，CO_2↑，胃液酸性增高，易生消化道潰瘍，O_2↓ 胃口不佳，腸子吸收力↓，易致腹瀉，其自主力不及心肝，應由控制力較為強的左側腦半球主持，所以左屬血，右屬氣，乃精當不易的理論，古人之智慧令人嘆為觀止，絕非區區解剖及結構上可以解說的，要在功能上解說方是正著。特現今人類對於大腦的機轉尚未詳細貫徹，否則必有所證實。復次再論，本段脈粗大，脈象振幅大，搏動勁而有力，是經發燒代謝↑，酸性在血中↑，血液因滯留，由於血管擴大而生熱，因於感染則脈搏數，乃見脈粗大，是熱上加熱，說其是熱中，熱多而寒少，畏熱而不畏寒，大約《傷寒論》中的陽明病及《溫病條辨》的溫熱病，古人稱之作陰不足，陽有餘，就外表論之，非其論也，因不知機轉，從自表面描寫如何云云，無法治病絕對有效，只能間或有效。脈勢來得快去得慢稱來疾去徐，同樣是脈搏跳得快，心跳亦快，神經緊張，稱之為脈數，如果血管是擴張形態，則血流來勢大快，其收縮也，因血旺而較慢，則血流在上半身的循環勢↑，如果是相同的情形，但是負有血管的條件，不是呈擴張，反而呈收縮形態，則脈搏雖數，血流來勢↓，其收縮也。本已收縮，血液流量較少而退之也，乃成來徐去疾。前者為血過多而充血，後則為血略少，而上半身的循環勢反↓，人體本是在同一範圍內做變化，上半身血流↑，則下半身自然血流不及，稱上盛下虛，反之亦然，稱上虛下盛。前者上部充血之緊張，則下肢厥冷，血搏流力↑，一如癎癲，後者下部多血，上部少血，極畏風吹，如女性在生育年齡恆見此類現象。這兩種症狀真正的關鍵在於ACTH及其靶器官腎上腺分泌去甲腎上腺素的關係，前者因分泌夠，脈搏雖數，血流更充沛，乃生擴張。後者脈搏亦因緊張而數，但血流不夠，則脈管必收縮以配合當時的條件，病人因而怕冷，故稱中惡風者，陽氣受也。如果NE分泌↓，BP↓，則血管更形收縮，心臟搏動力↓，搏動次數不得不加強以維持生命，稱為代償性的脈數，雖不至於休克，已略近休克前兆，故而所有的脈均數細沉，稱少陰厥，是NE↓，不夠支持心搏量的預兆。沉細數散與少陰厥只差一個散字，在病情機轉上有極大的差異，所有的脈沉細數而不散，是血管收斂以補救血壓的結果，重按之絕不致於散。如果沉細數而兼散，脈已極弱，本來要休克了，但是病人情況判斷平平，只是病人本來脈搏不強，又逢感染而發熱，則脈沉細數按之而散。所以純論脈根本不足為治，必須脈症合參，否則毫無立場。浮而散，是脈搏動力↓，血流上行力不夠，不足以達及腦，這不過是一時性的，於是感覺眩暈而要跌倒。脈搏輕按即得稱浮，躁之一字最為難講，在手指的感覺滑動有序稱為不躁，病都在陽是發熱病候。浮而躁的是發熱較甚的症候，古稱手足二經都熱。細而沉者在陰，脈搏沉即須深按再得，細則跳動幅度不寬，都屬陰，所謂怕冷，能量↓，中醫稱謂氣血不足之疾。靜即躁的對應形容詞，其實是脈搏跳動快，但是搏力弱，可見血流序例不向外而向內，外為陽，內為陰，陽是發熱，陰是怕冷。既在內之又內，當然是骨了，故有骨痛，其實未必一定如此，靜者更在足部骨痛，舉例而已，仍須脈症合參，否則真的是一筆糊塗帳了，哪能治病。數動一代者，脈動量滑利而搏動又快，但是跳些時候突然停止，以後復再搏動，證明內在部分區域有結滯，結滯當洩，洩時有膿血由大便而出。所有疾病，候脈所得若為濇，即黏著的意思，一如手指摸在玻璃上，脈息來往不流利是陽氣有餘，一般是脈管收縮，或竟脈管硬化，脈搏現跳動彈性不夠。滑是濇的對待形容詞，像手指摸及雞蛋白的意味。凡見濇脈稱陽氣有餘，意思是發燒而無汗，其實是緊不是濇，《傷寒論》講得比《內經》高明。見滑脈稱陰氣有餘，是汗出多，汗出本是散熱，汗多散熱快，蒸發快必然怕冷。陰陽有餘則無汗而怕冷，實在是發燒體溫升高，高於四周環境則感冷，但還未致出汗散熱之前，方有如此現象。如果汗出而熱散，身溫適合於周圍環境，病人就不會感冷了。脈寸口大而尺特小，即稱為推而上之，上而不下，腰及足發冷。尺脈變大，寸口較小稱為推而下之，下而不上，則上焦有病，見頭項強痛。推而外之，外而不內，如果脈搏須深按而得，便無法推而外之，必然仍在中間，就稱內在有病，泛指心腹有積。如果見浮脈輕按即得，當然就可以左右推動，乃稱推而外之，外而不內，必然是發熱的外感症。深按至骨，脈氣少者，亦即脈力很弱，腰脊必痛，而身上有痲痺不仁之處。總而言之，這些不過舉例一二而已，不合色脈或竟脈症合參無法斷病，不知原委機轉，更無法治療。所講的大致有效，絕非絕對確論，此點不可不辨，否則以人命健康為兒戲，那還了得。

平人氣象論篇第十八

黃帝問曰，平人何如？歧伯對曰，人一呼脈再動，一吸脈亦再動。呼吸定息，脈五動。閏以太息，命曰平人。平人者，不病也。常以不病調病人。醫不病，故為病人平息以調之為法。人一呼脈一動，一吸脈一動，曰少氣。人一呼脈三動，一吸脈三動而躁，尺熱曰病溫。尺不熱，脈滑，曰病風。脈濇曰痺。人一呼脈四動以上曰死，脈絕不至曰死。乍疎乍數曰死。

根據《內經》所述呼兩口氣、吸兩口氣與我們現在一般健康人每分鐘脈搏大概七十二跳，呼吸約 16 ~ 17 次要之相差不多。古時候沒有多少儀器以測定，只能就醫生本人自己的脈搏氣息度量病人一呼脈一動，一吸脈一動稱少氣。認為是氣不足，這點並不可靠。一般運動員脈搏雖慢但是很平穩有序，非但不病反而應該較平常人更為強壯健康。還有一般副交感神經常處於興奮狀態的人，普通都是心平氣和，或者多思考的人士，例如大學教授治學問的，整天從事思想工作也多有副交感神經興奮狀況，脈搏則跳動率甚則每分鐘只跳動六十次以下。一呼一吸脈各三次即脈數，假如加上尺也即尺脈部分的皮膚發熱，其實何須尺脈的皮膚，任何皮膚處都可以發熱，而發熱稱病溫，病溫也即發熱的疾病，平均體溫增高一度，脈搏增跳十次，尺不熱脈滑稱病風，是感冒先在不出汗的時候，脈是跳快的，出汗後，由緊張略為穩定，汗出而體溫得以疏泄。如《傷寒論》的中風桂枝症，與其說脈滑不如說脈緩，《傷寒論》就病論病，似乎比《內經》高明，脈濇，脈搏往來不流利，前已解釋幾遍了，茲不復多贅，是脈搏難跳動，彈性不夠，自然血流也不太暢通，一般年老病人，血管硬化者多見，常伴見手足發麻痺，一呼脈四動是脈搏跳得太快了，曰死，卻也不可一概而論，有神經質的年輕人，有時發生心房顫動（atrial arrhythmia）可一分鐘跳動一百多次，是神經質的一過性徵象也不得完全死。脈絕不至，脈搏與心跳雖有密切關係，但並非心跳則脈跳，有時候脈不跳，心臟仍然搏動，所以西醫常常笑中醫候脈為無稽。其實脈之候非是速與慢的問題，先加以嘲笑是不對的。脈的一下跳而不見，一下又跳動密集是心室顫動（ventricular arrhythmia），當然是臨命之前，非常危險的前兆故而曰死，其實還是一句老話，單恃脈搏不足為憑，不過是參考之一。

> 平人之常氣稟於胃，胃者，平人之常氣也。人无胃氣曰逆，逆者死。春胃微弦曰平，弦多胃少曰肝病，但弦无胃曰死。胃而有毛曰秋病，毛甚曰今病。藏真散於肝，肝藏筋膜之氣也。夏胃微鉤曰平，鉤多胃少曰心病，但鉤無胃曰死。胃而有石曰冬病，石甚曰今病。藏真通於心，心藏血，脈之氣也。長夏胃微耎弱曰平，弱多胃少曰脾病，但代无胃曰死。耎弱有石曰冬病，弱甚曰今病。藏真濡於脾，脾藏肌肉之氣也。秋胃微毛曰平，毛多胃少曰肺病，但毛无胃曰死。毛而有弦曰春病，弦甚曰今病。藏真高於肺，以行榮衛陰陽也。冬胃微石曰平，石多胃少曰腎病，但石无胃曰死。石而有鉤曰夏病，鉤甚曰今病。藏真下於腎，腎藏骨髓之氣也。

健康人的心跳不是兼氣於胃而是兼氣於心臟本身，再參合其他條件，心跳及胃所處的解剖部分，如果在外觀上粗看，常常混合在一起，古時候雖說有解剖，但是非常之粗，哈維（William Harvey）的血液循環理論至近世紀才發現，其他所講的弦鉤毛石所以會如此，乃是血流循環與氣候及代謝內分泌的關係，以前已經講之又講，理由明瞭，指下候脈漸漸訓練，自然有周章，否則不明機轉，候脈無法使診斷進步，有胃及無胃。所謂胃氣者乃是心臟搏動具圓滿潤滑之意，非常抽象，最好不要多加形容詞，否則愈描愈黑。佛說：「如人飲水，冷暖自知」，如果一杯水你喝了，你要告訴別人是冷的還是熱的，冷熱的程度如何，即傾辭典中所有的形容詞，也未必能描寫到其真實度，而且愈講愈使人迷糊，最好的辦法，你自己也來喝一口不必多講自然分曉，《內經》在此講得太多了，使人益發糊塗，甚則一塌糊塗，但是有人把它當作金科玉律，認為非常重要之至，按詞句像打撲克牌一樣死板板的，用五行相生相剋法硬抽硬排，相當無聊，而且不值得討論，青菜蘿蔔各人所愛，讓認為重要的人去死背罷。此段所列，不過總綱，以後還要講而又講，重重複複到重重複複的時候，再澈底討論，較現在空無背景，劈頭劈腦，由天而降要高明，今且從略，最好的方法，要記住的不過兩句話，春夏兩季的脈應該是強勢脈，也即所謂陽脈。秋冬兩季的脈是弱勢脈即所謂陰脈這就夠了，一切以後再談，此一段實在不高明，句子一排排地排下去極為無聊，對看病診斷非但毫無幫助，更是成事不足敗事有餘，反被西醫及一般具現代學識的人，大肆攻擊，說實在是活該的咎由自取，無復何言。

胃之大絡，名曰虛里。貫鬲絡肺，出於左乳下。其動應衣，脈宗氣也。盛喘數絕者，則病在中，結而橫有積矣。絕不至曰死。乳之下其動應衣，宗氣泄也。欲知寸口太過與不及，寸口之脈中手短者，曰頭痛。寸口脈中手長者，曰足脛痛。寸口脈中手促上擊者，曰肩背痛。寸口脈沉而堅者，曰病在中。寸口脈浮而盛者，曰病在外。寸口脈沉而弱，曰寒熱，及疝瘕少腹痛。寸口脈沉而橫，曰脇下有積，腹中有橫積痛。寸口脈沉而喘曰寒熱。脈盛滑堅者，曰病在外。脈小實而堅者病在內，脈小弱以濇，謂之久病。脈滑浮而疾者，謂之新病。脈急者，曰疝瘕少腹痛。脈滑曰風，脈濇曰痹。緩而滑曰熱中，盛而緊曰脹。脈從陰陽病易已，脈逆陰陽病難已。脈得四時之順，曰病无他。脈反四時，及不間藏，曰難已。臂多青脈，曰脫血。尺脈緩濇，謂之解㑊。安臥脈盛，謂之脫血。尺濇脈滑，謂之多汗。尺寒脈細，謂之後泄。脈尺麤常熱者，謂之熱中。

這段遠比上段實在，振動應衣，是心臟搏動在胸廓上的部位，古人對解剖之知識有限，無可厚非，氣喘而脈搏跳得很快，似乎要消失或似斷絕般則病在裡，氣喘（asthma）、氣管有痰都屬過敏，大部分都由呼吸道的鼻子過敏先開始。脈的寸關尺三部，實在關上脈只據一點無所謂部位，真正有一定的振幅的只有寸口脈，連尺脈的振幅，因為只有一頭在關脈處有支點，關脈以後即無。所以振幅很小，候脈的練習可先折寸口脈作標準，寸口脈短的意思是脈搏的振幅及搏動量較窄，理由是上焦胸部以及頭部近心臟區較近。如果充血，而充血的條件有很多種，或者有阻塞一如肺癌，心臟本身有患疾則屬重病，如果頭痛，頭部因感冒之顱外充血等等都能造成此種現象，脈搏因血流壅塞，跳動力不小，反而很強，但是搏動幅度不大稱為脈短。脈搏，搏力大幅度也大稱長脈，由於充血之處或者患病緊張（stress）之處，不近心臟區，或稱離心臟遠，stress 可使脈搏跳動力大，但非血液流量過大，脈管並無「壅塞」現象故曰足脛痛。寸口脈中手促即是短的另一種形容詞，但較短而略為緩和些，稱促而上擊曰肩背痛，脈跳動生各種脈象，大部都由神經主使之神經控制血管，神經更控制心臟跳動，乃生所謂脈象，搏動力強都屬交感性興奮，交感神經節在脊椎兩旁排列，受刺激則脈搏跳得快而有力，其神經節已刺激愈在上端近頸椎及胸椎亦稱近心臟區，則血脈上行愈大，血流愈多，再加以手指候脈的壓力，不拘是否是輕按或重按都感堅而有力，所以寸口脈沉緊而堅，症在內。寸口脈浮而盛即輕按有力者病在外，寸脈沉而弱稱寒熱，因為發燒脈搏跳得快，本來應該脈小而緊，但由於出汗關係，脈呈弱而緩軟，也可以是疝瘕少腹痛由於重心在下部，則一般骨盆腔中內副交感神經司其責，故亦是這種脈象，蓋副交感神經對心臟是具調節性及抑制性者也。寸口脈沉而橫即脈搏須重按乃得，橫的意思亦即是有力呈興奮狀態曰脇下有積，與胸中有積實在相去不遠，硬創造一個「橫」字出來，令人應接不暇，所以形容字多實在對人無多大好處，形容詞愈多，主觀成分愈大，則失甚矣。腹中有橫積痛，痛產生心搏過緩之前是「橫」的，寸口脈沉而喘，這是配上徵象一併講的，曰寒熱。脈盛而滑病在外，脈小實而堅，脈不寬即振幅不大但是有力，與前述相同病在內。脈小弱以濇，脈振幅不寬，搏力又弱跳動又不流利是久病，脈滑浮而疾者是其相對的現代形容字當然是新病了。脈急者曰疝瘕少腹痛，痛而產生前列腺素則脈管收縮稱脈急，其實急、促、堅、石都具有相同性質，不過前兩者重點在速度感，後者兩者重點在脈的幅度起落感。脈滑此處與數是相同的稱產熱。脈濇曰痹，往來不流利與滑是相對的，若有所部分產生痹，緩而滑此處的滑就不再與數相同，與《傷寒論》的桂枝湯所描述的脈浮緩相同，因為發熱而汗出方才有如此脈象，盛而緊與《傷寒論》脈浮緊的麻黃湯證相同，由於發熱而汗不出，頭部脹痛，腹部脹滿影響橫膈膜使之上頂，呼吸不暢，神經緊張，也可以呈此種脈象，脈從陰陽即是脈搏與陰陽原則符合，譬如汗出脈當緩，汗不出脈當緊，或春夏兩季病脈盛，秋冬兩季病脈沉等等都屬之，則病較容易治療，反之稱逆，不易治療。臂多青脈，臂上靜脈血管顯顯可見，而且為數相當多，一般都屬勞動人員。筋脈賁張非但不是脫血反而是正常健康的象徵，若在病人則稱營養不良，尤其是胃腸吸收不正常，機能↓影響造血機能，胃中黏膜的因素↓不能配合 B_{12} 以養血乃稱脫血，尺脈緩濇，謂之解㑊。尺脈本來緩若見濇，則是非常疲勞的徵象，安然靜臥，尺脈本來應該很和緩，今反見脈盛，是心臟起代償作用，由於缺血的關係，神經生虛性興奮，尺濇者，尺上皮膚枯乾，脈反見流利，是汗出多之故，尺膚冰涼，脈搏細小而弱是下痢太多，尺處粗而熱，一般都是內部生熱，例如酸度↑的糖尿病，血中代謝成分紊亂的尿毒症等等即所謂內部生熱。因病人感覺很熱，理由均已述了。

肝見庚辛死。心見壬癸死。脾見甲乙死。肺見丙丁死。腎見戊己死。是謂真藏見皆死。頸脈動喘疾欬曰水，目裏微腫，如臥蠶起之狀曰水。溺黃赤安臥者黃疸。已食如飢者胃疸。面腫曰風，足脛腫曰水，面黃者曰黃疸。婦人手少陰，脈動甚者姙子也。脈有逆從四時，未有藏形，春夏而脈瘦，秋冬而脈浮大，命曰逆四時也。風熱而脈靜，泄而脫血脈實。病在中脈虛，病在外，脈濇堅者，皆難治，命曰反四時也。

肝見庚辛脈死……腎見戊己脈死，無非是講相剋，所謂真臟脈見等等以後更有詳論，今從略。頸脈動喘而疾咳，喘而疾咳是症狀，頸脈動是人迎脈洪大，體內的水分中心在頸內外動脈分叉處，有頸動脈體（carotid body），對水的調節亦生反射性的反應，水分在體內多，心臟的搏動不得不作代償性加強以行循環，故頸動脈亦即人迎脈跳動就強勁而大。目裡微腫如臥蠶之狀，一般老年人皮膚鬆弛，尤其是顴骨較低的人，容易有臥蠶，這是老衰臉面皮膚鬆弛關係，不是有水，若突然見皮下眼瞼浮腫或竟足脛浮腫是水，尤其是患腎臟病，這裡講的真正腎臟病的積水，多在此二處，溺赤安臥……胃疸，理由已見前述，目黃也是黃疸，是一般性的常識，一看便知，不必多講以省篇幅，面腫亦是水不是風，但是 ADH↑ 水分吸收太多或滯血關係，少陰脈者尺脈搏動，在婦人是有子，以前亦講過了是脈衝的關係。脈有逆從四時……命曰反四時也。前段都已講過，《內經》重複處很多，從略。

人以水穀為本，故人絕水穀則死，脈無胃氣亦死。所謂無胃氣者，但得真藏脈，不得胃氣也。所謂脈不得胃氣者，肝不弦，腎不石也，太陽脈至，洪大以長。少陽脈至，乍數乍疎，乍短乍長。陽明脈至，浮大而短。

《內經》有個非常特別的寫法與一般書不同，所以難讀難懂的原因都在於此。在條件沒有湊齊以前，突然冒出一些莫名其所以的陳述，以後又一遍一遍地重複講個沒完，最後每講一次再湊一些進去，則最後再全部詳細解釋清楚，有時候廢話極多，有時候亂加形容字使人莫名其妙。例如這一段以後都有詳盡的說法，如今條件不全，不是重複就是突然跳出一句，以後能解釋，如今條件不全無法解釋詳盡，否則都是廢話。例如人以水穀為本……腎不石也，不是廢話就是重複……陽明主浮大而短，以後真臟脈……都有解說而在前面重複不已，實在令人不知所從，此條全段如此，從略。

夫平心脈來，累累如連珠，如循琅玕，曰心平。夏以胃氣為本。病心脈來，喘喘連屬，其中微曲，曰心病。死心脈來，前曲後居，如操帶鈎曰心死。平肺脈來，厭厭聶聶，如落榆莢，曰肺平。秋以胃氣為本。病肺脈來，不上不下，如循雞羽，曰肺病。死肺脈來，如物之浮，如風吹毛，曰肺死。平肝脈來，耎弱招招，如揭長竿末梢，曰肝平。春以胃氣為本。病肝脈來，盈實而滑，如循長竿，曰肝病。死肝脈來，急益勁如新張弓弦，曰肝死。平脾脈來，和柔相離，如雞踐地，曰脾平。長夏以胃氣為本。病脾脈來，實而盈數，如雞舉足，曰脾病。死脾脈來，銳堅如烏之喙，如鳥之距，如屋之漏，如水之流，曰脾死。平腎脈來，喘喘累累如鈎，按之而堅，曰腎平。冬以胃氣為本。病腎脈來，如引葛，按之益堅，曰腎病。死腎脈來，發如奪索，辟辟如彈石，曰腎死。

脈以圓滿順平為和，亦即脈搏跳動，平和圓滑，春季繼冬而來，萬物發軔，全身代謝呈旺盛狀態，脈搏同血流，血流同氣候漸漸轉為暖和而向外軀體部分呈發散狀態，故比冬天的收斂脈象要略為浮，代謝漸漸升高則呈陽性，所謂正面的上升趨勢，亦即較冬天的脈有彈性，所謂軟弱招招，如揭長竿末梢，如果彈性↑搏力↑則成盈實而滑，滑屬彈性盈實屬搏力則神經對脈在春天有所變化，不正常的變化則病，假如搏力 > 彈性則呈如弓弦之緊，曰肝死不是真的肝臟死亡，如果解成如此，比不解更糟，天下哪有這種事情發生，不過是說病屬相當嚴重了，脈搏極不正常，肝癌肝硬化，因有阻隔恆見此脈，可以說去死不遠。夏天隨春而來，天氣酷熱，血液血流外散情況更為明顯，因之其脈變為相當洪大所謂累累如連珠如循琅玕，假如來疾去亦疾速，成了好像有頭無尾之脈，所謂喘喘連屬，其中微曲並即脈雖洪大有力，來得快，去得快的結果好像鈎子一樣，一如我們現在用筆打鈎號，亦復如此，此種情勢如果非常明顯即如謂前曲後居，如操帶鈎。設如寸口洪大尺脈和小則成鈎狀，也有些像古代畫中的玉如意狀，則曰心死，非真的心死，乃是心臟跳動↑而血壓漸漸↓，或者心臟跳動雖↑而脈管的收縮力亦上升或者脈管硬化程度↑，心跳跳動↑所以來之疾速如鈎，血壓↓則尺脈已經無法應搏，脈管收縮力↑，則雖跳動來疾去疾是不能應，脈搏隨之跳動旺盛，血管硬化亦復如斯，當然是非常嚴重了。心臟病末期，心瓣膜缺損尤其是主動脈瓣缺損（aortic valve insufficiency），在動脈瓣有啟閉不全，或者主動脈瘤（aortic aneurysm）等解剖上疾病偶亦見之，在心臟變動擴大之前亦有如此脈象。甲狀腺機能過旺↑亦有此現象。夏天之後的長夏是汗出太多，天氣濕熱燠熱，人身已經由夏天的酷熱，心臟的搏動使血流向外，時間一久當然就漸漸適應了，於是血液外散，燠濕多汗，脈搏隨之而緩弱柔軟，一如桂枝湯症的脈緩弱汗自出，不過《傷寒論》是講病，《內經》的重點是講脈而已。此時人體應天熱血液長期外散的結果心臟反而跳得緩弱，以適應長期的炎熱，而且昏沉、怠倦，一如像長期在熱帶生活的人們一樣，如果脈搏跳動加速，搏力尚可應付則稱肝病，所謂實而盈數如雞舉足，若跳動有力而脈搏的張力↓，心臟搏力 > 脈管的張力，脈管似呈寬軟狀態，則成銳堅如鳥喙之脈，一般血液疾病的病人恆見此脈，長夏一過便是秋天，金風送爽，氣候涼快，血流及脈搏有漸漸因氣候而向內收斂的趨勢，因為脾脈緩軟，漸漸向內收斂，有如帶手觸在毛上的意味，厭厭聶聶，如落榆實，如果像循撫在雞的羽毛上一般，則秋脈微有毛感，因為秋屬肺氣，即云肺病，但至非常明顯的如浮油之飄如風吹毛乃云毛極，稱肺死。一般心臟病至全身浮腫時常見此脈，是已至末期，迨至冬天，秋氣一經涼爽血液血流內斂，則血管中血流充溢，表皮血管收縮，血流既充溢，血管又收縮，按之而堅自屬必然，其跳動也因前所述之因素而降低，但是跳動的搏力，因心臟就血的集中中樞反而加強。於是成人搏動力大，彈性因血流充溢，張力高而遲鈍。或喘喘累累如鈎，按之益堅，血流在脈管↑或竟張力因充血或血管硬化或血管裡的張力↑，因而影響搏動力的全貌，按之甚硬，搏力綿堅如石，總之可以如此決定。一、春脈搏動小彈性大；二、夏脈搏動大彈性亦大；三、長夏亦即脾脈，搏動平平彈性轉弱；四、秋脈搏動小彈性弱；五、多脈搏動大彈性硬，脈管彈性因張力而成強直。

玉機真藏論篇第十九

黃帝問曰，春脈如弦，何如而弦？歧伯對曰，春脈者，肝也。東方木也。萬物之所以始生也。故其氣耎弱，輕虛而滑，端直以長，故曰弦。反此者病。帝曰，何如而反？歧伯曰，其氣來實而強，此謂太過。病在外。其氣來不實而微，此謂不及，病在中。

弦者搏力↓而彈性↑，所謂氣軟輕虛，而滑者彈性↑，端直以長彈性↑振幅大也。如果搏動↑其氣來實稱太過，搏動力↓脈因之而微稱不足，病在內。

帝曰：春脈太過與不及，其病皆如何？歧伯曰，太過則令人善忘，忽忽眩冒而巔疾。其不及，則令人胸痛引脊，下則兩脇胠滿。

大凡神經衰弱神經質的人，恆見脈搏太過，善忘，眩冒及癲疾，神經緊張，神經質的人多有如此症狀，不及由於兩脇胠滿的緊張，以及胸痛引背的痛，滿雖滿尚不至於阻塞，胸痛引背尚不致於劇痛，則脈彈性因緊張而脈管收縮則成搏力↓，脈管彈性亦↓乃成不及。

帝曰，善。夏脈如鉤，何如而鉤？歧伯曰，夏脈者心也。南方火也。萬物之所以盛長也。故其氣來盛去衰，故曰鉤。反此者病。黃帝曰，何如而反？歧伯曰，其氣來盛，去亦盛，此謂太過。病在外，其氣來不盛，去反盛，此謂不及。病在中。

夏脈搏動力↑彈性亦↑，來盛而去亦盛，來盛者搏動大也，去衰者彈性也大也，來盛去亦盛是為搏動力↑彈性↓此為太過，來不盛去盛者搏動力↓彈性↑，此者的上下是其相對性仍是在夏天脈洪大的範圍之內，此點不可疏忽。

帝曰，夏脈太過與不及，其病皆何如？歧伯曰，太過則令人身熱而膚痛，為浸淫。其不及則令人煩心，上見欬唾，下為氣泄。

太過搏力↑循環快，彈性不及應付血流外散之性，復加氣候熱則身熱甚到皮膚亦痛或者生浸淫即皮膚生瘡，中醫謂之血熱是也。不及則搏力↓循環回搏力弱，雖弱但彈性仍夠，血流不及外散，外熱加以高壓，汗來不及出及煩心，內部充血亟要外散而散熱，在上則易生咳嗽多疾，在下則腸子因充血而復加高熱，而全身代謝的普通升高而蠕動快於是多放屁稱洩。

帝曰，善。秋脈如浮，何如而浮？歧伯曰：秋脈者，肺也。西方金也。萬物之所以收成也。故其氣來，輕虛以浮，來急去散，故曰浮。反此者病。帝曰，何如而反？歧伯曰，其氣來毛而中央堅，兩傍虛，此謂太過。病在外，其氣來毛而微，此謂不及。病在中。

秋脈本來彈性弱，搏力也弱，故種作毛，毛者微弱也。假如搏力略強，彈性仍然弱用指按脈可見。毛而中央堅兩旁虛之脈。其氣即搏動力本弱，而彈性更弱，則成毛而微，此為不及。

帝曰，秋脈太過與不及，其病皆何如？歧伯曰，太過則令人逆氣而背痛，慍慍然。其不及則令人喘，呼吸少氣而欬。上氣見血，下聞病音。

秋脈本應促成弱勢脈，假如搏力較強，可見脈搏仍未應秋涼向內收斂的趨勢，顯然有外感，血流似有向外趨勢，所以氣逆，氣上衝因緊張心跳動快也，背痛因之而脈勢也趨緊張，氣上衝，則必然附帶有噁心欲吐的感覺，氣不即脈之搏力，彈性均弱，使人因心搏力不夠而呼吸力亦因之而↓則呼吸困難。

古人稱呼吸困難為喘，故而常常相混淆，少氣是脈搏微弱之結果，喘甚則少氣而咳。咳劇氣上衝，有時因氣管，喉頭黏膜破裂而出血，有時因脈息弱而微，動量不足，肺活力不足以祛痰外出乃見痰多，痰聲漉漉在胸中在喉頭。

帝曰，善，冬脈如營，何如而營？歧伯曰，冬脈者，腎也。北方水也。萬物之所以合藏也。故其氣來沉以搏，故曰營。反此者病。帝曰：何如而反？歧伯曰：其氣來如彈石者，此謂太過。病在外，其去如數者，此謂不及。病在中。

營者，耕耘之意，脈沉而深如犁田，故稱營，冬即是藏，萬物皆藏。人身因嚴冬而血液內斂，血流向內集中，脈搏有力，彈性而張力充滿反感↓但感覺上極堅硬。假如有病，則必是呈緊張狀態（stress），則須腎上腺素↑，心跳速，搏力↑，即質堅而搏力又強則感如彈石則病在外，稱之為太過。假如脈來搏力一如冬天的常態所謂堅，但是血管的收斂力不夠，則張力略↓，於是彈性因張力略↓而略↑，所以其去也似乎震動略快。不若冬脈一般，其去也沉搏。稱之為不足，病在內。

帝曰：冬脈太過與不及，其病皆何如？歧伯曰，太過則令人解㑊，脊脈痛而少氣不欲言。其不及則令人心懸如病飢。㿉中清，脊中痛，少腹滿，小便變。

冬季嚴寒，血流內斂，腎上腺必須大量分泌，使心跳搏力正常，以維持血液循環之平衡。如果太過或者慢性病的高血壓，或者受風寒感染而緊張，腎上腺本已分泌↑而會再↑，則心臟跳動因血壓↑的頸後背後頭痛，因而心臟出力太過而感極疲倦，呼吸亦感困難，少氣而不願多言，是頭項強痛，倦極的自然現象，若是不及則因腎上腺分泌↓而胃腸道下垂，正如一般女性，在生育年齡常見的血壓較低，善飢，多食又脹，小腿常常清冷，腰脊痛，下腹常常滿脹，小便頻數。

帝曰，善。帝曰，四時之序，逆從之變異也。然脾脈獨何主？歧伯曰：脾脈者，土也。孤藏以灌四傍者也。帝曰：然則脾善惡可得見之乎？歧伯曰：善者不可得見，惡者可見。帝曰：惡者何如可見。歧伯曰：其來如水之流者，此謂太過。病在外。如鳥之喙者，此謂不及，病在中。

根據東南西北四方而言，脾屬中央土，歧伯以為灌注四旁亦即四臟者也。平時候屬緩慢圓滑之脈象，所謂脈有胃氣，稱善者是一般健康平人之脈，古人稱善者不可見。要縱論四時長夏主脾。實在是春夏至秋冬之間的最重要連絡緩衝關鍵所在。假如沒有長夏則秋天的脈象無法成弱勢而稱毛。長夏與秋天的關係最為密切，秋至冬都是自然成章，與春至夏並無二致。脾脈本來是搏動力平，而彈性軟弱。若其不相乘的脈即所謂惡脈者，搏動力及彈性如果均維持不動，而跳動的速度較快，用手按之即成滾滾如水之流的形態，此謂太過。病在外。假若搏力↑而彈性仍軟弱則成鳥喙，病在中。

帝曰，夫子言脾為孤藏，中央土以灌四傍，其太過與不及，其病皆何如。歧伯曰，太過則令人四支不舉，其不及則令人九竅不通，名曰重強。

脈沉搏力平平，彈性弱，乃知循環力不足，脾臟者消化系統管道的總稱。代謝與肝配合，為人體後天飲食營養之本，假如脈搏滾滾如水而來，循環力大為不夠，人體怠倦復加代謝↓循環↓，當然四肢不舉，因為乏力太厲害之故。四肢《內經》認為是陽屬外在性，如果搏力↑而彈性軟弱是不可能有此脈，假如有必然是脈搏一次，血液運作量極低方有如此現象，彈性軟弱運作量↓，頭部缺血，脊髓傳遞能不夠，因為脾主肌肉，營養，其實肌肉之力量不夠，實在是脊髓傳遞不足所致。VIP 在腸道中在脊髓中，在頭部均有其一定的活動運作力，此物質發生變化神經傳遞率↓，脊椎傳遞不良上下之竅不過，頭部缺血。VIP 神經活動力不夠則五官機能失靈。《內經》認為五臟之氣發生重疊之變故稱為重強，與事實相去不遠，只是說法不同，就是例如糖尿病血糖利用不足無力致四肢不舉，此又一例也。

帝瞿然而起，再拜而稽首曰：善。吾得脈之大要，天下至數，五色脈變，揆度奇恒，道在於一。神轉不迴，迴則不轉，乃失其機。至數之要，迫近以微。著之玉版，藏之藏府，每旦讀之。名曰玉機。五藏受氣於其所生，傳之於其所勝。氣舍於其所生，死於其所不勝。病之且死，必先傳行至其所不勝，病乃死。此言氣之逆行也，故死。肝受氣於心，傳之於脾。氣舍於腎，至肺而死。心受氣於脾，傳之於肺。氣舍於肝，至腎而死。脾受氣於肺，傳之於腎，氣舍於心，至肝而死。肺受氣於腎，傳之於肝。氣舍於脾，至心而死。腎受氣於肝，傳之於心。氣舍於肺，至脾而死。此皆逆死也。一日一夜，五分之，此所以占死生之早暮也。

病屬相生者易治，從相剋者難治。理由安在呢？從五行相剋而論，無法得確切事實的真相，從現在醫學來觀，卻頗有可觀之處，大凡相生所得的疾病，大都是機能性的，生理性的，可以無病可以有病。而其病的發作，大多積之以漸，積之時久於焉發作，或者是一過性的，一過即癒，相剋的病多屬於解剖結構上的，永久性的，幾乎無法或竟極難治療之病。就後上段之例，舉肝來說罷，肝屬木，木生火，火為心，火剋金，金是肺來述其關係。便可見一斑。心臟的動力循環血管系統，其動力雖產生於心，其實質支持此動力者是血液，血液中的成分，與心臟給養的血管如冠心症，心肌硬塞症具極密切的關係。此類病症的發作，都是由於人體的膽固醇主要在肝臟內代謝，其來源有二，通過臟腑合成每天約 1,000 mg 左右，通過外源性食物來源、每天約 300 mg，膽固醇在由肝臟合成者約 60 ~ 80%，膽固醇的增加並非由外源性，如果攝食膽固醇太多則合成就減少，其機制是通過 β—羥—β 甲戊二酰輔酶合成以阻止其吸收，肝又為膽固醇轉化的重要器官，轉化之主要酶為膽固醇酰基轉移酶（lecithin-cholesterolacyltransferase, LCAT），當其失職時膽固醇↑，復次肝臟與脂蛋白諸 HDL 功能與膽固醇相反，前者可使發生冠心症，後者可防止其發生，VLDL，LDL，三酸甘油酯↑也都由肝臟合成，其肝機能不良時則 HDL↓，VLDL↑三酸甘油酯↑易生冠心症，心臟循環中形成血小板聚集引起血栓，而血栓又與血脂類，因血脂↑而使血小板凝集程度↑，若脂類過氧化合物濃度高，即使內皮細胞不損傷，照樣形成動脈粥樣硬化症，而肝臟與凝血及抗溶血系統均有密切關係，《內經》的說法是肝生心，亦即木生火，此類疾病是漸漸形成，如果要為調節可以不發，是機能↓非肝臟組織巨大病變，但一旦發生冠心症，甚則心冠動脈栓塞而心肌壞死，心肌細胞無法再生，則由心而影響肺即火剋金，就成了解剖結構上的重病，使肺鬱血，肺水腫可以立即死亡或竟極為難治。諸如風濕性心臟瓣膜不全，心臟因之而且肥大，不但是二尖瓣（mitral valve），其他瓣膜不全症除了右心房以三尖瓣略有缺損比較輕微，當有代償之外，其他瓣膜不全無法挽回，即使用人工瓣膜因為是外物而易生血栓，病人終身離不開抗凝劑，或竟因心臟擴大而成肺心症，心火刑剋肺金，治療就難了。假如肝臟本身真正有病如肝炎，肝硬化，肝癌等解剖上變化極大的病則形成木剋土，因而影響消化系統的脾，造成脾臟腫大，首先消化不良，病人不思食或竟黃疸，肝炎，肝硬化均不好治而肝癌更屬絕症，對病人的消化吸收形成不可逆的惡化現象，與肝心所謂木能生火的現象比擬，前者要形成心損害時方能大病，後者病情特別嚴重與纏綿不已，直至死亡。又例如心火，火生土，如果輕些，論心即是神經，精神所寄非一定為心臟，神經緊張易導致腹瀉便秘，消化不良，重則心臟真正有病變，其對消化道之影響輕微，與對呼吸作用的肺的嚴重影響不可同時而談。又如腎對心是水剋火，腎者以及血管收縮素系統又對血壓，血流量的調節，其對血壓的升高，比去甲腎上腺素高出四十倍，其機轉是使小動脈平滑肌細胞漿膜和粒線體膜上的血管收縮素受體與血管收縮素Ⅱ結合乃使細胞外液之 Ca^{++} 進入細胞同時，使肌漿網中 Ca^{++} 釋放，細胞漿中 Ca^{++}↑引起平滑肌收縮，腎臟有病引起代謝紊亂的高鉀症，使心跳頻率不正而猝然死亡，腎臟中的緩激肽及前列腺素又可使血壓降低，結果原因非常明顯，而其發病也難於應付。腎與肝稱水生木，腎臟病都屬免疫性機轉，紅血球上亦帶有不少免疫性物質，血流經過肝臟處理。設紅血球即非常單純，膜上的免疫物體大都為肝所處理，腎病而連及肝的機會非常隱密，至今如何發生關係，建立連絡的條件，仍不很清楚，但是有一是血管收縮素可以使血液中膽固醇↑血脂類↑，可見對肝有相當影響，如此而已，遠比水剋火，腎對心的關係來得輕微，肺之對於腎稱金生水，腎臟中的血管收縮素Ⅱ，須在肺中被破壞，使之調節血壓，緩激素可使血壓下降，肺對血壓的調節與腎臟是合作進行的，血壓相當低，則腎的排泄機能，因腎絲球的血液過濾率不夠而↓，血壓正常則過濾率↑，小便增多，腎之於肺稱金生水，腎之於心稱水剋火，兩者前者關係隱密，後者關係直接而明顯。又如脾稱土，土生金亦消化不良而影響呼吸，是間接的，必須等消化代謝不良產生貧血，然後對呼吸略有影響，如果腸胃道的對腎則全然不同了，土剋水，長夏，夏令的濕困具有兩種辦法，不是使代謝消化機會↑就是使腎臟的ADH↓使排泄水分↑，有時候濕身生瘡，諸類皮膚病，大都由於腎臟機能不良免疫力↓，如果用增加免疫力的辦法，中醫用大劑健脾亦即所稱促進代謝增強消化機能的藥。皮膚病可以漸漸痊癒，但亦非每一種皮膚病都是如此，乃稱土剋水。消化道對肺呼吸的關係稱土生金，比土剋水之關係簡單得多了。最後論到金剋木，肺與肝的關係，是在解剖部位只隔了一層橫膈膜，肺如有肺積水，當然一如前述非常危險之候，因肺外積水乃是肋膜積水，在解剖部位上則肝即在肺右葉的下方，很少有不波及肝的，胸腔中的淋巴腺及腹腔中的淋巴腺以肺及肝為大本營，所以肺生水成肋膜積水。肝淋巴不良，門脈阻斷生水則成腹水，肺癌往往先傳及肝，或由大腸轉移至肝，大腸部分生化關係與肺很密切，故稱肺手太陰與手陽明大腸經相表裡，又例如生肺癆病亦即肺結核病的患者，雖然現在有抗結核菌的良藥，有很多例子最後成為肝癌的，屢見不鮮。肺腎及肺肝一稱金生水前已述及，一稱金剋木，呼吸不良，氧納量↓恆易生肝病，蓋肝以靜脈為主O_2↓，靜脈的影響較動脈更大，肝炎之發所以以夏秋兩季為多，又生慢性肝病久而不癒，則極易感冒，所以肝炎恆發之又發，稱為活動性肝炎，抗體↓之故。金之剋木與金之生水，情況關係，治療之難易，差異太大了，由此可見其全身整體性的影響以剋者為大為明顯為難治，生者為易治，為隱密，為機能性，是屬合理的，至於受氣於某某，如何傳遞，《內經》是依春夏秋冬為準則的，是由外界而影響內在，則大部分以精神，神經影響為主，因為外界環境的變異，首先接受其反應而生反應以適應的是腦，腦的活動力，精神的支配各種內在條件，不論古今中外論者已經很久。茲為節省篇幅計，不得已只能割愛了。

黃帝曰：五藏相通，移皆有次。五藏有病，則各傳其所勝。不治，法三月，若六月，若三日，若六日，傳五藏而當死。是順傳所勝之次。故曰：別於陽者，知病從來。別於陰者，知死生之期。言知至其所困而死。是故風者百病之長也。今風寒客於人，使人毫毛畢直，皮膚閉而為熱。當是之時，可汗而發也。或痹不仁腫痛，當是之時，可湯熨及火灸，刺而去之。弗治，病入舍於肺，名曰肺痹，發欬上氣。弗治，肺即傳而行之肝，病名曰肝痹，一名曰厥，脇痛出食。當是之時，可按若刺耳。弗治，肝傳之脾病名曰脾風。發癉腹中熱，煩心出黃。當此之時，可按可藥可浴。弗治，脾傳之腎，病名曰疝瘕。少腹冤熱而痛，出白，一名蠱。當此之時，可按可藥。弗治，腎傳之心，病筋脈相引而急，病名曰瘛。當此之時，可灸可藥。弗治，滿十日，法當死。腎因傳之心，心即復反傳而行之肺，發寒熱，法當三歲死。此病之次也。

黃帝曰五臟相通……知死生之期，此一段是論人體的整體性若生病則可以蔓延亦即所謂傳，若是正傳，即依其所生而傳，很多如治不好重病三月至六月，輕病三日至六日。名曰畢傳仍不治則必死亡，前段就現代病理事實而論五臟相生相剋，此一段就《內經》的正傳相生法則，往外表現其傳遍五臟，很有意思，是相當精彩的一章，從而使我們知道，古人就外表觀，神經精神觀與現代觀念雖略有出入，軌道原則都大致相同。此段論風，一如《傷寒論》中的論病，可謂絲絲入扣，非常合拍，真正的病理機轉並不是如此，但外觀是相似的，風為百病之長的風不只像古人講一風字便可了結，一般所指大都為傳染病，尤其是以濾過性病毒為主，是病的客體外來的條件，病的主體人身的條件，各有不同。此間所述是舉例大要，未必每個病都是如此，人受感染稱風之中人毫毛畢直，先是 stress 使腎上腺素分泌表皮血管，強力收縮以應變。其次即發熱，汗之即所以增加人的抗力，一如你注射免疫血清的條件差不多，當汗將出之時，必然脈加速，熱度↑嗣後脈↓熱退，《傷寒論》

的桂枝，麻黃即為此用。痹不仁而腫痛，不是發熱的寒熱病，但可能是先發寒熱病的後果。因此人本來結締組織不良，由感染而觸發，可用湯熨火灸針刺以治。感染之途不過一途，古人一概由皮膚而入是誤以為用針刺可癒，必在皮膚有邪，其實不然。上染於上呼吸道，上呼吸道感染（upper respiratory infection, URI），發咳嗽上氣。不一定由肺傳肝，但是因為發熱緊張代謝高的關係影響到腸胃道或竟本來就是腸胃道的感染，或大腸左右兩邊曲折處脹氣，則成脇痛出食，脇痛在《內經》立論屬肝膽之病，因為走人體兩側是足少陽膽經，足厥陰肝經曰肝痹曰厥。假如來的是腸胃感染或竟是肝炎病毒，則必膽管阻塞發癢腹中熱，煩心出熱稱肝傳脾，腸胃道動量失常，動量↓脹氣，腹壓↑則出疝謂小腸氣陰囊腫，在女性則腹中有硬塊，乍有乍無，實則是腸子關係，古人認為病在下焦屬腎則稱脾伐腎。腹壓↑腸下墜外見的徵象是下腹部痛熱感，出白即小便混濁，其實是腸細菌外液滲透感染關係，古稱之曰腎之出白，在女性是開放性性器，可能內因乃使陰道尿道黏膜面抗菌力↓於是白帶↑，男性稱白濁但非性病的淋病（gonorrhea），不可混為一談，時間一久，體力消耗，所謂氣血衰弱，未有不影響心臟循環，心臟循環不因病重而不能應付，耗損殆盡，則循環先絕。呼吸停止則死，此即所謂病的次序順列，一般在《內經》恆喜歡斬釘截鐵3歲死，幾歲死，其實未必一定如此，但有死而已，期間長短大約可以預見，但非一定必然，否則其成了神仙了。

然其卒發者，不必治於傳。或其傳化，有不以次。不以次入者，憂恐悲喜怒，令不得以其次。故令人有大病矣。因而喜，大虛則腎氣乘矣。怒則肝氣乘矣。悲則肺氣乘矣。恐則脾氣乘矣，憂則心氣乘矣。此其道也。故病有五，五五二十五變。及其傳化，傳，乘之名也。大骨枯槁，大肉陷下，胸中氣滿，喘息不便，其氣動形，期六月死。真藏脈見，乃予之期日。大骨枯槁，大肉陷下，胸中氣滿，喘息不便，內痛引肩項，期一月死。真藏見，乃予之期日。大骨枯槁，大肉陷下，胸中氣滿，喘息不便，內痛引肩項，身熱，脫肉破䐃，真藏見，十月之內死。大骨枯槁，大肉陷下，肩髓內消，動作益衰，真藏來見，期一歲死。見其真藏，乃予之期日。大骨枯槁，大肉陷下，胸中氣滿，腹內痛，心中不便，肩項身熱，破䐃脫肉，目眶陷，真藏見，目不見人，立死。其見人者，至其所不勝之時則死。急虛身中卒至，五藏絕閉，脈道不通，氣不往來，譬於墮溺，不可為期。其脈絕不來，若人一息五六至，其形肉不脫，真藏雖不見，猶死也。

前一段《內經》認為是外來的病，熱病所以有所傳次，其實也不是這麼回事。此一段病有非以熱病外來感染而來有突然發作的，不後傳轉次序，《內經》認為必然是先有七情六慾內發的困擾，突然發作而不依次序的。於是先講述了一套五臟之氣相剋之道，心喜肝怒肺悲脾憂腎恐，自各因其相剋而成，其實哪裡有如此簡單，什麼數為五，五五二十五變不必多言，大都是大而化之之談，也不準確，不足為憑，至於後面講了一大套，最重要處是大骨枯槁，大腿肉盡削而枯，大肉下陷，即臀部肌肉，全都消瘦見骨，這是慢性病，如癌症最多，當有其他不治之症，如進行性肌肉萎縮症等等已經是油乾燈盡，來日無多的現象，若見胸中氣滿，喘息不便，是人體的活動支持機轉的心血循環及肺呼吸已經有問題。豈止來日無多更進一步去死不遠矣。其氣動形，呼吸時連肩項上抬稱肩息必死。真臟脈見與不見實在憑徵象已經知道八九不離十，真臟脈是多餘的了。所謂真臟脈不必硬一定要指某某心或肝的等等。真臟脈，因為此時的脈搏因心肺將絕，絕對不可能有完整圓滿的脈，更加以內痛引肩項，連呼吸都痛，必然是癌症腫瘤至絕境，痛引呼吸，不死何待。身熱是 O_2 已不夠，CO_2↑ 血流循環將絕之血液遲緩，脫肉破䐃，是久臥之後發生的褥瘡，身上有褥瘡則更易發生休克，休克乃死亡的前奏曲，當然死定了。按其症狀的嚴重與否，判斷其尚能延命多久，如果目眶下陷而不見人。則腦上血流已經絕當然至死。急虛身中卒至……譬如墜溺不可為期，是講的腦卒中 CVA，其人若一息五六至是腦卒中脊髓上端延腦的生命體徵（vital sign）循環中樞受壓，呼吸中樞↓必死，雖然形肉不脫，真臟不見這是死，是腦卒中的急病，不是消耗的慢性病。

真肝脈至，中外急，如循刀刃，責責然如按琴瑟弦。色青白不澤，毛折乃死。真心脈至，堅而搏，如循薏苡子，累累然。色赤黑不澤，毛折乃死。真肺脈至，大而虛，如以毛羽中人膚。色白赤不澤，毛折乃死。真腎脈至，搏而絕，如指彈石，辟辟然。色黑黃不澤，毛折乃死。真脾脈至，弱而乍數乍疎。色黃青不澤，毛折乃死。諸真藏脈見者皆死，不治也。

由於上段我們可以看到，是先論色及症狀如大肉枯槁……真臟脈見，是需要以症狀為先，之後才求得真臟脈的脈象的。還是以症為重要，末後尚稱 CVA 不必見真臟脈，其實可見的症狀，已經是完了，真臟不過是所謂脈無胃氣，不是脈無胃氣是心肺機能將失所見的脈，不必論肝脈脾脈心脈等等，此實在是畫蛇添足，多此一舉了。但是有一點不得不明辨者是肝脈瑟瑟而弦絕，心洪絕，堅而搏，肺大而虛……究竟脈在心肺將衰時，為什麼有這樣不同的變化，其機轉雖然一定是死，但究竟死前無何見不同之脈，若此脈屬心屬肺，根本不必考究，脈象有如此不同必須研究，非但能知事實真相，更能啟發靈感，使機轉真正靈活運用，如上段文中則說見真臟脈卻沒有說是哪一種真臟脈，如果依照現代醫學條件來論，我們就可以知道見的是何種真臟脈，其理由是心脈，肝脈皆為強勢脈，強勢之極乃稱真臟脈可見，病雖不可挽回。脈搏動勢絕強者乃是代償性的虛性興奮之候是迴光反照了。病雖必死當有代償作用可知死期雖定，尚稱引延時日，弦絕之脈都由於腹腔內有盛大的阻塞，一如肝癌，腫瘤，循環受阻，心臟大舉搏動作代償則成弦脈，堅搏而洪則是心臟本身已經有病，心肌起代償，或竟胸腔當然較腹腔離心為近，可稱心的近區有阻塞則脈成堅搏而洪，肺脾之脈本為弱勢脈，弱已極心臟已經無法代償，連迴光反照的資格都沒有了，大限已近。腎脈搏堅至極，乃是心臟動量↓，靜脈血流多於動脈血流，血管強烈收縮而得之脈，死亡就在眼前，脾脈之乍數乍疏是心室顫動比腎臟死得還要快，死不出之四小時，何者？延髓代償失敗，死神已經到達了。

黃帝曰，見真藏曰死，何也？
歧伯曰，五藏者，皆稟氣於胃。胃者，五藏之本也。藏氣者，不能自致於手太陰，必因於胃氣，乃至於手太陰也。故五藏各以其時，自為而至於手太陰也。故邪氣盛者，精氣衰也。故病甚者，胃氣不能與之俱至於手太陰，故真藏之氣獨見。獨見者，病勝藏也。故曰死。帝曰善。

其實不是胃氣而是心臟與肺臟配合，搏動有序，古人誤以為心跳動在胸廓之處，連外觀都可以見，以為是胃之大絡名為虛里，可知有所差異，病之久至衰弱已極近死亡之候，當然先須波及心臟的循環動力，如果動力有大變化，先代償而↑嗣後代償失敗而↓延及呼吸系統當然就死亡了，死亡的法定條件是心臟停止跳動，顯影機可以清晰目睹心肺變化，脈乃變化，不再緩滑有序而稱真臟脈。

黃帝曰，凡治病察其形氣色澤，脈之盛衰，病之新故，乃治之，無後其時。形氣相得，謂之可治。色澤以浮，謂之易已。脈從四時，謂之可治。脈弱以滑，是有胃氣。命曰易治，取之以時。形氣相失，謂之難治。色夭不澤，謂之難已。脈實以堅，謂之益甚。脈逆四時，為不可治。必察四難而明告之。所謂逆四時者，春得肺脈，夏得腎脈，秋得心脈，冬得脾脈，其至皆懸絕沉濇者，命曰逆四時。未有藏形於春夏而脈沉濇，秋冬而脈浮大，名曰逆四時也。病熱脈靜，泄而脈大，脫血而脈實，病在中脈實堅，病在外脈不實堅者，皆難治。

此乃真正診斷的總綱，總諸以上一切診斷之法，往其始直至……秋冬而脈浮大命曰逆四時，大概都已經詳細講過，不再重複，病熱而脈靜，乃病變熱，或病已入腦，副交感神經興奮，及腦壓↑等病，病毒即已入腦自然非常難治，泄而脈大，本來下瀉脈當小，見洪大者必經久瀉，電解質發生不平衡，蛋白質製造量已不及乃見此象。當然治之費神費力，或竟因之蛋白肝製造補充不及而成肝硬化，則其情況尤為惡劣之候，脫血應該脈微弱，脫血過多，神經起代償作用逼使心搏量↑，脈管收縮以防再洩漏，乃見脈實，乃嚴重之候，病在中即在中脈當沉濇，因為重心在內反見堅實，病在外脈當浮散，以應外象反見堅實者，大都是電解質不調和 Ca^{++}／k^{+} 離子不平衡而見之病情遠較複雜，處理不可不慎。

> 黃帝曰，余聞虛實以決死生，願聞其情。歧伯曰：五實死，五虛死。帝曰，願聞五實五虛。歧伯曰：脈盛，皮熱，腹脹，前後不通，悶瞀，此謂五實。脈細，皮寒，氣少，泄利前後，飲食不入，此謂五虛。帝曰，其時有生者何也？歧伯曰，漿粥入胃，泄注止，則虛者活，身汗得後利，則實者活。此其候也。

此處所論及大概都指急性傳染性的發熱病及胃腸病而言，腹脹大小便不通，熱更高張，皮膚發燙，脈搏就熱高而更速而強，胸悶氣閉乃熱病的大盛之候，一般發熱到如此情況，常死於敗血症（septicemia），乃稱五實。至於五虛原因是大瀉大下，代謝↓脈細小，皮膚冰涼，飲食不食，大都死於脫水（dehydration）電解質不平衡，但有時不死，如果進糜粥泄瀉止可以活，進粥而出汗則熱散，得利大小便一遍，則熱及代謝轉低，脈搏轉緩可以活。

三部九候論篇第二十

黃帝問曰，余聞九鍼於夫子，衆多摶大，不可勝數。余願聞要道，以屬子孫，傳之後世，著之骨髓，藏之肝肺，歃血而受，不敢妄泄。令合天道，必有終始，上應天光，星辰歷紀，下副四時五行，貴賤更互，冬陰夏陽。以人應之奈何，願聞其方。岐伯對曰，妙乎哉問也。此天地之至數。帝曰：願聞天地之至數，合於人形血氣，通決死生，為之奈何？岐伯曰：天地之至數始於一，終於九焉。一者天，二者地，三者人，因而三之，三三者九，以應九野。故人有三部，部有三候，以決死生，以處百病，以調虛實，而除邪疾。

講了一大篇，就句法即可瞭解，但是除了增加所謂神秘感之外，一無可討論之處，贅話很多，從略。

帝曰：何謂三部？岐伯曰，有下部，有中部，有上部。部各有三候，三侯者，有天，有地，有人也。必指而導之，乃以為真。上部天，兩額之動脈。上部地，兩頰之動脈。上部人，耳前之動脈。中部天，手太陰也。中部地，手陽明也。中部人，手少陰也。下部天，足厥陰也。下部地，足少陰也。下部人，足太陰也。故下部之天以候肝，地以候腎，人以候脾胃之氣。

上部天為兩額的脈動所在瞳子髎與聽會。上部的地是兩頰的脈搏部位，上部的人為耳前的脈動部位絲竹空及和髎。亦上部的脈動處都在頭部。只交待出脈動的部位，並沒有講穴道的名詞，這是王冰以後所加上去的，其實還是不加的好，但是我們還是寫了以符合所謂經穴說的需要，那麼《內經》為什麼不寫呢？有它的精深道理。《內經》包括範圍極廣，不單只是經絡和穴道，如果一定說是某個穴道，將會使人的思考受到限制，如果穴道是一定的，那麼何來阿是穴，哪裡來經外奇穴。可見得仍是以病症的需要，以斷在何處下針，其發軔的思想極為靈活，是根據神經傳遞、血流循環的情形而定，如張仲景、吳鞠通的用藥，是隨機應變的，其應變的條件，先須知道機轉，病的機轉，先有病的準確觀念，然後再決定治療，故不說穴道，而說動脈，動脈者脈動應手之處，我們暫用王冰之所補乃是不得已的事情。中部天手太陰也，不一定必須是手太陰肺的經渠，以後即此類推，雖然補上穴道，並不一定必須是此穴道，中部的地，為手陽明大腸經的合谷，中部的人為手少陰心經的神門，下部的天為足厥陰肝經的的五厘或太衝，下部的地為足少陰腎經的太溪，下部的人為足太陰脾經的箕門，或是足陽明胃經的衝陽，故下部的天候肝，人候脾胃之氣，地候腎。

> 帝曰，中部之候奈何？歧伯曰：亦有天，亦有地，亦有人，天以候肺，地以候胸中之氣，人以候心。帝曰：上部以何候之？歧伯曰：亦有天，亦有地，亦有人。天以候頭角之氣，地以候口齒之氣，人以候耳目之氣。三部者，各有天，各有地，各有人。三而成天，三而成地，三而成人，三而三之，合則為九。九分為九野，九野為九藏，故神藏五，形藏四，合為九藏。五藏已敗，其色必夭，夭必死矣。

臟形的四臟即前所說到的頭角、口鼻、耳目，及胸中、臟神的五臟亦即肝心脾肺腎，人體所有的空腔是顱腔，《內經》總認為上部，胸腔屬中部，腹腔屬下部，所謂天、人、地三部，頭部司調節以及一切的精神神經潛力，胸部是心肺為人體活動量的來源，腹部是肝腸胰脾胃，是人體代謝的支持來源。顱腔雖最小但極為重要，外面全以骨頭包蓋，胸腔其次只有肋骨作疏鬆的包蓋，腹腔重要性更次，故而無骨只有肌肉，但是有骨盆腔作底盤，配合脊椎的韌帶以支持腹腔內的臟器，現在候脈，單是候寸口脈便已足夠而且《內經》上也講之又講頗為詳細，那麼為什麼要三部九候呢？那是因為要知道人體所患局部的，或有患部附近的情形如何而設，若是純然說內科疾病，大可以不必三部九候，如果論局部條件，或竟皮膚上的瘡癢腫痛，則非三部九候不可，即使所候必然是候其患部或者主訴之處，毋須全部三部九候，照單全收。

帝曰：以候奈何？歧伯曰，必先度其形之肥瘦，以調其氣之虛實，實則寫之，虛則補之。必先去其血脈，而後調之。無問其病，以平為期。

病人是肥或瘦，三部九候以調當處的氣，亦即循環量之足與不足，血流量的盛與衰，太過血液充滿，則搏力↑，反之則↓，先用針刺略去其血路亦即微絲小血管的少許之血，即可作調節之用，不論何種疾病，都是以平衡為目的，由是以觀，我們可以反映我們以前的說法，《內經》所以不寫什麼穴道者，由是局部患病之處，不一定在穴道上或在穴道附近，可能在任何地方，放血治療的目的是使該處的血流經針刺放血而解除其腫滿壅塞，更因針放血的刺激，傳遞至大腦，使腦生反饋作用與局部神經的配合產生調節平衡作用。任何地方都能生局部病，任何整體病，經過大腦反射，皮膚的局部部位上有專司的反應、反射點。此類反射點，並不一定要走經絡及穴位的地方，更不必一定要前段所述的穴位上，根據現今的研究，人體的穴道幾乎有一千個以上，三百六十五個不過是其大要而已，而各經絡所走的路線，並未必一定走十二經絡，不過人們即因為有悠久的歷史，就此一脈相循至今，又例如耳針本來古時候並無此物，而今發明之後效果不輸於古代全身經絡，尤有甚者，《內經素問》似乎並不純以針灸為主，都是以放血為主，針灸其他一切似乎都作輔助用。放血的部位則更為自由，絕不限於某條經絡某個穴道，其上肢所以不講頭部的穴位而講脈動應手處，而手及足只講經絡，因為放血的部位，相當廣泛，只能泛指，不能定位。

帝曰：決生死奈何？岐伯曰：形盛脈細，少氣不足以息者危，形瘦脈大，胸中多氣者死。形氣相得者生，參伍不調者病。三部九候，皆相失者死，上下左右之脈相應，如參舂者病甚。上下左右相失不可數者死。中部之候，雖獨調，與衆藏相失者死，中部之候相減者死。目內陷者死。

普通膏梁之體，養尊處優，身體肥胖又少勞動。少運動的人，脈搏較少，是生理自然現象，並不足以稱病已。形瘦脈大，一般神經衰弱，體型較瘦的人，本來脈搏就旺，也不能說是有病，最大的關鍵在於少氣不足以息，亦即脈搏慢遲不足以應呼吸，問題仍在心肺，原因卻不一定在心肺，因為條件很多，可能腦壓↑，可能副交感神經興奮、病危與不危，尚須配合其他條件。第二種的胸中多氣，乃是具窒息感、悶絕感，仍須配合色症方能生斷語。形氣相得即形氣相配合的病程，參伍不調者危。三部九候都不協調者死，卻也不一定，上下左右之脈相應，雖然相應搏動如下杵舂來，便不妙了，因為此與屋漏雀啄相差無幾，上下左右相失不可數者即脈搏極快至不可勝數，是循環將絕當然死了，中部之三候雖然調和，但與上部及下部不相協調，譬如候中部脈極旺，上下二部都極微乃是肝硬化，胸腹腔有腫瘤使循環不暢發生阻絕是死症，或者上部較腫，中下二部參齊或弱或竟下部無脈，一般恆見於腦瘤，腦出血病不好治，中部之候脈減弱，按例，中部之一般候脈都是按在手橈骨端上之脈，假如極微弱，亦即脈寂之候及目眶下陷，一般而論都屬脫水之急症，現在可以不死古時候必死，如果久病，消耗殆盡的徵象，是其末傳，即便去死不遠了。

帝曰：何以知病之所在？岐伯曰：察九候獨小者病，獨大者病，獨疾者病，獨遲者病，獨熱者病，獨寒者病，獨陷下者病。以左手足上上去踝五寸按之，庶右手足當踝而彈之。其應過五寸以上蠕蠕然者不病。其應按中手渾渾然者病，中手徐徐然者病。其應上不能至五寸，彈之不應者死。是以脫肉身不去者死。中部乍疎乍數者死。其脈代而鉤者，病在絡脈。

九候之相應也，上下若一，不得相失。一候後則病，二候後則病甚，三候後則病危。所謂後者，應不俱也。察其府藏，以知死生之期。必先知經脈，然後知病脈。真藏脈見者勝死。足太陽氣絕者，其足不可屈伸，死必戴眼。

九候本是屬於身體的局部處，若見某一處獨少，循環不足。獨大，循環不足而起代償，或循環疾數有發炎、充血。獨遲，循環阻礙。獨熱，血流停滯。獨寒，代謝↓。獨陷下，組織缺乏彈性。若醫者將左手按病人足踝之上五寸同身寸處，用右手彈病人的足踝，這是候下部脈的方法，覺得蠕蠕然有動者是健康，如果搏力快則有病，搏動很慢也有病。如果彈之而上五寸處毫無動靜則死，理由是下部遠離心臟，循環雖能到達，其按候的條件較上部及中部要差得多，所以用手指彈之再候則可以比較明顯，搏動力的大小快慢與中部要之差不多，但是比較簡單，所能候者，至多能候心臟搏力所達到之處而定心跳是否正常。若彈之而不應，則循環大弱，病人臥而不起，無法走路，骨瘦如柴，也是可與期日了，中部即手部的脈乍疏乍數，理由見前，是死症，問題不在上中下三部的脈象，而是何以呈如此脈象的背後機轉，譬如其脈代而鈎者，即然很有力量又是數跳而一停，病在絡脈亦即在小血管，必然體內某部分有阻滯。三部九候大都是對體內各部的局部情況作論斷。局部的病用九候之法相應而不相失，否則一候不良則生病，二候不良則大病，三候均不良則病勢危殆，必須先知經脈，即人生理性的常脈，然後方可知非生理而是病理性的病脈，真臟脈見是本身心臟跳動受病重的影響而見的絕不圓滿規則的脈。足太陽經絕，前面已經講過，全身痙攣，足部自然因痙攣而跪曲，戴眼即睛上翻而死亡。

帝曰：冬陰夏陽，奈何？岐伯曰：九候之脈，皆沉細懸絕者，為陰，主冬，故以夜半死。盛躁喘數者為陽，主夏，故以日中死。是故寒熱病者，以平旦死。熱中及熱病者，以日中死。病風者，以旦夕死。病水者，以夜半死。其脈乍疎乍數，乍遲乍疾者，曰乘四季死。形肉已脫，九候雖調猶死。七診雖

> 見，九候皆從者不死。所言不死者，風氣之病，及經月之病，似七診之病而非也。故言不死。若有七診之病，其脈候亦敗者，死矣。必發噦噫。必審問其所始病，與今之所方病。而後各切循其脈，視其經絡浮沈，以上下逆從循之，其脈疾者不病，其脈遲者病，脈不往來者死，皮膚著者死。

九候之脈，也即全身血脈全部沉細懸絕，則脈象非常衰竭，主冬是《內經》以四時相配而言，根據事實而論此類脈象都收斂內向的脈象，其能夠勉強應付循環苟延殘喘的條件，一定要腎上腺素及去甲腎上腺素使血質暫時勉強穩定是唯一要素，但至夜半時是去甲腎上腺素分泌最最衰落時期，心臟搏力性質↓，無法再維持生機了，這當然要看整個病情來講，絕非單憑脈可以濟事。復次脈搏數疾盛深所謂陽屬夏，是代謝大為升高之脈象，代謝的升高，須恃神經的穩定，至中午時血中的降鈣素在中午十二時至下午一時，亦即日中午時為最高，Ca^{++} 的降低，神經大腦穩定度↓，脈現數疾盛喘，鈣離子在血中使之調節↓，病情即刻惡化，如果發熱則神經活力↓，熱度可以大為升高而死亡，故發熱，熱中之病亦是中午死亡，如果發寒熱的病，損耗而糖分不足充分應付，平日即黎明時分，胰島素大量分泌，糖分不足可引起休克而死亡，病風者，風者神經性疾病，神經之不穩定 Ca^{++} 具極大的作用，至日夕時 Ca^{++} 應該↑，使 C-AMP 隨之而↑，若不能↑則見痙攣，肌肉收縮而死亡，一如太陽脈絕的狀態。病水者，水分在體中亂溢。水的分利機能紊亂，欲使水分作適當的分布及排洩，非使血壓略為上升不可，夜半腎上機能↓，ACTH 也大降，心臟負擔不勝而死亡，中醫所謂水剋火。血管容積（volume）中水分量↑，腎臟無法分泌因患水病者，本來腎機能就不良，也是夜半死。形肉大脫，久病耗盡，當然應該捨脈從症，故仍是死。七診者獨大獨小……本來是屬於局部性的診斷，但九候，雖見獨大……之病，仍然未失其平衡故而曰生。若見七診，脈象亦散敗則心臟已有問題，大半是心臟肥大或心囊積水而刺激橫膈膜變質則發噦噫，因為單憑脈不足以論病，必須問其病如何而發，而今情況又是如何，嗣後切候各部之脈，循經絡上摩擦所謂上下逆從循之，經此刺激後其脈來而疾，無病，來之遲必然毛細血管部分有問題，不來脈當然情況更劣，如前說的七症雖見九候皆從，有時候發風寒則脈搏見數而疾。女子有月經來時雌激素對 Na^{++} 有滯留作用，Na^{+} 之滯留使血管收縮，更且使 ADH↑ 則脈見沉細，但九候平均故日小病，豈能隨便斷為必死。若是如前所述在摩擦經絡的皮膚時，皮膚黏著亦即黏手者則危雖可以要死亡。因為皮膚上有油汗，油汗者冷油而黏，是身體不足以應付 stress，心臟↓休克的前兆，故曰死。

帝曰，其可治者奈何？岐伯曰：經病者治其經，孫絡病者，治其孫絡血。血病身有痛者，治其經絡。其病者在奇邪，奇邪之脈，則繆刺之。留瘦不移，節而刺之。上實下虛，切而從之。索其結絡脈，刺出其血，以見通之。瞳子高者，太陽不足。戴眼者，太陽已絕，此決死生之要，不可不察也。手指及手外踝上，五指留鍼。

經病者治其經……則繆刺之，以後都有細則時，再加以詳細分析。留瘦不移，人病況別無變化，但人卻日益消瘦，應觀其何處，可以調節然後再加以針刺。上實下虛，上部頭部充血，雙足冰冷之謂，應該如前一番沿延其經脈摩擦，尋找血脈不通的部位，用針刺放血。放血本屬一種調節方法，皮膚與大腦及神經，本屬胚胎學上同一來源，都出於外胚層（ectoderm），突然刺而放血，可以立刻產生調節作用，機轉以後再論。血脈於是乎通暢。因為屬於皮膚，又因為大部分都是採用太陽經的反射作用，亦即就皮膚的刺激以達脊髓神經的調節，所以脊髓神經的能否經得起刺激而生作用，是首先須要知道的事。所以瞳子高者，眼珠向上的人，是太陽經氣不足，眼珠上翻，只見眼白者，太陽經氣已絕，所謂必死，用針之前不可不察，欲急救此類病，在太陽經氣未絕之前宜五指留針，平外踝等處都針刺而留針。

經脈別論篇第二十一

黃帝問曰：人之居處動靜勇怯，脈亦為之變乎？歧伯對曰：凡人之驚恐恚勞動靜，皆為變也。是以夜行則喘出於腎，淫氣病肺。有所墮恐，喘出於肝，淫氣害脾。有所驚恐，喘出於肺，淫氣傷心。度水跌仆，喘出於腎與骨。當是之時，勇者氣行則已，怯者則着而為病也。故曰：診病之道，觀人勇怯。骨肉皮膚，能知其情，以為診法也。故飲食飽甚，汗出於胃。驚而奪精，汗出於心。持重遠行，汗出於腎，疾走恐懼，汗出於肝，搖體勞苦，汗出於脾。

《內經》既是中醫界的聖書，它所標示的非但望聞問切，一般名醫醫案中無非脈如何，面色如何，略述病由已經稱是相當不差的了，實則仍未竭盡《內經》的經旨，凡是診病必須窮盡原由，非到真正水落石出，絕不中止。例如最近診得一病，患者是位年輕的青年約 30 來歲，剛從學校畢業不久，在某校教書，初入社會開始當然一切得奮鬥，以前在學校讀書的時候，因籃球運動而摔一跤，摔的方式是臀部猛然坐地，嗣後即發生腰痛，在醫院看照 X 光片見椎間盤突出（disc herniation），就用拉身法，哪知拉了二次痛略減輕，以後愈拉愈痛，於是另覓一醫院，認為不是椎間盤突出，用內服藥，一直醫了三年愈醫愈差。因長期服藥，連帶胃腸不良而常致瀉及嘔吐感，更發生鼻子過敏，日日傷風，每日晨起必打噴嚏，自就教職之後幾乎每星期赴公保取藥，治療則每況愈下，乃改而就教於中醫說是腎虧，用藥粉嗣後全身浮腫，深知不妙，經友人轉輾介紹，就診於我，我連診五次，所有各種疾苦，幾乎完全消除，唯有腰痛連及大腿時發時癒，雖迭次用猛劑，有不少進步，但進展相當慢，我本想謝不敏焉，某日他又來診，感其信我極深，來意很誠。我就對他說，你先不要開口，聽我是否真確，如果為真則我可癒你此病，有一句不真，你另覓他醫罷，我真的實在無能為力了，浪費你的時間金錢或竟耽誤了你的病情，則實非我所願。他答道情願看，我說這完全是肺腑之言，如果有所唐突，還請多多包涵見諒，他道但說無妨。我說你必住在郊區，每天上校授課所走的路必然尚未做好而崎嶇不平，你的交通工具是機車，而且不是小輪子的摩托車（scooter），是一般所飆車用的大輪子機車，因為年輕入世未深，自然經濟條件不太理想，所以居處衛生條件不良，大概相當窄小、悶熱。他佩服之至說先生不但能醫，更能作相命的了，你的話正確如神。我說這不稀奇，因為你的病雖是腰痛連腿但絕非真正腰痛，是當時摔傷時，傷了尾閭骨，本來應該痊癒，在我極有自信用藥之下，幾乎不可能不癒，而今勿治者，全然是你的尾閭骨依然天天在受刺激之故。如果將機車調為不像騎馬似的跨坐而像坐椅子一般兩腿相併的小輪摩托車，其病可以立癒，若經濟條件不夠，可以分期付款，他聽了我的話一星期之後全部減輕再服藥，我也不再處方，隨便在前處方選一張較為合拍的予之，一個月之後一切正常健步如飛，近日前來拜謝聊贈水果一盒，以表感激。所以治病，診斷法之難非同小可，有鑑於此在拙著《臨證特殊案件之經過及治驗》一書中不僅在乎用藥而更在乎診斷，故對一般病史述之極詳也，茲不復贅言。言歸正傳，凡人經刺激其量如果相當大必然，心跳↑，心跳之極必然氣喘，此是神經極度興奮之候，如果講神經興奮，則現代醫書所論的興奮原由，神經介質、傳遞，幾乎是一律相合的，那麼驚恐恚勞動靜都是一致的了，恐怕未必，知道一點，中國人的智慧極為超絕，早就知道絕對不一樣，同時暗示讀者，治病必須憑事實窮追溯源其如何得病，或者得病的情況，必須確實研究，同樣是精神，神經興奮至極心跳氣喘，若是由於夜行，夜行者房事也，房事興奮之極亦即脊髓神經興奮至極之候，興奮之極後必然抑制，則恆見腰痠背痛，《內經》之慣例當然認為屬腎，經常旦旦而伐之，則抗力低降易為過敏性之傷風感冒，

《內經》稱之曰濕氣病肺，實則是不運動之故，如果常常運動則絕無腰痠背痛，常常感冒之發。反過來說腰痠背痛，常常感冒，適量的運動亦可即時見效，常常運動可以根除此類症疾。不須治療，更非腎虧，亦非抗生素、美國仙丹亦即類固醇（steroid）可以痊癒，治之非但不癒抑且後必有災。復以一般結核病，病人精神恆易興奮對房事興趣無由加高，以前稱色癆。在中國時尚有此名，今則已知機轉，俗名自然消失矣。更妙者《內經》在此處，不談五行相生相剋的關係了，故云《素問》排五者五曰五如何如何者並不重要，不過是根據以前鄒衍之大五行陰陽學說而來。自此之後中國文化休矣！《內經》何以能例外。無奈一般均以為五什麼的非常重要，蓋《內經》恆重複言之其重要性不言而喻，實則找錯對象，反而不講陰陽五行的，講實在事實的重要，即如此段所言，準確無比，故不惜篇幅詳為述說。有所墜恐，喘出於肝。濕氣病脾，如果受摔傷的驚恐，非但精神神經大為緊張，在那一刻一剎那之間更且受傷，血管壁收縮血液黏滯，加上心跳氣喘，則此喘來日可以生肝病，蓋先兩脇疼痛之後臉已發青，之後消化不良故濕氣病脾，何須要說木剋土，使人迷惑，那麼上一節不是剋反而是生了，蓋金為肺腎為水也。甚無謂，不必硬拼硬湊，實事求是即可。有所驚恐喘出於肺，濕氣傷心，驚恐則心跳氣喘臉色蒼白，血液因末梢血管收縮而進入中樞恆較多，心臟負擔突然增強，濕氣傷心。假如涉水受傷，受傷屬骨，涉水，水屬腎，如此推理絕對無法交待，此非事實不過是《內經》的五行觀念而已，涉水及水較空氣為冷且更易散熱，浸入水中末梢血管必然收縮，再生跌傷受傷，條件的湊合與前所述全然不同。腎本主收藏亦即血管大量收縮，腎上腺素↑之象，復加跌倒之痛楚，乃生恐之緊張痛之緊張，血管涉水時，本已收縮也生緊張，乃曰傷及腎及脾，然而是否一定生病呢？卻也未必，強者生一過性的驚恐，立刻自動調整恢復，此乃生物的調節適應力。弱者其力差則病。清空明澈有哪一點不懂，一定要五行排列，使後學倍增困擾，固不知其是何居心也。喘為緊張心跳過速，屬於不得不爾，其來也較速，汗亦為緊張，乃是緊張過度之症狀，在拙著《傷寒論之現代基礎理論及臨床應用》基礎及《溫病涵義及其處方述要》曾一再論述茲不復贅。飲食飽甚則汗出，則胃受影響故稱汗出於胃。驚而奪精，驚恐心跳神經緊張過後出汗是神經性的冷汗，須先腎上腺素大量分泌以支持心跳，末梢血管突然收縮，臉色蒼白以衛護中心重要之區亦即重要器官（vital organ），當然汗出於心了，持重遠行，筋骨疲憊而出汗，乃勞傷之極，骨頭關節首先當其衝，《內經》以骨主腎故說汗出於腎，但每種汗出，應該於當時條件配合而論，人身雖然同樣汗出，但是個個截然不同。恐懼再疾行，乃是除血管收縮之緊張之外更因奔走竭其力，則血流截然無法全然暢通，待主驚恐奔走，事後大汗出則心跳過速尚能代償，過速之心跳動脈推動量↑，靜脈回流量亦↑以應變，靜脈之大端都在腹腔，尤其在肝，肝之血流以靜脈為主，其流速也自有其準則，今突然疾增則汗之出，於肝有關等非虛語，搖體勞苦，心靈並無驚張之處，不過勞苦，肌肉勞動力↑，血流應該由內至外，《內經》認為脾主肌肉，故汗出於脾，真正勞動乏力之極，則胃納低降，消化不良，首先當須休息恢復體力，嗣後再能有胃口進食以補充營養。

故春夏秋冬，四時陰陽，生病起於過用，此為常也。食氣入胃，散精於肝，淫氣於筋，食氣入胃，濁氣歸心，淫精於脈，脈氣流經，經氣歸於肺，肺朝百脈，輸精於皮毛，毛脈合精，行氣於府。府精神明，留於四藏，氣歸於權衡，權衡以平，氣口成寸，以決死生。飲入於胃，遊溢精氣，上輸於脾。脾氣散精，上歸於肺。通調水道，下輸膀胱。水精四布，五經並行，合於四時五藏，陰陽揆度，以為常也。

承上段而泛論之，人之所以生病都因為臟之過度使用耗損而生病。食氣入胃，食物進胃以後所講的是內外相應的關係，《內經》既然重點放在針灸上，自然只在人身的皮膚外面，如何而使外面能影響到內部，則發現而創立經絡，經絡在人體上解剖上，並無此實在物，乃是電荷反應所產生，所以必須在人體皮膚上尋找其對內臟或竟曰內部生態有關聯之處。肝之濕氣於筋，實則是神經傳遞關係，一般稱之為肝是神經精神力量的總和。與稱心的關係相合，《內經》有時稱「心」有時稱肝，外在的表現是筋，筋亦可以作兩方面解；一方面是肌肉兩端以及骨節處滑潤的筋及肌肉的筋腱，此類結構完全依賴神經的調節，尤其是 Ca^{++} 離子在細胞中進出變化的調節。第二種乃是講的靜脈血管，血管及神經互為互賴，神經調節血管，血管滋養神經，靜脈血管皮下呈青色，有時可以用放血療法作調節，而真正的肝臟也是以靜脈為其主要的支援。「心」在此地幾乎完全指的是真正的心臟血管系統，古稱脈即血管，脈氣流經的意思是血管的分枝又分枝成小毛細血管，散布於皮膚上，皮膚上的毛細血管與皮下的末梢神經具極大的動量與動能，隨大腦中樞的活動、意見，甚則感情的支配，其中尤其以行動關係最密切，心臟的心肌與核及肌肉均含有肌鈣蛋白 C（troponin C），而橫紋肌肉亦即骨骼肌中又含有小清蛋白（parvalbumin, PV），無不安 Ca^{++} 及 C-AMP 的神經作支配，其動作電荷，在皮膚上大約可以產生一條連線概念則稱之為經絡，可以用針刺，稱經，經氣歸於肺則作何解呢？因為肺主皮毛，毛且不談，單講皮膚實在有兩種關係，一是幫助呼吸，毛孔之與肺氣泡看來，風馬牛不相及，實則含有呼吸息息相關的道理，例如有很多內在性，尤其多數屬於呼吸道的疾病，譬如傷風感冒由猝然受冷而起，亦有本屬內在傳染病如蕁麻疹、水痘、天花、猩紅熱，最後都以皮膚為排泄的終點，皮膚出之愈多，呼吸愈感順暢，理由是血中毒素就皮膚小血管而發出，則中樞心肺負擔，直接的是肺，間接的是心可以減輕，皮膚的調節作用是出汗，可以幫助排泄，排泄的主要機轉本來屬腎，海生動物皮膚司呼吸及排洩的功能大為升高，故肺及腎的負擔大為減輕，遠較陸上動物為長命，前先述及，所稱的肺朝百脈真相如此。毛脈合精，即呼吸與循環亦即血流與皮下組織的功能合併，由外可以經大腦反射而入內部。行氣於府，留於四臟，氣歸於權衡，權衡以平，即保持平衡的意思。氣口成寸，亦即橈骨動脈近掌腕後成寸口脈以候病，亦即所謂的脈象脈理，今又講之又講了。假如是水飲則先入消化道即脾、胃。上歸於肺，肺雖司呼吸但其作用很多，單就氧氣而論 O_2，假若 $O_2\downarrow$ 即可使人乏力、多汗、胃口不佳，身體感悶而燠熱，肺及腎均為維持一定血壓水準之重要的器官，血行循環雖歸之於心，但血質、血容量之大小與心的循環直接有關，更與 ADH 及腎絲球過濾機能節節相關，故上歸肺下輸膀胱者，因腎臟過濾，再輸行入膀胱，《內經》以有尿無尿為神經緊張與否的標準，有尿病情當輕當改善，則是太陽膀胱經為人身上最大的一個經絡網者，非是膀胱實則指整個脊髓神經的反射系統，不過借膀胱之有尿無尿作衡量而已，非真正的說膀胱有何等重要也。又說膀胱氣化為汗，那是說小便與出汗對腎臟排泄關係的連點，也是指有極密切的關係，若是按之硬講，自然一塌糊塗而不通了。水精四布……以為常也，則對上面一片論述的結語，也為《內經》的生理觀念，與現代的生理觀非但完全切合，更尚有很多地方，現代生理觀仍語焉不詳，《內經》早就洞若觀火了。

> 太陽藏獨至，厥喘虛氣逆，是陰不足，陽有餘也，表裡當俱寫，取之下俞。陽明藏獨至，是陽氣重并也，當寫陽補陰，取之下俞。少陽藏獨至，是厥氣也，蹻前卒大，取之下俞。少陽獨至者，一陽之過也。太陰藏搏者，用心省真。五脈氣少，胃氣不平，三陰也。宜治其下俞，補陽寫陰，一陽獨嘯，少陽厥也。陽并於上，四脈爭張，氣歸於腎。宜治其經絡，寫陽補陰。一陰至，厥陰之治也，真虛痟心。厥氣留薄，發為白汗。調食和藥，治在下俞。

前段講的是內外的關係，此段承前段再行發揮，按例太陽應該是經，不說藏，所以說藏是併上段的條件一起講。太陽藏即有膀胱經，所謂主人體一身之表者，寒熱初中或感染剛發的前驅症，脈搏增快，呼吸急促，體溫升高，故喘而手足厥冷，當瀉陽。所謂瀉陽亦即是鎮靜作用，取足太陽經的俞穴，王冰一定要注出穴道的名字，其實並不妥當，要治其病，首須確定病原由，病的來勢，一定用此穴道未必見效，而且《內經》後面仍會深入論及，此處這只大略一提即可。陽明藏獨至是陽氣大盛，一併向上大發，那當然是熱度更高，大大發作，不但要瀉陽，更要補陰，瀉陽是鎮定，補陰是調節水分，取之下俞即取足陽明胃經的穴道，少陽藏獨至是一陽之太過，二陽即是少陽，厥氣者屬神經緊張，非但須鎮靜，更須調節。太陰藏至者，一般所謂陰症，大部分是心臟的搏力不夠，原因是諸多疾病，前後必至心臟衰弱導及肺呼吸困難而終於死亡，陰症即陽↓，陽即指心臟的循環搏動條件，所以太陰藏脈至，就要細心研究所謂用心省真，省真者，看有無真臟脈，真臟脈即不平正的脈亦即心臟搏動有問題的脈，乃稱五脈氣少，胃氣不平。治足經俞穴所謂下俞，應該用補陽瀉陰的手法，一陽獨嘯，嘯者耳中有嘶嘶蟬鳴之聲，一陽即是少陽，少陽經走人身兩側，耳鳴都屬神經性問題，也有屬於耳鼻咽喉問題的，屬關於甲狀腺問題的，枚不勝舉。按《內經》大而化之觀法認為是少陽厥，如何厥法，因為陽氣全並升在上面，與現代醫學觀之，如果心思稍為靈巧一點，是屬符合。為什麼陽並於上呢？由於四脈爭張，氣歸於腎的理由則非常抽象，不必鑽牛角尖矣，宜治經絡，瀉陽補陰，一陰至，厥陰之至也，真虛痟心……發為白汗，一陰本來指的就是厥陰，真的是心臟出大問題了，心痟即心的部位劇痛，冷汗淋漓，一方面須調和飲食更須用藥，更須治下，亦指足厥陰肝的俞穴。

帝曰：太陽藏何象？歧伯曰：象三陽而浮也。帝曰：少陽藏何象？歧伯曰：象一陽也，一陽藏者，滑而不實也。帝曰：陽明藏何象？歧伯曰，象大浮也。太陰藏搏，言伏鼓也。二陰搏至腎，沉不浮也。

講了大半天，藏至之脈究竟如何，謂之陰陽藏至之脈。黃帝不免要問，歧伯之回答是，三陽亦即太陽脈因疾病初發，脈搏不虛，所以振幅仍洪而寬，若加發熱則脈跳動次數增加，振幅平正次數增大，當然更較有力而明顯，輕候即得故曰脈浮。少陽脈屬神經性，一陽即少陽，陽症本來脈較為盛，但由於神經緊張，或者精神緊張，脈管略為收縮，振幅↑次數↑脈管彈力↓則呈滑而不實，實即力量太大的脈。陽明藏洪大而浮，蓋因病代謝太高以作抵抗，血中酸度↑見洪大的脈，太陰藏搏，凡諸陰症，心搏動情況多少有問題，故不呈圓滿潤滑的脈，像敲鼓似的搏動。二陰即少陰，脈本已心力↓搏力↓微而輕候不見，重按勉強可見，故沉而浮也。

藏氣法時論篇第二十二

黃帝問曰：合人形以法四時五行而治，何如而從，何如而逆。得失之意，願聞其事。岐伯對曰：五行者，金木水火土也。更貴更賤，以知死生，以決成敗，而定五臟之氣，間甚之時，死生之期也。帝曰：願卒聞之。岐伯曰：肝主春，足厥陰少陽主治。其日甲乙。肝苦急，急食甘以緩之。心主夏，手太陰太陽主治。其日丙丁。心苦緩，急食酸以收之。脾主長夏，足太陰陽明主治。其日戊己。脾苦濕，急食苦以燥之。肺主秋，手太陰陽明主治。其日庚辛。肺苦氣上逆，急食苦以泄之。腎主冬，足少陰太陽主治。其日壬癸。腎苦燥，急食辛以潤之。開腠理，致津液通氣也。

五五排列法，多講無益，反嫌累贅。臟與腑相配合者主其事，如春的肝膽，膽者肝之腑，小腸者心之腑，胃者脾之腑，大腸者肺之腑，膀胱者腎之腑，腑有三陽經，臟有三陰經，各足經及手經，乃配合為六經，左右各六經乃成十二經，再合任督兩脈稱十四經。奇經八脈沒有經，乃由於各經絡的穴道相組合而成，按理講，任督兩脈亦應該屬於奇經八脈，所謂衝、任、督、帶、陽陰二蹻、陽陰二維，合計為八乃稱八脈。肝是屬於神經緊張性的疾病，一般而論，攣急、抖動、牽引都屬之，要使之鎮靜，則不可硬用鎮靜劑，必須用調節劑，而中醫中藥的調節劑都帶有甜味，譬如山藥、枸杞、熟地、黃精等等，所以能緩和以上種種病態者，C-AMP 及 Ca^{++} 使細胞活化，使神經肽重行穩定以成其功。心是屬於一般機能性的無力症，例如全身肌肉癱瘓遲緩，無力感大都由於酸血症引起，其他尚有血液中成分代謝呈紊亂，機能↓，要清潔血中雜質，調節代謝機能，首須使肝機能↑，酸性藥物都具有收斂作用。脾是屬於消化道的疾病，一般所見在長夏亦即夏季末期最多，空氣中濕度↑，蒸發力↓，腸胃動力↓，RES 抗力↓。苦味一般都作健胃腸用，中西醫藥都是一樣，西醫稱苦味健胃劑，中藥為芳香醒腦如藿香佩蘭，更兼苦味清熱燥熱劑，使代謝↑，使水分保持平衡者如黃連黃芩黃柏蒼朮半夏等等。肺方面的病症所見以咳嗽為最多，氣喘次之。咳與喘都先是喉頭呈肌肉收縮，在收縮的時候，病人感覺胸悶，好像有一股氣從腹中往上翻騰，亦即所謂氣上逆，處理此類徵象最好的辦法，當然是屬於機能失常輕症，器官損壞重症的肺支氣管擴張，肺積水，肺癌則當然不在此例，用苦藥，應為苦味藥，有兩類，一類可以健行腸胃，另一類使腸胃壁膜受刺激而導至下瀉的作用，所以可泄下，即經泄下則對腸胃飽脹或經氣脹而刺激橫膈膜之情形可以↓，則咳喘可以緩解。更應凡苦味物之中藥都帶有消炎及抑止局部充血作用，如黃連黃芩等，對咽喉的充血↓，過敏性隨之↓，收縮情況可以改善，具兩方面來的作用，使上逆情況改↓。腎臟失去調節，亦即水分調節有問題，則反而感覺到有水分的部位愈積愈多，無水分的部位，愈來愈乾燥，要改善此種情況，一般在較輕的病症用辛藥，辛者可以指辛辣如附子乾薑吳茱萸等，亦可以說辛散，辛香之藥大都帶芳香揮發油，以健運大腦使之興奮，促進小血管循環，使之發汗，中醫認為可以使風寒外散，例如麻黃、白芷、川芎、藿香、荊芥，防風等等，所謂開腠理致津液通也，其他生薑蔥白都屬此類藥物，或竟是常用在廚房不可少的調味品，薄荷亦屬此類。

> 病在肝，愈於夏。夏不愈，甚於秋。秋不死，持於冬。起於春。禁當風。肝病者，愈在丙丁。丙丁不愈，加於庚辛。庚辛不死，持於壬癸。起於甲乙。肝病者，平旦慧，下晡甚，夜半靜，肝欲散，急食辛以散之。用辛補之，酸寫之。

從這裡開始又是五行相生相剋，排排排山倒海而來，其勢雖洶，真正能講的卻不多。肝病本為神經緊張之症，天明之際，腎上腺素尚未全部↑，而胰島素分泌正盛，得糖亦即得甘，腎上腺尚未↑，則心神穩定，頭腦清晰。下晡甚，此時降鈣素↑，精神神經之穩定度須 Ca^{++} 為之調節，Ca^{++} 既↓，細胞中的糖解亦隨之而↓，當然大為發作。夜半則正腎上腺素大為↓，興奮度↓，肝病本屬興奮過度之症，於是夜半安靜。肝欲散，急食辛以散，用辛以補，酸以瀉之，由此以觀所謂食什麼能安病，如何云云，並非一定是印板文章，必須隨境而變。前說肝須甘味，今述須辛味而散，可見治療之道，千變萬化，首先須診斷正確，真相大明，然後要緩要散得心應手，悉聽君便。《內經》有個非常奇怪的地方，還不只寫法特別，常常隨便露一句出來，對某種病在事實上是的確如此，天經地義，但是由於病理變化無法詳盡，有系統的述說，於是就隨便談一句，露一些，所謂點到為止。此處講的用相同的字，若在別處又是一種意義，如要澈底貫頭至尾，絕對辦不到，所以歷代名醫名家只能在其中抽調一二句以作證明，也是頗有道理，若全部書整個一大套，則全無理緻矣，蓋其有一二句非常精彩的地方，以後又講到別處去了，從未見有系統的述說，除五行五什麼什麼有系統但都徒亂人意之外，真正有系統的不多，必須獨具慧眼，砂中淘金，否則絕對失敗，此點不可不知，有時贅語極多，五行隨句排列，大量傾倒下來，真精彩處卻只二三句而已，這裡就是如此。

> 病在心，愈在長夏。長夏不愈，甚於冬。冬不死，持於春。起於夏。禁溫食熱衣。心病者，愈在戊己。戊己不愈，加於壬癸。壬癸不死，持於甲乙，起於丙丁。心病者，日中慧，夜半甚，平旦靜。心欲耎，急食鹹以耎之。用鹹補之，甘寫之。

真正心臟有病，在嚴冬時，血管收縮、血流內斂，心臟循環不支而死亡，中醫就說，也許《內經》就說水剋火，但並不是每一種五行都是如此，現在但就《內經素問》本經文來講已有很多不同之處，已而不律豈能按之為律人之律例，所以全部遵經崇道，此書可以作廢，不及《傷寒論》等書遠矣，必須就事實為依據倒也頗有特出之處。心臟血管系統有問題，搏力不夠，日中時，血糖量↑，Ca^{++} 略降低，則對心臟跳動略有幫助。Ca^{++}／K^{+} 為心臟搏動的調節電解質，一般用毛地黃素者必須補充 K^{+}，以免 Ca^{++} 在心臟肌肉積之太多而猝然死亡也，此其一。第二個條件，日中較暖和，亦即夏天較為暖和，可以心臟因炎熱，血液外散而↓。夜半甚者，心臟跳動，血壓之維持獨腎上腺素，夜半 ACTH，正腎上腺素分泌↓，則惡化矣。平旦靜，平旦胰島素之增加，正腎上腺素亦開始↑，醣分血壓略有幫助則可以安定些。心欲軟，非真的心欲軟，而是心臟機能↓，腹腔中腸胃動量↓，腹滿產生，使靜脈回流大↓，如果用鹹味之劑，乃緩下之劑，如肉蓯蓉等，很鹹之物，通大便而軟堅。甘寫之，則用甘枸杞熟地等滋補藥，使心肌得糖，腸胃蠕動略便改善則具有幫助，非真正對心臟本質而言，Ca^{++}／K^{+} 為金屬，若與有機物結合均為鹽類，略具鹹性，電解質之所以幫調節心節律。

病在脾，愈在秋。秋不愈，甚於春。春不死，持於夏。起於長夏。禁溫食飽食，濕地濡衣。脾病者，愈在庚辛。庚辛不愈，加於甲乙。甲乙不死，持於丙丁。至於戊己。脾病者，日昳慧。日出甚，下晡靜。脾欲緩，急食甘以緩之。用苦寫之，甘補之。

上節心病禁溫食熱衣，因為可使心臟因熱而搏動快，乃出汗則心力不濟矣。脾病則消化吸收力大差，溫食飽食乃使之大脹滿。本因濕困，濕地濡衣當然不可以，在傍晚時，為一天中，血管張力漸漸↓的時分，脾病本來血液慢而緩弱，所以尚可合拍，下午理由亦復相同。在日出時，因胃腸消化吸收自有其節律，日出胰島素↑，須進食，若進食而不消化則非常難過而飽脹，或竟不思飲食至日出時，胰島素↑，又感體力不支而神志昏眩，脾之運健中藥之甘味劑，如黃芪山藥蓮肉紅棗都是進補健脾之劑。

病在肺，愈在冬。冬不愈，甚於夏。夏不死，持於長夏。起於秋。禁寒飲食，寒衣。肺病者，愈在壬癸。壬癸不愈，加於丙丁。丙丁不死，持於戊已。起於庚辛。肺病者，下晡慧，日中甚，夜半靜。肺欲收，急食酸以收之。用酸補之，辛寫之。

普通一般肺病，外見多為喘咳，喘咳之疾遇冷即發，所以不可以寒飲寒衣食，肺臟本身全屬被動的，呼吸量全靠橫膈膜的動量，循環部分一方面靠橫膈膜的動量，一方面靠心臟的搏動量。在日中時，胃腸因肺之 O_2↓ 而飽脹，橫膈膜受影響，呼吸量↓情況惡劣，此其一，心臟在日中時搏動力↓，故而午後的 O_2 較心臟搏動力↑之日中較適宜於有病的肺臟，夜半動量代謝↓故能靜。

病在腎，愈在春。春不愈，甚於長夏。長夏不死，持於秋。起於冬。禁犯焠埃熱，食溫，炙衣。腎病者，愈在甲乙。甲乙不愈，甚於戊己。戊己不死，持於庚辛。起於壬癸。腎病者，夜半慧，四季甚，下晡靜。腎欲堅，急食苦以堅之。用苦補之，鹹寫之。

腎病本來就內分泌不足以應付的病，因內分泌不足，而水分不能調節，心臟因血管床，水分增加，而腎又使 ACTH 及正腎上腺素支持心臟的內心泌↓，如果受埃熱，則心臟不得不搏動↑，設無腎的支持，或竟腎臟無法破除血管收縮素，致使心臟因高血壓而負擔加重，血液量↑，血壓又高↑，則心臟不敗何待，故不可熱，則心跳尚能維持，食溫、炙衣都在禁止之例。夜半腎上腺素↓，心臟尚能勝任，痛略瘥。下午代謝漸漸↓亦復同樣的意思。在一日的四季裡，如夜半、黎明、日中、日後時會加重，前說夜半慧，後說夜半甚，可知腎病種類很多，不能一概而論，不要說是前後矛盾，即使方才講過立刻就唱反調，可知隨句解說絕對垮台。又說腎要堅，食苦堅之補之，鹹瀉之，總而言之，食什麼什麼地並無是法，又何必一定斤斤於此呢？速來速去說說有相關之處，是一整體，殆無疑義。統統有關連，等於白說，辭費而無功也。

失邪氣之客於身也，以勝相加。至其所生而愈。至其所不勝而甚。至於所生而持。自得其位而起。必先定五藏之脈，乃可言間甚之時，死生之期也。

將上面的「加」、「愈」、「甚」、「持」、「起」作了一個解釋，可惜非常勉強，不是每一個病都是如此，否則醫生就好做多了。《內經素問》自己所述前後矛盾之處不少，所以發生矛盾者乃所指之物，雖然其字相同，其條件意義全然不同，不知其端，實在無法解釋，可以昏天黑地全部不懂。此段所講，不一定完全對，故前幾段的至什麼時候，如何如何云去，都略而不說，因為事實並非如此，硬自強詞奪理，有違治學之道，比叛經離道要嚴重多了。與其不遜也，寧固。不足取者存亡，可能有理，以待後來高明罷。

肝病者，兩脇下痛引少腹，令人善怒。虛則目䀮䀮無所見，耳無所聞，善恐，如人將捕之。取其經，厥陰與少陽。氣逆則頭痛，耳聾不聰、頰腫，取血者。

所謂肝病，並非真正的肝病，不過是神經容易緊張的症狀，長期神經緊張，使自律神經產生不平衡，甚則機能紊亂，影響腸胃，尤其是腸子生氣體積於結腸的右角及左角互相流動，則兩脇痛，腸子蠕動不良，腹壓↑，則骨盆腔中壓力↑，有時亦痛引少腹，有時可以發生疝氣（hernia）偏墜，精神衰弱，生虛性興奮，常生不愉快，使人發怒，情緒不良，心跳有時甚至發生頻率不整的心房顫動的暈厥，目䀮䀮無所見，耳無所聞。長期精神逾期興奮，可使甲狀腺機能亢進恆覺心跳善驚，如人將捕之。取經絡的肝膽利之，使其生鎮靜作用，便能改善。如果氣逆則頭暈頭痛，耳聾不聰是喉頭或由於甲狀腺機能↑過亢，或由於喉頭因緊張而長期收縮乃至過敏，一經刺激即收縮，耳咽管受影響則致此種情況。頰腫，一般上部充血，神經緊張，恆生齒痛，或頰腫即在脈動應手處放血即可調節使之鬆弛。

心病者，胸中痛，脇支滿，脇下痛，膺背肩甲間痛，兩臂內痛。虛則胸腹大脇下，與腰相引而痛。取其經，少陰太陽。舌下血者。其變病刺郄中血者。

心病者，則是真正心臟循環系統有問題，多半是心包積水或竟心臟肥大。胸中脹滿多壓力↑而痛，脇支滿，則脇下痛。胸廓中有壓力，前胸肩胛骨者都痛者，冠心病、心絞痛、心肌梗塞可以上傳兩臂內側痛，下引胸腹大脇與腰相牽引而痛，現代醫學書中述之也很詳細，取心及小腸兩經，或舌下微刺，使之放血，或可以小瘥。病有急劇轉變時，則從陰郄以及養老兩穴附近，見有鬱血處，刺之使放血。

脾病者，身重善飢，肉痿，足不收行，善瘈，脚下痛。虛則腹滿，腸鳴，飧泄，食不化。取其經，太陽陽明少陰血者。

脾病身重即筋腱肌肉處代謝差，即積水分又缺氧氣，代謝之葡萄糖成為乳酸，還原力↓，肉痿廢。善肌，一如糖尿病，腳下痛，足不收，走路生痙攣，是 O_2↓ 乳酸堆積所致。糖尿病則亦屬於脾病。脾臟假如作用亦即代謝作用差，則積水在腸稱為濕困，常常腹滿腸鳴多水氣，食不化，常致瀉。取脾胃二經更兼取腎經（因為利水之故），刺之便出血，乃生調節。

肺病者，喘欬逆氣，肩背痛。汗出尻陰股膝，髀腨胻足皆痛。虛則少氣不能報息，耳聾嗌乾。取其經，太陰足太陽之外，厥陰內血者。

喘咳而氣上逆，本為肺及咽喉支氣管的病，咳喘至極肩背部痛，呼吸 O_2 受阻，容易出汗，臀部、陰處、大腿、小腿、足部都感痛，或痠痛，甚虛則脈搏生變動不足以應呼吸，耳聾嗌乾的原因是腦的第九對（舌咽神經，glossopharyngeal nerve, CN IX）及第十對（迷走神經，vagus nerve, CN X）腦神經屬於副交感神經，支配耳下內外頸動脈分支處的頸動脈體，此中心對水分以及口味均有支配力，若使發生變化則可以應變動而生耳聾嗌乾的現象。取肺、肝、膀胱經放血調節之，放血何者先放，何者後放，當有次序。

腎病者，腹大脛腫，喘欬身重，寢汗出憎風。虛則胸中痛，大腹小腹痛，清厥，意不樂。取其經，少陰太陽血者。

水分調節失敗，大量積滯於腹腔，腹壓↑，靜脈下腔受壓，回流不良則脛腫，橫膈膜受刺激則咳，水分積聚則身體重著，心臟無法配合，若臥則代謝↓，心臟略有餘力以行使循環，略可出汗使所積水分略為↓，但汗出則蒸發力若高，乃奪取部分暖氣，因風能提高蒸發力故憎風。另外一種不是水，因為《內經》認為腎主骨，乃使胸中痛，大腹小腹痛，原因都在背脊之脊髓神經。下胺清厥者痠痛而冰冷，意不樂，神情澹淡，取腎經及膀胱經諸穴刺出血。以上所述諸放血療法，必須按次序行之，不可顛倒，理由很深廣，後述。

> 肝色青，宜食甘。粳米牛肉棗葵皆甘。心色赤，宜食酸。小豆犬肉李韭皆酸。肺色白，宜食苦。麥羊肉杏薤皆苦。脾色黃，宜食鹹，大豆豕肉栗藿皆鹹。腎色黑，宜食辛。黃黍雞肉桃葱皆辛。

甘味屬脾土，土能生木，故食粳米牛肉棗癸皆甘，其實這些食物吃起來也未必一定是甜味的，甘之一字，在虛無飄渺之中，何以諸物皆甘恐怕不能回答，可見甘者不一定是甜，不過是經驗所得。心色赤屬火，木能生火，酸屬木，小豆犬肉李韮皆酸，其實嘗起來也不一定是酸，其他肺、脾、腎都是五行相排，五味也未必都是如此。

> 辛散，酸收，甘緩，苦堅，鹹耎。毒藥攻邪，五穀為養，五果為助，五畜為益，五菜為充。氣味合而服之，以補精益氣，此五者，有辛酸甘苦鹹，各有所利。或散或收，或緩或急，或堅或耎，四時五藏，病隨五味所宜也。

芬芳辛之物多含揮發油，食之生血流循環↑，呈發散，血液由內向外之傾向，這是事實，所以不計其味，倒不一定辛味必辛，有發散作用是事實。酸收，酸性物質具收斂作用，譬如創口用的西藥外敷劑中的紅藥水，是鉻酸汞劑，高錳酸鉀具收斂血管，創口的皮膚兼有殺菌作用。酸是收濇，但其味不一定是酸。甘緩甜味之物未必甜，但有和緩作用，對組織中體液中的成分具有緩衝力（buffer reaction）。苦堅，苦味倒是真的是苦的，例如黃柏黃連都很苦，但對於胃腸力量蠕動不夠或者因酸度，血管因 CO_2↑ 而擴張，組織動量遲緩，的確有改進作用。鹹軟，並非一定是鹹，不過是大部分的鹽類化合物，金屬類有機及無機化合物，部分帶有鹹味，如鉀鈉等化合物，使血液中鹽分的改變而影響細胞間的滲透壓及血管壁的滲透壓。其他以毒藥攻邪，則五畜、五果、五穀，各具其氣其味，說實在一些各就其作用，以之治病養生，如此而已。畜菜果本為日常食物，用起來較藥物有效，其用時可久，治療慢性病絕佳。

宣明五氣篇第二十三

五味所入，酸入肝，辛入肺，苦入心，鹹入腎，甘入脾。是謂五入。五氣所病，心為噫。肺為欬。肝為語。脾為吞。腎為欠，為嚏。胃為氣逆，為噦，為恐。大腸、小腸為泄。下焦溢為水。膀胱不利為癃，不約為遺溺。膽為怒。是謂五病。

《內經》認為凡酸性物，其實就是前段所述的食物，味道並不酸，與其說是酸性，不如說具有收斂之效。由於收斂常具鎮靜作用，是肝所吸收，其實是神經能夠得穩定。辛散的食物作用在散，不使鬱滯鬱積，為肺所需。苦入心，退充血，通血絡的食物，或藥物為心臟循環所需要。鹹入腎，大凡具有電解質多的鹽類物是滲透壓的主要作用物，主水分調節，當由腎來支配。為營養滋補之物主由脾消化吸收，以充身體的滋養，以上稱為五入，反正都是以五排列。心臟不良影響橫膈膜，則多噫氣，是重病。身受風寒感染常生咳嗽，則出之於肺，其病可輕可重。即以五排列就無法分得清楚，一概投入，以湊合五之數，其實病有輕重，豈可同等而語。肝為語，是神經精神緊張的人，或者心理方面大受刺激而神經兮兮則多語，神經脆弱者，如有些女性，經常喋喋不休。脾主消化、進食，進食的第一步當然需要吞嚥，故稱脾為吞。腎為欠為嚏，中醫恆將一般免疫性疾病歸之腎機能不良，打噴嚏多，容易感冒，乃慢性過敏症，鼻病免疫力↓，屬腎，精神不能集中，腎去甲腎上腺素分泌差，腦中 C-AMP 活動↓，精神活力差，恆喜打哈欠，亦屬腎。在胃為氣上逆，胃機能不良，生消化逆蠕動，則病人感氣體上逆，上逆則為噦氣，或因噦氣甚則一如呼吸將停頓而生驚恐。大腸小腸運輸道不利則生泄瀉。下焦溢為水，所謂下焦包括腎、膀胱、大小腸等等，失職常生水分過多。膀胱小便不利稱癃閉，遺溺是膀胱肌，尤其括約肌調節失職。膽在發怒的時候會大行收縮，乃稱五病，其實每項病的種種情況全然不同，而且有的更是風馬牛不相及，零零星星不能成系統，《內經》全將之歸為五什麼五什麼地，五入……無怪使人如墜五里霧中，莫名其妙。其病有輕有重，有為生理性，有為外界影響，有為刺激的反應，雞毛、蒜皮、魚龍混雜，照單全收，硬歸在一起，而又無系統性的推理與述說，教人如何能明瞭，更不談要解決發掘其真相了，於是照單全收，照本宣科，教者與讀者大家混過算數，蓋《內經》本是也就是將五行陰陽蒙混雜談也，但有一點必須清楚，是其所談都是鐵定的事實，有時候是精當不易的真理，可惜只是一二句，前無啟引，後無承詞，這要看各人的眼光了。是故名醫治病，有時候提一二句者非無因也，抑且是不得已也。

> 五精所并，精氣并於心則喜，并於肺則悲，并於肝則憂，并於脾則畏，并於腎則恐。是謂五并，虛而相并者也。五藏所惡，心惡熱，肺惡寒，肝惡風，脾惡濕，腎惡燥。是謂五惡。五藏化液，心為汗，肺為涕，肝為淚，脾為涎，腎為唾。是謂五液。

嗣後以往全以五來配五……五得一塌糊塗，古人喜陰陽經緯五行之說，如今看來無多大意義，一定要奉之為金科玉律，過分了。最重要的，還是將其含義真相用事實現代學說發掘出來，使人能懂，能懂就易於記憶則責任已了。古人所述五什麼什麼，不必斤斤計較，存之忍之而已。厚非古人也是其極端，大可不必也。心循環系統怕冷，熱則循環速，全身代謝↑，廢料在血液中多。肺怕冷，受風寒感冒，古人認為風寒中皮膚，而肺主皮毛，肺必先受之，故而最不利是受冷受寒。肝惡風，此處風並非真正外界的風，乃是濾過性病毒感染，濾過性病毒大都侵犯神經，乃生神經性症狀，例如最輕最簡單的傷風感冒（common cold）亦復如斯。古人見此症狀稱風為百病之長，風勝則動，風速行而善變的神經症狀稱之為風，古人誤認為都是由外界的風吹襲而生此類病。脾乃消化系統，最忌中滿而不能運行，動力↓則吸收力↓，於是腸中漉漉有聲，全身怠倦，疾目畏光，胸悶，舌苔厚膩，是外界蒸發力不夠，空氣中相對濕度↑，復加內在液體調整失常，稱之為濕或濕困。夏令長夏患此者最多。腎是分利水分的，若水分不調節而積貯，必然引起水分分布的不平均，在病人外症視之則乾燥異常，假如水分通利，腎臟機能↑，則一切乾燥之象迎刃而解，其乾燥非真正乾燥，乃水分分布不均之謂，以上即稱五惡。五精所並，則講的是所有的精神活動，如果受外來刺激作反應時，其內在的臟器作用受影響的情況應該如何，所以在集中精神反應的重點時，當人大喜，則胃壁緊張度↓，胃納量增加，心跳動緩慢。當人悲哀時，我們可以想到宋朝大詞家柳永有一首《雨霖鈴》的詞，道的是別情，寒蟬淒切對長亭晚……蘭舟摧發執手相看淚眼任無語咽噎……酒醒何處楊柳岸曉風殘月……。其他都對醫學無關，其中一句「執手相看淚眼任無語咽噎」，凡人悲泣之際，哽咽泣不成聲，悲哀之類的精神活動，使人呼吸作用↓，乃成無語咽噎。憂慮是悲哀的低度，但時間較悲哀為纏綿而持續，所謂憂心如焚者，凡人憂慮則精神活力大為↓，心臟搏力亦漸漸↓，胃活動力↓，胃酸則反而上逆，胸口鳩骨處是食道下口，受胃酸之侵蝕則感灼熱，長期可致賁門性及胃小彎處潰瘍，最後胃酸量↓，久而久之可成胃癌，或竟肝癌，原因是胃及十二指腸，長期動量遲緩失常。並於脾則凡悲憂畏均使人精神大受打擊，悲憂打擊最大，畏則精神打擊雖較悲憂為輕，因為要解悲與憂相當困難，乃是直接情感精神的衝擊，除非生性達觀，平素修養有方，否則無法排遣，只能用其他頹痿方法如酗酒、遊色以逃避現實，如此則促其死亡愈快，畏則精神是間接的受制，強者可以思考排除其障礙，弱者可以逃避，但也是受到相當的衝擊，不如肝之甚，乃兼及消化系統的吸收與消化，故脾受影響，大為驚恐，也是精神極大的衝擊，血液內集，臉色蒼白，腎上腺素大量分泌，毛髮直豎，交感性神經↑，瞳孔放大，不能不說是腎受影響，如此則稱為五並。心搏快則出汗，故云汗出於心。大悲大哭，涕泄橫流，蓋淚來不及由眼而出，直接由鼻淚管溢入鼻之故，肝為淚應要硬擠硬湊而成五五之數，其實肝之所出與肺之所出毫無二致。脾用涎，消化道興奮而由大腦承受回饋，見美食則所指垂涎三尺，詞雖過分，乃屬消化道之脾。涎與唾，其實也相差不遠，因必須為五，則曰唾出於腎，乃稱五液。口中唾液，要唾吐出來，必須肺活量要大，肺活量之大小與 C-AMP 的轉化↑有關，所以部分 ACTH 及正腎上腺素對之也頗有關係，古人所謂氣納丹田也。

> 五味所禁，辛走氣，氣病無多食辛。鹹走血，血病無多食鹹。苦走骨，骨病無多食苦。甘走肉，肉病無多食甘。酸走筋，筋病無多食酸。是謂五禁，無令多食。五病所發，陰病發於骨，陽病發於血，陰病發於肉。陽病發於冬，陰病發於夏。是謂五發。

辛散本來可使血流循環↑，易言之即氣足。假如心搏量不夠，O_2↓，胃口不佳，毫無精神稱氣衰，呼吸影響而低落，多出汗因 CO_2↑，則氣大虛，當然用辛散走竄，興奮血行代謝之物是使情形惡化。鹹走血，血液在小血管至組織的滲透壓是靠電解質來維持的，多食鹹，亦即鹽分則滲透壓變動，血管中的血容積（blood volume）發生變化，首當其衝的，應該是心及腎，前者屬血管壓（hydrostatic pressure）之主力，後者是滲透壓（osmotic pressure）之主因。一般骨質有病大都是脫鈣或竟是嚴重的血癌白血病，由於骨膜造血細胞的能力↓，此時血紅素（hemoglobin, Hb）↓、RBC↓，攜帶 O_2，負荷 O_2 量均不足，或血中 Ca^{++}↑，則其人口特別渴，特別口渴之原因為血液中成分有所變動，並非水分分布不平均，情況要比較嚴重得多了，當用活血養陰之劑。如用香燥苦滲之藥，則愈服愈乾，故當忌是事實。甘者肥美鮮而可口之物的總稱，此類食物含醣量多，使醣轉化為細胞所用，則胰島素為最重要的一環，多食甘美之物，營養過剩而發胖，胖則大量營養轉化為脂肪，古稱胖者多肉。胰島素過用必然衰竭，血中糖分無法轉化則人變瘦，肥瘦之變多在身體上的肌肉與脂肪，實亦即代謝的病變，故不可多食甘美以傷代謝的平衡也。酸性食物都屬收斂性，與其說酸不如說收斂，若如手足攣急，古稱筋縮，其實 Ca^{++}↓，

Na^{+} 都會痙縮反扭筋，應該使之鎮靜寬弛，收斂則是反其道而行了，當然不可以，此謂五禁。

由於《內經》以陰陽為例，陰主內而靜，陽主外而動。骨者內而靜，血者外而動以應之。陰病發於肉，因肉的肥瘦與否全視代謝轉化吸收作決定，此等作用極為緩慢，非一蹴可成，所以也稱是陰病。陽病因冬天皮膚緊張，血流內斂，甲狀腺機能高↑，代謝重點在內，如果發病，立刻代謝大大升高成脈數，頭痛發熱的所謂陽症。在夏天，人體怠倦，血液因熱而外散，精神差，甲狀腺機能↓，如果發病加上其蒸發力↓，氣溫↑，常常產生腸胃炎，而夏天細菌繁殖，亦屬為一因素，所以常見腹痛洞泄等內在病，中醫論之，當然屬陰了，此謂五發。

五邪所亂，邪入於陽則狂，邪入於陰則痹，搏陽則為巔疾，搏陰則為瘖。陽入之陰則靜，陰出之陽則怒。是謂五亂。五邪所見，春得秋脈，夏得冬脈，長夏得春脈，秋得夏脈，冬得長夏脈。名曰陰出之陽，病善怒不治。是謂五邪，皆同命死不治。

發狂的病症雖一般稱作邪，其實是腦中神經肽能發生紊亂所致，譬如思覺失調症與多巴胺的代謝紊亂極有關係，凡腦邊緣對人的情感精神活動，具有莫大的影響，尤其是腦的網狀纖維，對腦整體性功能作用相關極大。腦網狀纖維可以喚醒某種皮層作用，對外來的信號具選擇作用，對高級心理過程包括注意的集中，自我的反省，推理過程等極高級的精神活動，更能由此之調節腦控制及脊髓控制的肌肉運動，同時也能加強或抑制神經系統的信息電流，從而接受或竟排斥某種信號。此處之邪又是另外一種講法，頭為陽，心為陽，心搏量↑，血入腦部↑，若帶有毒素或竟是感染性強的病毒，此種事情的發生在感受酷熱天氣，再經汗出如雨的帶動，例如爬山，體力勞動等等。（中暑不過是極輕微的病）可以無端發邪，亦即細網狀組織體↓，或竟 CVA 昏厥，有時急救不及而死亡，有的終身昏迷或植物人，有時呈一過性的瘋狂現象，屬於腦部網狀纖維與前腦的調節失常，雖屬於情緒性，多半先 ANS 失調而致，仍是以腸胃為主。大腦皮膚如發生傳遞障礙之時或短路，則極易精神敏感，其外表出現的條件為防禦自己所發生的假怒，此類易怒的現象，我們在實驗中，動物身上如貓等，將大腦皮層區切斷，即可發生，《內經》都稱之為陽症。至於陰症之為病，大都是神經受抑止，之後血液代謝發生問題↓，故為痹，即麻木的意思。麻木是抑制之輕者，如果抑制力↑，則成癱瘓，瘖者無法發聲，不過是喉頭咽部肌肉發生麻痺，是謂五亂，至於五邪前面已經講過，不再多講。

五藏所藏，心藏神，肺藏魄，肝藏魂，脾藏意，腎藏志。是謂五藏所藏。五藏所主，心主脈，肺主皮，肝主筋，脾主肉，腎主骨。是謂五主。

以上都已講過，不再重複，但是為何又如此反覆地講呢？因為醫學本來零亂非凡，絕不如理工一般由淺入深，頭頭是道，推理準確，更可天工開物，無所不能，因為其學問之發達，由淺入深，由簡入繁，絕對是第一流的精彩絕倫。醫藥則不然，真正原始性的條件何者為生命，連下一個真正準確而完美的定義尚且很難，更何況要推而廣之，所以西醫之書，篇幅浩繁，動輒數千頁，令人扼腕，讀得半死，總是翻翻覆覆，不得要領，事十倍而功百分之一，事倍功半已經算很好的了，現代醫學如此，《內經》如此，又何足怪哉！

五勞所傷，久視傷血。久臥傷氣，久坐傷肉，久立傷骨，久行傷筋。是謂五勞所傷。五脈應象，肝脈絃，心脈鉤，脾脈代，肺脈毛，腎脈石。是謂五藏之脈。

視物必須眼力集中，精神集中，大腦工作力↑，需要的 O_2 及 CHO↑。視非單行視而已，必須視而有所思，有所為，故視覺為推動精神活動的最大因素，故稱久視傷血。久臥則身體活動力↓，心搏力從而↓，人感疲倦而沒有精力，乃謂之久臥傷氣。久坐傷肉，其實與久臥係條件也差不了多少，但較臥的活動力略高，因為須支持身體坐正的重量感及平衡感。久立傷骨，人體全身重量因立而全部重點在腿，腿脛受壓力極大，如果再不行走，則動功循環救濟手段亦↓，人本為動物，所謂動乃是變換位置，久坐久立久臥，動量↓，而以久立為甚，因為非但動量↓，更且壓力↑，五脈應象，前幾段已經講過，不再重複。

血氣形志篇第二十四

夫人之常數，太陽常多血少氣，少陽常少血多氣，陽明常多氣多血，少陰常少血多氣，厥陰常多血少氣，太陰常多氣少血。此天之常數。足太陽與少陰為表裏，少陽與厥陰為表裏，陽明與太陰為表裏。是為足陰陽也。手太陽與少陰為表裏，少陽與心主為表裏，陽明與太陰為表裏。是為手之陰陽也。

以局部性的病態現象解釋，已見拙著之《傷寒論之現代基礎理論及臨床應用》中，若要用系統性的解釋人之常數就要多費一番篇幅了。太陽經首先應該分足太陽膀胱經以及手太陽小腸經，先談膀胱經主人身一身之背，而且是經絡中最長，穴道最多的經絡，古人又常說膀胱氣化為汗，乍聽起來，令人感覺極為荒謬，非但不科學，簡直是胡說八道，殊不知所採用的立場之不同，看法也就迥異。我們目前所採取的是現代醫學的看法，膀胱就是積聚尿液之處，哪來如許多文章，怪不得，某人曾云中醫最重要的就是膀胱，聞之令人噴飯。《內經》古人的看法，並非站在純解剖學立場，而是外觀就其機能而言之，實在毫無錯誤。因人身一身之背，肌肉豐厚，而且全部在脊椎的兩旁，脊椎者，所有體能亦即體表神經以之為出發點，如果有人生病，不拘是任何病，病之開始入侵於人，必然產生緊張情勢（stress），於是神經精神因緊張而需要應變，最原始最明顯的應變方法，腎上腺分泌腎上腺素以應外界環境或內在環境之變動的 stress，所以背上肌肉收縮、毛髮直豎等等都屬之，於是乎就小便稀少，但也有增多者，不論小便減少增多，總是屬於膀胱問題，故稱膀胱經是外觀現象，非內在解剖結構的條件。而且大凡任何病，尤其是重病，或竟極厲害的外傷或外科手術後，如見小便增多，便可以預測病情較為減輕和好轉。所謂膀胱氣化為汗，粗看之下絕對荒唐無稽，如果也像對小便的看法則不足為奇了。由於先緊張，緊張之後開始放鬆或平靜時有小便，同時也能出汗，小便與出汗雖是兩途，實則因為一個條件。至於手太陽小腸經，中醫所說的小腸非真正小腸，而是小腸經其所行使機能的範圍，最最重要的就是利小便。暑天酷熱，如果發燒感冒，絕對不用表散藥，而用利尿之劑，古人所謂心邪由小腸瀉，為什麼呢？因為暑天本已大汗如雨，再發汗只有使病情加重，所以用利小便之方，一來可以抑制 ADH 之升高，二來則同時緩解發熱之緊張，由此而觀就知道，太陽所以不化者，因為緊張而動力不夠，或竟動力受抑制，亦即是不得氣化，所以稱太陽多血少氣。陽明病及陽明經主人身一身之腹面（ventral），亦即前面，手陽明大腸經，是陽明胃經，都主消化的結構，食物進胃一切消化代謝過程都屬陽明，如果生病，腸胃消化道因病變影響，常常發生蠕動不良，或竟積滯過多，廢料初不能排出體外，反溢入血中，諸如大腸桿菌，因人體之發熱而生變化，大量繁殖，代謝毒素等隨血液而散布全身，或進入大腦產生高熱、昏沉、面紅（由於血清素的關係），如果使用大瀉，則代謝廢物隨之而去，一切衍生之病的致病體全部清理，人立可恢復而清醒，高熱亦退，面紅亦退，高熱面紅一切大熱情況全部解除。大便中醫認為是大腸經有關，故稱陽明多氣多血。少陽則是神經性的症狀較多，設如手少陽三焦經，足少陽膽經，按照經絡的分布是走人身一身之側。三焦並沒有些類器官，但有此類的作用，一般如肋膜、腹膜，心包膜對水分也即是液體之過濾進出有極大的關聯，如果有病變，恆為積水，其膜之分泌細胞大量分泌無法調節疏通，於是停滯於其腔內，在外所表現的症狀則為兩脇脹滿，尤其是肋膜則更為明顯。膽囊分泌膽液之外，更存在肝膽附近的自律神經叢，如網狀密集分布，表面上看見胸滿頭痛、口苦、耳聾等等神經症狀，而水分及液體的症狀較少，前者屬神經傳遞性，後者屬血液循環性，既然前者症狀明顯，後者症狀隱伏不見，則便稱少血多氣，其實由每一個角度看法不同而產生不同的結果，並不是一定不移的鐵則，因為人體屬整體，無法切斷分開來講，作用機能都互相關聯，極為精細，如果用精打細算，也是極為精細的看法，則其重點略為偏差，就生偏差的結果，或偏於神經，或偏向血流，或內分泌，其實無不節節相關，不過略具偏差如此而已。所謂足太陽與足少陰為表裡，在機能方面，看是的確如此，因為太陽症的無力，由於足少陰腎經的發動力大有關係，此其一。如果就皮膚外表來看，其經絡的分布，足太陽及少陰在足上，太陽在足部外側，少陰在足部內側，互為相對，古人稱為太陽在外側為表，少陰在內側為裡，其經絡之分布如此。機能方面也的確是如此。他如少陽與厥陰為表裡，都屬神經性機能性，而且在足部，二經所走的通路也是一內一外互為相對。足陽明與足太陰亦復如此，其陽明為太過，太陰是陰症為不足，腸胃之疾，實即陽明，虛即太陰，在足與在手一樣。其中少陽與心主，心主即手厥陰心包絡經，我們現在必須回頭過來再論三陰經，因為表裡說明陰陽必須互為輔持，有太陽之多血少氣，少陰必須少血多氣，少陽之少血多氣，厥陰必須多血少氣，陽明由於多血多氣，則太陰便應該少血少氣了，這是不可能的事。因為講究氣為相輔，氣為血帥，有氣就有血，有血可能是淤血，所以當用針刺出血以排除之，故有血卻不一定必然有氣，所以太陰便稱為多氣少血了。

> 今知手足陰陽所苦，凡治病必先去其血，乃去其所苦。伺之所欲，然後寫有餘，補不足。欲知背兪，先度其兩乳間。中折之，更以他草度去半已，即以兩隅相拄也。乃舉以度其背，令其一隅居上齊脊大椎，兩隅在下，當其下隅者，肺之兪也。復下一度，心之兪也。復下一度左角，肝之兪也。右角脾之兪也，復下一度，腎之兪也。是謂五藏之兪，灸刺之度也。

由前所述，治病先知病者所感痛苦的地方，然後在此處的脈絡上見有鬱血的部位，用針刺放血法，再看需要以行所謂瀉有餘，補不足。要知道背上的俞穴先測定兩乳間的距離，其二分之一的長度作等邊三角形，置頂點於大椎的位置上，然後度底邊的兩端即是肺俞。再將三角形的頂點往下挪三個脊椎，則其底邊的兩端便是心俞。再往下挪移三椎，則其底邊的兩端，左為肝的俞穴，右為脾的俞穴。再往下數間隔三椎，則正三角形的底邊兩頭便為腎俞。此五臟的俞穴可施針灸的部位，其所講大致如此。針灸各有說法不同，絕對正確的點的周圍範圍之內而已，真正要找絕對的點，當用現今的電流穴道尋找法，其實亦不必如此精確，真正精確有時不一定對，反而生誤解。總之配合的條件，最重要絕非單向單線。

> 形樂志苦，病生於脈，治之以灸刺。形樂志樂，病生於肉，治之以鍼石。形苦志樂，病生於筋，治之以熨引。形苦志苦，病主於咽嗌，治之以百藥。形數驚恐，經絡不通。病生於不仁，治之以按摩醪藥。是謂五形志也。刺陽明出血氣，刺太陽出血惡氣，刺少陽出氣惡血。刺太陰出氣惡血，刺少陰出氣惡血，刺厥陰出血惡氣也。

形樂志苦，外表生活舒適，內心緊張，由於生活舒適，體力勞動少，食物營養豐富，則血脂肪、三酸甘油酯均↑，內心緊張，苦悶的勞心者，日子並不好過，往往思考多，正腎上腺素↑，C-AMP↑，則局部血管易於硬化，機會最多在腦及心，體力勞動少即運動少，更加重其變化，則血管硬化，血脂肪↑，心臟易生冠心病，腦部易生 CVA，其病在脈，可稱形容絕倒。治病以灸以針，當然尚且不限於此道，更有妙法。治療無所謂診斷，卻非常確實。形樂志樂屬於心寬體胖型，生活優裕，又不躭心事，優哉游哉，體力又不勞動，於是大都毫無刺激。身體一般所謂發福，其實是發胖，多生膩肉，病生於肉，大致差不到哪裡去，可以說是無病。一旦有病，應該瀉多於補，所以金鍼砭石齊用。形苦志樂，身體終日勞動，卻也無憂無慮，筋骨磨練之久，難免發生疲勞，或竟扭傷、扭曲，手腳行動或受牽制，或感不便，但非為中樞性的 CVA，末梢性的故用熱熨、按摩，效果不差，至今治療似乎也與古時相差不多。形苦志苦，身心俱疲，形神憔悴，終日奔走，處境拂逆，是則一無是處了，砭石針灸均是取其平衡，損甲補乙，或抑乙助甲，此處樣樣缺損。病生於咽嗌者，筋肉鬆弛，神經緊張也，當治之以藥物了。形數驚恐，經絡不通，病生於不仁，不仁者癱瘓也，大都屬中樞神經 CVA 而來，少數由於脊椎脊髓神經阻斷（block）所致，不易形數驚恐，經絡不通而來，即用針灸效果是有，卻也平平。刺陽明……出血氣……是由前節而來，如果某經血多氣少，當使血出而瀉，惡氣亦即禁忌出氣。如何治療算出血，又何如算出氣，或補氣或補血呢？後面再見周章時詳論之。

寶命全形論篇第二十五

黃帝問曰：天覆地載，萬物悉備，莫貴於人。人以天地之氣，生四時之法成。君王衆庶，盡欲全形。形之疾病，莫知其情。留淫日深，著於骨髓。心私慮之，余欲鍼除其疾病，為之奈何？

所論俱已前見，按字句解說即可，本段並無什麼值得探討商榷之處。

歧伯對曰：夫塩之味鹹者，其氣令器津泄。絃絕者，其音嘶敗。木敷者，其葉發。病深者，其聲噦。人有此三者，是謂壞府。毒藥無治，短鍼無取。此皆絕皮傷肉，血氣爭黑。

歧伯在此作譬喻說，鹽鹹之物，瓦器盛之則令外洩，這是滲透壓因鹽水的濃度而改變，以病相比，雖說有因再有其果，以現代眼光觀之，實在很膚淺了。弦絕者，樂器弦斷，當然發音全然不再是樂音了。木敷者，木本有源，源頭在於根深之營養佳則葉自然而發。人之病深者，必然聲音嘶敗且多噦逆。音嘶敗，咽喉及肺不足以應氣發聲。噦非胃氣敗，是心臟擴大，或竟肝臟硬變，病已至末期，刺激橫膈膜而生痙攣，是臨命之傾，當然無法救治了，毒藥短針統統無效，乃云絕皮傷肉，皮膚上多見不癒之瘡瘍，譬如見褥瘡。血氣爭黑，全部變黑而腐爛，如糖尿病之潰爛不收口，因血之故。褥瘡乃大腦神經反饋失調，是老式中醫論言可稱氣敗也。

帝曰：余念其痛，心為之亂惑反甚，其病不可更代。百姓聞之，以為殘賊。為之奈何？

病既稱敗，當然無法治，眼見死亡而不能救，於心不忍，旁人見之，又以為無法治癒，反為殘害。黃帝也是醫者，仁人之心。

岐伯曰：夫人生於地，懸命於天。天地合氣，命之曰人。人能應四時者，天地為之父母。知萬物者，謂之天子。天有陰陽，人有十二節。天有寒暑，人有虛實。能經天地陰陽之化者，不失四時。知十二節之理者，理智不能欺也。能存八動之變，五勝更立。能達虛實之數者，獨出獨入。呿吟至微，秋毫在目。

古時候，中國天人合一的哲學，配合古代的生理病理觀念，約略陳述之，已經多見於本書，不復再贅。

帝曰：人生有形，不離陰陽。天地合氣，別為九野，分為四時。月有小大，日有短長。萬物並至，不可勝量。虛實呿吟，敢問其方。

仍在於問答之間，不離天地之氣，陰陽五行，日月運行等等，只要逐句解釋，不必多費周章。

岐伯曰：木得金而伐，火得水而滅，土得木而達，金得火而缺，水得土而絕。萬物盡然，不可勝竭。故鍼有懸布天下者五，黔首共餘食，莫知之也。一曰，治神。二曰，知養身。三曰，知毒藥為真。四曰：制砭石小大。五曰，知府藏血氣之診。五法俱立，各有所先。今末世之刺也，虛者實之，滿者泄之，此皆衆工所共知也。若夫法天則地隨應而動，和之者若響，隨之者若影。道無鬼神，獨來獨往。

岐伯的意思，先講五行，此類五行學說在印度及古希臘醫學中都有類似說法，其相生相剋之道，現在聽起來已經非常膚淺，更無再論的價值。又謂醫家的五個原則，本文上已經明述。又說一般人所熟知者，虛者實之，滿者泄之，是凡人。真正高手需要法則天地，絲絲入扣，如聲之和，如影之附形，更無所謂鬼神，可以獨來獨往別有高見，人所不及。《內經》竭力破除迷信，可見著者也是高手，不同凡響。鬼神之道絕不置信，天下萬物，理數而已，可惜我們為人之子者不肖，不能從先人訓示中發揚光大，寧無愧乎！

帝曰：願聞其道。歧伯曰：凡刺之真，必先治神。五藏已定，九候已備，後乃存鍼。衆脈不見，衆凶弗聞，外內相得。無以形先。可玩往來，乃施於人。人有虛實，五虛勿近，五實勿遠。至其當發，間不容瞚。手動若務，鍼耀而勻。靜意視義，觀適之變，是謂冥冥，莫知其形。見其烏烏，見其稷稷，從見其飛，不知其誰。伏如橫弩，起如發機。

凡要施行針術，必先治神，意思是先從病人的心神方面要知其大端。我們都知道腦內網狀纖維（reticular fiber）對大腦的調節，對人的醒覺，對全身肌肉的協調具有絕對的強大控制以及調節作用，如果用針刺術在一個網狀纖維↓狀態時，例如施麻醉藥，全身麻痺後，針刺治療全然失效。心神兩字是指精神狀態，神經調節的程度及其強度而言，詳細情形後篇再述。神既定，乃可診得五臟之脈，三部九候都已備全，然後用針，在刺針之時，必須絕對專心，若九候三部之不正脈消失，眾凶勿聞，雖然外面有些不利的徵象，茲因為醫者胸有成竹，可認為根本是假象，不足為奇，外內相得。高手治病，病與徵象可以互奏，可以相對引照，絲毫不爽。若從形態方面著手，而不講作用（function）及機轉就不高明了，也許可以叫庸工。如此可以勝任者熟悉氣的往來，可以施刺於人。一般人都有虛實，五虛勿近，五實勿遠，夫人之虛實刺針之道，當伺其機，趁其勢而發之，這是中國醫學最高最深奧之處。以前曾再三論及，凡治病是勢也，如何就其勢後有詳述。下針神速，間不容髮，目瞬之間即以進針，針入而肌肉收縮，因皮下神經受刺激而收縮稱之為得氣。冥冥者，無形也，靜觀其變，如烏鴉之匯聚，氣去之際，又如一轟而齊飛，伏如橫弩，起如發機等，無非是形容其氣之來也如何云云。其實真正之所謂得氣，由於肌肉因神經血管受針刺之刺激而收縮，原理既明，多形容無益，反而自己悉心體會要高明得多。

> 帝曰：何如而虛，何如而實？歧伯曰：刺虛者須其實，刺實者須其虛。經氣已至，慎守勿失。深淺在志，遠近若一。如臨深淵，手如握虎，神無營於衆物。

黃帝立刻問道虛實之情形如何？因為這是針刺非常重要的一環。刺虛者，下針後針處肌肉漸漸收縮，這稱氣來，俟氣來則可收針，即拔去其針，因氣已來，可以補虛。刺實者，下針後立刻肌肉收縮呈膠著狀態，留針至氣漸虛，亦即刺激的肌肉收縮應變力↓時出針，這種應變之力稱為氣安，即經絡之氣，簡稱經氣，必須絕對留意。其他句子不過描寫針刺必須小心，專心貫注。

八正神明論篇第二十六

黃帝問曰：用鍼之服，必有法則焉。今何法何則？歧伯對曰：法天則地，合以天光。帝曰：願卒聞之。歧伯曰：凡刺之法，必候日月星辰，四時八正之氣。氣定乃刺之。是故天溫日明，則人血淖液而衛氣浮。故血易寫，氣易行，天寒日陰，則人血凝泣而衛氣沉。月始生，則血氣始精，衛氣始行。月郭滿，則血氣實，肌肉堅，月郭空，則肌肉減，經絡虛，衛氣去，形獨居。是以因天時而調血氣也。是以天寒無刺，天溫無疑。月生無寫，月滿無補，月郭空無治。是謂得時而調之。因天之序，盛虛之時，移光定位，正立而待之。故日月生而寫，是謂藏虛。月滿而補，血氣揚溢，絡有留血，命曰重實。月郭空而治，是謂亂經。陰陽相錯，真邪不別，沉以留正，外虛內亂，淫邪乃起。

醫學方面的理由及現象，只能敘述一個大概，所以用些統計學等等來說明之，這也是沒有辦法中的辦法，其精確性深度較理工方面，差得不曉得到那裡去了，但真正理工方面的精奧處自量子力學韓森堡爾（Werner Karl Heisenberg）發現測不準定理之後，也只能有一個概數而已，我們所謂精確度很高的東西大都是較為低層次的，真正高層次、高水準事物則與醫學一樣地無法測知，當然比醫學那是高明多了。《內經》所講，也是由古代歷經諸多歲月而來的，經驗之談比統計也許還較精彩一些，但亦只能泛泛所指而已，一般地可以，特殊地無法應變，也是事實，無可否認。例如此段的論針刺，天溫日明亦即概指春、夏二季，人循環血流因氣候而有外向的趨勢，則人血淖液而衛氣浮，微小血管皮下末梢血管因天熱溫暖而外溢，所謂衛氣者，必須血液所達而乃能達，古人稱之為保衛身體的抗力之氣，其實只指的是其作用，而非真正有此物，其作用當然是保衛身體不受外來侵犯，亦即目前所說的免疫抗體作用，此類作用的淋巴球巨噬細胞（macrophage）以及補體構成的免疫網大概分為兩種：其一是隨血液循環在血液中流動，其二是附著於血管壁上，如有外物立即起而生作用，吞噬或抵抗而消滅之，但是附在血管壁上的白血球以及巨噬細胞遠較在血液中流動的免疫抵抗作用力為大，其機轉等以後再詳細述之。如今知血液流動向外，則抗力機轉當然隨之而向外，向外的末梢小血管擴張，則附著於血管壁上的巨噬細胞及白血球當然增多，故血易瀉，刺之出血，因為人的毛細血管網可謂極細極細極多極多，其分叉交叉可以上億計，難免在血流通過時有所瘀積，而且血流並非如一直線般的流，是呈螺旋形的旋轉而流，更因小血管諸多千千萬萬的分歧，去其瘀即所以行其氣。天氣暖和，人的中樞腦神經活力↑，易於受刺激而由中樞反饋作用而至末梢，即所謂氣易行。天寒日陰則反之，此也即所以《內經》不惜重複講之又講的四季春夏秋冬之別的比較直截了當的說法，但《內經》偏不願意在開始即講，輾轉到現在再講，不過我人早就熟悉此道了，不足為奇。至於對月亮的關係，則又須不惜辭彙論及內分泌關係，其中最為明顯易喻者即為雌激素（estrogen），我們不妨以女性為例，女性一般都有月經，以每個月循環來潮，一般雌性除人以外，大都亦循例此種條件，甚至連昆蟲都不例外，如今我們當然以人為主。女人的月經之來與不來受腦下垂體性激素之控制，諸如 FSH、LH 影響雌激素、黃體素（progesterone）之分泌，在月信來之前，一般 Na^+ 及其他鹽分、電解質都有變化，乃致使毛細血管收縮，ADH↑，使體內血液量↑，血容積↑，常常發生因激素的改變而使精神意志情緒都生變化。男性雖無月經，但其腦下垂體的內分泌促素與女性並無二致，不過影響較小，不及女性明顯而已，精神的變化在身體意志較為薄弱的男性身上有時亦可見得，所以說月始生，則血氣始精，衛氣始行，……是以因天時而調血氣也。

月才生則不可用瀉法，月滿則等於女子月經將來不來之際，不可用補法，只可順自然，用瀉法。天寒刺之反應不良，天熱可刺不必生疑，故曰月生不可寫而硬寫則臟氣大虛，月滿不可補而強補則本來血管床溢滿，於是血氣揚溢，直至小極之絲絡也積淤有留血，名曰重實。月郭空，月未出則根本氣極虛，連激素都要生未生，而用針亂治稱之為亂經，於是乎陰陽相錯，真邪不別，沉而留止，外虛內亂，淫邪乃起，也即所謂愈治愈糟了。

帝曰：星辰八正何候？歧伯曰：星辰者，所以制日月之行也。八正者，所以候八風之虛邪，以時至者也。四時者，所以分春秋冬夏之氣所在，以時調之也。八正之虛邪而避之勿犯也。以身之虛，而逢天之虛。兩虛相感，其氣至骨，入則傷五藏。工候救之，弗能傷也。故曰：天忌不可不知也。

星辰制日月之行乃是一年之中，天象星辰的變化，因有春夏秋冬所以有八正即八風之變。節氣中最重要者為立春、春分、立夏、夏至、立秋、秋分、立冬、冬至八個大節氣，其風來自節氣之變有八種，所謂東北、東、東南、南、西南、西、西北、北，順時節的風為順、反之逆時節的風稱為逆。若如人身本虛，更逢天時吹來的逆風，犯虛之又虛的境界，邪氣入骨，侵害五臟，醫生則救之勿使受傷害，故天時之，不可不知，這些都是想當然的設法。就現代醫學條件觀之，當然就覺得太過分了些，我們不必強為古人辯護，如此則反而對古人是一種厚誣了，在現代醫學觀來，當然可以說不值一笑了。

帝曰：善。其法星辰者，余聞之矣。願聞法往古者。歧伯曰：法往古者，先知鍼經也。驗於來今者，先知日之寒溫，月之虛盛，以候氣之浮沉，而調之於身，觀其立有驗也。觀其冥冥者，言形氣榮衛之不形於外，而工獨知之。以日之寒溫，月之虛盛，四時氣之浮沉，參伍相合而調之。工常先見之，然而不形於外，故曰觀於冥冥焉。通於無窮者，可以傳於後世也。是故工之所以異也。然而不形見於外，故俱不能見也。視之無形，嘗之無味，故謂冥冥。若神髣髴。

法古者先須熟讀鍼經配合以上所述的日之寒溫、月之盈虧，以脈候氣的浮沉，立即可以試驗，內在各種變化，所謂榮衛之氣不見於外，其人已經有病尚未發出之前，氣脈已有變化，有本事的醫生獨能知之，因不顯於外，而能知之乃是高手，可以為後世法而傳諸後世。雖不見而稱冥冥，高手獨能明察秋毫者必須先明前述之理。

> 虛邪者，八正之虛邪氣也。正邪者，身形若用力汗出，腠理開，逢虛風，其中人也微，故莫知其情，莫見其形。上工救其萌芽，必先見三部九候之氣，盡調不敗而救之。故曰上工。下工救其已成，救其已敗。救其已成者，言不知三部九候之相失，因病而敗之也。知其所在者，知診三部九候之病脈處而治之。故曰守其門戶焉。莫知其情，而見邪形也。

八正虛邪三部九候，講講是很容易，做起來不容易。上工在萌芽時即能救之，有的病在萌芽時沒有人知道，岐伯所說的上工恐怕世上少有此人。病已成而救之即為粗工，能救已經算不錯了，有時恐怕連救都不敢救，眼見其死亡，黃帝與岐伯的對答上幾段就有此種情景，此謂三部九候，哪裡有如此之神，說說而已，以之勉勵醫生則可，深信其事則不可。

> 帝曰：余聞補寫，未得其意。岐伯曰：寫必用方。方者，以氣方盛也，以月方滿也，以日方溫也，以身方定也。以息方吸而內鍼，乃復候其方吸而轉鍼，乃復候其方呼而徐引鍼。故曰寫必用方，其氣而行焉。補必用員。員者，行也。行者，移也，刺必中其榮，復以吸排鍼也。故員與方，非鍼也。故養神者，必知形之肥瘦，榮衛血氣之盛衰。血氣者，人之神，不可不謹養。

岐伯解釋瀉必用方者，不是方圓形態的方和圓，而是如果要用瀉法之方乃是指時間而言。針灸之治療與大腦反應有關，更與接受治療的病人心態有關，所以必須候病人氣來之時也即循環正盛血流外散之時，順其勢而瀉之。

中國醫學的妙處都在看不見的「勢」之一字上，所以須待月滿日暖氣盛之時，看病人方吸氣時進針，再等其方吸時轉針，方呼時徐徐將針引出之方，不是幾何形態的方，於是氣行。補必用員，同於圓者，因氣不足，先須行者移也，即人體先行蹺曲，蓋無氣本來就萎縮，乃取萎縮之姿勢，刺針必須直達榮血，再待其吸氣時出針。身形的肥瘦可知榮血衛氣的盛及衰，血氣是人身上的神，乃基本所在不得不小心奉養。古人認為進針肌肉受刺激而收縮是氣的關係，實則是肌肉內部受刺激由脊髓反饋大腦所生的一連串反應，乃使之收縮，這些反應的源頭不能不根據大腦精神活動為基本條件，故稱此類條件為神。瀉是如此，補也是如此，肌肉收縮力不夠，刺激之，使之收縮，也須候神之調節，否則無法行其事。所謂直達榮血以行衛氣，衛氣者，就進針之後肌肉收縮之力，是古人的假想，當時能想到如此頭頭是道，很有系統，實在是椿很了不起的事。《淮南子》說：一葉落而知天下秋，《內經》就穴道肌肉收縮力能知整個身體盛衰的大條件，若非高手，孰能行之。

帝曰：妙乎哉論也。合人形於陰陽四時，虛實之應，冥冥之期，其非夫子，孰能通之。然夫子數言，形與神。何謂形，何謂神，願卒聞之。歧伯曰：請言形。形乎形，目冥冥問其所病。索之於經，慧然在前。按之不得，不知其情。故曰形。

歧伯的意思是所謂形者，按脈而求之，就三部九候，不在乎目之所視乃索之於經，即按三部九候之脈，則顯然清楚地在目前。按之而不得，不知其情，不熟悉脈理，故按之不得，不知其機轉，故稱之為形，其實錯了，單單強調脈不可以治病，必須綜合很多條件，即使現在科學如此發達有 CT scan，同位素掃描，X 光透視，檢驗血液，穿刺，尚須綜合許多條件，開臨床病理討論會（clinical pathology conference, CPC），有時仍不得要領，單憑候脈可知一切是不可以的，而且神雖重要，形也未必不重要，而且比神還要重要，否則真臟脈見與不見都沒有關係，如見大肉盡削、褥瘡、目眶下陷者，再有真臟脈者死，不必見真臟脈了，見上述種種病況，已經是死症，望而知者為之神，當非虛語，脈有如此精確重要，中醫不會落到今天這樣的地步。但是深一步思考，我們不難明瞭《內經素問》這一本書所講的都是現代所謂的神經及血液動力學，應該說是 neuro-hemodynamics。現代最新最前進的學問首推理論物理學，愛因斯坦盡了一輩子的力，臨死之前尚且對統一力場論之不能統一耿耿於心。一切高深的學問如今力求統一，而醫呢？力求分析，分之愈細，雙方的關聯愈是渺茫，現代醫學研究神經歸神經，血管血液歸血管血液，無法綜合而論，這是臨床方面很大的缺陷，《內經》對神經血液動力學的研究不在真正的神經和血管，而在其神經血管所支配的大腦的作用上，外在環境的影響上，由環境影響心理 → 激素 → 神經 → 循環 → 血管 → 脈象，可謂絲絲入扣，故而一再強調脈理，其實並不言妙，知其機轉，漸漸體會，自然有得。但是不必過於誇張其辭，或竟強調脈如何如何云云，就過猶不及了。

> 帝曰：何謂神？歧伯曰：請言神。神乎神。耳不聞。目明心開而志先，慧然獨悟。口弗能言，俱視獨見，適若昏。昭然獨明，若風吹雲。故曰神。三部九候為之原，九鍼之論，不必存也。

這樣講了半天，形容字特別多，其實用白話直截了當地說，還比上段要簡單明達得多。神者，即無法用口描述，單只一見即能豁然明白，別人昏昏噩噩，自己瞭然於心，以三部九候為標準，九鍼是器，三部九候為道，由道明而明，器其次者也，亦有一些屈原的論調，「眾人皆醉我獨醒」的味道，亦即知其然而不知所以然，或即知而不足言，亦有佛曰不可說不可說的意思，如此而已，別無其他妙諦。

離合真邪論篇第二十七

黃帝問曰：余聞九針九篇，夫子乃因而九之，九九八十一篇。余盡通其意矣。經言，氣之盛衰，左右傾移，以上調下，以左調右，有餘不足，補寫於滎輸。余知之矣，比皆滎衛之傾移。虛實之所生，非邪氣從外入於經也。余願聞邪氣之在經也其病人何如？取之奈何？

針灸刺激之妙所謂以上調下，以左調右，如何可以補瀉滎輸，就事實而論病初發，病情輕應該近區取穴，同側取穴，病已久，病勢較重，則應續從遠區取穴即所謂以上調下，以下調上，異側取穴亦即以左調右，以右調左，由於病處尚輕是新病，則必局部性 > 系統性，所以近區同側取穴，若久病重病則局部處的反應因病久病重而漸漸變弱，在同側近區，四周的神經及環境均因衰弱而波及也。衰弱，刺激之非但無效，抑久更使之病勞，可謂犯了虛虛之勢，處遠區，遠區尚未波及，反應健全，取異側則根本不受同側部位的影響，傳遞更速更大，腦中樞刺激的腦半球反在異側，亦即病位的一側使之調節修正之，而且在腦中更由大腦的反饋使神經肽生化動力，傳遞力，既快又強，此實頗為值得注意，而今黃帝又想知道邪從外來，非本身之氣血調節不勻，其情形又當如何？

歧伯對曰：夫聖人之起，度數必應於天地。故天有宿度，地有經水，人有經脈。天地溫和，則經水安靜。天寒地凍，則經水凝泣。天暑地熱，則經水沸溢。卒風暴起，則經水波涌而隴起。夫邪之入於脈也，寒則血凝泣，暑則氣淖澤。虛邪因而入客，亦如經水之得風也。經之動脈，其至也，亦時隴起。其行於脈中，循循然。其至寸口中手也，時大時小。大則邪至，小則平。其行無常處。在陰與陽，不可為度。從而察之，三部九候。卒然逢之，早遏其路，吸則內鍼，無令氣忤。靜以久留，無令邪布。吸則轉鍼，以得氣為故，候呼引鍼，呼盡乃去。大氣皆出，故命曰寫。

此段前半節不過是描述天人合一，以天氣、地球氣候、風浪比喻人身的變化，逐句逐解即可，而且大部分都已經講之又講。後半節較為有意思，方才值得一談，歧伯認為寸口脈如受風寒一如海洋起風，浪起水湧，所以脈大病↑，脈小則漸漸平靜，這當然是一種假想，現在不必再加以詳述，因為無此必要了，風邪其實亦是一種感染（infection）不管是流行性感冒、普通感冒或竟任何傳染病，開始入侵人體，無不發生 stress，人體中抗體因之而起，面對外來的抗原，欲使之消滅，故而免疫系統、巨噬細胞、補體、淋巴球、白血球大量湧至以備消滅入侵病原體，一般白血球及巨噬細胞，附著於血管上者遠比在血液中流動的抗激力為強，但是其本質二者是絕對相同，絕無二致，如何使之調入血液大殺病原體，或竟增加抗力，便是用針之道了，經過在穴位上針刺之道，因穴位的傳遞力較非穴位處為快速，傳達中樞大腦生一連串的神經肽激素的調節作用反饋至病處將病原體消滅，但是病原體及發病究竟在何處，也就是歧伯所謂邪行無常處，在陰在陽不可為度，在歧伯時代，當然如此，現在則絕非如此，可以知之甚詳，歧伯時代只好用三部九候法見何處。脈象亦即微小血管的搏動量有差異，即由之針刺或放血，使抗力↑而調節之，刺之法經文已經言之甚詳，呼氣時出針，吸氣時入針以及轉針，針在肌肉內，肌肉因刺激而強烈收縮，外觀似乎有氣使之牽引拉拖阻泥這種感覺，稱為氣來，實則與大腦及網狀纖維的傳遞，使肌肉的緊張無不息息相關，那為什麼在呼氣時拔針稱瀉，吸氣時拔針稱補呢？其中另有文章，因為呼氣時人體因橫膈膜鬆弛，內臟產生鬆弛（relax）作用，譬如肺本身是收縮的，胸廓的內壓本來是負壓，由於膈的鬆弛，腹腔內的臟器，亦較鬆弛。因為膈不往下壓，腹部容積變大，在脊椎後面的奇靜脈血液流量↓，腦中樞較吸氣時，緊張度也略為降低，肌肉一般性緊張度因呼氣而較易 relax，從而出針，本來針在的肌肉局部緊張，由乘呼氣之緊張度↓從而出針，則得瀉的結果，原因是先吸氣時緊張，加入針緊張再加吸氣時轉針諸類緊張生理作用，如果緊張無論血管壁，神經液態神經肽或者細胞內的 C-AMP 及 Ca^{++} 等等連帶緊張，其後之反應必然鬆弛，而且比不受刺激時之鬆弛度為更大更深，故而呼氣再加鬆弛而出針，則得全面放鬆乃稱為瀉，横膈膜的運動極重要與心肌可以說其重要性不相上下，但心肌不能自由控制，横膈膜可以自由控制，至少在短期內呼吸可以自由控制，故為一切肌肉放鬆及緊張之源，亦與脊髓神經生直接的關係，更與脊髓大腦有極重要的互相支援關係。

帝曰：不足者，補之，奈何？歧伯曰：必先捫而循之，切而散之，推而按之，彈而怒之，抓而下之，通而取之，外引其門，以閉其神。呼盡內鍼，靜以久留，以氣至為故。如待所貴，不知日暮。其氣以至，適而自護。候吸引針，氣不得出，各在其處。推闔其門，令神氣存，大氣留止。故命曰補。

捫而循之，循經絡用力按摩，切而散之，揉捏，推而按之，彈而怒之……通而取之。因為局部肌肉不興奮，入針之後不會收縮，一切方法總是使之興奮，手得深按之使血流受刺激而興奮肌肉，盡力抓著即所謂外引其間，以閉其神，使在呼之時進針，若肌肉肌腱不收縮，亦即沒有引起經氣的流通，只能久留其針，以待氣至，像等候貴客一番的嚴肅，何哉？氣不至則針之無效也。其氣若來則針處肌肉收縮即有黏著之力。古人認為自衛能力也可，適而自獲乃候吸氣時出針，故命之曰補，即是前節所言，其實氣之至與不至與大腦反饋神經肽即所謂液態神經以及一般神經傳遞血流循環有關，適如中樞神經腦部發生問題，針刺有時亦可恢復一部分，但為時極短暫，反應卻極快立刻收效，嗣後不久仍是老樣子，與施術之前，並無二致，則藥物之力遠勝針刺，否則一針二灸三藥之語從何而來，若真正 CVA 的癱瘓，用針刺後之復原相當難，隨你用上列任何方法不能使之得氣，蓋中樞生問題半身末梢麻痺，一切外用方法，不過補助而已，不能為主力，這也是事實，並非一切皆是古代的好，中國醫學也非一直不進步，後世用藥治療，較之高明不止上百倍矣。

> 帝曰：候氣奈何？歧伯曰：夫邪去絡，入於經也，舍於血脈之中。其寒溫未相得，如涌波之起也。時來時去，故不常在。故曰：方其來也，必按而止之。止而取之。無逢其衝而寫之。真氣者，經氣也。經氣太虛，故曰其來不可逢。此之謂也。故曰候邪不審，大氣已過，寫之則真氣脫，脫則不復，邪氣復至，而病益蓄。故曰，其往不可追。此之謂也。不可挂以髮者，待邪之至時而發鍼寫矣。若先若後者，血氣已盡，其病不可下。故曰：知其可取如發機，不知其取如扣椎。故曰：知機道者，不可挂以髮者。不知機者，扣之不發。此之謂也。

歧伯以天地大自然的現象形容人體，邪風入經絡一如涌波之起於河川，想法是非常之妙，但是真正機轉並非如此，一般風邪是感染疾病，人體一經感染，代謝↑，循環↑以應感染的緊張，但是究竟是何處感染，現在醫學都有明確的交待，即使於有清一代的吳鞠通，在他的《溫病條辨》中也講得清清楚楚，《內經》時代，當然不能如此精細，所以不能確定邪在何處，當邪氣已來，立刻按住之止之，止而用針取之。無逢其衝，不必首當其逆衝，因其勢而瀉之，經氣者真氣也，亦即生理經絡之氣，其病已，故氣衰，故而不能得其衝波。又說候邪不精審，使之忽略而通過，再用針瀉則邪未去而真氣已衰，稱氣脫，邪經循環再來之時，則病勢更厲害，所以說經者隨機而發間不容髮，不知者其取如扣椎，坐失良機，此類言語非常抽象，想像力是很豐富但對事實不要說是闡明其理，如果只求應用而治療，則如何知道其邪之來又如何使之瀉而起。

> 帝曰：補瀉奈何？歧伯曰：此攻邪也、疾出以去盛血，而復其真氣。此邪新客溶溶未有定處也，推之則前，引之則止。逆而刺之，溫血也，刺出其血，其病立已。

上段說得有聲有色，結果渾渾噩噩，糊里糊塗，黃帝自然不免要問，歧伯說邪剛客於經絡，還未一定有居留處，推之則向前，引之則停止，逆而刺之就其血脈外循環脈動處，逆其血流刺之出血拔針時迅速引出，等血一出，邪便已引出，總之邪之寄存在體。事實是血流疾速，心搏增速，於是大血管當然可以通過，一般靜脈血管血流本已經緩慢，而其毛細血管在動靜脈交接處者，由液壓而滲透由血管至組織，又因滲透壓由血管收緊至靜脈，在此等關鍵所在最為重要，更因血流改變或有效容積量的改變發生小血栓，或竟膨大隱隱作痛，隨其脈搏跳動而抽痛，如果就其處針刺放血，刺激直達大腦中樞，反饋作用起而增加抗力↑，由是血流壅塞度只須略去其血即可復原。

帝曰：善。然真邪以合，波隴不起，候之奈何？歧伯曰：審捫循三部九候之盛虛而調之。察其左右，上下相失，及相減者，審其病藏以期之。不知三部者，陰陽不別，天地不分。地以候地，天以候天，人以候人。調之中府，以定三部。故曰：刺不知三部九候病脈之處，雖有大過，且至工不能禁也。誅罰無過，命曰大惑。反亂大經，真不可復。用實為虛，以邪為真，用鍼無義，反為氣賊，奪人正氣。以從為逆，榮衛散亂，真氣已失，邪獨內者。絕人長命，予人夭殃。不知三部九候，故不能久長。因不知合之四時五行，因加相勝。釋邪改正，絕人長命。邪之新客來也，未有定處。推之則前，引之則止。逢而寫之，其病立已。

歧伯講了一大套無非要人必須知三部九候，四時五行，亦即遵守以前各章所述而下針用針，否則絕人長壽，予人夭殃……，大書而特書，都是些形容字句，但是邪入用三部九候之後又如何，而可推之則前，引之則止，逢而瀉之，又何如能逢上，都沒有交待清楚，使人非常困惑，此處不曾詳言，容待後篇分解。

通評虛實論篇第二十八

黃帝問曰，何謂虛實？歧伯對曰：邪氣盛則實，精氣奪則虛。帝曰：虛實何如？歧伯曰，氣虛者，肺虛也。氣逆者，足寒也。非其時則生，當其時則死，餘藏皆如此。

何以《內經》對五行四時八風等等一切的一切，不厭其詳甚至不厭其煩再三重複告誡，其理由是單靠針灸放血而不及藥物，平心而論，實在不足以治病，我人現在對針灸如此尊重愛好者，因外國人海外拚命研究，看重之也。夫其術簡單，效應顯，但效果不長，力量不足，不恃藥物無法善其後，因為藥物開方處方以治病，其病理機轉遠較用針複雜完善萬倍，現在國際趨勢，由於醫藥分立，拚命先研究藥物的有效成分，對人體作用之涵蓋面根本不懂，惟其太深奧，故無法明其道，能就針灸上下些功夫，一旦國際上如能真正發現藥物方劑的治療，更對中國醫學不止要較針灸驚訝萬倍，方今一切崇洋，洋人好者，國人好在，洋人尚未領悟者，因尚未敢著力研究者，其道與我人真正研究方式，基本上有截然不同之處，不過尚未認同及開發而已，略為冷落，我人立刻鄙視唾棄之，嗚呼何其勢利之極也，唯其針灸無法盡治其病，故我國古典醫籍汗牛充棟，浩如煙海者諸醫篇大作如《備急千金要方》、《外台秘要》，《聖濟總錄》等等均為重點用在藥物方劑上，由於病理醫治原理分明，但一切變症怪症都有備方，奏效絕響，推其病理機轉不明，乃至無法知何病，何方治之而有效，如何處理而有效，若能著力於此，更能遠勝現代醫學。國人唯外國是從，針灸之道之所以盛行者，外人略知已經可以發揚，較為單純也。唯其較為單純，故治病未必一定有效。乃更須俟客觀條件，環境關係互相配合，甚則無法治療，只能候其衰亦即候其自然痊癒，而補助以針灸，因其所參之條件甚多，於是《內經素問》於焉而出。五行六節八法四季等等，無非選其適當時間及條件，有益於病者之行針灸之術，否則未必能奏效，如此亦有一非常好處在，可使人不再迷信古方偏方，雖其機轉不若現代醫學之清朗如畫，但審病察勢，極為詳細，其長處在於教育後人，惟病機是從，乃真正的大功德也，其病理機轉雖粗，但已能構成病情的大致輪廓，氣虛也，肺虛也，肺氣虛則呼吸急促，血流因之積於中樞者多，心臟搏動速以應其變，則血液留滯於上者多，因而足冷，非其時即肺稱金，若在夏季《內經》稱之為火。心因末端血管內熱，血液外出更形不足則危矣。在冬季全身血液集中中樞時，心力亦不勝負擔，現加氣候嚴寒亦危，惟有在春秋兩季，血流變動較少的時期略能維持，不必講春夏秋冬四季，但論循環的機轉較之明朗不少也。

帝曰：何謂重實？歧伯曰，所謂重實者，言大熱病，氣熱脈滿，是謂重實。

指大熱病，熱高，循環快則脈浮代謝↑，則氣熱。

帝曰：經絡俱實何如？何以治之？歧伯曰，經絡皆實，是寸脈急而尺緩也。皆當治之。故曰滑則從，濇則逆也。夫虛實者，皆從其物類始。故五藏骨肉滑利，可以長久也。

承上知氣熱脈滿，當然血液積於上部，脈搏疾速則寸口脈大盛，相形之下，尺中脈本來緩弱，於是感覺更為緩弱，此乃相對的比較，非真熱中脈緩也。如果脈搏往來流利則知脈有彈性，心臟不過因病勢↑的搏動快而已，則稱從，若見脈濇，黏滯不利不是血管硬化，心搏量不能應高熱，便是高熱因入腦致使腦壓↑或迷走神經興奮，迷走神經者，副交感性也對心力具抑制作用，乃見脈濇，是則為逆，故物皆從其類，此是《內經》一般的原則。故五臟在內，骨肉在外，滑順俐落，可以長命。

帝曰：絡氣不足，經氣有餘，何如？歧伯曰，絡氣不足，經氣有餘者，脈口熱而尺寒也。秋冬為逆，春夏為從，治主病者。

經氣是人身活動之道路，配合大腦中樞反饋而形成。絡者乃人身的毛細血管，如果一身循環代謝有餘，惟皮下毛細血管，血行不夠充實，代謝有餘則寸口脈見熱象，亦即所謂陽盛之象，尺中脈由於小血絡，尤其皮下小血絡，力不足而逆行，如在春夏血液本在外散之傾向，直至於絡尤其夏季則更為容易，故在春夏二季易治。在秋冬二季血液內斂，則小血絡將收縮，代謝中樞血液將↑而↑，於是將呈經氣更有餘，絡氣更不足矣，故為逆，治療當就病而對症治療。

帝曰：經虛絡滿何如？歧伯曰，經虛絡滿者，尺熱滿，脈口寒濇也。此春夏死，秋冬生也。

古人的想像，是經氣滿然後氣再溢於絡，故絡為經的分支，其實經氣之盛衰，與人身的神經、神經肽的衝力大與小或竟興奮抑制有關。絡本應該先經滿後再絡滿，如今絡滿而經不滿者等於經氣已經衰弱，無法使絡氣輾轉循環而產生的所謂絡氣瘀塞現象，則絡氣滿溢者非別，是毛細血管，血液滯留，原因很多，不過由於毛細血管的血流，雖是流體壓力而來的血管壓，實在其本身也是有從小血管中將血液引入的力量，小血管對毛細血管的推動力尚在其次，毛細血管壅塞，代謝的經氣包括神經神經肽的傳遞及小血管循環力的↓則代謝差，故可以推斷其總循環力↓則脈搏搏動的感覺似乎只達到尺中，而寸口脈搏因力之不足，乃呈塞濇現象，如此則較上段情形嚴重了，若在秋冬尚可因天寒氣候代謝集中在內側的幫助絡脈，亦即小的毛細血管收縮，如此則經氣略可維持，如果在春夏外散的時候就較危險了。

帝曰：治此者奈何？歧伯曰，絡滿經虛，灸陰刺陽。經滿絡虛，刺陰灸陽。

《內經》所講的是血液動力學更配合神經的傳導興奮以及代謝的盛旺豐滿，內為陰，外為陽，經在內而絡為其分支在外，刺為瀉，灸為補，瀉是去其血液壅塞作調節，灸是增加血流動量、代謝、免疫力為原則。絡滿陽盛呈瀉，經虛陰虛當補反之亦然。

帝曰：何謂重虛？歧伯曰，脈氣上虛尺虛，是謂重虛。帝曰：何以治之？歧伯曰，所謂氣虛者，言無常也。尺虛者，行步恇然。脈虛者，不象陰也。如此者，滑則生，濇則死也。

寸口虛尺中虛稱重虛，寸口脈虛者，言語失常，一般而言就《傷寒論》所述為譫語是陽明府證的熱深厥深，為鄭聲是少陰症的代謝↓都屬於言語不類之症，一般性有善忘、易怒，或竟精神病患者寸口可以虛可以不虛，因為脈之為物，新病可以在脈，所以說脈變而色不變者新病也，病久則色變脈不變，在本書前幾篇已有明言，但是一般氣虛的不致於言無常，一般尺虛的人，行步恇然卻是常見，有人說人的走路可以當相看，龍行虎步是否富貴相卻不得而知，未便妄加猜測，有人走路，腳步很小，好像整天在跳芭蕾舞般的人，倒也見過不少，據說稱麻雀步是短壽的夭折相，這倒看過近十個，最後卻是絲毫不爽，全部年不逾五十而亡，人生五十不為夭，那就是夭折了。尺虛者行步恇然，真是確論，《內經》之可貴之處即是所講有時候很深入。但是只點到為止，僅僅在一句之後的下句就變了卦，論到別處去了。使人莫名所以，一般名醫對此具有心得者，偶然引證兩三句則能如此，非一般高手之不能，乃在其書的寫法本來就是如此周章，脈虛者不象陰者，所謂陰症或屬三陰經的病，首先談陽虛，在稱陽虛者都屬心臟循環力↓代謝力↓，但是脈並不一定隨心之跳動而跳動，脈虛者不一定陰虛，仍是陽虛，如此者滑則生，脈搏圓滑流利者生，脈濇往來不利者，仍屬心臟搏動↓代謝差，復加任何本病，則治療要費事了，故稱死。

帝曰：寒氣暴上，脈滿而實何如？歧伯曰，實而滑則生，實而逆則死。

脈滿即脈很盛，實即跳動很有力，實脈帶滑即跳動往來流利，則易治，實而逆，所謂逆者，徵象脈搏跳動情況均見逆，為什麼只用泛泛形容字而不用確定的字句呢？因為逆者隨其環境條件而論，不能一意指定如何如何云云。

> 帝曰，脈實滿，手足寒，頭熱，何如？歧伯曰，春秋則生，冬夏則死。脈浮而濇，濇而身有熱者死。

脈盛按理應該手足熱，今見手足反寒，而頭熱可知腎上腺分泌大盛，交感神經大為興奮，如此則末梢血管收縮手足寒，血液集中於中樞則頭熱。脈實滿，心臟因正腎上腺素之刺激搏動大盛，如此之病應該立刻應變後漸漸恢復，末梢血管先收縮之後則擴張。在肌肉中的血流，重而再回至皮膚，則皮膚血管擴張而汗出，頭熱↓，手足轉溫才對，在春秋二季，氣候中庸或溫暖或涼爽，自然無甚問題，若在夏季炎熱本應汗出而在此條件下，無從得汗，此病必屬難治，散熱中樞已有問題，發乃中暑，不過是急病，大凡非急病，而如此則必然是 CVA 散熱中樞受壓而失常，都屬死證，冬季則外界嚴寒，此種現象必然較難於解除，以往牽連諸多，病不能善了。

> 帝曰，其形盡滿何如？歧伯曰，其形盡滿者，脈急大堅，尺濇而不應也。如是者，故從則生，逆則死。帝曰，何謂從則生逆則死？歧伯曰，所謂從者，手足溫也。所謂逆者，手足寒也。

一切都屬盛滿之象，當然脈急大堅，亦包括在盡滿之內，但是尺脈濇，尺中脈濇不流利，而不應其盡作盛滿之象，因一條橈骨動脈上不可能會出現兩種不同的現象，所以脈在寸口急大堅的結果必然不能見圓滿滑潤之象，則見濇，在寸口也是濇脈，但是被其急大堅之現象所生的感覺掩蓋住了，故不能見傳至尺中，尺中脈本來就較弱而緩，急大堅之現略見↓便見濇脈，如此則是一脈陽盛之象。按《內經》慣例，即使一般常理，應該是手足溫，若見手足厥冷，而見如此之脈必然胸腹腔內在極大的阻塞，例如腫瘤、門靜脈阻塞等等，以古時候的醫學情況，尤其是單憑針灸，不死何待，《內經》常說見逆者死，不要說現在不一定死，在《傷寒論》藥方輩出之後就不一定死。吳鞠通在他的《溫病條辨》上，序中說得很明白……者死猶可治？無奈《內經》只靠針灸，所以須要研究的條件多，動不動就死，因為治療不完備，所以必須配合外界各種條件是其悲哀之處，惟其須配合外界條件，言之甚詳，有的甚至超越了現代所有的學識範圍之外，其不幸反而變成大幸，一如張仲景的《傷寒論》亦是如此。

帝曰，乳子而病熱，脈懸小者何如？歧伯曰，手足溫則生，寒則死。帝曰，乳子中風熱喘鳴肩息者，脈何如？歧伯曰，喘鳴肩息者，脈實大也。緩則生，急則死。

嬰兒與成人有很多不同處，嬰兒身體小，心臟亦小，但是身體小得多，心臟卻小得有限，故而脈搏較成人為快速此其一，嬰兒的細胞間隙距離遠較成人為大，故容易脫水，病勢變化，變好變壞極為迅速，此其二，嬰兒大腦結構並未生長完全，諸凡炎症、缺氧、酸血症恆易侵犯入腦則其病極難治療，即使勉強治癒，變成殘廢，終身飲恨此其三。嬰兒如果感染發生炎症，單核白血球恆較中性多核白血球為多，此其四。凡大腦之病、心臟之病恆能使之影響延腦，生延腦代償之象則死亡極速，此其五。嬰兒甚則幼兒免疫系統未能長成完備，故一般性的小病往往釀成大患，尤其在呼吸道迭生危險，待至影響心臟延髓則呈高熱，喘鳴肩息，手足厥逆，面色蒼白，如有幸不死則漸漸恢復，脈見和緩之象，若病急而不退，不需要病機加重，只需稽留不退則脈急大，以古代的醫術，只靠針灸，恐怕唯有等死而已。

帝曰，腸澼便血何如？歧伯曰，身熱則死，寒則生。帝曰，腸澼下白沫何如？歧伯曰，脈沉則生，脈浮則死。帝曰，腸澼下濃血何如？歧伯曰，脈懸絕則死，滑大則生。帝曰，腸澼之屬，身不熱，脈不懸絕何如？歧伯曰，滑大者曰生，懸濇者曰死，以藏期之。

腸澼是古稱，現今稱腹瀉下痢，便血可能是赤痢，便白沫是白痢，下濃血是潰瘍性結腸炎，但是不拘何等疾病，只要是下痢則一定代謝↓，脈搏↓

何則？因為腸子蠕動↑副交感性興奮之象，除上列情況之外，代謝↓、脈搏↓副交感性興奮↑，則手足必然厥冷。否則逆其道則必然也非循常軌，不是從下面電解質失常便是腸子因過分蠕動而呈痲痺不利之象，或本有心臟患疾經瀉而併發，或病原體極為厲害，炎症上升故脈急，身熱不休，或竟真正傷寒之腸穿孔，心臟尚能代償，情況好轉則脈漸成滑大，否則心臟受波及不能代償或病更進而影響心臟則懸絕，生死進退，用現代醫學之機轉以論之，遠比單憑脈象，《內經》種種條文要高明，《內經素問》於今亦處於參考價值而已。其真正條件中亦有不少精深之處，要看是否獨具慧眼見垣一方了。

帝曰：癲疾何如？歧伯曰，脈搏大滑，久自已。脈小堅急，死不治。帝曰，癲疾之脈，虛實何如？歧伯曰，虛則可治，實則死。

癲疾就是癲癇（epilepsy），直至現在知其腦波突然發生傳遞紊亂而生，有先天性者，有外傷性者，一般癲癇之發作恆伴見其他症狀，因一時呼吸受抑制則痰涎很多，人可以悶絕，喉頭肌肉痙縮，手足抽搐，全身肌肉興奮性強直，如果脈搏大而滑者，亦沒有什麼治法，候其時久，自然痊癒，看起來這種醫法太可憐了，實則尚比用藥物，尤其是西藥強使之鎮靜為之高明不少，強使鎮靜，可能使病愈來愈惡化，用藥產生的副作用，且不說病理方面，單說生理方面，可使人意志消沉，自殺者很多，所以《內經》聽其自然者，但須防止其發作時牙齒咬斷舌頭等作防禦之外，不過生活不便，而且其中患癲疾者有不少是大人物及天才，如羅馬帝國的凱撒以及俄國的大文豪杜斯妥也夫斯基都有癲癇，而成其大功名、大文章。設用西藥杜玲丁（Dolantin），立敢平（Reserpine）等等硬壓，強力鎮靜，則凱撒、杜斯妥也夫斯基全部完結，所幸者此二位英雄天才生在候其自癒的時代，若在現今恐怕不是自殺便是廢物了。脈小而堅，因腦部的電流不正常，缺氧影響心臟。或竟自癲癇中的最厲害的大發作（grand mal seizure）。全身肌肉強直痙攣之時則脈必因痙攣而脈小堅急，卻非必死之症，而是不治之症，虛則浮大，實則小堅，是補上段問答之不足處。

帝曰：消癉虛實何如？歧伯曰，脈實大，病久可治，脈懸小堅，病久不可治。

消癉者亦稱穀癉，現今的說明應該是黃疸而善飢，大吃食物之後，稍停一下便又感餓之象，其機轉以前曾經詳為解釋過，今日不復贅。脈象也解釋過，因膽紅素之對神經傳導具有抑制作用，脈應該遲，病久又大吃，脈即轉實而大，因為血紅素使胃腸遲緩，故大便不利，脈乃見實大。膽結石之病非全盤如此，有時常見此類徵象，脈實大是脈應病也，若脈小而堅，則因病久，神經起代償作用，脈堅小一反以往常理者，則膽道、膽囊，時久而呈纖維化矣。若在肝內小管則非常難治，若在肝外膽管及膽囊則須外科手術矣，藥物要解決之當然可以，不但此類病可以，以前歧伯所稱之逆或曰必死之症，未必不可以治而可以使之全部康復，但必須是用藥的內科高手，若用針灸無法解決。若說傳統秘方，有什麼特效藥，則不知其病之機轉，要想一步登天，在病者因不懂醫，當然可以諒解，在醫藥界作如此想未免太天真了。

帝曰：形度骨度脈度筋度，何以知其度也？帝曰，春亟治經絡，夏亟治經俞，秋亟治六府，冬則閉塞，閉塞者，用藥而少鍼石也。所謂少鍼石者，非癰疽之謂也。癰疽不得頃時回，癰不知所，按之不應手，乍來乍已，刺手太陰傍三痏與纓脈各二。掖癰大熱，刺足少陽，五刺而熱不止，刺手心主三刺，手太陰經絡者，大骨之會各三，暴癰筋緛，隨分而痛，魄汗不盡，胞氣不足，治在經俞。腹暴滿，按之不下，取手太陽經絡者，胃之募也。少陰俞，去脊椎三寸傍，五用員利鍼。霍亂，刺俞傍五，足陽明及上傍三，刺癇驚脈五，鍼手太陰各五，刺經太陽五，刺手少陰經絡旁者一，足陽明一，上踝五寸刺三鍼。

春天治療應取經脈的絡脈，夏天應取俞穴，秋天須治六府亦即六經的合穴，冬天則天氣寒冷，血液內斂，肌肉毛孔閉合，最好莫如用藥以治在內的病，少用鍼石，但是癰疽則不在此限，如果生癰疽，必須用針刺，由於癰疽是葡萄球菌的感染，如果不治則無挽回復原之法，一定要刺而去其感染，否則，回流入內，潰爛益甚，此與春夏秋冬四季無關，其實春夏秋冬所述也不過是大概，而並非必然。癰疽雖是葡萄球菌感染，現代醫學上，我們可分菌血症（bacteremia）以及敗血症（septicemia），前者血液中有細菌，但是沒有症狀，後者血液中有細菌繁殖而有症狀，其細菌的來源，有時候莫名奇妙，不知來源。就一般而論大都不外來自上呼吸區、腸胃道、泌尿液，以症狀明顯來分別，上呼吸道 > 腸胃道 > 泌尿道，以泌尿道之感染最為隱密難見，但是泌尿道的感染，很少自真正由泌尿道感染的，都是由腸胃道感染之後，細菌經過繁殖，淋巴腺或靜脈滲透至骨盆及泌尿道的，尤其以女性的盆腔炎，下行性的子宮、卵巢、陰道發炎者為最多，由於上部腸胃道先生炎熱，浮腫而有壓力之後再產生，上呼吸道的菌血症，有時候徵象雖然較為明顯，其實主要來源仍是以腸胃道為背景的症狀源由為多，腸胃道是一個統稱，真正的來源應該是腸子而非胃，如果發現如此現象，則重點恆在腸子。癰不知所，按之不應手，乍來乍已，可見敗血症以及菌血症，如果不能得明顯原因的主要位置（focal location），則必然泰半由腸子而來，故而刺手太陰肺經脈上刺三處，以及在胸鎖乳突肌附近行二刺，為什麼不講什麼穴道呢？因為癰的來處未確定，只能隨其條件之變而變所言想刺之處，不過指示大概範圍，不能專門特定指明為什麼穴道，如果發生大熱（fever）時，不再是菌血症而成敗血症了。則應該在足少陽膽經上施行五刺，刺後發熱仍不退則在手厥陰心包經予以三刺。手太陰肺經的絡脈上與在大椎近處各行三刺。發生大熱，恆刺足少陽膽經，因為足少陽膽經實在是發原始的經絡所以稱一陽。此經走人的兩側。假如生命是從海中來，那麼海洋中的生物以魚為最多，魚的身體是扁平的，兩邊寬而上部背下部腹面則極為狹窄，而魚的脊椎骨，是中間橫生的，不像陸地上之一般動物，尤其是哺乳類動物的脊椎是在背後的，例如人背部面積、腹部面積寬而身體兩側面積狹窄，與魚類恰巧相反，魚的兩側有一稜線，而此稜線是魚在水中最為重要的指示標準，其兩側的稜線，使魚在水中能隨身自如，愛到哪裡就到哪裡，是方向的指示線也是覓食游泳最重要的指示線，假若沒有此稜線，則魚類將不可能在水中生存，此稜線的神經反應恰是足少陽膽經的經絡。但至上陸地生活，於是足太陽膀胱經的背面，以及足陽明胃經的腹面開始變寬，足少陽膽經的兩側愈來愈狹窄，例如野獸家畜有四肢在地上奔行爬行的，其足少陽經主兩側，仍比人類要寬得多，足少陽膽經乃是原始的經絡，其反面的表裡當然是厥陰經了。少陽膽經本為安定神經使肌肉鬆弛的主要經脈，發熱產生的 stress 經刺鎮靜之後，可以增加抗力↑，鎮定神經穩定代謝，順便以手配足，以陽配絡，乃刺手厥陰心包亦即心包絡經以輔助之，作為若熱仍不退之後備經絡，如果熱仍不退，那麼就是找尋發熱的原始機轉的中樞了，發熱中樞是在下視丘，按照下視丘較近傳部位能行針刺者，是大椎附近刺之，可使體溫調節而散熱，輔助下視丘大椎的可以用手太陰肺經的絡脈。突然癰疽從皮膚上腫起來，由於紅腫熱痛，乃使附近血管肌肉因前列腺素↑而收縮，假若相當厲害，致會冷汗不止，緊張而小便不利，情形嚴重了。正當處發之時絕不取其當處之穴，應該從其所未病的循經脈上取其俞穴而刺之，腹部突然暴脹，拍之發硬而不下者，應該取太陽經上的絡脈，因為腹部的脹滿與胃腸的蠕動不良有關，因蠕動發生變化，其物理變化之量可以轉嫁於化學變化，則腸中的存貯物開始發酵，兩者作用的互相反饋，影響自律神經，於是腹部大脹滿，結果可以上則影響橫膈膜的運動，使人發悶，下則影響骨盆腔、腸子的蠕動。若不是來勢很急的變化，雖然腹部不會暴脹，但是在女性則情況非常明顯，諸如月經不調、腹部常脹滿、腹中有痞塊、白帶等等都屬之，一般均認為是婦科病，實則牽連很廣，單從婦科方面著手，無法根治，必須要考慮到附近環境，若如像上述突然暴脹，則可能使小便不利、大便不行、腰背痠痛，要去其壓力↑必須調節其神經，在背面刺手太陰肺經，在前面刺足陽明胃經之穴，一般都用足三里，若要使之情況更為穩定則更刺少陰合穴亦即腎俞，恐怕會錯意，在真正少陰經上下刺，所以特別指明去脊椎三寸旁五用員利針，霍亂則刺腎俞亦即脊椎旁開五，足陽明上旁開三，刺驚癇則針手太陰肺經上五，太陽經上五，手少陰心經旁開一，足陽明胃經一，上踝五寸一，共五處，尋覓其穴道以治驚癇。針刺之治病最最重要，在於大腦的反饋，動物從進化中為了適應其生存環境，處於應變靈活之境，則神經步驟發達，進化上愈高級則愈發達，人類為萬物之靈，當然是最至高無上的高級了（至少在地球上是如此），需要大腦的配合則更為重要，針刺之感覺其傳遞法有二：一是神經突觸直接傳導，速度極快。二是由經絡傳導（何謂經絡，前已詳細講述）較慢，到達的目的站則相同，人體本身在腦中早已有自備調節身體一切的作用，身體上任何部位，在腦中都有其射影，諸凡痛、癢、脹等等感覺無不由腦而來，所以腦中立刻發生變化，如何變化法？因為大腦機構過於複雜迄今尚未澈底明瞭，但其過程及結果已經瞭如指掌，我們已經知道，腦中對身體各部分反應的部分，並不循身體的形態的方式作分布，Bocus 氏已經明白地在他的論文中列述其概要，就是所列述再配合經絡的研究，神經的傳遞，可以洋洋大觀，另外寫一本書，澈底對病與症的關聯貫通，對濟世救人的醫道，可以大為改善，功德無量矣。

> 黃帝曰，凡治消癉，仆擊、偏枯、痿厥，氣滿發逆，肥貴人，則高梁之疾也。隔塞閉絕，上下不通，則暴憂之病也。暴厥而聾，偏塞閉不通，內氣暴薄也，不從內外中風之病，故瘦留著也。蹠跛，寒風濕之病也。黃疸，暴痛，癲疾，厥狂，久逆之所生也，五藏不平六府閉塞之所生也。頭痛耳鳴，九竅不利，腸胃之所生也。

消癉亦即糖尿病的多食症，仆擊是外傷，偏枯即半身不遂而半身的肌肉萎縮，痿是行動不便，厥是四肢厥冷，諸凡種種若發生在身體不勞動而肥胖，飲食豐厚而營養過剩，在當時農業社會，生活樸實，日出而作，日入而息，每個人都必須勞動，若遇到上述的人物，顯然是四肢不用、飲食豐厚的富貴人。假如見上述的病症，首先當考慮何是膏梁之症，亦即飲食營養過剩，胰島素難以應付大量蛋白質且逐漸衰竭的糖尿病，即使無 DM 之證據，仍應該首先從此處考慮，方為正著，治病要考慮之處太多了，此不過大要而已，以後會詳細論述。復以如果突然發生環境上急劇不利的轉變，根據動物應變的原則是交感神經↑，消化↓，情緒更↓，假如其人飲食營養較好，蛋白質攝取量較高，應該是有緩衝作用，無奈古時候一般平民營養極差，所能維持生命的民以食為天，不過多糖性的澱粉米飯以及蔬菜果實，蛋白質不足，升斗小民，即在太平盛世，不過僅得溫飽，現在亂世，飢荒，則轉填溝壑，遇到劇變，蛋白質既不夠，自無可以緩衝應變，其病乃來勢疾不可當，產生腸胃道動量因正腎上腺分泌之緊張而呆滯，外症所見的是隔塞閉絕，上下不通，原因是暴憂屬神經性精神性的一過性反應，暴厥而聾，偏塞不通，於前述的條件似乎相同，但其中應變因素略有偏差，由於情緒不良，環境壓迫之緊張，凡人緊張一般常見心跳，喉頭一如用手挽住呈窒息感覺亦即所謂瞠目結舌，令人氣結等等形容辭句，由之而出，喉頭緊張，肌肉收縮，影響耳咽管、血液因緊張而內斂向內集中，即所謂內氣暴薄，偏塞閉不通，為何有偏向一方之勢呢？因當人類生就並不對稱，外觀相當對稱，內部絕非對稱，根據生物的形成，原始力量的發生，當然首先應該研究的是細胞中的靈魂——染色體，染色體的形成是像螺旋般的捲側而成，所以整個人體在胚胎學中的變化也是捲側重疊，一如蛋捲，外表雖然對稱，仔細看時此關係非對稱呈旋形轉旋而成的，所以人的身體外表看似對稱，實則是不對稱的，內部則更為不對稱，右側為肝膽，右肺為三葉，左側為脾胃，左肺為二葉，腎臟、卵巢、睪丸雖然左右各一，但其機能，偏差極大，一般女性排卵的卵巢恆從一側排出，已經在婦產科上有確定的證明。左右手的應用不同，左右腦的作用不同，在在可見，所以病的產生在兩面對側發作，實是機率太少了，除非上游來源有問題，譬如甲狀腺過亢症，此病之發生，多半亦是神經緊張而成，冰凍三尺既非一夕之寒，甲狀腺有問題，蓋源頭有問題則可得兩側都聾，既非外來之風，也非 CVA 之內中風，病人的形態都屬消瘦型，何也？蓋唯有瘦者神經較肥者緊張，情緒也是易於激動，並非一概不變的原則，但是可作參考的重要條件，黃疸、突然發生疼痛，歇斯底里（hysteria）都是由於長期鬱逆而生，亦即五臟調節不平均，六府於是閉塞乃生，此不過泛泛之言，箇中機轉，像歇斯底里，是精神方面的症狀勉強還能說得過去，若乃黃疸，暴痛原因條件正多，未可一概而論，但是有一原則，鬱逆兩字用在哪裡都可以，六府閉塞當然應該用瀉，瀉之道，狹義而言是通大便利小便，廣義而言，疏通其道路則放諸四海而準，但是說了亦等於白說，因為範圍太廣了，無法定位，頭痛耳鳴九竅不利者一般屬於熱性的感染病症，如《傷寒論》的陽明府證，腸胃之所生也，大下之急下之可以痊癒，其機轉已經三復四復，不再多講了，見《傷寒論》中即可。

太陰陽明論篇第二十九

黄帝問曰，太陰陽明為表裡，脾胃脈也。生病而異者，何也？歧伯對曰：陰陽異位。更虛更實，更逆更從，或從內，或從外，所從不同，故病異名也。帝曰，願聞其異狀也。歧伯曰，陽者天氣也，主外。陰者地氣也，主內。故陽道實，陰道虛。故犯賊風虛邪者，陽受之。食飲不節，起居不時者，陰受之。陽受之則入六府，陰受之則入五藏。入六府則身熱不時臥，上為喘呼。入五藏則䐜滿閉塞，下為飧泄，久為腸澼，故喉主天氣，咽主地氣。故陽受風氣，陰受濕氣。故陰氣從足上行至頭，而下行循臂至指端。陽氣從手上行至頭，而下行至足。故曰，陽病者上行極而下，陰病者下行極而上。故傷於風者，上先受之。傷於濕者，下先受之。

第一段的問答，歧伯所答等於白答，非常抽象乃至於空，黃帝不解進而追問之。第二次的回答則略為有些頭緒，是古人的理論醫學，現今所知當然並非如此，發病則先內而後外，先肺之咽喉，腸胃道，泌尿道然後內淋巴而靜脈而反應之全身，故稱為內科（Internal Medicine），否則應該稱外科了，在拙著《溫病涵義及其處方述要》以及《傷寒論之現代基礎理論及臨床應用》中均述之甚詳，然而機轉雖然不對，而誘發原因絕對無誤，照病的外觀形態來講也是十不離九，按症狀來講也相當正確，如果常常胃寒胃濕，即容易得感冒，否則感冒這兩個字的定義就無立足點了，因感冒感染，先是病毒，繼則細菌（bacteria）一併發作，乃生高熱，熱則循環（circulation）↑代謝快，腸中廢料多，身熱不時臥上為喘呼，傷寒，《溫病涵義及其處方述要》中講之又講茲不再論，飲食不節，起居不時，是先使腸胃道以及內分泌受傷害，觸發原因與上述的陽受之從外而來，恰巧相反乃是由內而生入五臟，則䐜滿閉塞，閉塞之甚，下為飧泄，乃屬體工自行救濟之道。久為腸澼，久瀉不已，可以轉成電解質，蛋白質全部不平衡，可以生重病或不治之疾。所稱喉主天氣，咽主地氣，陽為風氣，陰為濕氣，陽受風氣已經講之甚詳，陰受濕氣仍有再為詳述的必要，濕氣也是指飧泄，腸澼之所以發生是䐜滿閉塞，其真正原因一般來講大都屬於所謂濕困，現代醫學原則上論是水分體液之不調節，腸壁發生變化不消化，不吸收，滲透壓改變，兩端併發則先見足腫，所以稱濕從下來，風從上來。同時再配合其經絡學說，陽經從手至頭而下行至足故曰陽病者上行極而下。事實上的一般所見的徵象症候是絕對如此，機轉上並不一定如此。因為感冒發熱症狀，上部如頭部肩部吃重，久則見腹滿脹漸漸至腹部，再則病勢竭，人體力亦弱乃見踡臥，鄭聲。上行極則下，吳鞠通的《溫病條辨》分上中下三焦而論根據在此。陰氣從足上行至頭而下行循臂而至指端，乃稱下行極而上，其實無所謂上下，從現代醫學眼光觀之可以說不必多此一舉，但就病症的形態上觀之真正有此一套，在治療處方或下針方面是重要的參考，何以故？容後述。

> 帝曰，脾病而四支不用何也？歧伯曰，四支皆稟氣於胃，而不得至經。必因於脾，乃得稟也。今脾病不能為胃行其津液，四支不得稟水穀氣。氣日以衰，脈道不利。筋骨肌肉，皆無氣以生，故不用焉。

脾病實則非真正解剖所指的脾，乃泛指一般消化代謝機能而言，更主吸收及營養，胃在中醫中除了誤解脈無胃氣，實則是由於心律跳動由於重病，不治之病的影響受阻滯，或者真的心臟有病，無法再行維持在全身崩潰的前兆之脈，非胃是心之外，大概所指是解剖方面的胃，人的四肢皆稟氣於胃，意思是胃機能消化不錯，又得水穀之氣即是指此，其實胃的解剖及機能關係，早就被《內經》歸納在脾的機能中了。後因消化機能強而無法吸收利用，即是脾病不能為胃行其津液，不得至經，凡經絡都在四肢手足上。四肢肌肉豐滿有力是需要營養的，代謝營養歸之於脾，所以瘻症，消症，穀疸都是腸胃道不良的代謝病，其中最最出名，在現代醫學上占重要位置的糖尿病即是如此，能大吃大喝，醣分不能利用，愈吃則愈是無力，筋骨肌肉日益爍疲故不用焉。無氣以生也，DM 之真正機轉可以參閱現代醫籍，不必多論，但是在治療方面根據中國古代的理論，有時反比單用抗血糖劑為有效且又無副作用，故《內經》之說仍因 DM 之無法治療，無法有新理論的突破，乃不能癒。

帝曰，脾不主時何也？歧伯曰，脾者，土也。治中央。常以四時長四藏，各十八日寄治，不得獨主於時也。脾藏者，常著胃土之精也。土者，生萬物而法天地，故上下至頭足不得主時也。

四時季節中各最後的十八日是脾所主的日期。歧伯的理由是脾主土以養萬物，純屬地之氣，不得就天時的四季論之，實則是主營養消化代謝，而因氣候的轉變仍有轉變，只是都間接而來，但都步步參與，節節有關，不能說不主時，其實非但主時，處處都主。

帝曰，脾與胃以膜相連耳。而能為之行其津液何也？歧伯曰，足太陰者，三陰也。其脈貫胃，屬脾絡嗌。故太陰為之行氣於三陰。陽明者表也，五藏六府之海也。亦為之行氣於三陽。藏府各因其經而受氣於陽明，故為胃行其津液。四支不得稟水穀氣，日以益衰。陰道不利，筋骨肌肉無氣以生，故不用焉。

仍是上般的老調重彈，若硬想用解剖方面形態方面來論脾胃則全然無章法了，黃帝問得追本逐源，歧伯的回答只能說脾為足太陰為足三陰之原，胃為足陽明為之陽布施津液，又胃為十二經之海，行經氣於手足，實則就現代醫學論之極為簡單，消化代謝失常，其中缺乏某某種種酵素，乃主肌肉無力，其病屬先天性後天性，神經性血液性，內科學中應有盡有，但是最感痛苦的大多無法治療，是否真正無法治療，就大有問題了。如果詳細大索其源頭，再配合中醫藥的理論，治療效果卻也不凡，太陰與陽明為表裡，所謂實則陽明，虛則太陰，因為消化系統疾病，意思是急則陽明，慢則為陰也。代謝↑則陽明，代謝↓則太陰矣。

陽明脈解篇第三十

黃帝問曰：足陽明之脈病，惡人與火。聞木音，則惕然而驚。鐘鼓不為動，聞木音而驚，何也？願聞其故。歧伯對曰，陽明者胃脈也。胃者，土也。故聞木音而驚者，土惡木也。

人對聲音頻率的反應非常敏感，即使是動物亦復如此，何況萬物之靈的人。一般高頻率清脆之聲，如鐘鼓本來是樂音，如果敲得雜亂無章，便成噪音，任何人聽了就煩厭，如今厲行環境衛生，噪音使人健康喪失，精神恍惚，早已到了要立法制止的地步了，更何況是病人。聞木聲而煩厭恐怕是噪音，陽明病為代謝大盛，酸中毒，腦中毒素↑，多巴胺發生變化的病，本來因多巴胺在海馬迴區發生問題，高熱又使人的視交叉區的體溫水分感受區受到刺激，即使在夢中亦常常驚醒，或竟神志恍惚，似睡非醒，神經極為脆弱，且容易緊張，何必一定要聞木音而惕然。此條似乎是與歧伯所答早就附合上了，故再作一問一答的，硬要使之成木剋土之象，恐怕是作者的本意，假帝之問歧伯之答以達其主持的理論，似乎在寫劇本。

帝曰：善。其惡火何也？歧伯曰：陽明主肉，其脈血氣盛。邪客之則熱，熱甚則惡火。

陽明本為代謝↑，廢料↑，血液酸度↑，腸胃有積滯的急性傳染性熱病，高熱，亟欲涼快，病本熱，當然惡熱。

帝曰：其惡人何也？歧伯曰：陽明厥，則喘而惋，惋則惡人。

熱深則心跳速 → 呼吸急速 → 人極煩 → 不想見人，因為亟思安靜。

帝曰：或喘而死者，或喘而生者，何也？歧伯曰：厥逆連藏則死，連經則生。

陽明病厥逆，人體之力不勝病乃至菌血症，或者熱極毒素影響大腦延髓而死亡，如果漸漸平靜，體工力強，克復病毒則往往從中心區的血液漸漸從內向外排出，諸如一般性常見的傳染病如天花、麻疹、水痘、瘡癧，無不以皮膚為其病癒排出的終點，故皮下小血管產生膿包，鬱血斑，故稱連經向外也，連臟留滯在內也，外則生，連在內則死。

帝曰：善。病甚則棄衣而走，登高而歌，或至不食數日，踰垣上屋，所上之處，皆非其素所能也。病反能者，何也。歧伯曰：四支者諸陽之本也。陽盛則四支實，實則能登高也。

黃帝問得妙，歧伯也答得極妙，但是全不是這回事。黃帝問道病得厲害，反而脫光衣服而奔走，像現代的歪風裸奔，登高處而唱歌，或竟數天不吃，翻牆上屋，所到之處都非其平時能做，敢做的，反而得病後能，這是何道理。歧伯答道，四肢屬陽，陽明之陽大盛，四肢大實則能登高。聽起來很像，事實並非如此。人之生也，本有極大的潛力，在開宗明義第一篇的〈上古天真論〉中已有詳述，這些潛力，儲備在內，由大腦的抑制及調節故能應用適當。如今陽明之陽大盛，以致波及腦（其機轉我們以前早就述之又述）。腦的調節力喪失，控制力↓，但是重要的醒覺區如網狀纖維區卻完善，唯有前腦的控制機能↓，潛力一發而起，所以有人說一夫拼命，百夫莫敵，無所謂畏懼，更無節制。古時候的房屋甚低，體力強者可一翻而過牆，再翻而上屋，電影中的武俠就是如此，如果現代幾十層的高樓，那就無法可行了，如高樓亦能，說句笑話，這不是人而是超人，或竟是神了。大腦喪失控制調節力而發瘋，其對外界的影響亦有改變，例如髒食物，髒而不堪之處，按例衛生條件絕差，健康人必然難以下嚥，難以居住，可以傳染，感染立刻生病致死，但是精神病人安之若素，而且從來不感冒，更不談會生腫瘤癌症了。大腦的變化可以導致全體整體性的大變化，雖然如今尚待研究的道理，但是事實如此，豈可一筆抹煞。

帝曰：其棄衣而走者何也？歧伯曰：熱盛於身，故棄衣欲走也。

不必解述自然可懂，如此就如此。

帝曰：其妄言罵詈，不避親疏而歌者，何也？歧伯曰：陽盛則使人妄言罵詈，不避親疏而不欲食。不欲食，故妄走也。

真正感染大熱之症，身體的消耗亦很厲害，豈為病理性的空白代謝消耗，不可能有如此力量。一般都為精神病的發作，為瘋狂，是腦中的多巴胺等等神經肽發生紊亂而致。反過來論一般精神性疾病，先由自律神經 → 大腦神經，而自律神經又以胃腸為其大本營，諸類瘋狂的精神徵象，若由陽明經而論治，有相當效果，不拘是用針或用藥都是可以改善許多，亦不失為一條治療考慮的路線也。

熱論篇第三十一

黃帝問曰：今夫熱病者，皆傷寒之類也。或愈或死，其死皆以六七日之間，其愈皆以十日以上者，何也？不知其解，願聞其故。岐伯對曰：巨陽者，諸陽之屬也。其脈連於風府，故為諸陽主氣也。人之傷於寒也，則為病熱。熱雖甚不死。其兩感於寒而病者，必不免於死。

發熱的病與傷寒（typhoid fever，可以包括真正腸傷寒，更須包括一切受寒而感染發熱的病，如《傷寒論》所載）相類，可以癒可以死，期間都在六七天內，其癒都在十天以上，其原因是候其自然痊癒，藥物針灸在當時不很進步（中醫並非不進步，到清代吳鞠通、葉天士等溫熱學派，比《內經》、《傷寒論》時代進步很多很多，特世人不知一概抹煞，可憾也），幫助有限的情況下是如此，這類資料非常可貴，因為現在已經很少，即使近古已很少有這種不治而觀其自然病情如何的例子了。岐伯認為巨陽亦即太陽是諸陽之所出，換言之亦即是諸陽之原，理由是足太陽膀胱經走人身一身之背，與脊髓神經的反射控制部位全部吻合。凡感染熱病，則必然背部肌肉因發熱緊張（stress）而緊張，其循背而上的經絡連於風府穴，而風府穴與大椎穴極鄰近，此等穴道因其刺激可以內連神經，神經肽血管的鄰近的條件的刺激直達腦下視丘的發熱，散熱中樞，故為諸陽主氣是古人的說法。（宛如《傷寒論》之稱壞病）受冷受感染而發熱不死，如果兩感則死的機會就高了。何謂兩感，是有陽性的發熱，更有陰性的伏病，或放熱的前置因素，大都屬於體能已經衰弱，免疫力已經不夠，或者本來就有伏病，例如發熱感染肺炎相當危險，但可以不死，若乃肺本有肺氣腫，肺支氣管擴張就難治了，若有肺癌則去死更近。

> 帝曰：願聞其狀。岐伯曰：傷寒一日，巨陽受之。故頭頂痛，腰脊強。二日陽明受之。陽明主肉，其脈俠鼻，絡於目。故身熱目疼而鼻乾，不得臥也。三日少陽受之。少陽主膽，其脈循脇絡於耳。故胸脇痛而耳聾。三陽經絡，皆受其病，而未入於藏者，故可汗而已。四日太陰受之。太陰脈布胃中，絡於嗌。故腹滿而嗌乾。五日少陰受之。少陰脈貫腎，絡於肺，繫舌本。故口燥舌乾而渴。六日厥陰受之。厥陰脈循陰器而絡於肝。故煩滿而囊縮。三陰三陽五藏六府皆受病，榮衛不行，五藏不通，則死矣。其不兩感於寒者，七日巨陽病衰，頭痛少愈。八日陽明病衰，身熱少愈。九日少陽病衰，耳聾微聞。十日太陰病衰，腹減如故，則思飲食。十一日少陰病衰，渴止不滿，舌乾已而嚏。十二日厥陰病衰，囊縱，少腹微下，大氣皆去，病日已矣。

論熱病的過程極為詳細，傷寒一日，巨陽受之，由於感染，代謝升高，脈搏數，太陽經即全身背部肌肉，因之而緊張，頭項痛，腰脊頭痛。二日陽明受之，其實不一定必須是第二日，此不過按次序論其先後大要。陽明主肉，事實上是上呼吸道尤其是鼻子感染而充血，上額竇鼻竇因感染之黏膜面挾之，由鼻而至鼻竇充血，分泌多，竇內壓力↑，首當其衝者為目，故稱其脈俠鼻，絡於目。故身熱，發熱本來身熱，目疼受壓力而痛，黏液因鼻炎分泌↓而乾，亦有因分泌太盛而鼻涕大出者，如今黏膜浮腫在先，黏膜下小血管發炎，pH 值↑，則鼻黏液分泌細胞分泌↓乃乾，高熱，感染至此已達頂點，頭部充血，要睡而不得睡，似醒又非醒，《內經》細心觀察，乃認為陽明之脈，其走如此。嗣後由鼻黏膜發炎而循黏膜而至喉，若患者抵抗病的免疫力↓，則開始蔓延，使喉頭咽喉部分也炎腫而充血，因耳咽管壓力↑則耳聾，背部肌肉的緊張，先在肩頭，嗣後漸漸轉至背部，中間部位，其兩旁波及而牽連成季脇部 Hypochodoric，故胸脇痛，在內部而言，則感染由肺而經淋巴管之傳播進入橫膈膜下或經肋膜而使肋膜發炎，一切感染由內在環境起變化而產生之徵象故胸脇痛，詳為記錄其過程，名之曰少陽經，其經主膽，其脈循脇絡於耳，此時如能用興奮免疫力之藥使之免疫力↑，則發汗，發汗後則神經因此而穩定，則病可癒。其因發熱，代謝↑，腸子發酵，腹部脹滿，或竟如真的腸傷寒的腸出血，則腹部大為膨脹，影響橫膈膜則嗌，如因之而發生併發症腹膜炎，則水分體液本已受代謝病理性強迫使之↑，體液則更因腹膜腸子發脹，胃呆滯的關係感口乾，名之曰太陰經，其脈布胃中而絡於嗌，若繼續加重，則口更燥，舌更乾而渴，夫病入陰症之渴已非陽症之炎性徵象，而是不足的陰性徵象。一般而論，心搏力，腎上腺素分泌力，血壓維持力，代謝力都已呈衰竭現象，亦即 Syle 氏所說的衰竭期，心力↓，則呼吸力↓，呼吸困難，屬肺的現象，又口乾舌燥乃曰少陰之脈絡於肺，繫舌本。最後，心力↓，呼吸 O_2↓則煩，腹脹則滿，腹內壓↑，則陰囊收縮，於是稱三陰三陽皆受病，榮衛不行。因厥陰為其末傳，故稱厥陰之脈循陰器，由於囊縮而絡於肝，由於 O_2 而煩，腹脹而滿，則死亡。其真正的死因是由於熱病心力衰竭，呼吸↓而死亡。古人以病的情況，在外表所顯示的症狀，大概有路可循，乃名之曰經絡，大概而已非一定必然如此，此點當特別注意，蓋細菌病原體感染之路大概劃出而名之曰全身的經絡，非真正有其實質實體滿布全身也。若非兩感亦即若無發生的伏病，併發症，純是發炎疾病，免疫力↑，抗力↑，使感染自癒者，則七日之後，亦非必須七日，反正過一段時期之後，太陽病↓，頭痛項強↓，肌肉緊張↓，嗣後陽明病↓，發熱↓，少陽病衰，耳聾↓，咽喉感染↓，上呼吸道↓，橫膈膜動量↑，腸胃動力恢復，稱太陰病↓則思飲食，渴止則水分恢復調節，不滿舌乾↓有噴嚏，鼻黏膜漸漸恢復稱少陰病↓，陰囊不再緊縮，因腹部腸胃漸漸回復，腹壓↓則病轉癒。

帝曰：治之奈何？歧伯曰：治之各通其藏脈，病日衰已矣。其未滿三日者，可汗而已。其滿三日者，可泄而已。

治癒之法在病之初起，發作在上呼吸道傳染範圍，不及於腹部，亦即有，亦不致於衰竭，故須清之以鎮靜法，汗之亦屬鎮靜法之一，先使興奮，興奮代謝，精神，神經作用，使大腦活力↑，則抗力↑，克服病毒已感染而後鎮靜，方鎮靜之前，則先使之興奮，興奮至汗出乃由興奮而後歸於鎮靜，故曰各通其脈，病勢日衰。未滿三日的意思，不過說在病初發時間，乃用汗法汗之，機轉理由如上所述。已過三日，亦即已過相當時間，病由上而下，由上部明顯的轉為腹部腸胃道之症狀明顯乃可泄之，不云瀉之而曰泄之，乃是非積極地用瀉藥，蓋病已經過相當期間，人的抵抗力↓，體力都↓，只能說泄之，一般屬陰症不脫離用參吳桂附興奮之，再加通利藥而泄之。

帝曰：熱病已愈，時有所遺者，何也？歧伯曰：諸遺者，熱甚而強食之，故有所遺也。若此者，皆病已衰而熱有所藏，因其穀氣相薄，兩熱相合，故有所遺也。

實在真相是病勢甚時，緊張↑，代謝↑，交感性興奮，腸胃此時消化力↓，內蓄積物停滯而發酵，有毒的分子及大腸桿菌大量繁殖，其毒素由腸壁反壓滲透入腸淋巴及靜脈區，熱乃更熱，如果勉強進食，是與身體為難，積本欲去之而後快，今反進食使積滯愈多，則無法痊癒，病勢更因之而加重，則危殆矣。若病已癒，胃腸未清，動量↓，進食則可復發熱，乃稱熱病雖癒，時有所遺者，後遺症也，拙著《傷寒論之現代基礎理論及臨床應用》中，述之甚詳。

帝曰：善。治遺奈何？歧伯曰：視其虛實，調其逆從，可使必已矣

知其機轉，略為節制飲食，後再調節之，病必癒。

帝曰：病熱當何禁之？歧伯曰：病熱少愈，食肉則復，多食則遺。此其禁也。

凡發熱病當然基於上述的條件，絕不可食肉，肉不能消化，消化不盡，蛋白呈異性毒性蛋白使病加重，所以最好吃素，食清淡之食物且略帶飢餓，

裨使腸胃清潔也，故曰食肉則復，多食則遺，此其禁也。尤其有進者，我們對於經絡的認識不僅限於針灸傳播方面，更有因病情的傳遞由甲處至乙處，而獲得其在體表外面徵象，因循轉走軌道，在體表上劃一道假定的傳變線，對經絡穴道的幫助更為確實。上述熱病的傳變，就其傳變而外表生的症狀，非但能得知各經的走法，更可以如幾何學作者的劃輔助線一樣，非常確定明顯地在巨觀的經脈上假定，如經脈的部位，在內在外的相互關係，所以此一章的弦外之意，遠勝過其他章篇也。

帝曰：其病兩感於寒者，其脈應與其病形何如？歧伯曰：兩感於寒者，病一日則巨陽與少陰俱病，則頭痛口乾而煩滿。二日則陽明與太陰俱病，則腹滿身熱，不欲食譫言。三日則少陽與厥陰俱病，則耳聾囊縮而厥。水漿不入，不知人，六日死。

所謂兩感的意思是兩經同受感染，古稱感於寒，二經同病者大都是表裡兩經，有太陽經的炎症復見少陰經的正腎上腺素分泌不足，病人體力抗力不足致心臟力↓，代謝力↓的少陰症。頭痛是巨陽之症，前已述及，口乾煩滿，水分之不調節少陰症。二日亦如上述的一樣，不一定要真正的二日，因為太陽與少陰相表裡而成兩感的併發症，乃見陽明與太陰的腹滿是太陰，身大熱是陽明，不欲食譫語是陽明兼太陰。少陽與厥陰同病，耳聾是少陽，囊縮而手足厥冷是厥陰。陰經之所以參入，其身體本來就虛弱，血液循環，心搏力原始就不夠，內弱而外重感染，死亡不旋踵矣！

帝曰：五藏已傷，六府不通，榮衛不行，如是之後，三日乃死。何也？歧伯曰：陽明者，十二經脈之長也。其血氣盛，故不知人。三日其氣乃盡，故死矣。凡病傷寒而成溫者，先夏至日者為病溫，後夏至日者為病暑。暑當與汗皆出，勿止。

陽明是諸脈之長意思，陽明胃之消化水穀，引津液入四肢，是古人的理想關聯，其實是由於消化道胃腸之非常重要各種酵素，神經肽，神經節分布極多，又以小腸之充血量大盛，而且消化代謝之變化無窮，輸營養於四肢，不然毒素外溢肝之解毒作用↓，乃昏不知人，此時已成極危殆，除非立刻清除之，所謂急下存陰，否則成敗血症而死亡，而死亡之前必然高熱昏瞶。三日意思是至多延命期，則氣盡而亡。按《內經》四時論病，夏至之前仍屬春天是病溫，夏至之後是夏天，發熱是病暑。暑天本來多汗，多汗則散熱，稱暑氣與汗俱出。諸凡此類，當在作用機能上求之，不可在結構解剖上求之，雖汗出不宜硬止之，使不出汗為逆。

刺熱篇第三十二

肝熱病者，小便先黃，腹痛多臥，身熱。熱爭則狂言及驚，脇滿痛，手足躁，不得安臥。庚辛甚，甲乙大汗。氣逆，則庚辛死。刺足厥陰少陽。其逆則頭痛員員，脈引衝頭也。

發熱多半是外來病源侵犯而發生的感染性炎症狀況，但是由於病原體的性質不同，更由於人體各方面的血管，神經，解剖部位的不同，產生了不同的症狀，箇中情況千頭萬緒，一部現代醫學的內科學，盈篇上數十萬甚至上百萬言也交待不清楚，更且有愈說愈迷糊的感覺，考其原因，在於西醫不太重視徵象，最重要的任務是將病原體找出來，或者將所病的人體部位確定之後再加以治療，最近有人漸漸感覺不妥當，因為病經人發現多於牛毛，更因病人的不舒服在身體上的確有很多變化，但是又說不出什麼病，無法定其病名，只能用症候群來表現 Syndrome 之名字，由此而出，起先沒有幾個，現在已經多到上千了，這種情況已漸漸對中醫所主張的，走相同路線的趨勢了，但是真正對病的變化要使之與症絲絲入扣，節節相貫談何容易，醫界巨擘，醫學先知，無不全力以赴，以求達到此目的，如此則醫學可以活化，興趣盎然可以媲美理工學院了。否則一味死記死背不懂變化機轉，非但事倍功半，浪費精力，抑且易於誤斷誤治，因為研究愈細，歧路愈多，愈難處理，漏洞百出，病人慘矣，中國醫學以簡馭繁，其優點有不少可以借鏡之處，研究中國古典醫經，為了他山之石可以攻錯，絕非落伍。譬如此一條論及肝熱，熱既是感染的反應，小便見黃玄到可以推知其發炎之處在肝或在肝的鄰近區如膽囊，膽管以及十二指腸，這是第一級的推斷，更深一層的第二級推論則涉及肝膽附近的自律神經叢，因散熱↑而影響大腦，腸子尤其大腸的蠕動力，裡面脹滿氣體故腹痛嗜臥而狂言及驚，大腸的氣體都漫積在橫結腸的兩個角形彎道處，在左氣體當可以由肛門洩出，在右側則胸脇脹滿而痛，手足躁熱而乾，不得安臥，都屬腸子之疾病於是可以由肝膽道影響腸，再由腸不良反饋至肝膽附近，因果相循而成此病，熱病當然發熱，肝膽大腸橫結腸都在橫膈膜之下，膨脹鬱滯使之呼吸氣逆，則頭痛員員，脈引衝頭，刺足厥陰足少陽屬肝膽的經絡，因為此兩經受刺激至大腦，由腦反饋至內臟的道路及於肝膽附近，可以調節其血行，穩定其神經，增加其抗力，平衡其動力，人類身體，本身即能抗病，藥物是外界力幫助其抗力，針灸是直接刺激其本身抗病之力以抗病，至於什麼時候死，什麼時候大汗，則感太玄妙些，實在不敢強不知以為知，至於炎症之使小便黃抑或腸胃道先有病，遲緩而波及肝膽分利之阻滯，則當另求證據。

> 心熱病者，先不樂，數日乃熱。熱爭則卒心痛，煩悶善嘔，頭痛面赤無汗。壬癸甚，丙丁大汗，氣逆則壬癸死。刺手少陰太陽。

此症實在不是什麼心熱痛是胃炎胃痛而嘔吐，因為嘔吐則食道神經反射泛痛面紅，先不樂者，在胃病大發之前之先驅徵兆加重病勢的發作是心胃症狀（gastrocardiac syndrome）不是真正的心熱心臟病症，乃是一般感染而使胃壁膜受波及的症狀，至於什麼壬癸甚，丙丁大汗，是硬用五行五時湊合來講，無法為之屈為辯護，如此則成厚誣古人矣。刺手少陰手太陽，心經與小腸經為表裡，不曰任何穴道者，須以事實發作情況而定，只說大概，不多確定也。

> 脾熱病者，先頭重，頰痛，煩心，顏青，欲嘔，身熱。熱爭則腰痛，不可用俛仰。腹滿泄，兩頷痛，甲乙甚，戊己大汗。氣逆，則甲乙死。刺足太陰陽明。

凡頭重往往是水分不調節，體液分配不平均，一般都屬於 ADH↑ 後加感染之濕熱病，頰痛是頭重的相同原因是附帶波及者，煩心顏青，濕及熱，熱傳綿不退，天候濕度↑溫度↑則病情更為嚴重，可以高熱，所謂心下溫溫欲吐，面色蒼白，熱至甚一般濕聚之症，一如因熱而強迫代謝↑，其肌肉中的葡萄糖本是缺氧（hypoxia）代謝如此，則醣變成乳酸及水，水既不能去，乳酸更使肌肉痠痛，腰部為人身重量支持的重要部位，其肌肉及筋腱特別強壯而豐厚，更因水分不去，腎臟不利則腹滿而泄作代償，由於腰部肌肉肌腱本已不利，復加腹滿，則痠痛情況更形加重，蓋腹壓↑，往後壓力↑一如人在房室興奮之後不加運動，中年人的腹部常生氣脹，壓力↑之腰痠背痛一樣，但此則來勢較緊急，彼則較緩而已，兩頷痛是兩頰痛之蔓延，頭重的感覺是濕重 → 頰痛 → 頷痛，刺足太陰脾足陽明胃，如此則加以鎮靜，靜使體工自然漸漸恢復，小便出而病癒焉，或竟大汗出亦可，此均為鎮靜之後的結果。

> 肺熱病者，先淅然厥起毫毛。惡風寒，舌上黃，身熱。熱爭則喘欬，痛走胸膺背，不得大息。頭痛不堪，汗出而寒。丙丁甚，庚辛大汗。氣逆，則丙丁死。刺手太陰陽明，出血如大豆，立已。

此乃真正受風寒口腔中 pH 改變舌苔變黃而劇咳的標準症狀，是痛走膺背不得太息，頭痛不堪，均為劇咳的結果配以炎症之發作乃淅淅然畏風寒，汗出而仍寒，刺手陽明大腸，手太陰肺，出血如大豆，病則立已，劇咳畏寒則血液至毛細血管時迭生變化，肺之咳多少影響心之循環見淅淅然惡寒，可知毛細血管在皮下收縮，離心肺較近又是毛細血管的盡遠盡頭處，屬太陰肺經陽明大腸經的起始處附近，去其血，使腦受刺激反饋，心肺小疾當然可以立癒。

> 腎熱病者，先腰痛䯒痠，苦渴數飲，身熱。熱爭則項痛而強，䯒寒且痠。足下熱，不欲言。其逆則項痛，員員澹澹然。戊己甚，壬癸大汗，氣逆則戊己死。刺足少陰太陽。諸汗者，至其所勝日汗出也。

《內經》為中醫的本，中醫對腎之定義有三，一為免疫能力的強弱屬腎，二為先天性及各種結締組織病（connective tissue disease）亦屬腎，三為腰背及下股各種情況亦屬腎，此處的腎是指第三類的條件，發熱腰痛，小腿肌酸痠，若渴數飲，乃因熱而產生的小便不利，水分不調，項痛而強，骱寒且痠是足太陽膀胱經之症，其實是感染發燒後引起的肌肉緊張，尤其在背部而產生的問題，足下熱不欲言，其症狀可有可無。項痛員員澹澹然而項痛連綿，刺足少陰腎經以緩和骱酸，亦即腿痛腰痛刺足太陽膀胱經。腎的末了一個定義還包括了生殖器的範圍而言，可使項痛而強，煩渴數飲隨之而解。

肝熱病者，左頰先赤，心熱病者，顏先赤。脾熱病者，鼻先赤，肺熱病者，右頰先赤。腎熱病者，頤先赤。病雖未發，見赤色者刺之，名曰治未病。

此段粗看似很不通，實則極為神妙，講理由是無法闡明，舉例而論則十不離九，我們常見系統性紅斑狼瘡，多見於女性結締組織病，有時候面上是以鼻子為中線，呈蝴蝶狀地分配在兩頰，稱之為 butterfly distribution，呈現紅色，若按左頰屬肝，右頰屬肺來論則絲毫不爽，中醫所謂的肝包括了神經精神狀態，生此病的女孩大都性格急躁，神經恆在緊張狀態，右頰屬肺此病的末期在肺中也是蝴蝶狀的分配積水分。如果兩頰生紅而熱一般多見者是腮腺炎（parotitis），腮腺炎的結果可使男性的睪丸受損，女性的卵巢受損而成無後嗣的後遺症，生殖器屬腎，面臉的中央為鼻，鼻紅之人一般認為是濕熱，部分亦有油汗，多脂肪型的人有時亦生之，如果用健脾祛濕清涼之劑，則亦多有癒者，何以如此，只能質諸後來高明了，亦可能與淋巴的分布有關，後當再討論之。

熱病從部所起者，至期而已。其刺之反者，三周而已。重逆則死，諸當汗者，至其所勝日，汗大出也。諸治熱病，以飲之寒水乃刺之。必寒衣之，居止寒處，身寒而止也。熱病先胸脇痛，手足躁，刺足少陽，補足太陰。病甚者，為五十九刺。熱病始手臂痛者，刺手陽明太陰而汗出止。熱病始於頭首者，刺項太陽而汗出止。熱病始於足脛者，刺足陽明而汗出止。熱病先身重，骨痛，耳聾，好瞑，刺足少陰。病甚為五十九刺，熱病先眩冒而熱，胸脇滿，刺足少陰少陽。

前的既已明述，此段只從而補充，凡發生熱病，由上列的條件而知其發生的部位（同為用針灸治療，動力有限，更遠不及處方藥物之有效而廣泛，所以附帶的條件，比藥物又多）迨其所謂所勝的日期到來，自然而癒，如果亂針一通，反其臟器之道，為逆。譬如肝熱當刺肝經膽經，金剋木，肝屬木，刺了肺金的經絡則病人便慘了，須等待三週即經脈循環了三周次到第三周次的甲乙日，亦即肝木旺的時候再會好，病勢要拖延了，一逆再逆，連續逆行其道則死亡，病的勝日必然大汗熱解，凡治熱病必須先使病人內飲以寒水，外穿輕便能散熱之衣，再處於陰涼處，因為針灸之效力有所不逮，故只能以環境等等條件作補助。否則不能如藥物方劑之奏效，熱病見脇痛手足躁，利膽經及補脾經，胸脇痛為膽，手足躁屬脾，病如很重則須以水穴論的方法作五十九刺（後見之），熱始於手臂刺手陽明大腸經，手太陰肺使之出汗即癒，開始從頭者刺足太陽膀胱經的項背部位即癒。開始於足者刺足陽明經汗出而止，若先見身重骨痛，目瞑刺足少陰腎經，甚者須五十九刺。熱病先始於眩冒而熱胸脇滿，眩冒因腎之正腎上腺素分泌不夠不能上達，刺足少陰腎，胸脇滿是膽囊附近緊張度（tension）↑刺足少陽膽經，由是以觀古醫學並無解剖等真正實例及智識，但細心從病情病勢上體會，經數千年，無盡次的經驗，可以作一統計，在外表所見，有時大概能推測到內臟之變，古人的聰明睿智，即使以現代文明的標準衡量之，仍能稱為上乘智慧，其方法論上別有一套，可與現代醫學並行而不悖。

太陽之脈，色榮顴骨，熱病也。榮未交，曰，今且得汗，待時而已。與厥陰脈爭見者，死期不過三日。其熱病內連腎，少陽之脈色也。少陽之脈色榮頰前，熱病也。榮未交，曰今且得汗，待時而已。與少陰脈爭見者，死期不過三日。熱病氣穴，三椎下間主胸中熱，四椎下間主鬲中熱，五椎下間主肝熱，六椎下間主脾熱，七椎下間主腎熱，榮在骶也。項上三椎陷者中也。頰下逆顴為大瘕。下牙車為腹滿。顴後為脇痛。頰上者，鬲上也。

太陽之脈雖屬膀胱經實則與少陰腎經相表裡，凡發生感染性的發炎發熱的病，肩背肌肉緊張，外貌之屬太陽膀胱經，內則由腎臟所謂足少陰腎作支援作用，Syle 氏內分泌刺激學說上曾說的衰竭期，亦即腎上腺素應病變而漸趨衰竭，如見肝經的脈則肝為一切神經代謝，抗體蛋白質製造的重要管道，見厥陰脈就可以推斷，此太陽脈的熱病必然無法支援下去，蓋內在的忍受性，及支援力都已非常有限了，太陽脈色榮於顴骨，意思是顴骨常先熱時見紅色，一般結核病常見傍晚潮熱兩顴發紅，是消耗症更兼結核病。患者常帶虛性的神經興奮，抑且易衝動而好色，故見厥陰脈是帶神經性的肝發生虛性興奮，雖不一定三日必死，去大限也不遠則可以斷言，內連腎，少陽之脈色即是附上所述而補言者。復以少陽的脈色察頰前，亦即是頰前發紅，是熱病。榮未交與上述的一樣，假如紅色不出現稱榮未交，待出汗的時候即可痊癒。與少陰腎脈爭見，少陽本是膽經的脈，如果見腎經少陰脈，可知非但神經緊張，更無支援其緊張，交感神經興奮的神經肽↓，此類物質以少陰腎經為表達，腎經既見支援將絕，因為心臟既不得肝的糖類支援又不得腎的正腎上腺素支援，故而無法久長。腎臟是維持血壓相當重要的臟器，血壓的平衡使心臟循環順利，肝臟維持蛋白質滲透壓，製造醣分以備代謝之用，尤其大腦須要的醣幾占全身的三分之一以上，腎機能↓，肝膽機能↓則無法應發熱的 stress，更兼神經緊張↑，則支援之力大↓無法應付，焉能不敗，凡生熱病可使之鎮靜有助於退熱，背上肌肉的緊張，可用針刺其俞穴，以舒緩其當時不利的條件，亦即所謂發散熱邪的俞穴，稱熱病的氣穴，第三椎以下可散胸中之熱，背脊椎第四椎下間主鬲中熱，五椎以下間主散肝熱，六椎以下主散脾熱，七椎以下間主散腎熱，腎熱則在尾骶骨處有紅熱的現象，故曰，等在骶也。一般腰背腿的疼痛，尾閭骨的影響很大，復次再論上部從項上大椎起數三椎以下的凹陷部分為準則，三椎以下即主散胸中之熱，以後以此類推，自頰下至目下骨之間發紅而上行者，腹中有大塊都屬腸子蠕動不良而結的痞塊，或竟是真正的大塊非腸運動不良，而由於腸子黏連或竟婦科中的子宮腫瘤而引起，腹腔靜脈阻滯，由背部奇靜脈受影響逆上而得此類現象。在顎的拐角下行亦即下顎部沿線是為腹滿，朝向頰後是為脇痛，脇痛是受橫膈膜，膈神經的影響，先在肩中央，再傳至顴後者，頰上發紅而熱者，鬲上者，鬲即膈，乃食物吞嚥有問題，食道黏膜下血管，影響及喉頭，由喉頭放散至頰上，此類血管神經之傳遞及放散，其機轉都已在開始幾篇講述甚詳於今不復再贅，其進行的路線，不止於經絡，必須考慮其人的生活習慣，解剖上拓撲上的關係而定。

評熱病論篇第三十三

黃帝問曰，有病溫者，汗出輒復熱而脈躁疾，不為汗衰，狂言不能食，病名為何？歧伯對曰，病名陰陽交，交者死也。帝曰，願聞其說。歧伯曰：人所以汗出者，皆生於穀。穀生於精。今邪氣交爭於骨肉而得汗者，是邪却而精勝也。精勝則當能食而不復熱。復熱者，邪氣也，汗者，精氣也。今汗出而輒復熱者，是邪盛也。不能食者，精無俾也。病而留者，其壽可立而傾也。且夫熱論曰，汗出而脈尚躁盛者死。今脈不與汗相應，此不勝其病也。其死明矣。狂言者是失志，失志者死，今見三死，不見一生，雖愈必死也。

我們從此段可以充分見到，針刺之力實在有限，藥物方劑當然是更進步的治療法，此段之內容何妨與《傷寒論》及《溫病條辨》對照一下，汗出則熱退，汗出而熱不退者，是經過一段時間，stress 略為下降則汗出，熱仍不退證明感染的病原體仍然相當旺盛，捲土重來，此等情形在《傷寒論》中，《溫病條辨》中屢見不鮮，且其治療法多矣枚不勝舉，未必一定會死。一般汗出既屬已達鎮靜階段，至少在其階段內，脈應該略緩和，嗣後再發當是另外一回事，在汗出當口，脈似躁急者，是延腦起代償作用，其汗必為冷汗，心臟跳動極速但脈搏微弱，另一條件是高熱在 CVA 腦中，腦部血管破裂之瘀血塊區在延腦使散熱中樞失效，一直高熱不退而死亡，但未必出汗，又一條為 CVA 喉中痰聲漉漉，滿頭油汗，脈搏亦極細而躁，此類病均為死症，自是不誤，但非如歧伯所說必死，其機轉是非歧伯所述，是當注意者，書不可全信也。

帝曰，有病身熱汗出煩滿，煩滿不為汗解，此為何病？歧伯曰，汗出而身熱者，風也。汗出而煩滿不解者，厥也。病名曰風厥。帝曰，願卒聞之。歧伯曰，巨陽主氣，故先受邪。少陰與其為表裡也。得熱則上從之，從之則厥也。帝曰，治之奈何？歧伯曰，表裡刺之，飲之服湯。

由於感染發熱，而身體表面熱，熱則汗出以疏洩體溫，是身體對外界侵襲的病源，唯一的抗病方法，先是血管中的白血球溢出血管，集中於患處，白血球在血管的血流中可以說毫無力量，迨自從血管中溢出則抗菌力很強，雖然維持的壽命不長，等到使細菌吞噬後只二三小時遂即死亡而由巨噬細胞將之移走，但是病勢盛則白血球大量溢出，死亡後又散發出熱原（pyrogen），使身體發熱，高熱則stress出汗，則緊張度略↓而仍煩躁。滿即悶而呼吸困難，須知病，病之來既非單線，抗病而生之機轉亦牽連甚廣，交感神經的興奮，心跳加速，熱度高漲，在在使人呼吸有相配不上之感而煩躁，同時腸胃道受熱之影響，交感性興奮而受抑制，運作呆滯，使橫膈膜，上下不如健康時之俐落則滿，雖出汗不過暫時穩定，其病勢正在蔓延中，當然不得解。所以說，巨陽主氣故先受邪，真相如此。少陰與其為表裡者，病源入人體，與之抗衡者除白血球之外，抗體、補體均發動抗病，心跳之加速，血壓之維持合恃腎上腺素之維持則曰少陰，沒有少陰之支持，太陽不可能有力量以抗病，熱則心跳速，速則心臟的搏動，因心跳而漸漸有向上集中之趨向，而離心較遠之處，因交感素的收縮末梢血管末端，尤其是下部的足端離心更遠，血液集中中樞以為救濟則足厥冷，治癒之法宜刺足太陽，足少陰表裡刺之，再加服藥。

帝曰，勞風為病何如？歧伯曰，勞風法在肺下，其為病也，使人強上冥視，唾出若涕，惡風而振寒，此為勞風之病。帝曰，治之奈何？歧伯曰，以救俛仰，巨陽引精者三日，中年者五日，不精者七日，欬出青黃涕，其狀如膿，大如彈丸，從口中若鼻中出。不出則傷肺，傷肺則死也。

假如人受感染，不管任何傷寒咳嗽感冒，最重要的必須要有抗體為之支持，與前述的少陰作支持。勞則首先未病之時，備極勞苦，（或者房事過多，本來房事是人天經地義的事，適度者非但不會腎虧，更對身心有益處，如果運動多，動量大而適度的房事，絕無損害，國人古時候重文輕武，以運動為粗人所做，人本是動物，運動本為人的生存原則，不事運動，於是腰痠背痛，腹脹頭眩，此非腎虧，由於動量不足，更由於食物都是大量脂肪蛋白質難於消化，卻反呈營養不足，腎虧之說，從焉產生，江湖醫生描寫得繪聲繪影，使鄭人相驚伯有，甚無聊也，歐美人士，食物簡單而適中，運動有適當的調節，從未聞有腎虧之事），最受感染，抗力本已受勞苦疲憊而大為低降，病勢發作則更為厲害，一般發燒感染項背本來會強，如今則大強而成強直，我們在治療時常見，病人本來略有感冒，天氣又熱，而堅持運動強身仍去參加爬山等運動，返家後病毒病原體原本喜侵犯神經，則隨血行而上傳，腦症於焉發作，昏不知人，甚則呼吸中絕，待醫院急救，雖能挽回一命，人成痴呆者，不少，冥視者，正腎上腺素↓，分泌不足心跳又快，血液上達腦之力↓則眼前一片漆黑，病勢如火燎原，一發不可收拾，唾出若涕，鼻涕唾液，大量分泌如泉之湧，本因興奮代謝而抗病抗體大↓，代謝無法一時↑以應變，惡風振寒，如果身體尚稱健康者，即所謂巨陽引精者三天，中年之後較衰老須五天，不精者年老體衰須要七天，方始慢慢恢復，咳出青黃涕，大如彈丸……，是抗體漸漸↑，肺中深處有貯的痰液，已化為膿，再合以敗落的支氣管黏膜黏液都為彈性纖維之蛋白，由肺咳嗽驅之使出。

帝曰，有病腎風者，面胕痝然，壅害於言，可刺不？歧伯曰，虛不當刺。不當刺而刺，從五日其氣必至。帝曰，其至何如。歧伯曰，至必少氣時熱。時熱從胸背上至頭，汗出手熱，口乾苦渴，小便黃，目下腫，腹中鳴，身重難以行。月事不來，

> 煩而不能食，不能正偃，正偃則欬。病名曰風水，論在刺法中。帝曰，願聞其說。歧伯曰，邪之所湊，其氣必虛，陰虛者，陽必湊之。故少氣時熱而汗出也。小便黃者，少腹中有熱也。不能正偃者，胃中不和也。正偃則欬甚，上迫肺也。諸有水氣者，微腫先見於目下也。帝曰，何以言？歧伯曰，水者陰也，目下亦陰也。腹者，至陰之所居，故水在腹者，必使目下腫也，真氣上逆，故口苦舌乾，臥不得正偃，正偃則欬出清水也。諸水病者，故不得臥，臥則驚，驚則欬甚也。腹中鳴者，病本於胃也。薄脾則煩，不能食。食不下者，胃脘隔也。身重難以行者，胃脈在足也。月事不來者，胞脈閉也。胞脈者屬心，而絡於胞中。今氣上迫肺，心氣不得下通，故月事不來也。帝曰，善。

面目浮腫可以說是水腫症狀，與腎臟間接直接有關，單講腎風兩字似太籠統，這是古人當時的條件，與現今診斷的條件來比，當然粗糙多了。水腫有時連舌亦含水分很多，外觀胖而嫩，且脹大，言語略感不清則有之，用針刺以瀉水，恐怕無效，即使用藥物方劑，尚且要大費周章，此症非針刺之力所能及，刺與不刺，都無足輕重，其後五日，也是說說而已，不一定五日，更不一定用針刺之後，其氣必至而發作是本病，本來要發作，遲早問題，與氣至不至無關。少氣是呼吸量不足，如果胸水積於肋膜之間，或心包囊積水，心臟多少變質，跳動受阻而變慢，外見的現象則是少氣，時熱是肺活量不夠，由於心臟循環量的影響，於是 O_2↓ 而 CO_2↑ 則酸度↑，時熱者 CO_2 致小血管擴充，胸淋巴擴充，流量↓而致之。從胸背而上至頭。汗出手熱是說條件所伴見的症候，口乾，因胸腔肋膜積水，則其他處水分的分布不平均。胸腔中，在肺與心交界處附近，有水分調節中樞，今受病的影響而↓，口乾之外更兼苦渴，小便黃是小便不多，代謝物須集中小便而排洩，則尿液濃度（urine concentration）↑目下腫，水腫在頭部可見，惟有臉軟之處可以積水，頭蓋頭頂，都是皮包骨，水無法積於面臉上，尤其兩目眶下以及眼簾皮較寬，皮膚較鬆，故在水將積未積之先，必然最寬鬆處先積，腹中鳴，水分不平均，在胸在腹部都可以緊張腸子，腸子之蠕動本來每隔一二分鐘須蠕動一次，如今水分大↑，則蠕動時，聲音更響，健康人本來用聽診器可以聽得到，如今不須聽診器，也可以聽得水聲之漉漉，水多則肌肉中亦積水，面腹早已積水，肌中皮下到處氾濫，則身體重難以行，豈知難以行，有時候連臥在床上幾乎難以轉側，腹壓、胸腔壓↑則緊張↑月事無法來，O_2↓則煩，腹腔壓↑則不能食，不能正偃，正偃水直接在肺中膈及氣管支受刺激，喉頭亦然故而咳，病名曰風水，是無所謂，隨便什麼名字都可以，但是機轉診斷絕對不可以含糊，要用針刺法治之，恐怕不易致效，其後面一節，未述病理者，與現今所論不同，自古代想當然爾的說法，前設即已前詳，後段即可省略，免蹈重複。

逆調論篇第三十四

黃帝問曰：人身非常溫也，非常熱也。為之熱而煩滿者何也？岐伯對曰：陰氣少而陽氣盛，故熱而煩滿也。帝曰：人身非衣寒也，中非有寒氣也。寒從中生者何？岐伯曰：是人多痹氣也。陽氣少，陰氣多。故身寒如從水中出。

人受感染，為抵抗病原體而代謝↑，則熱量大↑，代謝之廢物一時不及排泄，多半存於血液則酸度高，血液因血管擴張而留滯熱更↑，則心臟因熱而搏動快，肺之呼吸必然↑，腸胃動量因緊張而↓，蓋腎上腺素↑以應變，交感性興奮則煩而滿脹，古稱陰氣少陽氣盛。如果其人營養不良，身體又差，醣代謝不足，腎上腺素不足以應變，一旦感染，接 Syle 抗病定則，病人呈腎上腺素抑制狀態，所謂抑制期（phase of inhibition），血醣↓→代謝受抑制無法升高↓→冷汗、畏冷，精神萎靡。腎上腺素分泌↓則血管之收縮↓表皮血管因出冷汗之蒸發續自散熱，是惡寒，此其一。另外二個條件是革蘭氏陰性細菌，尤其在下焦，骨盆腔之細菌，一旦發作感染，乃呈高熱，如腎盂腎炎或肺炎球菌雖為革蘭氏陽性細菌，亦可以呈高熱，身熱遠高於外界環境，甚則病人寒冷入骨咬牙身抖，《內經》又稱之為陽氣少陰氣多，如此而已。

帝曰：人有四支熱，逢風寒如炙如火者何也？岐伯曰：是人者，陰氣虛，陽氣盛。四支者陽也。兩陽相得而陰氣虛少。水不能滅盛火，而陽獨治。獨治者，不能生長也。獨勝而止耳。逢風而如炙如火者，是人當肉爍也。

四肢手足的寒冷及灼熱，如果不受外來條件的影響，則與代謝的高低關係最大，其次是血液循環血液中的雜質多寡與否，再次是脊髓兩旁的交感神經節的興奮程度，還有末梢遠端的毛細血管擴張血管停滯時間的久暫，都具有連鎖反應，但是歸根結底的原因是在腸胃道，尤其在腸子，我們看到陽明府證，或陽明經症，或者溫病，都是代謝↑，腸中毒素或大腸桿菌增生，來不及等得平衡，則酸度↑，手足濈濈汗出，日晡時潮熱不退，又具糖尿病，血液中血糖↑，則皮膚乾燥，手足常熱，平時健康人如果腸子不清有宿積，或竟常患便秘則手足發熱。較少見的是肺中有疾病，例如肺氣腫，肺心症，是手指端因血液停滯較久，動靜脈的吻合（anastomosis）處增多，組織中的微小血管因之而增生，常見手指腳趾成鼓搥狀，而手足很熱，又見脊髓兩邊交感神經節近背部上端處，發生易興奮不平衡的現象時，則手心極熱，而且手汗特別多，遇風而如炙如火者，即一旦發熱感冒則手足更為熱甚，並非時時經過風吹皮膚的感覺像火燒。其人當肉爍，即肌肉消爍殆盡，所述的可以是糖尿病的現象，肺氣腫，肺心症的人也會消瘦。陰氣虛是指血中多雜質，如血醣尿素的↑，陽氣盛即指代謝↑或血液在毛細血管中滯留↑。

帝曰：人有身寒，湯火不能熱， 厚衣不能溫。然不凍慄。是為何病？歧伯曰：是人者，素腎氣勝，以水為事。太陽氣衰，腎脂枯不長。一水不能勝兩火。腎者，水也。而生於骨。腎不生，則髓不能滿。故寒甚至骨也。所以不能凍慄者，肝，一陽也。心二陽也。腎，孤藏也。一水不能勝二火，故不能凍慄。病名曰骨痹，是人當攣節也。

湯火不能熱，厚衣不能溫，然不凍慄者，其人是脫水，由於脫水，則血管收縮至血液流通的有效最低限度，因為由於脫水，血管中的水分由血管外滲至組織中，於是血液的濃度↑，有效容積↓，流通循環量反↓。衣服並不能生熱，不過能使身體於外界的氣溫隔絕，身體的溫度及熱量不致外散而已。湯不能熱，在如此的條件下，血液循環↓，心臟的搏力因之受阻，雖甚感寒冷，但不至於寒戰凍慄，因為血液循環（blood circulation）↓，熱量不夠，並非外界及其內在的環境溫度相差很遠，一如革蘭氏陰性細菌感受一般。歧伯所言，雖然相去事實甚遠，但仔細推敲，亦非全無周章。因脫水屬腎，水之循環在血中使血液濃度適度則心臟搏動正常，肝臟血流量正常，心既搏動↓，肝即積貯靜脈血液。其所以脫水，是血液中鹽分大部分是 Na^{+}↓，故其人肌肉會發生扭傷（twist）以及 spasm，亦即痙攣也。

帝曰：人之肉苛者，雖近衣絮，猶尚苛也。是謂何疾？歧伯曰：榮氣虛，衛氣實也。榮氣虛則不仁，衛氣虛則不用。榮衛俱虛，則不仁，且不用。肉如故也。人身與志不相有，曰死。

肉苛是肌肉感覺上麻痺，重著是運動作用不靈。古稱榮衛，榮氣虛則生知覺麻痺，是感覺神經的失靈，衛氣虛則不用，行動不便，是運動神經有問題，榮衛皆虛是運動感覺兩類神經俱生病。不仁是感覺神經有問題，不用是運動神經生問題，但是肌肉不會消瘦，其實時久而廢用，亦會萎縮而消瘦，但時間較久而已。一般言之運動神經影響感覺神經者少，感覺神經影響運動者多。

帝曰：人有逆氣不得臥而息有音者，有不得臥而息無音者，有起居如故而息有音者，有得臥行而喘者，有不得臥不能行而喘者，有不得臥，臥而喘者。皆何藏使然，願聞其故。歧伯曰：不得臥而息有音者，是陽明之逆也。足三陽者下行，今逆而上行，故息有音也。陽明者，胃脈也。胃者，六府之海，其氣亦下行。陽明逆，不得從其道，故不得臥也。下經曰：胃不和，則臥不安，此之謂也。夫起居如故而息有音者，此肺之絡脈逆也。絡脈不得隨經上下，故留經而不行。絡脈之病人也微，故起居如故而息有音也。夫不得臥，臥則喘者，是水氣之客也。夫水者，循津液而流也。腎者水藏，主津液，主臥與喘也。帝曰：善。

不得臥，臥則氣逆是氣喘之症，肺對呼困難，吸則比較容易，由於氣管支中，痰液，分泌液滿貯，故喘而有聲，臥下則因喘而橫膈較坐立時對胸腔的壓迫加重。故喘而不得臥。肺喘而剩餘氣體（residual air）↑，再經臥下時，橫膈膜的向上移動，則更因敏感而具窒息感。肺之呼吸不暢使胃腸道氣體積貯而呆滯，於是壓力更增，曰其為陽明經逆，要之雖不中亦不遠。胃不安則不寐，是由於腹腔者自律神經之大本營，胃之蠕動不良消化不良則連帶十二指腸，此處的動量在胃腸道中為最大者，是帶動蠕動之主要環節，更在附近有膽肝臟各臟器之分泌，腹腔自律神經節中的太陽叢神經節（ganglion solar）在此，適如略有差錯，或胃氣體↑，或十二指腸蠕動不良，或膽汁分泌失常，均可生不正常的刺激使之緊張，有時還可以因之而心律不整，心跳過速，均為神經關係，非真正的心臟有病，吾人稱之為心胃症狀，膽虛情緒不安可導致類似心臟阻滯之現象，蓋膽叢自律神經與心臟心動自律神經同在 $T_1 \sim T_9$ 就進入脊髓，膽結石及冠心有時恆生混淆，所謂心胃症狀，胃不和則寐不安確實非常有道理。起如故而息有聲，不過肺中痰涎積貯當不致到阻塞成氣喘的地步，故病輕。不得臥而喘，不臥不喘，臥而喘，較上述的喘不能臥倒，情形不同，不臥則胸腔中的積水，此類積水都在胸腔中而不在心肺中，非肺積水乃是肋膜積水，或竟心包膜積水，如坐或立則水往下，尚不致壓迫，臥平則水分四散，心肺受壓，呼吸困難矣。腎者，主分利，調節水分，主血壓，間接影響關係面極為廣大。

瘧論篇第三十五

黃帝問曰：夫痎瘧皆生於風，其蓄作有時者何也？歧伯對曰：瘧之始發也。先起於毫毛，伸欠，乃作寒慄鼓頷。腰脊俱痛，寒去則內外皆熱，頭痛如破，渴欲冷飲。帝曰：何氣使然，願聞其道。歧伯曰：陰陽上下交爭，虛實更作，陰陽相移也。陽幷於陰，則陰實而陽虛。陽明虛，則寒慄鼓頷也。巨陽虛，則腰背頭項痛。三陽俱虛，則陰氣勝。陰氣勝，則骨寒而痛。寒生於內，故中外皆寒。陽盛則外熱，陰虛則內熱。外內皆熱，則喘而渴。故欲冷飲也。此皆得之夏傷於暑，熱氣勝，藏於皮膚之內，腸胃之外，此榮氣之所舍也。此令人汗空疎，腠理開，因得秋氣，汗出遇風，及得之以浴，水氣舍於皮膚之內，與衛氣幷居。衛氣者，晝日行於陽，夜行於陰。此氣得陽而外出，得陰而內薄。內外相薄，是以日作。

《內經》所論的瘧，實則包括了瘧疾的瘧，更有寒熱交作的徵象者，統稱為瘧，但是這裡所講的似乎更指瘧疾的瘧而言，古人不知瘧疾由於瘧蚊所傳染，其講徵象則維妙維肖，講病理則全是臆測，但其想像力之豐富，甚為佩服。寒慄鼓頷屬陽明，是為陽明經絡主經之路線，腰背項頭是太陽經所走的路線大致不差。得之夏傷於暑則顯然錯誤，是得之於夏季受瘧蚊的感染，瘧疾屬一種寄生原蟲，寄生於人體的紅血球內，待至成熟則將紅血球破壞而外出，再寄生於其他紅血球內，由於外出則紅血球受到大量的破壞，紅血球破壞後久則生脾腫大而成痞塊，故人體感大冷，甚則戰寒凜冽，《內經》認為是陽虛陰盛，這是就其症狀而作推測之詞，不足取，蓋病理之不明，隨便講症，沒有意思。而瘧蟲之出紅血球，本帶有毒素（toxin），於是又因毒素之侵犯使人大熱，《內經》又認為是陽盛陰虛，此類解說，相當原始，陰陽翻覆，徒亂人意，如今相信此類理論的人，當然無法立足，其實也沒有人會相信，我們已經知道真相，又何必再將謬論奉之為經典呢？

帝曰：其間日而作者何也？歧伯曰：其氣之舍深，內薄於陰，陽氣獨發，陰邪內著，陰與陽爭不得出，是以間日而作也。

瘧蟲之品種本有不同，其生物史的世代交替，詳細情形可以參對寄生蟲學，要比《內經》所言不啻高明千百倍，如此廢論，當然不必再聽。

帝曰：善。其作日晏，與其日早者，何氣使然？歧伯曰：邪氣客於風府，循膂而下。衛氣一日一夜，大會於風府。其明日，日下一節，故其作也晏。此先客於脊背也。每至於風府，則腠理開。腠理開，則邪氣入。邪氣入則病作。以此日作稍益晏也。其出於風府，日下一節，二十五日，下至骶骨。二十六日，入於脊內，注於伏膂之脈。其氣上行九日，出於缺盆之中。其氣日高，故作日益早也。其間日發者，由邪氣內薄於五藏，橫連募原也。其道遠，其氣深，其行遲，不能與衛氣俱行，不得皆出，故間日乃作也。

有一點是古人非常睿智的，是在我人知道下視丘區的散熱發熱中樞前二千年，似乎早已知道發熱的條件是在頭部，所以在外表視之，以頭部的風府及大椎穴諸穴都熟知為發熱退燒的穴道，所以有邪氣客於風府循膂而下之想法，因為發熱之前必然先寒戰，背膂肌肉因病人發冷而收縮，每至於風府則腠理開，即每當發熱時熱退則汗出而恢復原狀，緊張度↓。汗出古人認為是腠理開，變成了倒因為果，腠理所以開是因為發熱汗出的關係，其原因是瘧蟲的毒素侵犯而發熱，並非腠理一開外邪即入。衛氣一日一夜大會於風府，瘧蟲的生態條件視其品種不同而不同，有日日瘧，有間日瘧，人於瘧病之侵犯，自身當然產生抗體以抵抗其侵犯，雖然不能全將之殲滅，至少也可略為改善，漸漸向身體有利方面轉移，故瘧之發作漸漸變遲，不需要出於風府日下一節，二十五日下至骶骨，二十六日入於脊內，都是古人想像之詞，現今有事實根據，此種理論，只作備考。

帝曰：夫子言衛氣每至於風府，腠理乃發，發則邪氣入，入則病作。今衛氣日下一節，其氣之發也，不當風府，其日作者奈何？

本來是臆測之辭，黃帝也搞不懂了，如果不在風府而依然發作，理由安在。

岐伯曰：此邪氣客於頭項循膂而下者也。故虛實不同，邪中異所，則不得當其風府也。故邪中於頭項者，氣至頭項而病。中於背者，氣至背而病。中於腰脊者，氣至腰脊而病。中於手足者，氣至手足而病，衛氣之所在，與邪氣相合則病作，故風無常府。衛氣之所發，必開其腠理。邪氣之所合，則其府也。

岐伯此時無法應變了，就說邪與衛氣合則發，隨處都可以合，在背腰，頭頂，手足都可以。實則氣的存在非常抽象，又可以隨便講，實在不足取，從略。一般所講衛氣，是指運動神經，抗體，免疫力而言，邪者指病原體，病原體加上抗體而生免疫作用，有時可以發燒，倒也是事實，但不可作如此解。

帝曰：善。夫風之與瘧也，相似同類，而風獨常在，瘧得有時而休者何也？

黃帝追問得相當厲害，岐伯的回答更加玄妙了。

岐伯曰：風氣留其處故常在，瘧氣隨經絡，沉以內薄，故衛氣應乃作。

營養衛氣已經糾纏不清了，又來一個風氣，再來因為實在沒法子解釋了，再來一個瘧氣，凡是講不清楚，來個氣字便一切可以打太極拳，隨遇而安，隨境而辯。此處，歧伯答得很差，而黃帝問得極高明。

> 帝曰：瘧先寒而後熱者，何也？歧伯曰：夏傷於大暑，其汗大出，腠理開發，因遇夏氣淒滄之水寒，藏於腠理皮膚之中。秋傷於風，則病成矣。夫寒者，陰氣也。風者，陽氣也。先傷於寒而後傷於風，故先寒而後熱也。病以時作，名曰寒瘧。

瘧的病理機轉，前已述之，今看此段完全不是那麼一回事，可以略去不補，否則徒亂人意而已。

> 帝曰：先熱而後寒者，何也？歧伯曰：此先傷於風而後傷於寒，故先熱而後寒也。亦以時作，名曰溫瘧。其但熱而不寒者，陰氣先絕。陽氣獨發，則少氣煩寃，手足熱而欲嘔。名曰癉瘧。

太凡瘧疾是寒熱往來，發作有定時，但此等症狀，可以是瘧疾，可以不是瘧疾，古人不明，單見此症狀便稱是瘧，此段所論已經漸漸脫離了 malaria 之瘧，而轉至其他病症上去了。瘧疾之條件一定是先寒後熱，先熱後寒已經不再是 malaria 了，一般所見以抗體不足的過敏現象為最多，多半是先有一般性的感染發熱病，之後熱度漸漸退卻，病勢已見安定，尚有餘波，《傷寒論》中稱之為少陽症，可以寒熱往來，可以發作有定時，可以無定時而不一。例如熱病過後身體本來虛弱，抗力↓，如果再進較為豐厚的食物後，又再發，如此則見熱是腸胃不勝負擔而發，後言熱發之後，身體虛弱，代謝不足而寒，《傷寒論》中所謂損穀即略進清淡之物，常常三四分飢，裨使腸胃能力恢復再談者，此其二。復次由於營養不良，蛋白質進入↓，一旦感染，病人抵抗力弱，則發熱恆不易清退，此類情況，以夏季入秋之時為最多，尤其是較為年老的病人，迭再檢查也找不到病源何在，此類患者以腸子過敏者為最多，尤其是較上年紀的病人，年老者的大腸環境及條件與年輕人全然不同，雜質的排洩↓，腸子中又多發酵的氣體，此類氣體往往生氣脹，其氣體分壓值↑，乃反饋由腹壁而進入血液，如此則病發，夏令代謝本差，腸胃道的動量亦較差，一般人在夏季都無法胃口大開，老人尤甚，大腸中的大腸桿菌以及積於腸中的糞便過敏素使人發熱，迨至大便一出，其熱便退清。由於身體經常發熱的損耗，熱退清後則感寒冷。又有所謂癉瘧者，但熱而不寒，一般都屬腸子黏膜過敏，發作時大熱，手足熱，而熱高時則因腸胃之不清而內壓↑，胃壓↑，則有嘔吐感，全屬陽明症的日晡所潮熱條件相差不多，用陽明的傷寒方也可以痊癒，蓋因腸中的酵素，神經肽，VIP 以及多肽的變化而產生，諸如此類與瘧疾是截然不同的，而今世界衛生組織（World Health Organization, WHO）已經宣布在本地瘧疾已經完全絕跡，絕不可能是瘧疾構成，假如有此症狀也必然如上所述的條件，要之即使相差，也相差不遠，詳見拙著《溫病涵義及其處方述要》中。

> 帝曰：夫經言有餘者寫之，不足者補之。今熱為有餘，寒為不足。夫瘧者之寒，湯火不能溫也。及其熱，冰水不能寒也。此皆有餘不足之類。當此之時，良工不能止，必須其自衰乃刺之。其故何也？願聞其說。

我們由是段可見針刺之功實在有限，且似不及藥物，但須視其病衰乃刺之，若病在盛時，只能坐等，無法直接使之折滅，其理由是針刺雖然可以補助抗體的活力，鎮靜神經使之不太緊張，但是針對瘧疾原蟲，或竟非一定屬瘧，其他上述的病理變化，束手無策，只能待其自衰，所謂自衰是體中血液內抗體漸↑，從而刺激之使巨噬細胞及白血球略受刺激，則更能使病早癒者，不過是推波助瀾，並非獨當一面，黃帝問得極為漂亮，而我們再來看歧伯將作如何回答呢？

> 歧伯曰：經言無刺熇熇之熱，無刺渾渾之脈，無刺漉漉之汗。故為其病逆，未可治也。夫瘧之始發也，陽氣幷於陰。當是之時，陽虛而陰盛，外無氣，故先寒慄也。陰氣逆極，則復

出之陽。陽與陰復幷於外，則陰虛而陽實，故先熱而渴。夫瘧氣者，幷於陽則陽勝，幷於陰則陰勝。陰勝則寒，陽勝則熱。瘧者風寒之氣不常也，病極則復。至病之發也，如火之熱，如風雨不可當也。故經言曰，方其盛時必毀。因其衰也，事必大昌。此之謂也。夫瘧之未發也，陰未幷陽，陽未幷陰。因而調之，真氣得安，邪氣乃亡。故工不能治其已發，為其氣逆也。

書上這麼一大段，重複又重複，若已知瘧的原理，更由於上節之候其衰的理由，則此段雖然長篇大論，箇中格局，早已熟知，不必再多行解釋，否則反成畫蛇添足矣。古人不知瘧的病理，隨口以陰陽湊合之，此即現代醫學界所以極力反對之，其詬病之處，是二千年以前的事情，又何足深怪，且也不忍深責也，總而言之，針灸動量有限，以後論及藥物方劑時代，當然較《內經》時期更為進步，即使不知其真正病理，如張仲景，吳鞠通可以不必候其病衰，直接折滅之，但必須用藥而非針灸。

帝曰：善。攻之奈何？早晏何如？歧伯曰：瘧之且發也，陰陽之且移也，必從四末始也。陽已傷，陰從之，故先其時，堅束其處，令邪氣不得入，陰氣不得出。審候見之，在孫絡盛堅而血者，皆取之。此真往而未得幷者也。

四肢在人體上動量最大，尤其以四肢的末端，如手指及足趾則更為靈活運用，與大腦關係的配合最為密切協調，所以經絡之起點恆以手指及足趾為準，在本書以前幾篇中均已經提過。如果候四肢的溫涼，可以測定病以及病人的條件，是相當精確的，表面看來似乎粗陋，實則有其精當不易的理由。我人皆知，如果感染發熱，末梢血管緊張及正腎上腺素之分泌而收縮，則四肢末端均見涼，中醫稱之熱向內攻，很有道理。反過來講，假如代謝廢料↑，代謝↑，酸度↑，脈洪大而大汗出的所謂陽明症或者非感染病而腸子運作不良則四末恆感熱。非獨熱而汗出，所謂日晡所潮熱者，手足心更熱，一般雜病項中，見肺有疾，肺氣腫，肺支氣管擴張，則手指末端的毛細血管因 O_2—CO_2 的轉換不良，CO_2↑毛細血管擴張，在手指指端漸漸成不正常的血液滯留，而生不正常的肥大，成鼓搥形手指，諸如此類盡人皆知，故四末之斷病有其相當精彩之處。假如就第一類情形來論，四末發涼，如果將四肢緊縛見浮起之靜脈小血管，針刺使之出血，則大腦受刺激，因四末的關係非常之強，又經過放血之調節，諸凡涼若加以刺激，則可調節使之不涼而反溫。假如四末發熱，同樣用刺激放血法調節之，可以使之轉涼而熱退，何以有此調節作用呢？原因是人體範圍本來極狹小，復加諸多臟器神經血液，攏聚一處，各種酵素的轉化，間不容髮，略受刺激即生變化，範圍狹到無法形容之小，其反饋力敏而且捷，故稱重陰必陽，重陽必陰，熱極則寒，寒極則熱，照現代生理學的反饋作用也復如此。例如神經先興奮後必抑制，反之亦然，酵素代謝如此，C-AMP 如此，血管先擴張後必收縮，先收縮後必然擴張，同一之理，其最終目的是求達到平衡調節而已，但此類方式必在瘧病未發作時，或在未發作而將發作時有效，則遜藥物方劑療法多矣，可見針灸必須助波推瀾，藥物方劑可以獨當一面，正面折服之，效果就高明不少矣。

帝曰：瘧不發其應何如？歧伯曰：瘧氣者，必更盛更虛。當氣之所在也，病在陽則熱而脈躁，在陰則寒而脈靜。極則陰陽俱衰，衛氣相離，故病得休。衛氣集，則復病也。帝曰：時有間二日或至數日發，或渴或不渴，其故何也？歧伯曰：其間日者，邪氣與衛氣客於六府，而有時相失，不能相得，故休數日乃作也。瘧者，陰陽更勝也，或甚或不甚，故或渴或不渴。

瘧之機轉，病理已明，本有間日瘧，三日瘧，乃視瘧疾原蟲之品種不同而已，歧伯所述全部不符，故不必在此多加討論，從略。渴與不渴，視病人發熱時，是否大汗出而定，若大汗出，熱度當時相當↑，則渴。否則不渴。

帝曰：論言夏傷於暑，秋必病瘧。今瘧不必應者何也？歧伯曰：此應四時者也。其病異形者，反四時也。其以秋病者，寒甚。以冬病者，寒不甚。以春病者，惡風。以夏病者，多汗。

瘧疾本為原蟲感染，由瘧蚊作媒介，於四時氣候間接有關，非直接的關係。夏傷於暑，是夏傷於蚊子感染，秋必病瘧，未必一定，但是寒熱交作的病，並非瘧疾所專有，古人無今之觀念，自屬含混不清。一般之秋病者大半屬瘧疾，故而寒甚。春病者，冬病者，本來非一定是瘧。以夏病者，夏天本來多汗，凡發病代謝↑，則汗必多，是瘧疾與否非其重點也。

帝曰：夫病溫瘧與寒瘧，而皆安舍，舍於何藏？歧伯曰：溫瘧者，得之冬中於風寒，氣藏於骨髓之中，至春則陽氣大發，邪氣不能自出。因遇大暑，腦髓爍，肌肉消，腠理發泄，或有所用力，邪氣與汗皆出。此病藏於腎，其氣先從內出之於外也。如是者，陰虛而陽盛，陽盛則熱矣。衰則氣復反入，入則陽虛，陽虛則寒矣。故先熱而後寒，名曰溫瘧。

先寒後熱可以說是瘧疾的成分較多，先熱後寒則瘧疾的成分較少見矣。一般疾病見寒熱往來，熱度有弛張者很多，如果是消耗熱、結核病、系統性紅斑狼瘡、過敏熱、神經熱、吸收熱，大都是先發熱而後熱退，因延時日久，體力已屬不足，則往往因熱之後的反應是病人感覺瑟瑟然有寒意。腦髓爍，肌肉消，乃想當然之說，不足為憑，但就其症狀，可見是病久消耗而致之。

帝曰：癉瘧何如？歧伯曰： 癉瘧者，肺素有熱。氣盛於身，厥逆上衝，中氣實而不外泄。因有所用力，腠理開，風寒舍於皮膚之內，分肉之間而發，發則陽氣盛。陽氣盛而不衰，則病矣。其氣不及於陰，故但熱而不寒。氣內藏於心，而外舍於分肉之間，令人消爍脫肉，故命曰癉瘧。帝曰：善。

瘧必寒熱往來，只熱不寒，已經不能算是瘧疾，惟發熱時間定時而作，只惡熱不惡寒者是陽明之熱，亦即所謂日晡潮熱，尤有進者，凡發熱具弛張性者，古人不察，一概羅列於此，所以厥逆上衝，中氣實而不外洩，顯然腸胃道有問題，亦即前幾段所述者，概包括於此。其說理，什麼風寒客於腠理分肉之間，乃是因用針灸放血而治其病，當然認為風寒客舍於腠理分肉，故古代中國醫學之真髓，都是由外向內的推測，更是徵象重於病理的認知，所以講致病之道，有時是渾渾噩噩的，但對治病之法，臨床活用卻有獨到之處，未可一概抹煞。

刺瘧篇第三十六

足太陽之瘧，令人腰痛頭腫，寒從背起。先寒後熱，熇熇暍暍然。熱止汗出，難已，刺郄中出血。足少陽之瘧，令人身體解㑊。寒不甚，熱不甚。惡見人，見人心惕惕然。熱多汗出甚。刺足少陽。足陽明之瘧，令人先寒洒淅，洒淅寒甚，久乃熱。熱去汗出，喜見日月光火氣，乃快然。刺足陽明跗上。

承上篇末段所講對疾病之分類，外觀上則遠勝於現代醫學是其長處。例如瘧就《內經》所載，不一定是瘧，即使是瘧，在我人一般所知，無非上篇所載寒熱往來，先寒後熱，發作有定時，如此而已，其對病的進行，條件所得的觀念相當粗淺，亦不去深研，對致瘧的病理講得太不中肯，但對瘧之發作病候，情況條件之訴述遠勝近代醫學之所述，中國醫學可貴之處在茲。惟其如此乃可靈活應用，處方千變萬化，豈但是科學，抑且是藝術，洵非虛言也。僅看此一段，便能見其極為精彩之處，即使至今現代醫學亦尚無如此精細的描述，而其描述的路線又全循經絡而來，而經絡實則是大腦的反射途徑，由此可知，大腦對瘧或熱之反射條件各不相同，實為難得的資料。我們常見患者，患相同的病（disease），但是徵象反應不盡相同，理由何在？我們如果更深入一步作研討，乃知病人平日的生活習慣體質，環境氣候之差異對於此病有極大的影響，乃致發病情況甚則可以完全不同，這一點學問極為深奧。理由極為細微，非現代醫學所能知，卻是《內經》及中國醫學最為擅長之處，將來能開拓的園地遠較現代醫學為廣泛，治療更為活潑，知機善變，靈巧運用，絕非虛語。乃今於瘧，非瘧之一字可以總括，若見循太陽經亦即足太陽膀胱經絡之路而發生的情況，乃是頭痛腰重，寒從背起，先寒後熱……熱止汗出，難已，刺郄中出血。可見同樣是惡寒發熱，如果緊張而導致背部肌肉收縮，則可見腰痛頭重，寒從背起，從而認知由於腎上腺素分泌↑交感神經↑，肌肉收縮↑，則所謂熇熇暍暍然，要解除此類緊張現象，則刺郄中亦即委中出血的放血療法，委中之血一放，肌肉立即鬆弛，以上徵象全部解除，乃知其人平時素有緊張之趨勢，發病之條件，不拘是瘧或其他，首先侵犯神經緊張↑，或者瘧的來勢較猛，而變成此類狀況。再則若非神經緊張，而反顯神經緊張度↓而倦怠，沒有精神，無力感，則必然正腎上腺素不會大量分泌，發冷的徵象不明顯，渾身脫力感，一如人處於盛暑大熱之時的情況，熱多且多汗，則其病的重心不在背上而在肝膽附近，體表神經並不像所謂侵犯太陽經般的緊張，但是肝膽道與心臟的自律神經同樣走 $T_1 \sim T_9$ 之孔道入於脊髓，則人心惕惕然，心儂乃不想見人，刺足少陽膽經，使之鎮靜，發冷之不明顯，由於末梢血管不收縮，人怠倦，則中樞神經不興奮，針刺調節，可使之興奮而鎮靜。若初是洒洒怕冷，冷之時久，然後發熱，其重心不在外表，而在內部的臟器，尤其是胃腸道，血液神經奔聚於內臟，乃使外表肌膚量被動性的血流↓（並非如太陽經的神經緊張，表皮血管的主動性的強烈收縮）。故時間較久，嗣後發熱，汗緩緩而出。喜見日月光及火氣者，由於表皮血管被動性的循環較差，但略得外界的熱量即可較為舒適，胃腸道既屬陽明，要使之鎮靜，刺足陽明胃經的跗上，亦即衝陽穴。

> 足太陰之瘧，令人不樂。好太息。不嗜食，多寒熱汗出。病至則善嘔，嘔已乃衰。即取之。足少陰之瘧，令人嘔吐甚，多寒熱，熱多寒少。欲閉戶牖而處，其病難已。足厥陰之瘧，令人腰痛，少腹滿，小便不利，如癃狀，非癃也。數便意。恐懼，氣不足。腹中悒悒。刺足厥陰。

諸凡陰症，不拘一定是瘧，其他諸疾病都可以，恆以病久心搏力↓，循環動量差↓為主要條件，大凡病瘧久則紅血球破壞太多，雖因毒素而發熱，終究不及 RBC 破壞過多而生寒象，故而多寒熱僅汗出而已。 RBC 量↓，帶 O_2↓，大腦之興奮度因之不夠，故不樂，好太息，O_2↓無法令其胃口大開，不嗜食，善嘔者，蓋非但 O_2↓令人頭痛如裂，因自主神經影響胃腸，或由於久瘧而脾臟腫大 RBC 之生存率更低，則必然要嘔。凡紅血球不足，造血機能↓，則胃黏膜必然萎縮↓，動量↓則嘔，缺氧亦因 RBC 之帶 O_2 不足頭痛而善嘔，不一定要瘧疾，尿毒症之末期，RBC 破壞太多，亦有如同一轍的現象，刺足太陰，必須等嘔後，病勢略衰再行之。若乃嘔吐極厲害，多寒熱，熱多寒少，則紅血球之↓，不但使 O_2↓，更使 CO_2↑，胃中酸度大增，血行慢，因 O_2 大↓，CO_2 大↑則熱甚，熱多寒少是結果，O_2↓則心煩，亟須安靜，故欲閉戶牖而處，其病不難已，用秦艽鱉甲湯、小柴胡加減、張仲景、吳鞠通都是治此病的高手，無奈《內經》時代只講針刺，當然難了。復次令人腰痛者，不但是 O_2↓，CO_2↑，更因脾臟腫大，少腹因之而滿，腹後壓力↑則腰痛，厥陰症本來就是腹腔壓力不平均之症狀，不需要一定屬肝，脾臟腫大，腹壓↑，少腹滿，小便自然不利，但非真正的泌尿道疾病，不過是小便次數↑，量少，所謂排尿（micturition）而已，蓋泌尿系統本無疾病，不過腹部內壓之改變而已，所以因病而恐懼，氣不足是腹壓↑的結果，腹中悒悒即是，刺足厥陰。

肺瘧者，令人心寒，寒甚熱。熱間善驚，如有所見者。刺手太陰陽明。心瘧者，令人煩心甚，欲得清水，反寒多，不甚熱。刺手少陰。肝瘧者，令人色蒼蒼然，太息，其狀若死者。刺足厥陰見血。脾瘧者，令人寒，腹中痛。熱則腸中鳴，鳴已汗出。刺足太陰。腎瘧者，令人洒洒然，腰脊痛，宛轉大便難，目眴眴然，手足寒。刺足太陽少陰。胃瘧者，令人且病也，善飢而不能食。食而支滿腹大。刺足陽明大陰，橫脈出血。

這裡所講的肺瘧心瘧……實在與肺心腎等等內臟的關係不大，何以要取這些名字呢？因為由於用此治療的經絡不同，而就經絡所屬的名稱不同，再定其名。我們先看肺瘧，令人心寒，寒熱甚，熱間善驚，如有所見，可以說和上一段的太陽經的症狀相差不多，但是前者是刺足太陽膀胱經，而今是刺足太陰肺及與之相表裡的手陽明大腸經，是否可以適用，則不可以，原因是太陽經是背部肌肉收縮，肺瘧是背上部肌肉收縮，並非背的全部肌肉，要舒緩之則須鎮定頸椎的神經節即可，頸椎的鎮靜，當然以手為最捷便，所以刺手太陰手陽明。假如病人心煩，欲得清水，反而寒多不太熱，是瘧疾發後的情形，與前肺瘧是形容瘧疾將發的情形不同，只須鎮靜其大腦的緊張，故刺手少陰心經，是鎮靜腦神經的，與鎮靜頸椎神經不同。色蒼蒼然是瘧疾患病為時已久，紅血球破裂而大↓，血紅素不夠↓。太息，O_2 不夠。其狀若死，因為臉色黃裡透青，可能紅血球破壞而生溶血性黃疸，所以刺足厥陰，先影響腸胃道的動量，略事調節之，乃稱肝瘧。脾瘧根本是腸子蠕動太快，水分反滲入腹腔，部分體表因之而脫水，所以令人寒。腹痛，熱則腸中鳴，腸子動得快，腸鳴，血清素↑，則生熱感，乃出汗，刺足太陰，鎮靜之，使之動量調節務必適合而後已。大凡大便困難，與脾瘧相反，是動量不足，腸子滯脹，腹壓↑向後壓則腹痛，原因是脊椎神經的興奮度不足，故令人洒洒然，手足寒，刺足太陽，足少陰，使腎上腺素調節之，則動量恢復而癒，若或大便出亦癒。胃瘧是已經脾臟腫大，且已有黃疸了，善飢是黃疸中的穀疸現象，穀疸能食，此不能食者，因為非但膽紅素使內臟尤其腸胃動量受抑制，更且 O_2 因紅血球破壞連帶之不足，O_2↓，胃口全無，食而支滿腹大，刺足陽明足太陰以調節腸胃，但必須使橫脈出血者，是需要強刺激，單用針灸恐怕症狀嚴重，刺激量不夠，未必能見效也。

> 瘧發身方熱，刺跗上動脈，開其空，出其血，立寒。瘧方欲寒，刺手陽明太陰，足陽明太陰。瘧脈滿大急，刺背俞，用中鍼傍伍胠俞各一，適肥瘦出其血也。瘧脈小實急，灸脛少陰，刺指井。瘧脈滿大急，刺背俞。用五胠俞，背俞各一，適行至於血也。瘧脈緩大虛，便宜用藥，不宜用鍼。

本段的重點是為什麼瘧發身方熱，刺跗上動脈，瘧方欲寒，刺手陽明太陰及足陽明太陰，這些非常耐人尋味的理由是凡人之要發熱，必然心搏量↑，否則假如是傷寒（typhoid fever）之類的病，心搏量雖然↓，但是由於發熱則血液的流動量不得不由腎上腺素及 C-AMP 等神經肽的支持，無形中使上部充血而下部相對血流↓，所以頭熱手熱，熱至甚則下肢厥冷，尤其是足部離心臟更遠，則血管因厥冷而更為收縮，如果刺跗上血脈使之出血，則本將厥冷的下肢血管收縮因而解除。所謂開其空，出其血，立寒，則上逆的發熱趨勢必然稍煞。反過來說，若方要寒，表皮血管必然收縮，尤其在肩背處，其真正的條件是下視丘發熱中樞開始↑，如果用針刺手太陰肺及手陽明大腸表裡之經絡，等於使頸椎神經節鎮靜，從而調節，下視丘發熱中樞使之放熱量↓，人之所以發熱，雖是假下視丘的中樞為之，實在支援其發熱的無非是腸胃道，如果刺足太陰脾，足陽明胃以截其支援，則熱之原因被劫自然不發。假如脈大滿急，則刺手足的經絡似乎是遠水救不得近火了，因為脈大滿急，大部分是腹腔腸子蠕動失常而大脹氣體，直接使之抑制，必須調節脊髓神經的興奮度，若過度興奮，過度抑制都可以產生此等情況，直接在背脊上下功夫，用針使背上的肌肉先收縮，後因收縮而鬆弛，則得到調節。自律神經節在脊椎兩旁之放散控制作用的平衡。度人的肥瘦，使之酌量出血，若脈小實急，脈小是起落不寬，屬腎上腺分泌不足以應心跳，用灸，多的熱量對之有興奮，補益作用，但是脈雖小而實，實的意思是有部分血流滯溢，此兩者實在有因果相互的關係，血流的滯溢當然以末梢為多，是既用灸使之興奮，斷無再就足上放血的道理，故而刺手指尖的井穴，放血使之平衡。脈緩大而虛，已經不宜用針灸等強烈刺激法，當用藥以緩圖之。

> 凡治瘧，先發，如食頃，乃可以治。過之，則失時也。諸瘧而脈不見，刺十指間出血，血去必已。先視身之赤如小豆者，盡取之。十二瘧者，其發各不同時。察其病形，以知其何脈之病也。先其發時，如食頃而刺之，一刺則衰，二刺則知，三刺則已。不已刺舌下兩脈出血。不已刺郄中盛經出血。又刺項已下俠脊者必已。舌下兩脈者，廉泉也。刺瘧者，必先

> 問其病之所先發者，先刺之。先頭痛及重者，先刺頭上，及兩額兩眉間出血。先項背痛者，先刺之。先腰脊痛者，先刺郄中出血。先手臂痛者，先刺手少陰陽明十指間。先足脛痠痛者，先刺足陽明十指間出血。風瘧，瘧發則汗出惡風。刺三陽經背俞之血者。䯒痠痛甚，按之不可，名曰胕髓病。以鑱鍼，鍼絕骨出血立已。身體小痛，刺至陰。諸陰之井無出血，間日一刺。瘧不渴，間日而作，刺足太陽。渴而間日作，刺足少陽。溫瘧汗不出，為五十九刺。

放血療法的最重要條件是到底在何處放血，而其理由又是何如？這要從中醫學的根本處講起。中醫一切所講，總共不外氣血，又說氣為血之帥，氣通則血通，我們知道一位特技表演者將一碗水，碗後繫一根繩子，使之上下旋轉，水可以一滴不漏，其所以不漏者，全靠旋轉的動能，剛剛與地心吸力的位能相等，如果旋轉稍慢，則連水帶碗立刻傾瀉而下。所以血之在脈管內流動全恃循環壓及滲透壓的平衡，當然血流循環要複雜上不知幾千倍，如果在某一處細胞群有問題，則血流量尤其是毛細血管必然先生問題，血液在毛細血管的分歧處可以發生很多的變化，尤其會滯流，滯流鬱血以及充血處機會最多的地方必然具有幾個條件：一、在血管分歧處。二、在血流滯留處，例如血栓處，組織發炎處，在第二種條件下，一般放血療法多半就其在病患處的稍遠的部位加以放血，裨使之促進流通，但絕不正在患病處放血，因為患處本已充血，影響而非常緊張，若再刺之則緊張加緊張，患處生抑制，乃至麻痺，於病勢病情不利。略遠之處放血可以緩解其緊張度，更能使充血度↓，此是局部性的放血。假如是瘧疾或竟是其他疾病，要放血的部位究竟在何處呢？一般而論，都在近脊髓兩旁，由於距離近，而且背部肌肉遠較腹部肌肉豐厚而有彈性，由於肌肉受刺激而緊縮，當然影響血管，從大腦及脊髓中樞的遠區和直接受刺放血的近處，神經均受影響，而能使病勢緩和，尤有進者，放血都在四肢上，則恆以動量最大的四肢末端開始，四肢末端非獨動量大，更以對大腦的靈活精巧組合，動靜脈的吻合處在指端不論是手或足最為明顯，或在肘彎及膝彎處的合穴上，指端是井穴，肢上節及下節彎曲處多為合穴，此處雖不及井穴處之靈活，但是動量也很大，還有皮膚上出現小血點，更可以證明，內在較大的靜脈血液有所滯留。一般肝硬化的病人皮膚上且紅色微絲血管瘀積的小點，稱為 spider point，如果將之針破放血以收反饋之效。瘧疾之名在《內經》中不過是一種徵象而已，包括真正的瘧疾之外，更有很多很多的病混淆其中，明乎此理，則此段所講不多言而喻，刺瘧必在瘧之將發之前，因發作本有定時，則在將發作前大約一頓飯的時間，故稱食頃，以現代眼光來推測可能在廿至卅分之前，不然則稱失時，只能等待重來過。指十間出血，是刺井穴，身赤如小豆者，即 spider。十二瘧，瘧疾沒有那麼多種，因有其他病混在一處。先發之時刺之，一刺瘧疾勢↓，再刺病人自覺改善，三刺則可痊癒。如果不癒，刺舌下廉泉穴出血，不癒再刺郄中，也即委中穴出血，再刺背上由項以下夾脊椎兩旁的足太陽經各穴。病之所發，意思發病當時，病人的主觀感覺，由身體一部位先感不舒服，亦即局部放血法，必先減輕發時之症狀，病可去其大半，所以頭痛及重，痛本為前列腺素↑緩激肽↑，血管因之而收縮，針刺放血使之收縮條件↓，故先刺頭上，兩額兩眉間出血，其他按句而讀，都可以知道其放血處不在真正的本位上，而在近本位。先項背痛者先刺之……胻骨痛甚，按之不可，名曰胕髓病，以鑱鍼，鍼絕骨出血，均屬局部性者，身體小痛刺至陰，諸陰之井穴，不使出血，間日一刺是全面性的。瘧不渴間日作，不渴則知尚未波及腸胃道，只在體表，乃刺足太陽膀胱經。渴則已入內，按《傷寒論》少陽症例，在肝膽季脇之間，故刺足少陽膽經。溫瘧汗不出，為五十九刺，容後述。

氣厥論篇第三十七

黃帝問曰：五藏六府寒熱相移者何？歧伯曰：腎移寒於肝，癰腫少氣。脾移寒於肝，癰腫筋攣。肝移寒於心，狂隔中。心移寒於肺，肺消。肺消者飲一溲二，死不治。肺移寒於腎，為涌水。涌水者，按腹不堅。水氣客於大腸，疾行則鳴濯濯，如囊裹漿水之病也。

就現代病理學的觀點，凡炎症的先後程序應該是先紅 → 腫 → 熱 → 痛，一般炎症有慢性及急性，紅熱兩字只包括在急性炎症中，慢性炎症不與焉。但是腫痛兩字則包括於任何炎症中，諸凡紅熱腫痛，屬炎症自是不錯，但不一定要包括這四個字，即使缺漏也未始不可。據《內經》，當然中醫所說也是根據《內經》，《內經》的說法，凡腫必屬於有水，不正常的水分積聚，中醫部認為是寒症。所謂移寒於肝，不可以先後這一句來解，應該從結果以推測原由，逆上之尚可以解說，順句而下便步步難通了。由於癰腫，此處的癰，非癰膿（abscess）的癰，癰者，呆滯遲鈍。癰而且腫，自屬有水分不調節的腫脹，肌肉皮膚腫脹而少氣，則可以明知腎上腺供應機能不足，心搏力不夠，故而少氣。《內經》以為腎移寒於肝，肝之蛋白質製造量不夠，白蛋白（albumin）↓，則滲透壓改變而腫，重點在肝，其次在腎。或者有人說《內經》時代不可能有如此新式醫學的理論，自是不錯，但古人的眼光是相當銳利精確地，看見病人一切均現肝的現象，就算依照古人的不太確實的觀念罷，如果見脇下滿痛，認為屬肝，面色青黃，亦屬肝，可能是肝硬化或肝癌末期浮腫，因蛋白質製造不及，滲透壓改變，古人當然不知道真正的肝，即古人所謂肝的徵象而後浮腫，少氣乃有如此想法，浮腫不一定屬寒，但是有水分分布不平均之象，外觀明顯，古人當然立刻就可以知道，乃有如上之說，雖不中亦不遠矣。其次脾移寒於肝，亦腫而見筋攣，是浮腫後見神經症狀，亦屬肝，對消化機能的「脾」不無有相聯。肝移寒於心而病狂，則非心，也非肝，是大腦精神病或神經有病，雖不直接與心及肝有關，在間接處則無不息息相關，腦之缺 O_2 缺血是心搏運血量之不夠，缺醣以及其 neuroamine 是肝的製造量有關。心移寒於肺，是心搏量↓，則肺積水，不會成肺消，肺消者，實在是尿崩症之象，飲一溲二，病不能治，不一定立即死，但肺積水卻是極危險的病症，可以立死，自是不談。肺移寒於腎為涌水，不是肺，是腸子積水，腎機能不全，無法分利，腎機能不全中有一非常重要的環節，即是血壓不夠，則血流量至腎絲球過濾量↓，如果升高調節血壓，則水由腎可分離出來，肺中的酵素神經肽在開始幾章已經講過，能調節血壓，使之↑，使之↓。因肺不能調節或調節力↓，血壓↓腎過濾率相對↓，水分滙積於腸子之現象。

> 脾移熱於肝，則為驚衄。肝移熱於心，則死。心移熱於肺，傳為鬲消。肺移熱於腎，傳為柔痓。腎移熱於脾，傳為虛，腸澼死，不可治。胞移熱於膀胱，則癃溺血。膀胱移熱於小腸，鬲腸不便，上為口糜。小腸移熱於大腸，為虙瘕，為沉。大腸移熱於胃，善食而瘦入，謂之食亦。胃移熱於膽，亦曰食亦。膽移熱於腦，則辛頞鼻淵，鼻淵者，濁涕下不止也。傳為衄衊，瞑目。故得之氣厥也。

《內經》認為水是寒，那麼火就是熱了，在人體上的火亦即是上段所述的炎症的紅與熱，並且也包括了發熱，病人一般自身感受熱的直覺感，一般稱之為「火氣大」，驚是神經症狀，一般多見於小孩，大腦皮層水分略為↑亦即鈉鉀 ATP 酶（sodium-potassium adenosine triphosphatase, Na^+—K^+ ATPase）的調節不良，腦略呈浮腫狀態，則腦的感受轉為極其過敏，易生驚駭，如果復加高熱，鼻子出血，古人從外表泛論之，認為脾移熱於肝。肝何以移熱於心呢？如果高熱神志昏憒，時時驚昏，前者屬心，後者屬肝，當然沒有這樣簡單就隨便說人必死，要看什麼病什麼條件而定，未可一概而論。鬲消意思是熱傳鬲膜，其人大吃而速消瘦，此非心移熱於肺，實在是糖尿病的症狀，由於面常帶紅屬心，無力感呼吸急促屬肺。至於發熱呼吸困難（dyspnea），頭項都無力豎直起來，古稱柔痓，渾身癱軟，認為是骨無力，至少頭頸椎骨無力，骨屬腎，乃稱肺移熱於腎，那麼小兒麻痺症，當然亦可以稱肺移熱於腎了，這對我們來講粗看自覺徒亂人意，毫無好處可言，實則如果要想在古書上發掘前人對此所立之有效方或藥或方法之時，不與古人意思相通，就無法按圖索驥，此也是一溝通古今的良法。脾虛則下泄瀉，泄瀉則當熱度↓，泄瀉而身熱不休者死，《傷寒論》張仲景云下利而身熱不休者死，少陰經也，實際情形是下利果然體溫會下降，若腸穿孔，發生高熱，雖下利，熱也不降，在古時候，不得不死，故曰腸澼死，不可治。胞不知為何物，是古人想像中的東西，可能認為是子宮，男性無子宮則可以說是攝護腺骨盆腔以及尾閭骨神經的綜合效果而論，骨盆發生炎症影響尾閭骨神經，再影響膀胱括約肌失常，則癃閉，或竟溺血，但是亦不一定，如果直接尿道受感染，諸如性病白濁之類也可以如此。《內經》亦即中醫所指的小腸是分利小便的器官，膀胱亦是分利小便的器官，但兩者之間的不同是小腸似乎是指現在的腎臟過濾機能而言，膀胱是指背部肌肉如果緊張則無尿，或頻尿，對脊椎神經的指使有尿無尿而言，由此我們可知膀胱移熱於小腸的意思是天氣炎熱，因為小腸與心相表裡，心屬夏，夏則天氣炎熱，汗多當然小便就少，大腸吸收水分↑，則稱鬲腸不便者，恆因大便不通而生氣脹。上為口糜，亦即一般所說火氣大，口中生瘡，或口臭之類，其實仍為代謝應變以及腸有宿積問題。小腸移熱於大腸，並非移熱，小腸運動失常，影響大腸，爲瘕爲沉者，由於炎症，出血，開刀之後生黏連，腸運動不良，內容物恆生氣脹，則腹中有瘕塊，尤其以女性爲多。大腸移熱於胃，實情是糖尿病，本來善飢而瘦，因醣無法利用，醣在血液中，使血液濃度無形增高，更且一般三酸甘油酯，膽固醇都因之而↑，血中雜質一多自然使人有熱感，大便因腸子尤其大腸過度吸收水分以補頻尿之脫水，於是大便乾閉而便秘，有見胃之善飢，大腸大便之不通，乃云腸移熱於胃。胃移熱於膽，非單膽汁之分泌，乃胰膽之分泌均失常，則十二指腸的運動本為消化道中最強的，因分泌液↓，而 gastrokinase，內肽酶（enterokinase）均↓，運動量↓，大便之不通，屬下消化道動量↓，則上消化道反而動量↑，善飢而便秘，亦稱食亦。膽移熱於腦，則辛頞鼻淵者，一般今之俗稱鼻炎，鼻竇炎也，非但下濁涕不止，更因受上部壓力，有時會瞑目，眼前一陣發黑的昏沉，鼻縱膈腔有問題，篩骨竇小靜脈易破裂則衄衊，按理與膽是無關的，是過敏病，一般性過敏都是蛋白質的製造有問題，可以部分責諸於肝膽，古人見一般患肝膽病的人，極易感冒，而感冒後又極難治癒，鼻涕不斷，乃有是說，由於鼻子常塞而不通，乃稱得之氣厥。

欬論篇第三十八

黃帝問曰：肺之令人欬何也？歧伯對曰：五藏六府皆令人欬，非獨肺也。帝曰；願聞其狀。歧伯曰：皮毛者，肺之合也。皮毛先受邪氣，邪氣以從其合也。其寒飲食入胃，從肺脈上至於肺，則肺寒。肺寒則外內合，邪因而客之，則為肺欬。五藏各以其時受病，非其時，各傳以與之。人與天地相參，故五藏各以治時，感受寒則受病。微則為欬，甚者為泄，為痛。乘秋則肺先受邪。乘春則肝先受之。乘夏則心先受之。乘至陰則脾先受之。乘冬則腎先受之。

誠然影響肺有時不一定會咳，凡影響或刺激呼吸道不一定在肺中，甚至於咽喉總氣管，支氣管，小支氣管，甚則第八對聽神經，耳蝸附近，也有時令人咳，大凡刺激傳遞至延髓的呼吸中樞旁的咳嗽中樞有反應則必咳，否則不咳。呼吸道包括咽喉，之所以受刺激而咳，先必考慮到呼吸道是直接接觸外在環境的第一線，所以對氣候之變遷具有莫大的左右作用，所謂肺主皮毛者，更應該包括喉頭鼻腔的纖毛，一直到肺內氣管中的纖毛而言，更應該對呼吸道分泌的黏液作詳細的考慮和研究，方才能研究如何治療，否則沒有意義，所以歧伯說五臟六腑都有咳者，並非五臟六腑會咳，咳嗽只有肺會咳，但是其附帶原因反而遠比咳重要得多，否則徒自治咳嗽，無法痊癒，古人觀察病與現代人不同，今人是由內向外觀，古人是由外向內作深入精細（配合經驗）的推測，各有利弊。原因則在於用針灸放血，都在人體外面皮膚上施行之，無怪會認為邪氣由皮毛入，實則受寒而咳嗽，的確也是一般所常見，受寒後抗力↓，外來病毒或其他病原體乘虛而入，但是不由皮膚，而是由上呼吸道的黏膜而入，更由於腸胃道有宿積，淋巴抗病力的分配不齊，內外交征併發，也是實情，故而歧伯說，其寒飲食入胃，從肺脈上至於肺，則肺寒，肺寒則內外合之，邪因之而客，則為肺咳，是相當精確的說法，只是太抽象了些，人們不懂。呼吸既息息與外界相關，則氣候之變遷當為咳之主要原因，氣候之變遷非獨對人身皮毛之外界影響，更因空氣的氣壓及溫度，溫度的不同，乃生不同的感染，本書開端之前幾段中已經詳述，四季氣候不同，血液循環流量不同，已經講之又講，內分泌不同，神經傳遞條件不同，都已經講過，所以受寒，則病微則為咳，甚者為泄，也有相當道理。後一段，即便論及乘秋乘夏乘四時，說是配心肝等五臟是《內經》一貫作風，不一定準確，但其描寫很多種咳嗽，實在相當仔細而精細，不在話下。

> 帝曰：何以異之。歧伯曰：肺欬之狀，欬而喘息有音。甚則唾血。心欬之狀，欬則心痛，喉中介介如梗狀。甚則咽腫，喉痺。肝欬之狀，欬則兩脇下痛。甚則不可以轉，轉則兩胠下滿。脾欬之狀，欬則右脇下痛，陰陰引肩背，甚則不可以動，動則欬劇。腎欬之狀，欬則腰背相引而痛。甚則欬涎。

肺咳之狀，咳而喘息有音，甚則咳血，是真正的肺氣管支痙攣性咳嗽。盛夏方過，秋天新涼，肺有宿疾者，如肺結核，肺支氣管擴張的病人，因新涼而發，支氣管中，痰液分泌↑故有聲，本有舊病，新咳觸發，甚則咳血。心咳之狀，咳則心痛，夏天炎熱，多汗而組織遲緩，心情均懶而疲憊，肌肉激發力不夠，內臟亦復如此，故常常有腸胃下垂，甚則整個臟器在腹腔中都有下垂現象，此所以要用清暑益氣湯，補中益氣湯的道理在此。由於臟器下垂，喉頭即感有梗狀，其實是喉頭下沉，覺有物梗住，甚則咽腫，彈力不夠，血管從而因肌肉之無力乃受影響，血流轉慢，則易生血滯留，則咽腫喉痺，此類描寫絲絲入扣，可稱絕倒。肝咳之狀，所謂在春天，天氣轉暖，血液循環的方式，正由重心向內而漸漸轉成向外的當口，以前在論脈時，不知道已經講了多少遍，如果一受風寒則就此，腸子氣體滿脹，尤其在橫結腸處，氣體左右流竄影響兩肱，加以大咳則痛甚，不可以轉側。脾咳屬長夏，天氣既濕又熱，腸胃為濕所困，動量大↓而運作滯慢，復加以咳，咳嗽時，橫膈膜行動劇烈，上下強烈振動，無形使已經呆滯膨脹之腹腔內臟大受壓力，於是右脇下痛，為什麼左脇不痛呢？因為左脇角上，則胃及脾屬橫結腸連及降結腸直達肛門的路線，胃脾本來位置可移動，加以有氣體的阻力，能從降結腸排出，故不痛。右側是肝和膽及胰，本屬固定不動的，加以橫結腸是連升結腸之部位，氣體再多亦無法一時排去，須經過橫結腸而降結腸而排出故痛。至於方前講的肝咳，因為神經過敏，故氣體在右側先痛，咳而左右皆痛，今脾咳是神經內臟非過敏遲緩脹滿，故只有右側痛，但因腫滿重著，乃牽連至背也隱隱作痛，甚則不可以動，動就咳者，橫膈膜因腸胃飽脹而受制而過於敏感也。腎咳，若在冬天，本來腰背肌肉因受寒而緊張而收縮，血液又從冬天而內斂，復加咳嗽，焉得不痛，中醫認腰背為腎之領域，下骨盆腔因咳而壓力↑，影響骶骨之副交感神經之迷走神經，乃生涎多現象。

帝曰：六府之欬奈何？安所受病？歧伯曰：五藏之久欬，乃移於六府。脾欬不已，則胃受之。胃欬之狀，欬而嘔，嘔甚則長蟲出。肝欬不已，則膽受之。膽欬之狀，欬嘔膽汁。肺欬不已，則大腸受之。大腸欬狀，欬而遺矢。心欬不已，則小腸受之。小腸欬狀，欬而失氣，氣與欬俱失。腎欬不已，則膀胱受之。膀胱欬狀，欬而遺溺。久欬不已，則三焦受之。三焦欬狀，欬而腹滿，不欲食飲。此皆聚於胃，關於肺。使人多涕唾而面浮腫氣逆也。

如果上一段明了，這一段實在已經不必多講，咳劇則腸胃蠕動本來是下行為順，上行為逆，但經劇咳而上行嘔吐，甚則吐蛔蟲，吐膽汁。劇咳橫膈膜壓力↑，久則一咳便遺矢，連大便都咳出來，或者一咳即放屁，甚則一咳而遺小便。三焦的咳，久咳而感腹部滿脹，腸子膨脹氣體↑，不欲飲食，這些都是外見的症狀，不過套用以五臟六腑，作一綱要而已，並不一定要專屬某處某處也。總之咳之劇，則兩目浮腫涕唾橫生，呼吸上逆。

帝曰：治之奈何？岐伯曰：治藏者，治其俞。治府者，治其合。浮腫者，治其經。帝曰：善。

井穴是經絡所起之第一穴，都在手足指端，第二穴為榮穴，第三穴為俞穴，經者臟脈，亦即陰經的第四穴，在陽經則為第五穴，第五穴或第六穴稱為合穴，是經脈之氣入體之穴。《靈樞》曰：脈之所注為俞，所行為經，所入為合。治臟即肝心脾肺腎，取其經上的第三個穴道，治腑即六腑，所謂大腸小腸三焦胃膽膀胱，則取其合穴。面目浮腫取經穴，穴道愈向後走，亦即愈往近端走時，其活動力，電荷至大腦的經絡傳遞力愈差，乃我們以前已經討論過，但是在合穴所在，動量都很大，靈活度不及井穴，動量卻較井穴為大，亦可以說在四末之前端，臂及小腿部分動量↑，忍受量亦↑，所以其調節力量都比井穴爲大。

擧痛論篇第三十九

黄帝問曰，余聞善言天者，必有驗於人。善言古者，必有合於今。善言人者，必有厭於己。如此則道不惑而要數極，所謂明也。今余問於夫子，令言而可知，視而可見，捫而可得，令驗於己而發蒙解惑，可得而聞乎？歧伯再拜稽首對曰，何道之問也？帝曰，願聞人之五藏卒痛，何氣使然？歧伯對曰，經脈流行不止，環周不休。寒氣入經而稽遲，泣而不行。客於脈外則血少，客於脈中則氣不通，故卒然而痛。

血液循環周而復始，環行無端，其執行此工作的管道便是血管，由動脈而小動脈而微絲血管而小靜脈而靜脈。再補以淋巴腺管，所謂流行不止，環周不休，自屬確論。但是什麼時候會痛呢？血管如果強烈收縮影響附著於血管壁的神經時則痛，痛而釋發出來的前列腺素本屬脂肪酸類的衍生物可使血管收縮乃致痛，如此循環因果相連則痛，痛之復出產生多肽之緩激肽更使血行遲緩。血管因之須適合其血行，於是相輔而痛上加痛，其最最重要的便是血管的強烈收縮。使血管生收縮作用的不外兩途。第一是血栓瘀塞，第二是血管受傷而破裂，血液外流。歧伯所說在脈內即所謂寒氣入經則泣而不行，屬血栓，客於脈外則因血管本身發生問題而破裂乃呈強烈收縮，前列腺素↑則劇痛與客於脈外則血少，客於脈中則氣不過，雖然不合，但細細分辨似非毫無理緻，不拘任何條件而生，此類血管發生問題則必痛。

帝曰，其痛或卒然而止者。或痛甚不休者。或痛甚不可按者。或按之而痛止者。或按之無益者。或喘動應手者。或心與背相引而痛者。或脇肋與少腹相引而痛者。或腹痛引陰股者。或痛宿昔而成積者。或卒然痛死不知人，有少間復生者。或痛而嘔者。或腹痛而後泄者。或痛而閉不通者。凡此諸痛，各不同形，別之奈何？

黃帝問得極為仔細，精確完善，但是所有的症狀，其機轉各有不同，我們本來可以個別作詳細的回答，在我們的回答之先，且看歧伯的答案如何，再作定議。

歧伯曰，寒氣客於脈外則脈寒。脈寒則縮踡，縮踡則脈絀急，絀急則外引小絡，故卒然而痛，得炅則痛立止，因重中於寒，則痛久矣。寒氣客於經脈之中，與炅氣相薄，則脈滿，滿則痛而不可按也。寒氣稽留，炅氣從上，則脈充大而血氣亂，故痛甚不可按也。寒氣客於腸胃之間，膜原之下，血不得散，小絡急引故痛。按之則血氣散，故按之痛止。寒氣客於俠脊之脈則深，按之不能及，故按之無益也。寒氣客於衝脈，衝脈起於關元，隨腹直上。寒氣客則脈不通，脈不通則氣因之，故喘動應手矣。寒氣客於背俞之脈，則血脈泣，脈泣則血虛，血虛則痛，其俞注於心，故相引而痛。按之則熱氣至，熱氣至則痛止矣。寒氣客於厥陰之脈，厥陰之脈者，絡陰器，繫於肝，寒氣客於脈中，則血泣脈急，故脇肋與少腹相引痛矣。厥氣客於陰股，寒氣上及少腹，血泣在下相引，故腹痛引陰股。寒氣客於小腸膜原之間，絡血之中，血泣不得注於大經，血氣稽留不得行。故宿昔而成積矣。寒氣客於五藏，厥逆上泄。陰氣竭，陽氣未入，故卒然痛死不知人，氣復反則生矣。寒氣客於腸胃，厥逆上出，故痛而嘔也。寒氣客於小腸，小腸不得成聚，故後泄腹痛矣。熱氣留於小腸，腸中痛。癉熱焦渴，則堅乾不得出，故痛而閉不通矣。

從上所述我們回復到現代醫學的炎症觀上可知熱紅屬急性的，《內經》歸納為陽，腫與痛，水寒濕為腫，氣不通為痛，《內經》歸納於陰。古人認為，血之流行遇寒則凝泣，於是血脈不通乃生痛，當然並非如此簡單，但要約之處，大致可通，其實痛之產生，完全由於血管發生痙攣而來。原因千頭萬緒，有物理性化學性，解剖性、生理性、生化性，不一而足，單就黃帝之所問，要澈底明白地回答已經夠複雜，復加以歧伯答案的須要澄清，我們何妨把兩段併為一段而論，比較一舉兩得而省事多矣。突然發生疼痛，無非血管之突然因產生前列腺素而強烈收縮其產生的理由不外二點，一是突生血栓，不管是血液本身，或竟外來病原體構成的炎症侵襲而構成，都可致此。二是血管破裂，也不管是外來的外傷性侵襲抑或內在的壓力↑，血管脆弱性↑而破裂，都能發突然的疼痛。血管收縮後必然待緊張時期稍一過再慢慢調節恢復平衡，使破裂的小血管修補，及使有小血栓的血管血栓通過，諸如此類，如果用熱療法則加速其回復的速度，原因爲加熱處的各種分子，因熱量而動量↑，動量增加則交換結合率↑，恢復的機會亦就大，更因熱而血管由收縮至擴張的時間縮短，血管的擴張程度亦較大，可使血栓盡速通過，或由於毛細血管因熱而擴張，使受創受栓塞的血管中血流量因通道增加而壓力↓便於通過，便於修護，便於吻合，更便於側枝循環（collateral circulation）的再生。在血管受傷的病灶處，本來已經紅腫熱痛兼而有之，是壓力↑而痛屬急性者，再按之使壓力更↑，滿即先已腫痛，再按之則大痛，當然不可按，痛的地方不在真正急性的病灶（lesion）處，而在旁處或竟別的地方痛，則非正牌的當地疼痛而是反射痛（referred pain），這種痛的產生是因痛性由感覺神經傳遞入脊髓而傳至大腦的神經極多，如果在同一脊椎孔入於脊髓，傍近的神經，難免受其激動（agitation & excitement），電荷的影響的波及，但此波及的神經所支配的地區，與真正發生痛楚，大不相同，例如膽結石之痛與冠心症之痛甚難分辨，非精心審察，熟悉病史，病人體態，生活習慣，前病案例者幾乎無法分辨，即是一例，又如神經肽之受液體性的傳遞而波及，痛處附近地區牽連而痛，此類之痛，果然也是屬於血管收縮，神經緊張，但因並無病理變化用手按之，等於加壓↑也即等於加熱，則痛可立止，尤其屬於腹腔內臟的疼痛，大都屬於此類，因爲腸胃動量↑，腹腔又爲人身最大的空腔，活動範圍大，故而可容忍用手按，如果痛在頭上，亦有用手按略熱者機會率就少了，痛而按之有效，上面所述，實在已經開列的條件，如果沒有此種條件則按之仍痛，不受影響，但不會更痛，因為不在真正病源上，發生病的部位乃此部位左右上下相互的環境與之有極密切的關係，如果腹部疼痛古稱寒氣客於衝脈，衝脈起關元，隨腹直上，因痛而緊張，呼吸急促，乃稱隨腹直上，喘動應手，是指腹部大動脈，因痛而動搏應手之謂，原因由於緊張而循環急促，假如下腹部痛，有則影響腰脊，或由於腹壓↑之壓力，或由於炎性之侵犯，黏連的牽引影響則腰脊椎之神經可以直接影響至兩股。由於腹部則兩股的內側影響較大乃云引陰股。如果背部痛，用熱而使痛楚附近的血管擴張就上所述，自可定痛，蓋背部肌肉彈性↑而豐厚，更可引及痛楚使之恢復穩定。所謂厥陰脈是腸子蠕動不良產生氣體，使腹部壓力↑上頂季脇痛，病下波及陰器，男子則患睪丸偏墜，女性則生腹部疝氣（herniation），亦即一般所謂癥瘕，小腸膜原之間，絡血之中，是指腸子發生黏連，或由於炎性之滲透液，或由於炎性出血。或由於腹部或婦產科腹部手術後生黏連乃至腸運動失常恆長氣體，而痛乃曰宿昔而成積。痛至極緩激肽↑使人脈搏心跳變慢而生昏迷（coma），或者因阻塞，不拘是一過性或不可逆性，使腸生逆蠕動則嘔吐，或稱厥逆上泄，腹痛之輕症都由於腹部受寒腸蠕動↑，而呼吸受阻↓，故腹部而泄瀉稱後泄腹痛，如果大便因大腸將水分吸收過多而成乾而堅，一般在年老人腸運動不良或糖尿病的人多見，偶然觸發，使腸壁痙攣而痛，若大便一出則腸子絞痛乃因痙攣↓而停止，乃曰熱留於小腸，與前者寒氣客於小腸後泄而痛，外觀現象，似成相反。

帝曰，所謂言而可知者也。視而可見奈何？歧伯曰，五藏六府固盡有部，視其五色，黃赤為熱，白為寒，青黑為痛，此所謂視而可見者也。

赤是紅，紅是充血，但也有鬱血而紅帶紫色的，就不能再稱是熱了，因為紅而帶紫，我們說是暗紅亦可以說是紅裡帶黑，如果黑是屬痛，痛是陰，陰是寒，所謂寒勝則痛，仍屬有血流鬱滯血管收縮現象，帶黑較重。帶蒼白古時稱青，屬較爲輕，是寒也可以是痛，然而為什麼說是寒呢？因蒼白與帶青並無劃然分清的界限，呈白色是缺血的象徵，或稱為無血色，故稱寒。黃與赤不同，後者是炎症的紅熱之象，前者是膽汁鬱滯其發炎是主觀性的，病人感覺熱，一般說來是血液滯流時間多的熱感，並非血流瘀塞，紅是主觀病人感熱客觀的捫之亦熱，黃只有病人自己感熱，而非客觀的熱度有所變更↑。

帝曰，捫而可得奈何？歧伯曰，視其主病之脈堅，而血及陷下者，皆可捫而得也。帝曰，善。余知百病生於氣也。怒則氣上，喜則氣緩，悲則氣消，恐則氣下，寒則氣收，炅則氣泄，驚則氣亂，勞則氣耗，思則氣結，九氣不同，何病之生？歧伯曰，怒則氣逆，甚則嘔血及至飧泄，故氣上矣。喜則氣和志達，榮衛通利，故氣緩矣。悲則心系急。肺布葉擧，而上焦不通。榮衛不散，熱氣在中，故氣消矣。恐則精却，却則上焦閉。閉則氣還，還則下焦脹，故氣不行矣。寒則腠理閉，氣不行，故氣收矣。炅則腠理開，榮衛通，汗大泄，故氣泄。驚則心無所倚，神無所歸，慮無所定，故氣亂矣。勞則喘息汗出，外內皆越，故氣耗矣。思則心有所存，神有所歸，正氣留而不行，故氣結矣。

人在喜悅的時候心跳變慢，胃壁弛緩，胃口大開，精神神經因之極爲鬆弛愉快，外界環境順利，所以副交感神經興奮，對內在性的營養條件促進。這與思考的情況是差不多的。因為由於思考，一般人喜歡思考的，大都是副交感性興奮，在頭部顳葉處放電量清晰測得，而興奮的神經肽是乙醯膽鹼，怒與恐都能使神經緊張，所不同的是怒而興奮性高，所謂面紅耳赤，瞪眼睜目，磨拳擦掌，亟使要動，甚則甩物舉手踏腳，以作發洩。恐亦是神經緊張但是反應全然不同，面色蒼白，手足顫抖而僵硬，手足垂著幾乎不能動彈，顯然的在神經緊張方面是正腎上腺素分泌↑，但是何以怒與恐有如此不同的反應呢？這就要看是量的問題而非質的問題，就最原始的科學也是最正確的科學物理學而論，所謂紅黃藍白等七種顏色，品質似乎絕然不同，但是在數學方面的量來講是因波長不同而不同，非屬真正的質有不同，不過是數量導致質的不同而已，由此我們可知，同樣是正腎上腺素分泌以應刺激，恐是分泌之量不足以應刺激的強度，其原因可能是腎上腺素分泌因恐而先受抑制。怒是分泌量可以應刺激的強度，乃知恐對人的精神刺激較怒更為厲害，怒是氣逆甚則嘔血及飧泄則必有其他潛伏的體質因素，故氣上矣。所以氣上則腎上腺素足以影響的條件乃克致之。恐則精卻，卻則上焦閉，腎上腺素分泌受抑制而生的現象，閉則氣還，還則下焦脹，一切可見的事實是腎上腺分泌不足以應劇變則氣降，則心搏力，血壓等均較怒大為降低，悲要之與恐亦相類似，但是由於大腦神經活動先受抑制亦即受悲的抑制，影響肺臟的呼吸，所謂哽咽不能成聲令人氣消。驚則全然是猝不及防，一過性的強刺激（strong stress），鄰苯二酚大量分泌，脾臟因全身血管收縮而收縮可以大驚致死。而末梢血管強力收縮，心跳如強絕之急，其他如勞動過度則脫力，寒則血液向內，熱則末梢血管擴張，血液呈外散而汗出，已經早就在本書中認知，不再多重複，所謂捫而可得即是候脈，更觸壓血管的陷下或賁起，或筋腱的結硬處，陷下處，都能就機轉而知其要可作診斷的條件。

腹中論篇第四十

黃帝問曰：有病心腹滿，旦食則不能暮食，此為何病？歧伯對曰，名為鼓脹。帝曰，治之奈何？歧伯曰，治之以雞矢醴，一劑知，二劑已。帝曰，其時有復發者何也？歧伯曰，此飲食不節，故時有病也，雖然其病且已時，故當病氣聚於腹也。

肝臟的門靜脈壓↑血流阻滯，乃生腹水，俗稱臌脹，雞矢醴是雞大便上有白色的部分，具有某種異性蛋白，的確非常有效，使腹水大量瀉出，然而腹水的來源問題，無法根本解決，當然一劑知，二劑已後腹水仍然會發生，此飲食不節不過是其誘因並非真正的原因。

帝曰，有病胸脇支滿者，妨於食。病至則先聞腥臊臭，出清液，先唾血，四支清，目眩，時時前後血。病名為何？何以得之？歧伯曰，病名血枯。此得之年少時，有所大脫血，若醉入房，中氣竭，肝傷。故月事衰少不來也。帝曰，治之奈何，復以何術？歧伯曰，以四烏鰂骨，一藘茹，二物併合之，丸以雀卵，大如小豆，以五丸為後飯，飲以鮑魚汁，利腸中，及傷肝也。

《內經》向來只講針灸最少談方劑，乃今居然有方，但均以極簡單的單方形式，與《傷寒論》比相差遠矣。先必須談病，胸脇支滿是季脇下滿脹，病者先聞腥臭，出清痰，然後唾血，一般而言之，最可能者為胃及十二指腸，上消化道的出血，由於其血之出，非大血管破裂，不過是黏膜壁的血管漏血，其出血的方式是滲透性慢慢溢出的，所以先出清水者是黏液，然後血出，隨痰吐出。上屬慢性症而非急性，於是日積月累乃生贅血，四肢清冷目眩，時時前後血者，出血有習慣者，血小板恆呈無力狀態，血液的黏滯力↓，如果血小板力降低，只會皮膚下有時有鬱血，絕不至於前後都下血，其血由後者必然因上消化道疾病的十二指腸，胃幽門的潰瘍後而影響到肝，門脈壓略為↑，門脈的分支有四，痔靜脈即其中的一條，痔靜脈曲張可以下血，前陰下血則無法測知矣，總之此病是一血症。十二指腸的出血，大便呈黑色絕不會真正有血，痔靜脈破裂方見下血，則十二指腸或胃下口之消化不良乃是胸脇支滿。其原因為肝膽道均受影響，歧伯所言病名血枯未必盡然，年少時有大脫血，一般都為消化道潰瘍的出血，醉以入房，中氣竭，肝傷等等，不過是其加重的因素，有病加以此等條件，方乃產生。設或本來無病，醉以入房不可能產生此類病，也要看情形而定，也不一定會先病。《內經》由於此類句子太多乃使人們都漸漸不信此等套語，烏鰂骨是鈣劑具收斂作用可以止血，藘茹屬茜草類，也是止血劑，但力量非常有限，治小病可，治大疾相差甚遠，力不逮也。

帝曰，病有少腹盛，上下左右皆有根。此為何病，可治不？歧伯曰，病名曰伏梁。帝曰，伏梁因何而得之？歧伯曰，裏大膿血，居腸胃之外，不可治。治之每切按之致死。帝曰，何以然？歧伯曰，此下則因陰，必下膿血。上則迫胃脘，生鬲俠胃脘內癰。此久病也，難治。居臍上為逆，居臍下為從。勿動亟奪，論在刺法中。

此類的病，非《內經》所能癒，更非針灸能居其治療之效，少腹脹滿上下左右皆有根，是不會移動的硬塊，在婦女多為子宮卵巢的腫瘤，有良性有惡性，雖在胃腸之外，有時腸子黏連，也會有此現象，尤其是結核性的腸黏連，但至少都按之能少少移動，除非已經長得非常之大，腹腔容納有限，乃按如石，須要外科手術，若遇見中醫高手，有時亦可治癒，以用藥者為多，論在刺法中，可能別有文章，今已散佚，本書中無之，病名伏梁是古稱呼，而今少有人提此類名字，臍下則病勢稍緩，臍上則影響橫膈膜，肝膽間接影響心臟，病情更為惡化而緊急，在臍上更有肝癌、胃癌等惡病。

帝曰，人有身體髀股胻皆腫，環臍而痛，是為何病？歧伯曰，病名伏梁，此風根也。其氣溢於大腸而著於肓。肓之原在臍下，故環臍而痛也。不可動之，動之為水溺濇之病。

名字本無所謂，看機轉病情遠較上段為輕，而目浮腫是有水分溢塞，繞臍而痛，病在大腸的反射，故曰：「其氣溢於大腸而著於肓。」肓之原在臍下，腹部腹膜為病則水分滲透壓不平衡，繞臍而痛正是解剖上相鄰相近部位，可能是腹膜炎，腹膜為水分的主要調節孔道，當其發炎水分不調節而腫，腸子蠕動受影響積氣體而膨脹則痛，且動量↓而大便不出，緊張亦可使小便不通，由於腹壁強直而生劇痛即所謂反彈疼痛（rebounding pain）故不可動之，否則刺激更大而痛，大小便全無矣。

帝曰，夫子數言熱中，消中不可服高梁芳草石藥。石藥發瘨，芳草發狂。夫熱中，消中者，皆富貴人也。今禁高梁，是不合其心。禁芳草石藥，是病不癒，願聞其說。歧伯曰，夫芳草之氣美，石藥之氣悍。二者其氣疾堅勁，故非緩心和人，不可以服此二者。帝曰，不可服此二者，何以然？歧伯曰，夫熱氣慓悍，藥氣亦然。二者相遇，恐內傷脾，脾者土也而惡木。服此藥者，至甲乙日更論。

熱中消中是糖尿病的特徵，舉凡古時候的人生活簡樸，孟子曰：七十歲可以食肉矣，可知當時的人民以食米蔬菜為主食，常吃肉食乃是非常奢侈，非富貴人是無法辦到，食品中蛋白質↑之大魚大肉，要使之消化則胰臟分泌液須出力↑，常此以往至中老年後，臟器功能漸漸衰竭，乃生糖尿病，胰島素因胰島β細胞（β-cell）衰竭而分泌不夠，此乃富貴人生的病，尤其是古時候。一般所謂芳草者均常有興奮性的藥物健胃健腦強心之劑，石藥者均是礦物劑，藥性本來屬於剛性，由於多為無機物，與有機體之草木不同，有機體當然對人類比較適合，富貴人今既不許吃美食，其人心已經不樂，當然有些心理反感的因素多少有影響，但其主要原因是糖尿病，本來已經血中糖分很多，所產生的現象是多汗，煩熱，便秘，中醫所謂一派熱象陽象乃再用藥芳草興奮之，當然為逆，藥石之用本意是補充電解質，今電解質因血糖關係已經大亂，當然不可以隨便亂用，歧伯所說，理由雖不著道，原則是對的。

帝曰，善。有病膺腫，頸痛胸滿腹脹，此為何病，何以得之？歧伯曰，名厥逆。帝曰，治之奈何？歧伯曰，灸之則瘖，石之則狂，須其氣幷，乃可治也。帝曰，何以然？歧伯曰，陽氣重上，有餘於上，灸之則陽氣入陰，入則瘖，石之則陽氣虛，虛則狂。須其氣併而治之，可使全也。

膺者是指胸部，則胸廓外包以肋骨，似乎不能發腫，真相無非是胸脇苦滿而已，頸痛，胸腹脹滿，不過有一點最為重要者反而不提的是手足發冷，否則不會稱厥逆，由於極大的緊張，不管是外來性或是內在性的，必然血管強烈收縮，末梢血管收縮則皮下血流多集中在內部重要器官，諸如心肺腦等等以作救濟以應當時非常之劇變，維持生命，血液大部集中於中樞，復加神經緊張則頸痛，胸腹本應交感性神經↑而呆滯運動力↓則滿，神經緊張體能肌肉尤其是四肢及背部大為收縮，壓力遽增則脹，血液流量集中在上部，如果用灸則體工受刺激之極，則喉頭嘶嗄不能出聲，此不過是例中之特例而已。並非每一種情形都是如此，如今只談論其機轉，如果用石，石刺皮膚也生刺激，血液本已集中於上部，再加刺激，如果尚有其他疾病，不須是重病，只須是病毒感染的輕症，譬如感冒罷，在此種情形下，復受強刺激，則病毒隨之上行而入腦，古人營養↓，蛋白質攝取↓，故可以作緩衝作用之力↓，血液流動變化一如《傷寒論》，遠較現代人爲大而明顯則發狂，須其併者即必須等其四肢轉溫，古稱陰陽復和，再加以治療。

帝曰，善。何以知懷子之且生也？歧伯曰，身有病而無邪脈也。帝曰，病熱而有所痛者何也？歧伯曰，病熱者陽脈也。

以三陽之動也。人迎一盛，少陽二盛，太陽三盛，陽明入陰也。夫陽入於陰，故病在頭與腹，乃䐜脹而頭痛也。帝曰，善。

懷孕病子不能稱有病，但有徵象，情緒變化，嘔吐等等。現今婦產科述之甚詳，不知要比《內經》高上幾千倍，熱病是感染病，脈搏跳動快，肩背肌緊張，鼻喉黏膜發炎充血，組織胺↑、前列腺素↑當然會痛，發熱 stress↑影響胃腸，使之呆滯氣脹，蠕動不良，當然亦會痛，古之講法於今所以不同者，一是由外面的猜測，一是真正的實證而得的。

刺腰痛篇第四十一

足太陽脈，令人腰痛引項脊尻背如重狀，刺其郄中，太陽正經出血，春無見血。少陽令人腰痛，如以鍼刺其皮中，循循然不可以俛仰，不可以顧。刺少陽成骨之端出血。成骨在膝外廉之骨獨起者。夏無見血。陽明令人腰痛，不可以顧。顧如有見者，善悲，刺陽明於骱前三痏上下和之出血，秋無見血。

古人既由外表推測病之由來，所以發現人身表面的經絡穴道太陽膀胱經走人一身的背部，如腰部痠痛引及整個背連帶尾閭骨即尻骨如荷重物可知是肌肉分外疲勞或竟緊張而收縮，原因在於因循環運送的O_2量不足，醛（CHO）↑代謝不完全引起的乳酸（lactic acid）↑，肝難恢復葡萄糖的狀態，設如略使刺激則血管受刺激處一經收縮傳達大腦，反射出來的是經收縮後的血管（當然包括肌肉給養的小血管）舒張則血流可暢，乳酸可回原，在什麼部位放血最適合呢？當然在肌肉豐厚，平時負擔較重，又是動量彎曲最靈敏的所在，更須考慮與腰痛有反饋作用的部位，則當然是以委中爲第一選擇處，刺委中放血立刻可以見改善，因爲太陽多血少氣，去其血則血與氣平衡矣。少陽本是人身的側面，是經絡最早發育成熟的經絡，故稱一陽，此經絡似乎與小腦的對運動神經調節有關，先前所述少陽經絕全身痿軟而死亡，可見與小腦之外與延髓的重要中樞（vital center）亦有關係，蓋人腦之思考記憶如精神高級活動，根據現今的推測都大概在左右顳葉，是大腦之兩側面，此處血流多，因爲有兩頸動脈入腦的最大分支即腦中央動脈（cerebral central artery），一如古人戴冠的纓索然，活動力強，故稱陽多氣亦多↑。相對地血即少了，即謂少陽多氣少血，其實血並沒有少，活動量較一般陽經爲多是事實，此經絡的發生腰痛，肌肉皮層中如針刺，甚者不可俛仰，頭頸不可回顧，真正原因在於肌肉皮膚中的過敏產生，此過敏的來由爲神經質以女子爲多，或在月經來的前後爲多，刺成骨端即膝外緣的隆起骨頭端。所謂春無見血，夏無出血都是就四季五行來的，是否正確則無此經驗不敢妄識。陽明經走人一身之腹面，此經絡都在內臟部分，需及大腦的前端（frontal part），亦即大腦的前面邊緣區，是內臟調節的下視丘區，以及前額的情感行動調節或抑制區，此區對人的精神活動的調節，兼及內臟腸胃活動均息息相關，此處之腰痛大都由於內臟腸胃壓力↑所致，與太陽、少陽迥然不同，亦可以由於肌肉交疊處的肌腱扭筋所致，痛之不可回顧，顧則時有所見，善悲完全由於精神，神經質關係，刺陽明於骱骨前三痏上下大概是足三里處。

> 足少陰令人腰痛，痛引脊內廉。刺少陰於內踝上二痏。春無見血。出血太多，不可復也。厥陰之脈令人腰痛，腰中如張弓弩弦。刺厥陰之脈，在腨踵魚腹之外，循之累累然，乃刺之。其病令人善言，默默然不慧，刺之三痏。
> 解脈令人腰痛，痛而引肩，目𥆧𥆧然，時遺溲。刺解脈在膝筋肉分間郄外廉之橫脈出血，血變而止。解脈令人腰痛如引帶，常如折腰狀，善恐。刺解脈在郄中結絡如黍米，刺之血射，以黑見赤血而已。同陰之脈，令人腰痛，痛如小錘居其中，怫然腫。刺同陰之脈，在外踝上絕骨之端，爲三痏。

中醫的經典《內經》所指的脈及氣是隨時泛指任何現象，喻示任何變化而言的，並非一定要斤斤於某一物，某一事項，所以是見機而作，不可死摳句下，否則是一無是處，例如前幾篇的〈瘧論篇〉，到最後實在講不下去了，乾脆來一個瘧氣，一碰到氣，就可以隨意指使，如果一定要找尋某物與現在事物對之符合云云，或暗喻某類作用臟器，那麼一切都完了，否則必然強詞奪理，令人齒冷，現在本段講的足少陰是腎經，腎在《內經》中所指與心肝等五臟可以指實質解剖上的，可以指附近相互的關係，亦可以泛指某一個領域範圍，但絕不能一定或確定的範圍。《內經》的腎是指腰部的領域又指骨骼的一切，更指某些先天性條件，隨時變動不一而足。足少陰腎經的腰痛，腰本指腎所司的範圍，脊內廉亦就是脊椎內痛，椎骨是腰椎骨，亦即所謂高骨乃壞的高骨，部分有時候又指生殖器官，或指行房事的行爲，不但是腎，其他五臟所指都是如此，腰脊椎骨痛，是腎乃足少陰經，大家都知道足少陰腎經的經絡是最短的一條，與足太陽膀胱經，經絡最長的一條恰恰相反，內踝上二痏，內踝上二刺同身寸就是復溜穴間刺二針，刺春天不能見血，出血太多不能恢復，厥陰肝脈令人之腰痛主筋，筋的病，《內經》不外兩點，不是弛縱就是攣急，尤以攣急爲多見，腰中如能張弓弩弦乃攣急之極，刺厥陰脈就足腓腸肌上循找，循之累累然，意思是腰痛連及足上的動脈肌肉緊張，攣縮成塊狀稱累累然，患者恆主訴相當痛，但又找不到真正部位，則宜在痛處連刺三針，解脈者亦屬足太陽膀胱經的經絡，在背上由尻骨處起後上而成兩條，另一條較在外側者病腰痛，一症狀是痛而牽引至肩膀，目茫然，視覺模糊，時時遺尿，這些現象都是循足太陽膀胱經的副經絡背上一路發生絲毫不爽，則足太陽腰痛的穴道是委中，其副經絡即在委中穴外緣尋找橫的小絡脈刺之使出血，血的顏色必然是紫色，直到由紫而變紅色乃止放血，又假如使人腰劇痛如折斷一般，常常心恐慌不已，刺委中穴附近，按橫得如粟米一般大的小結塊用針刺，血像箭般的射出來，以先是黑色之後成紅色即癒，相同陰脈亦即陰經所引起的腰痛，痛似腰中有小鐘擺動，一上一下，更能突然發腫，在外踝上絕骨穴之端末處針三次，一般腰痛在陽脈都在膝關節內彎及膝關節管端行針刺，在陰脈都在較下的下肢踝內行針刺，可見陰脈的感覺較陽脈爲遲鈍，所以要選擇較遠區的穴道，蓋穴道愈遠，則愈靈敏度高，能與大腦配合無間，關係既屬較爲密切，選此等穴道自然較爲奏效，陽脈亦即陽經之所以選擇在膝關節附近的穴道而不選足上的穴道，乃由於膝關節負荷↑，故肌肉較豐厚，調節度也較廣，大凡足太陽膀胱經都是一面痙痛，一面因痛而非但小血管收縮，更因收縮而使水分調節生問題，因腰背痛而影響腎臟排洩機能，雖然不嚴重，卻也相當困擾，又因水分不調節，略爲聚於頭部，故感覺視力模糊，心慌不已，因血管收縮影響皮下末梢的小血管以及血管附近的小肌肉成賁起，或者栗狀，刺破使之出血，則緊張度立刻↓，血流略經鬆動即可推動流行，蓋本來亦在循環，特因小血管收縮略爲受阻而已，我們可見先是黑色紫色的血，即證明此處血流不佳，即破之使出血漸漸變紅，乃斷然言血行漸漸恢復正軌了。

陽維之脈，令人腰痛，痛上怫然腫。刺陽維之脈，脈與太陽合腨下間，去地一尺所。衡絡之脈，令人腰痛，不可以俛仰，仰則恐仆。得之舉重傷腰，衡絡絕，惡血歸之。刺之在郄陽筋之間，上郄數寸，衡居為二痏出血。會陰之脈，令人腰痛，痛上漯漯然汗出。汗乾令人欲飲，飲已欲走。刺直陽之脈上三痏，在蹻上郄下五寸橫居，視其盛者出血。飛陽之脈，令人腰痛，痛上拂拂然。甚則悲以恐。刺飛陽之脈，在內踝上五寸，少陰之前與陰維之會。昌陽之脈，令人腰痛，痛引膺，目𥈵𥈵然。甚則反折，舌捲不能言，刺內筋為二痏，在內踝上大筋前，太陰後，上踝二寸所。

同樣是腰痛，乃有如此許多不同的症狀，在現代醫學上根本沒有這麼一套，而且也不必分得如此詳細，但在古人的精細視察是有許多不同，即使現代的患者主訴腰痛，如果有意去分析之，也有許多不同之處，這是事實。腰痛之所以發生不外兩途，其一是內臟生問題，而反射至外面的腰痛，輕者如腸胃道氣脹，腹壓升高，重者如腎臟結石，腎盂腎炎，結核性腰椎壞死。由外而影響的，諸如扭傷，因椎板脫出，坐骨神經痛，外傷，挫傷，尾閭骨有變化等等均已包括在內，如果嚴格分辨，其症狀顯然有很多不同之處。人身之背本由足太陽膀胱經分布之，以應太陽經爲表裡的是足少陰腎經，腰爲腎之領域，故而萬變不離其宗，都在這兩經的衍化所生的範圍中，陽維是由足太陽經交會之處，如果發生腰痛，則患處會怫然而腫，刺陽維之脈，陽維本身沒有穴道，只有經絡，所有在陽維上的穴道，都是備用各陽經來的，其實痛處會腫，則顯然有炎症條件存在，要使炎症充血↓必然要使抗體↑白血球↑，巨噬細胞作用力↑如此勢必在較遠之處使針，脈與太陽合腨下間，去地一尺之所，是指承山穴。腰痛劇不可以俯仰，仰則恐仆，腰痛到這樣的地步，當然相當嚴重了，與上述的腰痛，痛過發腫，腫起來之後，顯然壓力外透，痛勢↓的情況全然不同。如果得之於舉重物，不是因椎板脫出，就是腰部肌肉不勝負荷而受傷而扭筋，病勢急又是新病當更在病處較近的地方下手，上郄數寸亦即上委中穴幾寸的地方，使予二刺並立須視其鬱血的血絡而針，使之放血，緩急，乃稱衡絡之脈。會陰之脈令人腰痛，其痛之方式又不一樣，痛時漯漯然汗出，口乾亦欲飲水，飲完又要走，此類腰痛與現今的大腸運動不良，痙攣而影響的相似，部分與直腸也有關係，在直腸脈上予以三刺，刺膝膕下五寸。陽蹻脈經過處發現鬱血則泄血。飛陽脈引起的腰痛，痛上會腫脹，疼痛劇烈時悲恐，則在內踝上五寸的飛陽穴上下針，是足少陰腎經與陰維會合之處，與陽維脈的腰痛似乎也沒有什麼分別，不過一在陽一在陰而已，兩者之間不同之處，一在陽維，一在陰維，是太陽經與少陰經的不同，陽經病勢側重在外，故可以外散，針後汗出分利↑則癒，陰經病勢內斂，針之後，當時並不一定見效須以數日而後漸漸安定見效。昌陽之脈的腰痛，牽引至腹部，眼睛昏暗不明，痛劇時引起角弓反張，卷舌而不能言，這太嚴重，絕非一般腰痛所有的症狀，幾乎近於脊髓膜炎的趨勢，腰痛是次焉者，利內筋亦即內踝上二寸大筋之前，太陰經後，兩刺恐怕未必見效，我們在這一段裡，見到《內經》的講腰痛極詳細，但是也很含混，有的是真腰痛，有的並非腰痛，不過徵象有所牽連。於今愈講愈細，幾乎有漸漸棄經絡而就穴道的趨勢，古稱寧失其穴，毋失其經，這一句話，可能有問題，簡言之並不一定十分準確，也不一定是精當不易的原則。

散脈令人腰痛而熱，熱甚生煩，腰下如有橫木居其中。甚則遺溲。刺散脈在膝前骨肉分間，絡外廉束脈為三痏。肉里之脈，令人腰痛，不可以欬。欬則筋縮急。刺肉里之脈，為二痏，在太陽之外，少陽絕骨之後。腰痛俠脊而痛至，頭几几然，目䀮䀮，欲僵仆，刺足太陽郄中出血。腰痛上寒，刺足太陽陽明。上熱刺足厥陰，不可以俛仰，刺足少陽，中熱而喘，刺足少陰，刺郄中出血。腰痛上寒不可顧，刺足陽明。上熱刺足太陰。中熱而喘，刺足少陰。大便難，刺足少陰。少腹滿，刺足厥陰。如折不可以俛仰，不可擧，刺足太陽。引脊內廉，刺足少陰。腰痛引少腹控眇，不可以仰，刺腰尻交者，兩髁胂上，以月生死為痏數，發鍼立已，左取右，右取左。

散脈是指不一定屬於任何經絡的脈，令人腰痛而熱，並非散脈會令人腰痛而熱，其實是先有發熱，嗣後再見腰骨痠痛，是以內科熱病的蔓延而成，非真正的腰痛病，我們可以見到熱甚生煩，腰下如有橫木居其中，甚則遺溺，乃知本來由於腹腔內壓↑，原因是原發熱病然後一如《傷寒論》所述的肌肉痠痛，尤其腰背，更見遺溺徵象，刺散脈在膝前骨肉分間，絡外廉束脈共作三針。更由此而刺斷，所謂經絡不但是指神經的進化後較基層的傳導方式，抑且是一般疾病發生最容易傳導的方式及路線。此類方式及路線構成的因素，不一定屬血管及神經的傳遞，更由於解剖部位是鄰近，淋巴腺的傳遞，肌肉血管呈緊張後，某部的某部傳遞的方向，以及重心及受壓力之後，各種變化不拘是物理性或生化性，尤其是以物理性解剖性，形勢幾何性亦即拓樸性者相當多，但是在四肢或者身體表面，無法找到，在身體內部其傳導，牽連。血液的集中乃成鬱血，自有其相當精微劃一的方式，特在我人醫學上尚未進步到如此程度，總有一天會發展到一目瞭然，則經絡之說，自屬可以清晰瞭曉，穴道及經絡等等抽象名字，本來是一個形勢，一種趨向，由許多條件共同構成，更非一概而論，所以何以腰痛發熱可以刺膝前骨肉分間，《內經》明明所言，不講穴道也不談經絡，只就人體解剖部位作一大概說述，不十分確定者，因爲條件很多隨境而異，無法鐵定如此云云，《內經》有時候也只泛言某經絡而不言某一定的穴道者，其理由亦復如斯，肉裡之脈，令人腰痛，不可以咳，咳則筋縮急，可知是脊椎軟骨，椎間盤突出的現象，或者是真正脊髓與脊柱（spinal cord and spinal column）發生壓力改變，咳嗽則壓力↑而劇痛及攣急，刺肉裡之脈，凡兩刺在太陽之外以及少陽經的絕骨之後。腰痛夾脊椎以上，頭几几然則背部肌肉的緊張收縮而強直，目𥆨𥆨欲僵仆，是由背部肌肉之強直影響至頭部，大都是屬於頭顱中，水分之不協調，一如真武湯所述，振振欲擗地者，則刺足太陽委中出血，腰痛而上部感寒冷，是因腰痛緊，肌肉攣急，外在末梢血管因背部肌緊急由外向內，則上部感寒，刺足太陽直接舒緩其背肌緊張，刺足陽明以調節而不均勻的緊張度，若上部因腰痛而感熱，可知其腰痛的緊張度不夠，脊部肌肉非但不攣縮，反而腎上腺素不足↑，而使末梢血管擴張血流滯留而生熱，如此情況當責諸內者的胃腸調節不良，刺足厥陰所以調節腸子的運動，我們知道足厥陰之發病臍邊痛，陰器痛，是壓力及神經反射關係一如足少陽膽經的兩脇痛，但一在腹之上部，一在腹之下部有同工異曲之妙，所以不可俛仰，病在兩脇，其實也在腹中，不在背肌上乃以足少陽經爲主，中熱而喘是腎上腺↓，腎上腺不足則血流的血管收縮↓，血流滯則熱，心臟與腎上腺素之興奮，其搏量略差，從而影響肺之呼吸，乃喘急刺足少陰腎經更以與足太陽委中經上放血，刺少陰以補腎上腺素之↓，足太陽以去內積多餘之分泌，則喘息↓。腰痛上寒不可顧，上寒本已知要取足太陽陽明今獨取足陽明的意義是不可顧是項背緊強，屬背肌緊張外，更有內在的橫膈膜神經緊張，橫膈膜神經上連在肩項之間，一如穿背帶的褲子，其背帶所看之處，兩者併病重點性的鎮靜治療。取足陽明即可，蓋刺激已經夠大，刺激大後生理反應之回復力也大，調節力反而因其勢之反彈力↑，而施行較輕的方式即可達到目的，上熱刺足太陰，而足厥陰的意思相同。但厥陰腹腔中的重點，在腸之壓力的反射，足太陰是腸子蠕動的無力感，彈性↓，中熱而喘刺足少陰與前述的理由一致，大便難，腸子張力不夠，本應刺足太陰，今刺足少陰，則足少陰的力量，比較精專，而不似足太陰的泛泛然也。少腹滿本屬足少陰，足厥陰，如是自身動力不夠當刺足少陰，如是張力太強而痙攣，又在下腹部則當然爲足厥陰了。如折不可俛仰不可舉是肌肉在背痛，則肌攣急，直接刺足太陽以平衡之，如在脊內則當然屬足少陰，蓋腎主骨，腰痛牽引少腹更引及腰高不能仰起者，多爲腎臟結石之痛，取腰臀部有太陰厥陰少陰之交點處的八髎穴與其外側的俞穴，刺數以月的盈虧之日爲標準，月自初一之平月開始增加其刺數直增至十五的主日即是月滿之時，凡滿後便應該誠少其次數直至朔日，其理由前已述過，月球對地球具有密切關係，譬如地球上的潮水，即受月球的引力關係，一切生物的內分泌變化，變化關係很深，譬如女性的月經以及其他大部分雌性動物的性分泌都隨月球的運行爲標準，一如氣候之隨地球繞日之期間爲標準而分爲四季，事實俱在，理由不太明瞭，解釋之道雖無，而證據事實俱在，雖不敢妄議，亦可理解也。右取左，左取右，而已述及，不復多言了。

風論篇第四十二

黃帝問曰，風之傷人也，或為寒熱，或為熱中，或為寒中，或為癘風，或為偏枯，或為風也，其病各異，其名不同。或內至五藏六府，不知其解。願聞其說。歧伯對曰，風氣藏於皮膚之間，內不得通，外不得泄。風者，善行而數變。腠理開，則洒然寒，閉則熱而悶。其寒也，則衰食飲。其熱也，則消肌肉，故使人怢慄而不能食，名曰寒熱。風氣與陽明入胃，循脈而上至目內眥，其人肥，則風氣不得外泄，則為熱中而目黃。人瘦則外泄而寒，則為寒中而泣出。風氣與太陽俱入，行諸脈俞，散於分肉之間，與衛氣相干，其道不利，故使肌肉憤䐜而有瘍。衛氣有所凝而不行，故其肉有不仁也。癘者，有榮氣，熱胕其氣不清，故使其鼻柱壞而色敗，皮膚瘍潰，風寒客於脈而不去，名曰癘風，或名曰寒熱。以春甲乙傷於風者為肝風，以夏丙丁傷於風者為心風。以季夏戊己傷於邪者為脾風。以秋庚辛中於邪者為肺風。以冬壬癸中於邪者為腎風。風中五藏六府之俞，亦為藏府之風。各入其門戶，所中則為偏風。風氣循風府而上，則為腦風。風入係頭，則為目風，眼寒。飲酒中風，則為漏風。入房汗出中風，則為內風。新沐中風，則為首風。久風入中，則為腸風，飧泄。外在腠理，則為泄風。故風者，百病之長也。至其變化，乃為他病也。無常方，然致有風氣也。

凡病必然有症狀，所以有症狀無非都是血管神經內分泌的同病而反射的結果，而《內經》及中醫學說稱爲風，由是以觀，幾乎所有的病都是風，無病不是由風而起，外感傳染者無論是細菌，立克氏小體，原蟲，病毒統統是風，內因的免疫體不全，代謝失常，血栓，腦中風，神經緊張，體溫調節失職，其例枚不勝舉，統統是風，乃稱風者百病之長，風數行而善變，黃帝之所問，只須闡明歧伯之所答即可，不必再重複，歧伯的例舉不過是統稱，還未述及細則。風氣藏於皮膚之間。是古人由經絡的外在觀而推測入內，由於感染而發熱，血行循環↑其假說是風氣藏於皮膚中。內不得通，外不能泄，待至熱度大↑則出汗，出汗後神經由興奮而因血行之末梢血管擴張出汗而洩熱。而神經受抑制，腠理開同時汗失而受蒸發奪去熱量，則洒然寒，再發熱心跳↑代謝↑。肺臟應心臟跳動速而換氣量略嫌困難，則成閉則熱而悶。當冷的時候，腎上腺素↑肌肉緊張，血管血流，末梢血管之收縮成向內的趨勢，交感神經興奮，腸胃機能，進食量均因交感性興奮而↓，其寒也則衰飲食。發熱汗出代謝高，廢料↑，醣大量消耗，肌纖維缺 O_2，則葡萄糖不成由乳酸而恢復則會全身痠痛，肌肉重著而消耗乃曰其熱也則消肌肉。又寒於外而熱於內，則慄佚而不能食，名曰寒熱，凡生高熱代謝卻因高熱而由汗泄出，如此則正軌大量的水分代謝本應由腎過濾者↓ADH 因之而↑，腦中水分調節中樞恰在眼睛後方視神經交叉處，亦因在視交叉之後，腦下垂體之前，水聚於腦底部分之循環力↓乃略呈壓力，則目眥痛，古人認為風氣與陽明入胃。因為目內眥是足陽明胃經所經過之處，人肥則腹腔積脂肪，腹雖外觀大而有效容積反而↓所以膽汁分泌腸胃道動量之膽囊收縮素（cholecystokinin）及 gastrolienase 均↓，則肝膽分泌容易因腸胃動量↓而失調則目黃，中醫謂之濕而且熱稱曰濕熱。人瘦腹部大網膜上脂肪積之少，腸胃道之運行不受脂肪摺疊，擠壓之限制，所以有效空間及有效容積都比肥人為大。一旦受寒，腸胃本來受寒後則迷走神經↑蠕動量↑則食物不及吸收反致瀉，稱外泄。而寒，因泄下而代謝↓則抗力↓常易受寒。故而蛋白因瀉↓抗力↓緩衝力↓則易感冒，則涕泣俱出，稱寒中而泣出。肌肉腫脹而生潰瘍，則外有所因，視其原因而定，不能籠統說風氣與太陽俱入……故使肌肉賁䐜而有瘍。肉有所不仁條件更多，當在現代醫籍中求之，不能說衛氣有所凝而不行。癘者觀病情是非常厲害的病，屬於麻瘋之流。有榮氣，熱胕其氣不清，絕對不是那麼一回事，說得太輕鬆了，皮膚潰瘍則有之，風寒客於脈而不去非風寒乃病原體，以四季來分辨，謂肝心脾肺腎之風，不過隨句而下，按《內經》分類的習慣必然如此，但距離事實太遠未必如此，五臟六腑之俞穴附近肌肉有問題，認為各入其門戶，所中為偏風，當然也是假設之辭，未可一概而論。風既如此抽象，氣又抽象中加抽象，循風府而上則為腦風，風府穴的確在傷風感冒發熱時是針灸上的大穴道。入腦稱腦風，入頭部相關之處，如目風，眼寒，飲酒中風稱漏風。房事中風曰內風，新沐中風，沐浴後全身都乾得很快，唯有頭上有頭髮，無法使之一時乾燥，水分使之傳散，蒸發力均大，常常因之而感冒稱首風，入中即入內在腸子，腸神經緊張，飧泄頻頻稱腸風，外在腠理皮膚又稱泄風，總而言之隨便什麼病都可以稱風，原因都可以說是氣，古人之言是時原無可厚非，但為之阿諛曲從，或者強辭奪理，一味衛護則就沒什麼意思了。

帝曰，五藏風之形狀不同者何？願聞其診及其病能。歧伯曰，肺風之狀，多汗惡風，色皏然白，時欬短氣。晝日則差，暮則甚。診在眉上，其色白。心風之狀，多汗惡風，焦絕善怒嚇，赤色。病甚則言不可快。診在口，其色赤。肝風之狀，多汗惡風，善悲，色微蒼。嗌乾善怒，時憎女子。診在目下，其色青。脾風之狀，多汗惡風，身體怠墮，四支不欲動。色薄微黃，不嗜食。診在鼻上，其色黃。腎風之狀，多汗惡風，面痝然浮腫，脊痛不能正立。其色炱，隱曲不利。診在肌上，其色黑。胃風之狀，頸多汗，惡風，食飲不下，鬲塞不通，腹善滿。失衣則䐜脹，食寒則泄，診形瘦而腹大。首風之狀，頭面多汗，惡風，當先風一日，則病甚，頭痛不可以出內，至其風日，則病少愈。漏風之狀，或多汗，常不可單衣。食則汗出，甚則身汗，喘息惡風，衣常濡。口乾善渴，不能勞

事。泄風之狀，多汗，汗出泄衣上。口中乾，上漬其風，不能勞事。身體盡痛，則寒。帝曰，善。

這裡所說的風，都是多汗惡風，多汗是表皮血管容易擴張而散熱，惡風是發熱後本身熱量不夠，復加出汗後的汗經風吹蒸發，奪去部分的熱量，於是更感寒冷，所以不要吹風，這些症狀相同而病不同，譬如說肺風，其實是肺部有疾病，呼吸量↓則O_2↓CO_2↑容易出汗，因表皮血管易擴張，時咳，呼吸困難是肺部疾病的症狀，面色蒼白而少血色，大概是屬肺積水的徵象，肺部積水是相當預後不良的疾病，晝日動量當夠勉強維持，入夜則副交感性↑，則分泌液↑動量又↓無力袪痰，則症狀加重，診在眉上，卻不一定。色白是面無血色。心風是表皮血管漸漸硬化，收縮不良，呈長期擴張狀態，故而常帶紅色，一般喜飲酒的人，或者勞動者如農夫或者亞熱帶地區，有人有吃檳榔的習慣，如此長期日積月累，恆在使皮下血管因太陽曬，因沿及檳榔的長期使血管擴張，至人生中老年以後皮膚下血管硬化，流量不利乃呈紅色，汗出多而怕冷，平時候不會，如果有感冒發現亦可以見此症狀，毛細血管長期擴張，中樞的心腦多少較一般人為缺血，所以容易興奮，精神興奮則見焦絕善怒嚇，病甚則言不可快，腦反應↓由於易興奮易緊張故。如果肝有疾病，臉色萎黃，如在男性則體內雌激素本由肝將之破壞的力量低下，女性荷爾蒙無形中增加，所以有男性乳房肥大症，當然因女性荷爾蒙的↑對女性則較無感受了。善怒是大腦額葉中的醣分↓神經過敏，嗌乾是肝的消化代謝機能下降，影響腸胃之分泌，目下小血管循環↓則目下青黑色，稱肝風。脾是消化系統機能↓稱脾風者，如果膽汁分泌不良則膽紅素混入血中，面目帶黃，此物輒與神經結合，使神經受抑制，故身體怠惰，四肢不欲動，膽汁與腸胃的動量消化作用，本為相互反饋的，膽汁分泌失調入血則面色膚色黃。阻塞至胃腸道使十二指腸動量少，於是蠕動不利，不嗜食。腎風則面目浮腫，本來是腎臟病的徵兆，脊痛不能立，假設內臟中的腎臟有患病，不拘是任何疾病都能反射至腰脊，不能自主，非但是反射痛，更可能是腰脊本身發生問題，本來應該屬骨骼，但《內經》將之當屬於腎，在開始幾章，已有詳述，也不無道理。其色如煙煤稱炱，腎上腺素↓如愛迪生氏症則臉及膚色呈黑色稱愛迪生氏青銅症。胃風實在是胃脘飽脹的疾象，胃附近自律神經，因為飽脹或胃擴張之病灶，頸多汗，或頭出汗引頸而至食不下。鬲不還腹滿，失衣即衣服略為少穿，即可受涼而腹脹。食後亦脹且泄下。總之是純是胃腸運化不良的症病，首風是感冒，頭痛的症狀，漏風是其人身體差，不拘是血管硬化，呼吸量↓缺氧，藥物能使人多汗，喘息，衣常濡，尤其呼吸道疾病，呼吸量不夠，恆致口乾善渴，不能勞事，泄風與漏風，幾完全相同，不再多贅言。

痺論篇第四十三

黄帝問曰，痹之安生？歧伯對曰，風寒濕三氣雜至合而爲痹也。其風氣勝者爲行痹，寒氣勝者爲痛痹，濕氣勝者爲著痹也。

痹是體能骨骼肌也即隨意肌以及感覺神經運動神經，發生問題的外見症狀屬於人體的軀體部，按症狀的分類可分爲三種，第一種麻痺不仁的感覺在全身游走不定，沒有固定的部位《内經》稱爲行痺屬風勝以致之，第二種既痺而不能行動更感覺到疼痛，稱爲寒勝則痛，《内經》認血脈凝泣不通，不通則痛的痛痺，第三種肌肉有重著無力感，古人認爲是濕著於肌肉，乃稱著痹。其實一般體表的體能肌表病況無不與代謝，内臟機能息息相關。我們在此以後當逐步詳論，現在且看黄帝又是如何問法，歧伯的答案又是如何。

帝曰：其有五者何也？歧伯曰，以冬遇此者爲骨痺，以春遇此者爲筋痺，以夏遇此者爲脈痺，以至陰遇此者爲肌痺，以秋遇此者爲皮痺。

歧伯的所答仍是按照四季冷熱順序以分痺的分類，但是由冬天開始論而不從春天開端，裡面含有深意，蓋冬天氣候寒冷，易生痹病，其實痹之所以形成，無非由於寒冷而產生，故以冬爲開始乃深得其要旨，究竟痹先生而後見寒象，還是先有寒象這裡之所謂寒象當然不是單從天氣寒冷著眼，自從血液循環↓，代謝↓，神經傳導力↓肌肉彈性↓，僅憑此四種理由在現代的病理上不知有多少種病，或原發或續發，或併發都見此類現象，《内經》以四時五臟來分，自然覺得較爲粗淺，其實不然，如果從而往下一段看其對徵象如何分析，便知別有一功。

> 帝曰，內舍五藏六府，何氣使然？歧伯曰，五藏皆有合。病久不去者，內舍於其合也。故骨痺不已，復感於邪，內舍於腎。筋痺不已，復感於邪，內舍於肝。脈痺不已，復感於邪，內舍於心。肌痺不已，復感於邪，內舍於脾。皮痺不已，復感於邪，內舍於肺。所謂痺者，各以其時重感於風寒濕之氣也。凡痺之客五藏者，肺痺者，煩滿喘而嘔。心痺者，脈不通，煩則心下鼓，暴上氣而喘，嗌乾善噫，厥氣上則恐。肝痺者，夜臥則驚，多飲，數小便，上爲引如懷。腎痺者，善脹，尻以代踵，脊以代頭。脾痺者，四支解墮，發欬嘔汁，上爲大塞，腸痺者，數飲而出不得，中氣喘爭，時發飧泄。胞痺者，少腹膀胱按之內痛，若沃以湯，澀於小便，上爲清涕。陰氣者，靜則神藏，躁則消亡。飲食自倍，腸胃乃傷。淫氣喘息，痺聚在肺。淫氣憂思，痺聚在心，淫氣遺溺，痺聚在腎。淫氣乏竭，痺聚在肝。淫氣肌絕，痺聚在脾。諸痺不已，亦益內也。其風氣勝者，其人易已也。

最爲重要的一點，首先須知道所謂痺的機轉，《內經》習慣以五爲分類，就現代眼光觀之，並無多大好處，作填鴨式的硬拼硬湊，非但無益處，更且爲害非淺，令人如墜五里霧中，莫名所以一也。五行硬湊難爲解釋，甚則不惜爲此曲解則誤人匪淺，更爲明達者所不取，爲現代觀念者所竊笑，不足以論道也。如果知其機轉，觀其病理外觀徵象的描述，就事論事，比無聊的分類，高上萬倍。由此可見分類法之不足取則此段是承前段來，故骨痛不已復感於邪，內含於腎……內含於肺，不過就上段加以重複，似乎除了浪費筆墨作文字的排列遊戲之外，毫無深義。我人先就其痛之機轉作一詳述，痹者所謂風寒熱三種原因而起，所謂風是神經症狀，見於感覺神經的失常則麻木不仁，運動神經失常的行動不便，伸縮不利，運作不能自如，寒是病處代謝低下，血管收縮緩激肽，前列腺素均↑，更由於痛而病者恐懼，行動不便，由感覺神經而影響運動神經，濕是代謝低下，能量消耗之餘，不能恢復如肌肉所須的醣在缺 O_2 狀態下，本來也是作缺氧、低氧性代謝，如果有病，乳酸大增，回復成葡萄糖困難乃酸楚重著，是能量代謝受阻，（更有肌肉纖維，先天性不良者肌肉無力，病屬先天性者此處不列在本範圍內。）任何方式或藥物針對此二種機轉著手，自無不癒之理，甚則免疫性，過敏性疾病而致此者亦可治療，並非不治之症。如果吾人再看其所謂心肝等等，五臟之痹者似乎於先前所謂時痹症全然不同，可見用五行分類的失敗，其衰態畢露處，在中醫學說來論，似乎理所當然，但是真正事實，擺在眼前則已潰不成軍，先前所述之痛，是真正的痹，以後所述均爲內科症病，與痹根本完全無關，五行之硬湊可以休矣，此類之痹既不成痹的條件，與春夏秋冬更爲脫節。肺痹者煩滿而嘔，與肺已經湊不上關係，乃是感染疾病，胃中滿不消化，高熱呼吸困難，可能因自律神經之緊張，影響腦部，可能胃大滿反射之作嘔，如一定要在秋天發作，自是不可思議，心痹分明也是胃脹爲患，脹之甚，上氣而喘嗌乾善噫，厥氣上逆，肝痹明明是神經症狀，夜臥多驚，神經症狀的緣起，由於水分代謝之不利，多飲，數小便，腹部暴脹，腎痹似乎還有些像痹，由於脊髓神經傳遞之不良，腸胃道易滯留而脹氣，足不能行則尻以代踵，脊以代頭。脾痹是胃腸病，腸痹是腸子病包括大小腸都稱。胞痹是泌尿系統病，若在婦女，可能包括部分婦科病。所謂陰氣……腸胃乃傷，是贅言無甚意思，我人當之如文法上的連接詞用而已，喘息屬肺機能，憂思屬神經精神方面，《內經》以之屬心，遺溺在脊髓膀胱有問題又使之屬腎，肌肉不良可能部分屬代謝屬脾，屬機能的痹略有相似，總而言之僅就一段，僅僅此一段而言已經矛盾百出，更不論整篇矣。風氣勝者亦即行痹，無有定所者較爲容易治，倒也是事實。

帝曰，痺，其時有死者，或疼久者，或易已者。其故何也。
岐伯曰，其入藏者死。其留連筋骨間者疼久。其留皮膚間者易已。

此非痹之入臟，留連的問題，痹本爲外見之徵象，此類徵象的病源不一，有深，有淺如果是先天性的，肌肉無力症必死，延時日而已，並非痹之入臟，是病的種類不一，如果肌肉萎縮症，例無法治，設如風濕痛是類風濕關節炎，系統性紅斑狼瘡，未必能癒間或也有癒者，如果是痛風，風濕熱，即所謂連留筋骨者久，如果僅是感冒將癒之候，當然易已不治亦癒，此非邪之深入與否，乃是病之原始，原因條件本不相同，古人誤矣，但時代使然，又何足深怪。

帝曰：其客於六府者何也？歧伯曰，此亦其食飲居處，爲其病本也。六府亦各有俞，風寒濕氣中其俞，而食飲應之，循俞而入，各舍其府也。

此乃精當不易之論，如果飲食偏差則生過敏，或患痛風，營養不良，易患風濕，居處陰濕自爲其觸發的條件。風寒濕氣中其俞而飲食應之，循其俞而入，理論中肯，極爲漂亮。

帝曰，以鍼治之奈何？歧伯曰，五藏有俞，六府有合，循脈之分，各有所發，各隨其過，則病瘳也。

此只不過是隨其症狀，配合五臟六腑的歸納法，而隨其病之勢及形能而治療之。一句空話而已，須看以後所說如何而定。

帝曰，榮衛之氣亦令人痺乎？歧伯曰，榮者，水穀之精氣也。和調於五藏，灑陳於六府，乃能入於脈也。故循脈上下貫五藏，絡六府也。衛者，水穀之悍氣也。其氣慓疾滑利，不能入於脈也。故循皮膚之中，分肉之間，熏於肓膜，散於胸腹。逆其氣則病，從其氣則愈。不與風寒濕氣合，故不爲痺。

榮者是古人的想像名字，大概是指血液的血管中流動，荷帶營養，O_2，醣等等交通轉運，維持代謝而言。衛氣者是泛指血液中的抗體，白血球，淋巴球，免疫力，體溫條件而言，雖然並無榮衛真正之物，但就其作用以分，可以清晰判別，就其意義而說此書，從古人的觀念，經驗之談中對現代醫學自有幫助使之靈活，思考敏捷，用藥用方別具變化，未可一概以不科學而抹煞之，此段所論，榮氣衛氣不能爲痹，痹者屬血，亦是非常奇怪的想法，如果具有相當分析頭腦，不會受形式所惑者，乃知血者則外表，榮衛者乃血流血行之作用，一則爲形一則爲勢。老子曰：有形察其微，無形察其勢，其形之精微可知勢之由來，勢之出入處可知形之合成條件，自屬高人一等，雖非神仙，聖哲才子也屬可得也。

帝曰，善。痺或痛或不痛，或不仁，或寒或熱，或燥或濕，其故何也？歧伯曰，痛者寒氣多也，有寒故痛也。其不痛不仁者，病久入深，榮衛之行濇，經絡時疎，故不通。皮膚不營，故爲不仁。其寒者，陽氣少，陰氣多，與病相益，故寒也。其熱者，陽氣多，陰氣少，病氣勝，陽遭陰，故為痺熱。其多汗而濡者，此其逢濕甚也。陽氣少，陰氣盛，兩氣相感，故汗出而濡也。

《內經》有一非常奇怪之處，只要一論到五行分類，便是一塌糊塗，如果不用五行相拼硬湊，則相當有理有轍。所以陰陽五行者《內經》之大患，一般人恆以爲極重要，因爲其不惜重複，講之又講，其實並不高明，真正高明乃直接描寫病情，一遇陰陽五行便立刻糟糕，陰陽尚可，五行則浪費筆墨，不知所云，而且所講所述，非但自相矛盾，有時更使全軍盡墨，例如此段所講，相當有理，蓋無五行相湊也。寒氣多則血凝泣，寒爲血管受刺激則前列腺素↑使血管收縮，血流滯呆則痛，所謂不通則痛，自屬有理，病久入深，刺激之而不能使之興奮，蓋已經麻木不仁，所謂榮衛之行濇，經絡時疏，皮膚營養條件因其久屬不通，血行不利而↓，稱不營乃爲不仁。其寒者鬱血↑其熱者充血性↑，充血當使之消除，用消炎鎮靜劑，中醫稱之爲涼劑，鬱血當通利，用興奮活血劑。中醫稱爲熱劑。多汗者 ADH↑，不由腎臟分利由皮膚走，是爲失常。因爲從皮膚而出汗，末梢血管擴張，如果長期在擴張狀態，則人感寒一是發二是蒸稱陽少陰多，故汗出而濡，真是精當不易，頭頭是道之論。一加五行則面目全非矣。

> 帝曰，夫痺之爲病，不痛何也。歧伯曰，痺在於骨則重。在於脈，則血凝而不流，在於筋，則屈不伸。在於肉，則不仁。在於皮，則寒。故具此五者，則不痛也。凡痺之類，逢寒則蟲，逢熱則縱。帝曰，善。

痹之所以不痛，此段之前一篇已經詳爲解述，相當明白，一處又一重複，因不通則痛，因病久而痹，雖無痛感尚有其他，感覺如重感，冷感由於脈血凝，拘攣感稱在筋，不仁麻木感稱在肉，寒冷感在皮，如果配合前條而論，不必多言，自然領悟，遇寒則收縮，遇熱則弛鬆，是與血液之流動量有關，通則弛緩，不通則緊張而有壓力則收縮，蟲者收縮也。

痿論篇第四十四

黃帝問曰：五藏使人痿何也？岐伯對曰：肺主身之皮毛，心主身之血脈，肝主身之筋膜，脾主身之肌肉，腎主身之骨髓。故肺熱葉焦，則皮毛虛弱，急薄者，則生痿躄也。心氣熱，則下脈厥而上。上則下脈虛，虛則生脈痿，樞折挈脛縱而不任地也。肝氣熱，則膽泄口苦，筋膜乾。筋膜乾，則筋急而攣，發為筋痿。脾氣熱，則胃乾而渴。肌肉不仁，發爲肉痿。腎氣熱，則腰脊不舉，骨枯而髓減，發為骨痿。

痺是麻痺不仁，痿是軟痿無力，原因是腸中消化酵素及轉化酵素發生問題，影響及於 VIP，此類神經肽，雖然名義在腸中發現，分布範圍極廣，反而在腸中較少，而在脊髓中，大腦中極多，基於此種種條件，一般腸胃道的疾病，往往會產生神經症狀，例如最通常見到的，小兒麻痺症，而小兒麻痺口服疫苗，都是由此而來，並非別具一格。痿的原由既然在腸，廣義言之則在腸胃消化道，《內經》中醫的經絡方面來論，則約略的屬於足陽明胃經及足太陰脾經，除影響脊髓，再由脊髓之 VIP 影響到下肢成痿，此外還有許多附見的症狀。現代醫學對此認爲沒有什麼關係，只要主要原因有了，針對其原因治療，原因消滅，病能自癒，這一點似乎應該修正，其他徵象之發生，必然更有其他附加的原因，也即是我們所講的環境條件，

專論主要條件，不論其環境，在現代科學上，已經相當落伍了，譬如牛頓時代一過，相沿至十九世紀末及廿世紀初葉所謂力學之運動，便是針對某

質量或竟某物質的運動狀況作研究，而並不計較該物體在運動當口的環境條件，所以在電磁學中便無法由古典力學作解釋，原因何在呢？因爲電磁學最重要是電場及磁場（field），是環境，運動條件如果忽略環境，無法成立。由於愛因斯坦承繼了布朗克、Bohr 氏等學說，闡明相對論，則把運動體的外在環境，同外在環境而變動的內在條件全部作一總體研究，產生了基本的科學大革命，乃成爲現今的文明大進步。吾人讀醫治病豈可單線只講主病，古聖古賢早已料到此著，中醫學之與現代醫學之不同點，此也是其中之一。因爲徵象因副因不同，使主因的表現也不相同，《內經》按其五行分類的習慣，以之分例五臟，其所說所述雖然與現代觀念不盡相同，但述症狀之部而非論病理之部是可以採信。原文雖然文言文，並不難懂，按句逐說，便能瞭解，究竟真相原因何在，恐怕並非如此簡單了，要將之作綜合論列，單是此段，尚嫌不夠，更須參照下一段。

> 帝曰：何以得之？歧伯曰：肺者藏之長也。為心之蓋也。有所失亡，所求不得，則發肺鳴，鳴則肺熱葉焦。故曰，五藏因肺熱葉焦，發為痿躄，此之謂也。悲哀太甚，則胞絡絕。胞絡絕，則陽氣內動。發則心下崩，數溲血也。故本病曰，大經空虛，發爲肌痺，傳為脈痿。思想無窮，所願不得。意淫於外，入房太甚，宗筋弛縱，發為筋痿，及為白淫。故下經曰，筋痿者生於肝，使內也。有漸於濕，以水為事。若有所留，居處相濕。肌肉濡漬，痺而不仁，發為肉痿。故下經曰，肉痿者，得之濕地也。有所遠行勞倦，逢大熱而渴，渴則陽氣內伐，內伐則熱舍於腎。腎者水藏也。今水不勝火，則骨枯而髓虛。故足不任身，發爲骨痿。故下經曰，骨痿者，生於大熱也。

痿症原因既如上述，痿早已存在，外表是足廢不能行，屬神經症狀，實則是 VIP 的條件改變，VIP 在腸子及脊髓，大腦分布極廣，主要原因雖在腸胃，但其神經症狀，如果由於精神活動之異常及變故可以使病加重，此段所述多半是精神問題，所謂悒鬱而成，試問肺痿的所求不得而有所失之與肝痿的所願不得，思想無窮，又有什麼兩樣，無非文字略作修改而已。人類之精神狀況，高級思想反饋路線，可以直接影響身體健康，諸類書籍，統計資料，國外文件雜誌比比皆是，屢試不爽，為省篇幅，不擬全部抄錄。悲哀太甚，與上述的肺痿，肝痿又有什麼不同，總之，肝肺心之痿要之是差不了多少，都是精神，神經條件使痿症加重。肉痿骨痿分屬脾腎，是處境不良，寒濕內侵，是遠行勞倦，逢大熱而渴，都是環境不良而使之加重，其所行之描寫，所述之病理，均不可思議，且也未必一定見此症狀，存之可也。居處相濕，肌肉濡漬，痹而不仁的肉痿，得之濕地，似屬比較具體，後容再述。遠行勞倦，則骨枯髓虛倒也未必，但是對有痿症的病人，或潛伏有痿狀病源的病人來言，是直接受致命的打擊，不須推斷，一看便知，除了後二者，比較確實之外，前三者恐怕尚有其他條件，絕非《內經》此段所述，泛泛而指，可以交待。

帝曰：何以別之？岐伯曰：肺熱者色白而毛敗。心熱者色赤而絡脈溢。肝熱者色蒼而爪枯。脾熱者色黃而肉蠕動。腎熱者色黑而齒槁。

如果論徵象不要論病理，比較具體而有意義，無奈《內經》硬要以五行來論，於是肺必白，心必赤，肝必蒼，腎必黑，脾必黃，這就無法講了。皮膚蒼白而無血色，顯然毛髮亦較稀少，此是因果關係，血流↓，則毛髮不盛。有見渾身痠痛，尤其是足部因為需要負荷全身重量更需要行走則愈見嚴重。問題對肺有沒有關係呢？當然有，有間接關係，此類面色蒼白的人，血色素是不夠的，血紅素是負荷載運 O_2 之主要物質，此物↓面色變白↓肺活量大低，而腸胃因缺 O_2 機能大↓，胃因子↓，造成機能無法相配即是。心熱是表皮血管擴張，血管硬化，在老年人，平素嗜酒，或太陽下勞動工作者如農夫等等常見，動脈之不良，靜脈回流隨之亦↓，色赤脈溢是外見症狀。肝熱，色蒼而爪枯，也是貧血現象，但不是血紅素不足，是血小板不良，紅血球數↓，爪枯者屬鐵質不夠，一般寄生蟲病者常見，血小板不良，不須一定血小板↓，常見皮膚帶黃，此類病人都有腸胃不良的病史，或竟也像中風般的半身非一定不遂，總感覺右半身似乎非常牽引，強直，臨床上也屢次見到，現今此地，這類病人還相當多，並且屬肝，是屬腸胃，可以貧血，可以不貧血，但水分體液之調節度差，大腸氣脹，動量不佳常見。腎熱之色黑，齒槁都爲病之末傳現象，若非末傳，則其人必然瘦削，老年人有此則必爲年輕極端辛苦，青年人見此而無病者，此人必然非常神經質，急病見此者必然是脫水。脾熱面黃肉蠕動，未嘗見過，如臥居濕地，當成風濕痛，關節炎，未必一定須面黃而肉蠕動。

帝曰：如夫子言可矣。論言治痿者，獨取陽明何也？岐伯曰：陽明者，五藏六府之海，主閏宗筋，宗筋主束骨而利機關也。衝脈者，經脈之海也。主滲灌谿谷，與陽明合於宗筋。陰陽揔宗筋之會，會於氣街。而陽明爲之長，皆屬於帶脈，而絡於督脈。故陽明虛，則宗筋縱，帶脈不引，故足痿不用也。

腸胃道的運行消化機能，酵素神經肽等變化屬陽明，其經絡走人一身之腹面（ventral part）（腸胃道的彈性運行空間，痛的神經反射屬厥陰，容積的大小概屬太陰），《內經》此段說的都是些抽象名詞，中醫用之來論病，其實一言以蔽之，即 VIP 的變化而已，VIP 的變化牽連神經末梢沿肋間神經行所生的變化，繞腰脊而生的變化屬帶脈，本身在脊髓內的變化屬督脈。宗筋不過是描寫，其所以應神經之傳遞，以求肌肉的運動，肌肉運動當然首先必須肌腱收縮，腹部肌腱收縮最使人明顯察覺到，不論是客觀外在的，此即日本人所以很喜歡用的腹診，內在的則病人恆感在小腹下的氣街穴附近具異狀感覺或牽引，或鈍痛或酸痠。陽明虛，則宗筋縱，帶脈不引，故足痿不用，應該說是足痿不用者，我們乃引證到腰部的肌肉稱帶脈，小腹的腹肌強直稱氣街，陰陽總宗筋之會，帶脈不引，腰椎骨附近有疾，此病屬神經性，原因爲壓力，故足無力稱不用而痿。

帝曰：治之奈何？岐伯曰：各稱其滎而通其俞，調其虛實，和其逆順，筋脈骨肉，各以其時，受月則病已矣。帝曰：善。

說了也等於白說，誰都會講，無甚深意，如果知道原因，環境牽連，自然會治，什麼都不知，單從《內經》的推測，不尊重病人的病機，臨床的事實，治療的經驗，恐怕不能奏效。

厥論篇第四十五

黃帝問曰：厥之寒熱者，何也？歧伯對曰：陽氣衰於下則為寒厥。陰氣衰於下則為熱厥。

心臟循環系統，心跳而有脈搏，從而使血流及於全身，不受神經，精神的控制，是自主發動以維持生命的極則，人的意識無法控制，疾病對之所生的變化，除非心臟本身有病，否則對之影響必然為間接的，絕對沒有直接的影響，但影響雖然間接，對心臟的變化卻極巨大，例如毛細血管幾乎占心臟血管系統的三分之二，有些毛細血管並沒有開放，須待情況緊急或者突然在運用血管中發生阻絕，血流乃衝向未開放的毛細血管，如果人體所有的毛細血管都開放，則心臟循環的主動脈中的血液會全部向毛細血管流空，使心臟停止，因為沒有血液再能供心臟循環及搏動，可以立刻死亡，不需要全部開放，即使開放略為多了一些，便使人立刻血壓↓而休克死亡，維持其生命機能者最重要的是神經，使血管收縮從而調節血流，神經這一個名字，不但純指一般神經而言，更對神經肽亦即液體性神經素，血管的水分，體液，電解質以及內分泌激素都有極密切節節相連的關係，此類因素無法對主動脈以及大血管發生作用，對毛細血管小血管發生強大的影響力，所以人體最重要的是毛細血管的流量，欲推測毛細血管的流量條件如何，則遠離心臟的四肢末梢是最佳的測候標準。厥者即四肢末梢的毛細血管因神經精神代謝內分泌神經肽血壓種種因素，發生變化，離心臟愈遠，則變化愈明顯，愈較早發生。手與足則足較手離心臟，頭腦更遠，所以更應得之以作標準，《傷寒論》上厥只作厥寒之解，而今《內經》將偏冷偏熱都稱之為厥，說法不同，無傷大雅，重要的是何種機轉使人發厥，歧伯所答是按照古例的推測，而今科學發達，似乎應該略為修改了，否則真相不明，中國醫學，始終無法發達，力爭上游也。如果精神緊張，心跳速，循環快，則血液有漸向中樞集中的趨勢，唯有如此，才能保持最後一線生機的重要器官，如心肺腦等不受傷害，於是先足而後手，而手冰涼的情況，是內部緊急，血液集中以為代償也，稱寒厥。若使任何病，使血液中雜質增加，當然必須知道為什麼雜質會↑的原因，一是代謝↑，二是腎臟分利，大腸排泄↓，雜質之增加，血液中鹽分濃度，酸度均發生相當變化，乃成酸血症，末梢血管無形中漸漸擴張，此其一，或者由於離足部較近的臟器，由於炎性變化，血管擴張，一時難以收縮，或者本身在骨盆腔中有腫瘤，癌症，則血流也會長期集中於下焦，或者大便不通，尾閭骨副交感神經受壓而興奮包括了前述的癌腫瘤炎症在內，也可致此，神經的副交感比本來可使血管末梢擴張，於是手足熱，但是緊張過度，交感神經緊張時，則反而寒，故寒熱並不一定，看血流神經反射而定。

帝曰：熱厥之為熱也，必起於足下者何也？歧伯曰：陽氣起於足五指之表，陰脈者，集於足下而聚於足心。故陽氣勝則足下熱也。

此段大部理由前段都已述及，唯有一點疑問，爲什麼從足心先熱，足心者腳底心也，腳掌及手掌非常特別，其皮膚與一般全身的皮膚極為不同，由於觸覺細胞與其他皮膚相異，更由於腳趾之曲伸，足部的運動，站立時腳底的載全身重量之壓力，全部都集中在足底的筋腱膜上，此處細胞的代謝應需要而極高，本來不病的健康人，此處的代謝及蒸發力均高，所以多腳汗，又因為鞋襪的包裹，悶熱在裡易受真菌黴菌感染，生香港腳而腳臭，但其出汗濡則在動能最高，代謝最高的足心，蓋足心是筋腱出力之集中區也。

帝曰：寒厥之為寒也，必從五指而上於膝者，何也？歧伯曰：陰氣起於五指之裏，集於膝下而聚於膝上。故陰氣勝，則從五指至膝上寒。其寒也不從外，皆從內也。

寒厥的理由一同熱厥，上段已經交待清楚，唯有何以厥起指端起呢？其原因蓋在指之末端是動靜脈小血管交互交換之區，是乃距心臟最遠之區，因是指端以及指尖，故為散熱之區，一般手足所生之熱，都由手腳指端散卻，而今本已生寒象，指端又散熱，離心臟又遠，焉得不寒，所以寒從指端起也，即使足心所生之熱，亦必從指端散卻，不論寒與熱，均由內生，也有外因。

帝曰：寒厥何失而然也？歧伯曰：前陰者，宗筋之所聚，太陰陽明之所合也。春夏則陽氣多而陰氣少，秋冬則陰氣盛而陽氣衰。此人者質壯，以秋冬奪於所用，下氣上爭，不能復。精氣溢下，邪氣因從之而上也。氣因於中。陽氣衰，不能滲營其經絡。陽氣日損，陰氣獨在，故手足為之寒也。

寒熱二字本來隨症情而變，無甚意思，如果一定要講，古人對真正生理狀態並不明瞭，只能就外面作推測。所謂宗筋者，實在腹部中央兩邊大腹肌所構成腱膜，從鳩骨順腹部中央往臍窩而下，直至小腹之陰處，腹白線（*linea alba abdominis*），亦即內經衝任脈的從胸部劍骨下端起至恥骨弓上爲止的一條肌腱接合線，是太陽陽明所合，是指腸胃消化道，腹腔臟器的合併作用及存在之區，吾人早已知道自律神經是以腹腔為其大本營，從而調節血行，運化腸胃，而自律神經又是心跳，心臟搏動的主要心動神經，以及大腦之細胞活化思考所必具的血管支撐的神經，雖在大腦小小細細不可再細之毛細血管更細的血管，但自律神經從而支配之也可細至又細的程度以定血管的調節。如果房事過度，脊髓神經過度興奮，則結果反為抑制，則面色差，手足涼，更有常患腹瀉代謝↓者，手足冰冷，旋而血管運動神經不良，一般女性在生殖年齡時最多，看似貧血其實不是，但血醣略為低下，亦冷而厥，且更畏寒畏熱。

帝曰：熱厥何如而然也？歧伯曰：酒入於胃，則絡脈滿而經脈虛。脾主為胃行其津液者也。陰氣虛，則陽氣入。陽氣入，則胃不和。胃不和，則精氣竭。精氣竭，則不營其四支也。此人必數醉若飽，以入房。氣聚於脾中不得散，酒氣與穀氣相薄，熱盛於中。故熱徧於身，內熱而溺赤也。夫酒氣盛而慓悍，腎氣有衰，陽氣獨勝，故手足為之熱也。

此種情況，吾人早已述之於先，並非酒醉，但長期酒醉恆使末梢血管床擴張狀態，手足之熱乃腸子代謝不良，消化不良，便秘而使然，血中有雜質也能致此，所謂濕乃酒所生，所謂熱是中醫所說的，濕蘊而生熱，濕熱之輩易生肝病，但必以腸子代謝運化為先驅，房事多又不運動，自律神經恆生緊張狀態，易導致過敏，肝病鼻過敏隨之而來矣。

帝曰：厥或令人腹滿，或令人暴不知人，或至半日遠至一日，乃知人者何也？歧伯曰：陰氣盛於上則下虛，下虛則腹脹滿。陽氣盛於上，則下氣重上，而邪氣逆。逆則陽氣亂，陽氣亂則不知人也。

同樣是一個厥字，條件情況完全不同，此處的厥與前述厥截然不同，此種的厥是本來神經緊張，精神不太平衡的人，突然受極大的刺激，神經肽，內分泌激素一時不及應變而產生，但其刺激的條件亦略有不同，突然地腹暴脹滿，多半由於極為生氣，飽受挫折，所謂令人氣消，悲哀亦可，腹腔內的血液因腎上腺一時來不及應變，從而略為停滯，則腹部暴脹，悲哀，挫折均屬於陰，故曰陰氣盛於上，如果突然受驚嚇，面色蒼白，血液內斂，激素腎上腺不及應變，然而不若前者之分泌突受抑制，仍能分泌則心跳速，腦中生大刺激，電荷紊亂，心跳速而血液不及入腦，則呈一時昏厥，甚至不省人事，有恢復後仍正常者，也有不能恢復而精神病者，能恢復者稱陽氣盛於上，不能恢復者，則稱邪氣逆上，陽氣大亂。

帝曰：善。願聞六經脈之厥狀病能也。歧伯曰：巨陽之厥，則腫首頭重，足不能行，發為眴仆。陽明之厥，則癲疾欲走呼，腹滿不得臥，面赤而熱，妄見而妄言。少陽之厥，則暴聾頰腫而熱，脇痛，骭不可以運。太陰之厥，則腹滿䐜脹，後不利，不欲食。食則嘔，不得臥。少陰之厥，則口乾溺赤，腹滿心痛。厥陰之厥，則少腹腫痛，腹脹涇溲不利，好臥，屈膝陰縮腫，骱內熱。盛而寫之，虛則補之，不盛不虛，以經取之。太陰厥逆，骱急攣，心痛引腹。治主病者，少陰厥逆，虛滿嘔變，下泄清。治主病者厥陰厥逆，攣，腰痛虛滿，前閉譫言。治主病者。三陰俱逆，不得前後，使人手足寒，三日死。太陽厥逆，僵仆嘔血，善衄。治主病者。少陽厥逆，機關不利。機關不利者，腰不可以行，項不可以顧。發腸癰不可治。驚者死。陽明厥逆，喘欬身熱，善驚，衄，嘔血。手太陰厥逆，虛滿而欬，善嘔沫。治主病者。手心主少陰厥逆，心痛引喉，身熱死。不可治。手太陽厥逆，耳聾泣出，項不可以顧，腰不可以俛仰。治主病者。手陽明少陽厥逆，發喉痺，嗌腫痓。治主病者。

十二經絡之所以為經絡是指其作用條件而言，並非指十二經絡所稱之五臟六腑，由於屬空而不是屬實一個蘿蔔一個坑的做法，所以牽連糾葛無法澈底分開來講，《內經素問》就其作用，已經在這段又重複講了不少次，仍不能使人瞭然於心者，實乃專注於形式物質方面，但是又不夠精細，如果講得精細萬分，就生物分子學的條件來說，又感無法步步溝通，而且處處窒息難行。太陽經的厥，則臉而腫，頭重腳輕，昏頭昏腦，足不能行，行走則易跌倒，顯然是指水分積聚於頭，而且後背肌肉隨之緊張而來。陽明經走人一身之腹面，是腸子有積，而腹壓↑，腸子氣體↑，腹滿不得臥，腸中的血清素分泌↑，面赤而熱，腸中毒素侵犯入腦則妄見妄言。少陽之厥，耳聾，兩脇疼痛，步履所以艱難，是屬耳蝸平衡半規管多水分的平衡失調，故先見耳聾，肋間神經痛，常常伴見，因為感染後的是耳蝸淋巴及橫膈膜下淋巴。太陰的厥，太陰本是腹腔內容積問題，腸子蠕動↓而膨脹，腹內容積幾爲所占，則腹滿而脹，當大便不利，滿脹動量↓，不食。厥陰雖列為腹腔內容問題，都帶神經攣急性，少腹痛一如腸子偏墜，因痛而脹，因脹而不利，因陰縮攣急而影響兩腿，故好臥踡曲。攣急則生內熱，稱骱內熱。少陰之厥，是腎上腺素分泌↓不能上達，心搏力↓，肺活量↓，所以腹滿，心痛非真心痛，實是腸胃問題，水分體液之滯留生偏差的口乾，血管因血流之滯留，蓋腎上腺素↓，血管收縮↓，血液滯留而生內熱，如果是厥而兼逆，以上所說的厥，並非一定是厥，不過是諸經絡發生問題，真經絡之代表只是代表一種機能演變而成的症狀，厥且逆情形比單是厥要嚴重。太陽厥逆易仆倒，前已講過，易出血是背後緊張的原因，凡肩背肌緊張，多屬鼻子有病，鼻受感冒黏膜出問題，因鼻黏膜的變化恆覺肩背很緊，《傷寒論》葛根湯的項背強几几即指此而言，鼻黏膜生變化，嚴重者影響篩骨竇（ethmoid sinus）上的微小靜脈血管，毛細血管，而逆而破裂，故常出血稱易衄。少陽厥逆，腹痛兼及項強不可轉者，與太陽經發生的問題不同，此處的項強沒有背強，項之所以強，全是橫膈膜受刺激，由膈神經緊張而來，同時，兩脇亦由於膈的影響，腰不可以行轉動，發腸癰不可治的意思是其膈之所以有此嚴重的症狀，多半由於腹膜發炎而來，腹膜是調節水分膜性滲透壓者，水分不調，腹膜炎而腹壁強直，腰肌牽引，情緒緊張，設無迅速有見解的確斷，有效的治療，當然死亡。陽明厥逆，腸發酵。因感染而大腸菌失其生態平衡，大量繁衍，則熱度太高↑，故呼吸喘促，身大熱，毒素入腦，血清素分泌↑，則在海馬迴處多巴胺亦高，善驚，高熱而篩骨竇因熱而小血管破裂，衄則嘔血，此衄之小血管破裂與太陽厥逆的小血管破裂不同，前者由於高熱，後者則直接篩骨因鼻病發炎而出血。手太陰厥熱則滿，因呼吸困難，咳是肺本病，可能由於感染或由於喉頭黏膜之過敏，善吐泡沫都屬於肺氣泡中有水分浸潤，或竟肺積水，肺血管循環差，痰涎水分吸收力↓。手心至少陰厥逆，心病引喉，實在是心肌梗塞（myocardial infarction, MI），身熱爲反射熱，是危險徵象，死者多矣。手太陽厥逆，與足少陽要之相差不多，但是手太陽吃重在缺盆及項頸處的淋巴腺流量↓，以及頸椎部分；足少陽重著在於橫膈膜，發病的起源點不同，而病情幾乎不分軒輊。手陽明少陽厥逆，屬咽喉疼痛，是喉頭淋巴腺抗力↓，或竟扁桃腺受感染，此類的病，如果清理大腸，導出糞便，中醫所謂瀉火，即屬於應付手陽明大腸經再加些「滋陰劑」、「瀉上焦之火劑」等等，則屬於手少陽三焦經的藥物或方法便可痊癒，因為淋巴腺之生成先由咽喉 → 胸腺而 → 盲腸，故而有此效應。諸凡厥逆當從事實，亦即上述的方法中探求之則必可得其本來的面目，知其本，自然可以就其主因，治療而癒。

病能論篇第四十六

黃帝問曰：人病胃脘癰者，診當何如？歧伯對曰：診此者，當候胃脈。其脈當沉細，沉細者氣逆。逆者，人迎甚盛，甚盛則熱。人迎者，胃脈也。逆而盛，則熱聚於胃口而不行。故胃脘為癰也。

胃癰名字而已，究竟是何種病呢？概要不外是胃壁潰瘍，或者上消化道潰瘍，此處有一非常精彩的論斷，胃脈當沉細，因為胃的長期疾病，大都影響到全身機能的衰弱，尤其是造血機能因胃壁黏膜的抗力↓，遭受破壞，則非但妨礙營養代謝，轉而造血機能↓，則脈類沉細，人迎脈在咽喉兩旁，其血流之旺盛與否，端視縱膈腔的情形而定，在縱膈腔中有大動脈弓的一部分，肺的總氣管，食道全部，要使此處血流受影響，勢必受到壓力，但壓力卻不可太大，如果壓力太大，則人迎脈反而受到抑制，絕不致於旺盛，例如在頸附近產生壓力，如甲狀腺腫瘤，心臟肥大，肺葉塌陷，總氣管經力不平均的牽引而移位（deviation），則人迎脈是該處主要血管的總匯，血流轉急，脈搏必然有變化，人迎者，胃脈也，指此而言，此處的胃，實在包括了很多臟器的總稱。胃之大絡名曰虛里宗氣者其實非胃，而實在指的是心，如果離頸較遠的部位則脈大旺，直接在頸部附近，脈反微小，而氣口亦即手腕上的脈搏反而呈強大現象。胃賁門附近者，泛稱為胃脘，則其離頸較遠，脈必旺盛。反過來講，如果其人常常緊張，情緒易激動，則喉頭因激動而輒生收縮，日久月累，能生十二指腸及胃潰瘍，雖然現代醫學認為是神經精神緊張，而首先表現緊張的，實在位於喉頭因緊張而收縮，如此而觀，瞭解古書，可收舉一反三之效。

帝曰：善。人有臥而有所不安者，何也？歧伯曰：藏有所傷，及精有所之寄則安。故人不能懸其病也。

此條恐有闕文，否則無論如何，連字面解釋都無法能通，更且上下文無法貫連，原則應該從《黃帝內經太素》及晉皇甫謐的《甲乙經》，當爲臟有所傷，精有所倚則不安。臟有所傷算是泛泛語，即以胃為例，胃不和則寐不安，胃有疾，若往往因自主神經關係而顯情緒緊張，則所謂精有所倚，倚者偏差也，則臥不安，故人不能懸其病者，意思是如此則其人無法除其病。人的失眠，雖是屬於腦神經，其實影響屬於自律神經，尤其是交感性神經之過度興奮，平和交感性興奮，如果使胃腸清理安定，遠勝鎮靜之強作中樞性神經的鎮靜，但成效較為緩慢，不如西藥之速，如果配方精練，同樣也效果迅速且能治癒，根本治癒。

帝曰：人之不得偃臥者，何也？歧伯曰：肺者藏之蓋也。肺氣盛則脈大，脈大則不得偃臥。論在奇恒陰陽中。

肺者，臟之蓋，如應五臟來論，肺之位置的確在最高之處，亦即近人的頭部最近之處，自是不談。肺氣盛則脈大，先須明瞭肺氣為什麼會盛，一般說來肺呼吸受阻礙，則心臟搏動量必須略大，或搏動次數速以作代償，人的仰臥姿勢，使胃腸本來往下的趨勢，轉而持平，則略而上推，横膈膜於是呼吸略呈阻礙，則 O_2 及 CO_2 雖不至於不平衡，終究 CO_2 要略高些，即使真正高得非常微小，非常有限，如果健康人，當然無所謂。若在有病的人，CO_2 之略增即有妨礙，因 CO_2↑，使大腦血管擴大，腦中醒覺中樞亦即網狀纖維體興奮度↑，而不寐。若乃肺本有疾，肺氣腫，氣管擴張，或咽喉有痰，或咽喉浮腫，則無法偃臥，如果腹腔中有腹水，或婦女的懷孕，雖能偃臥，上頂横膈膜之壓力↑，則非常不舒服，無法持久，因為感到呼吸困難。

帝曰：有病厥者，診右脈沉而緊，左脈浮而遲。不然病主安

在？歧伯曰：冬診之右脈固當沉緊，此應四時，左脈浮而遲，此逆四時。在左當主病在腎。頗關在肺，當腰痛也。帝曰：何以言之？歧伯曰：少陰脈貫腎絡肺。今得肺脈，腎為之病，故腎為腰痛之病也。

一般人右脈通常較左脈為大，以前已經講過，如今右脈沉而緊，如在冬天，則表皮血管收縮血液內斂，脈沉而緊自無問題。但左脈除非此人貧血或血液有問題，甚少會浮而遲，至少絕對不會較右脈為浮，即使是貧血，亦浮得有限。假如非常明顯，則必然心臟的搏動有差異，其差異的所以發生，是心臟的位置發生位置移動，使緊張憑空↑，心臟在胸腔是偏左的，如果由左略偏右方，大多屬於左面胸腔有壓力，向右推動，一般以左胸腔肋膜積水比較多，假如程度厲害導致很奇怪的水腫，左面浮腫而右面不腫，呈一邊的水腫，如果程度不厲害，則心臟略向左移，右側肺胸腔有壓力，故《內經》曰：在左肺。由於壓力之故，則腰部受其影響，乃牽連而痛。壓力在左，右受影響，腰部之痛，無疑地在左側。總之，左側具張力，有水與否更須視徵象條件而定。

帝曰：善。有病頸癰者，或石治之，或鍼灸治之，而皆已。其真安在？歧伯曰：此同名異等者也。夫癰氣之息者，宜以鍼開除去之。夫氣盛血聚者，宜石而寫之。此所謂同病異治也。

所謂頸癰，實在是頸部的瘡癰，如果此類癰膿結得很大，更兼有膿蓄積，當然應該用外科開刀放膿，則身體得安。癰氣之息者，指癰尚未致太厲害成上述積聚者，以鍼藥除去之。如上述已積蓄者，用砭石割穿放膿而治之，程度不同，治法亦異。

帝曰：有病怒狂者，此病安生？歧伯曰：生於陽也。帝曰：陽何以使人狂？歧伯曰：陽氣者，因暴折而難決，故善怒也。病名曰陽厥。

人之善怒，大都由於腦中的神經肽發生變化，其情緒反應過度變化，長期緊張，憂慮以應外界之激變，使酪胺酸羧化酶活性↑，其初是兒茶酚胺合成的限速酶，此物↑→使兒茶酚胺的腎上腺素，正腎上腺素的合成增加，緊張之情緒乃使兒茶酚胺轉換率↑，則各種臟器的α、β受體↑→引起廣泛的心臟血管腦血管消化，呼吸，及免疫上的變化，導致成全身性疾病，所謂因暴折而難決；故善怒也，是外表面症狀的解釋。

帝曰：何以知之？岐伯曰：陽明者常動，巨陽少陽不動。不動而動，大疾，此其候也。帝曰：治之奈何？岐伯曰：奪其食即已。夫食入於陰，長氣於陽。故奪其食即已。使之服以生鐵洛為飲。夫生鐵洛者，下氣疾也。

陽明者代表人的一切代謝，消化，由於代謝消化之變化，呼吸免疫隨之而變，此為第二步，故稱陽明常動，太陽少陽不動者，蓋太陽少陽本來是陽明變動之結果，非陽明變化的原由。陽明變化，受感染而變化者，神經緊張因素發之在先，乃見太陽少陽的變化。若非屬感染症，病由內發即由陽明而太陽，少陽發動，如全身肌肉緊張，心神恍惚，善怒，乃因代謝變化而起的情緒變化，反之亦然。由情緒，使代謝變化，而代謝興奮之極又更使情緒變化，則稱陽明變影響太陽少陽之變，使陽明穩定。奪其食，則代謝可以作自我之調節。生鐵洛爲飲是鐵鏽水，此物對十二指腸之吸收鐵質具相當大的抑制作用，十二指腸為胃腸消化動量中之最重要者，其動量潛伏能極大，因生鐵洛飲抑制之，則食慾必↓，即達到奪其食的效果，故曰下氣疾也。

帝曰：善。有病身熱解墮，汗出如浴，惡風少氣。此為何病？岐伯曰：病名曰酒風。帝曰：治之奈何？岐伯曰：以澤瀉、朮各十分，麋銜五分，合以三指撮為後飯。

此類症狀原因都出於呼吸道受阻，O_2↓則 CO_2↑，酸度↑，則身熱解墜，表皮血管擴張以散熱，則汗出如浴。惡風是因汗出，體溫已經降低，而汗又漸漸為外界空氣所蒸發，風吹來使蒸發力↑，熱↓，則惡風之緣由如此。汗大出後，脈搏必然因汗出而變緩軟而慢，蓋汗出之機能須通過副交感神經之乙醯膽鹼受體而乃汗出，副交感必使心跳力↓則成少氣。此類情形亦可以在長夏天氣濕熱，蒸發力↓，汗出而黏，呼吸因外界蒸發力↓而受阻，體內血液呼吸↓，缺 O_2 而無力稱之爲熱傷氣，如果分利小便，所謂去濕則間接之所以強心，及增強呼吸，即使 ADH↓，利尿便得，《內經》所處之方，與清暑益氣湯相比，差得多了，後者勝此十倍不止，不必斤斤於此，成好古而泥古不化矣。

所謂深之細者，其中手如鍼也。摩之，切之，聚者，堅也。博者，大也。上經者，言氣之通天也。下經者，言病之變化也。金匱者，決死生也。揆度者，切度之也。奇恒者，言奇病也。所謂奇者，使奇病不得以四時也。恒者，得以四時死也。所謂揆者，方切求之也。言切求其脈理也。度者，得其病處，以四時度之也。

此段不過重複以前所述，看文逐句細讀即可，毋須再行述說，且是重複之句，先前已經講了不少了。

奇病論篇第四十七

黃帝問曰：人有重身，九月而瘖，此為何也？歧伯對曰：胞之絡脈絕也。帝曰：何以言之？歧伯曰：胞絡者，繫於腎。少陰之脈貫腎，繫舌本。故不能言。帝曰：治之奈何？歧伯曰：無治也，當十月復。刺法曰：無損不足，益有餘，以成其疹，然後調之。所謂無損不足者，身羸瘦，無用鑱石也。無益其有餘者，腹中有形而泄之，泄之則精出而病獨擅中，故曰疹成也。

凡妊娠九月即將臨產，母體負載重，代謝頭暈，又均供給胎兒，代謝大↑，往往產生偏差，例如身上水分增加，體重↑，復加胎兒的重量，胎兒壓在下腹部，骨盆腔上，更兼大量羊水的重量，如果孕婦體力較差者，營養不良者，則腎上腺素之分泌，雖然足夠維持其生機，但活力略嫌不足。中醫所謂形盛而氣衰，故而發音失聲，部分由於水多壓力大，部分由於受力↑而負擔力↓，則即少陰脈力量↓，所以不需要治療，產後自然可以恢復，否則即成損不足者，因為本來是負擔太大而呈無力感，豈非損不足乎，益有餘，本來胎兒長大，大腹便便而有餘，豈可再益。總之，損不足，益有餘之論無非隨之需要治而來。

帝曰：病脇下滿氣逆，二三歲不已，是為何病？歧伯曰：病名曰息積，此不妨於食。不可灸刺。積為導引服藥，藥不能獨治也。

脇下本屬横結腸範圍，横結腸由於種種原因，例如腸蠕動失常，腸消化不良長氣體，肝膽道有結石，十二指腸有潰瘍，或竟因神經緊張而產生，別無其他病源都可以產生，視其來源而治之，無不奏效。針灸既非其治，藥物可以治，但必須配以導引，亦即按摩者，是當時藥物力量之不及，以後中國醫學，藥物並非不發達，也在陸續進步中，單用藥物即可，不必導引也。

帝曰：人有身體髀股䯒皆腫，環臍而痛，是為何病？歧伯曰：病名曰伏梁。此風根也，其氣溢於大腸而著於肓。肓之原在臍下。故環臍而痛也。不可動之，動之為水溺濇之病也。

此病非伏梁是腹膜炎，屬慢性腹膜炎，而兼及大網膜者，腹膜本爲滲洩平衡水分之機構，今有問題，乃成負擔，於是脾股皆腫。環臍而痛，當時無法治療，隨之而已，加以妄動，必生水，後為患，乃成膨脹水腫矣。

帝曰：人有尺脈數甚，筋急而見，此為何病？歧伯曰：此所謂疹筋。是人腹必急。白色黑色見，則病甚。

尺脈急甚，脈象以尺中候腹內。尺中急則腹中緊急，腹中緊急意思是指腹中的筋脈呈牽連狀態，腹中就事實論，並非是什麼筋脈宗筋，實在是腸子發生黏連，或者則腰部肌腱扭曲，影響至腹壁的情況，前者屬內，後者屬外，當仔細分辨，否則治療無法奏其全效。腹中緊急稱急性腹症（acute abdomen），有時是腹絞痛，由於膽結石、腎結石在下降通過時，都有此類徵象。

帝曰：人有病頭痛，以數歲不已。此安得之，名為何病？歧伯曰：當有所患大寒，內至骨髓。髓者，以腦為主。腦逆，故令頭痛齒亦痛。病名曰厥逆。帝曰：善。

頭痛數載不已之病多矣，在鑑別診斷上有許多病都可以如此。高血壓性頭痛，頸椎受壓性頭痛部在腦後，鼻炎性頭痛在腦前，貧血性、婦科性頭痛在頭頂，血管過敏性偏頭痛在頭之側，三叉神經痛是循其神經痛處，沿行清晰可見，其頭痛的條件乃是腦血管受牽引而痛。頭痛連及齒，乃是三叉神經下支下頜神經（mandibular branch）過敏而痛，條件諸多，非屬寒入骨髓。

帝曰：有病口甘者，病名為何，何以得之？歧伯曰：此五氣之溢也，名曰脾癉。夫五味入口，藏於胃，脾為之行其精氣。津液在脾，故令人口甘也。此肥美之所發也。此人必數食甘美而多肥也。肥者，令人內熱，甘者令人中滿，故其氣上溢，轉為消渴。治之以蘭，除陳氣也。

口中發甜，中醫認為是濕熱傷脾所致，實則脾即所謂消化系統中的澱粉酵素過度興奮分泌所致，此類酵素如澱粉酶（amylase）在人的口中以及胰臟中為最多，口腔唾液中有分泌，凡食物入消化道，胃腸及肝膽胰，前者屬物理性 > 化學性，後者化學性 > 物理性。甘美豐厚的食物原本不易消化，則肝膽胰之分泌加強以增消化力，胰臟分泌蛋白酶，澱粉酶，隨之帶出，由經大腦反饋，口中唾液腺亦大量分泌，則見澱粉而行分解，故口味發甜，可見上消化道（upper GI）產生滯鬱（stasis），欲解除的不但是此種現象，更可由此領悟到，上消化道之不利運輸，此亟須芳香健胃劑，更須去濕健消化劑，可以如西醫般的直接用消化酵素，則效雖速，因為當時即可利用，但多用即無功矣，蓋不能根本解決也。如果用中藥使之行健暢通，去濕利尿以健消化，健行芳香制酵，更興奮腸胃兼及司消化的大腦區（目今雖不能確定，但已經證明必有，但未能真正定位而已），則可以立刻恢復，效果明顯而功用大。治之以蘭，乃是少之少者，可用之藥，應有盡有，固不必拘泥於一端也。

帝曰：有病口苦，取陽陵泉，口若者，病名為何？何以得之？歧伯曰：病名曰膽癉。夫肝者，中之將也。取決於膽，咽為之使。此人者，數謀慮不決，故膽虛，氣上溢而口為之苦。治之以膽募俞。治在陰陽十二官相使中。

病口苦比病口甘的病要多得多了，一般在肝膽方面的病，假如胃腸道消化不良，舌頭黃厚，都感覺口苦，不一定需要膽汁外溢，真正膽汁外溢的病都不一定要口苦，口苦常見的例是「心病，苦屬心之苦」，因為大凡血液濃度偏高，屬於膽固醇，三酸甘油酯↑者，其口常感苦，尤其女性在中年以後更年期，產生神經衰弱，夜不成寐，心神緊張，口中唾液腺分泌↓者，均感口苦，神經症狀為第一。歧伯所述，謀慮不決，可謂不謀而合。針陽陵泉，此穴本屬膽經，其實對神經精神血壓，間接地對血液濃度膽固醇等都有關係，其實不必一定陽陵泉，善於活變的高手，隨機而遇。

帝曰：有癃者，一日數十溲。此不足也。身熱如炭，頸膺如格，人迎躁盛，喘息氣逆，此有餘也。太陰脈微細如髮者，此不足也。其病安在，名為何病？歧伯曰：病在太陰。其盛在胃，頗在肺。病名曰厥，死不治。此所謂得五有餘，二不足也。帝曰：何謂五有餘，二不足？歧伯曰：所謂五有餘者，五病之氣有餘也。二不足者，亦病氣之不足也。今外得五有餘，內得二不足，此其身不表不裡，亦正死明矣。

所謂五有餘者，身熱如炭，頸膺如格，人迎躁盛，四喘息，五氣逆。二不足者，病癃，一日數十溲。其實也未必如此。身熱如炭是炎症性的發熱。頭膺如格，因小便不通而緊張，全身尤其背上肌肉緊縮，是乃病大盛之候。人迎躁盛，由於熱及緊張，人迎焉得不躁，心跳數疾之故。喘息及氣逆均爲此類緊張，心跳之附屬現象，是一脈相承，一如骨牌理論，一連串而來，不可作個別論斷，要看情形而定，不一定屬死證。至於曰厥，病在太陰，盛在胃，頗在肺，想當然爾，不足為例。不要說是現在，即使當年《溫病條辨》吳鞠通也認為猶可治，而《內經》說必死者亦復不少。我們談經是知其由來，所謂前事不忘後事之師，參考而已，一定硬奉爲金科玉律，則爲不進反退，徒勞而無功，去道也遠矣。

帝曰：人生而有病巔疾者，病名曰何？安所得之？歧伯曰：病名為胎病。此得之在母腹中時，其母有所大驚，氣上而不下，精氣并居，故令子發為巔疾也。

癲疾是癲癇（epilepsy），屬於大腦神經細胞放電之紊亂，多為先天性遺傳者，亦有後天性因生產時難產而得之，若為後者則不得不說是胎兒在母腹中胎位不正，生產時難產而起，是否難產之胎位不正，由其母大驚而生，自有其間接的原因，倒也不能說是全無道理。現在醫學，進步一日千里，對母體及胎兒的影響及關係發展神速，已經知道有很多因素，以前認為非者，於今認為是，時日流轉，不敢遽加定評也。

帝曰：有病痝然而如有水狀，切其脈大緊，身無痛者，形不瘦，不能食，食少。名為何病？歧伯曰：病生在腎，名為腎風。腎風而不能食，善驚。驚已，心氣痿者死。帝曰：善。

面痝然而如有水狀，則可知不一定要有水，諸凡蛋白質缺乏，滲透壓改變均能致之。此條相當精彩，切其脈大緊，乃腎上腺素分泌↑，血管收縮壓↑則脈緊，血管收縮壓↑，則面痝然是血流回歸↓，交感性興奮↑，腸胃道功能↓，則不思飲食，飲食屬副交感性↑，今副交感受交感性的抑制。善驚可以爲因，亦可以為果，腎上腺↑，本是應付緊張而來，而且尿中兒茶酚胺必大爲高張，如果心痿，即心臟本有伏病，如心臟肥大已不勝任，其突然驚張，高壓力負擔則死，內分泌影響神經，神經應付外在之激變，因激變而產生應激行為之反饋，此條述來先後清晰，條理分明，的確是高招也，屬腎絲毫不爽。

大奇論篇第四十八

肝滿，腎滿，肺滿，皆實。卽為腫。肺之雍喘而兩胠滿。肝雍兩胠滿，臥則驚，不得小便。腎雍脚下至少腹滿，脛有大小髀䯒，大跛易偏枯。心脈滿大，癇瘛筋攣。肝脈小急，癇瘛筋攣。肝脈驚暴，有所驚駭，脈不至若瘖，不治自已。腎脈小急，肝脈小急，心脈小急，不鼓，皆為瘕。腎肝並沉為石水，并孚為風水。并虛為死，并小絃欲驚。

滿不一定是實，但是可以腫，其實也不一定是腫，不過內外面的徵象推測認為如此，例如壅塞喘鳴而兩脇滿脹即稱之為肺雍，壅塞是外表所見，是否一定是滿脹，須視其他條件而定，兩脇滿是屬肺，當然也可屬肝，因爲肺與肝便只隔了一個橫膈膜，尤其在右側當然一目瞭然，喘是肺的必具或多見象徵，臥則驚其實肺部積水也可以如此，不一定必然是肝，肝也可以但是機會較肺的情況為多，蓋一切神經緊張現象都屬之於肝，不得小便，是緊張的附帶徵象。腎壅塞腳下至少腹滿，《內經》例將腎屬於下焦。腿脛骨大腿謂之髀，小腿為之䯒，大跛行走不便，跛的程度大者則易生偏枯，一般小兒麻痺症常見，其他足部不良相差很多的疾病，如果跛度過於大，則當然較弱的一面，愈來愈跛，因為肌肉勢弱則相對受壓無形較大，所以偏枯，心脈根據〈脈要精微論篇〉的設法，左面寸上外側之脈，若寸口脈洪大是電解質不平衡，一般 K^+ 發生變化，其 K^+ 之變化完全隨 Na^+ 及 Cl^- 之變化而來，Na^+ 變化易生扭筋（muscle twist），乃成癇瘈筋攣，肝脈小急，設如上寸口外的心脈滿大則關下左外側的脈無形中相比之下，須見小急，因爲有橈骨端的橫端乃成如此，本來可以作一種現象，二方面解釋，Na^+ 代謝之差異，影響腦中神經節的 Na^+—K^+ ATPase 的操作，神經易於受刺激，設或復有其他 stress，如感染發燒等等，也成爲癇瘈筋攣肝脈驚暴者指肝脈疾而速，則若驚恐神經緊張，又若肝脈軟弱無力按之似乎沒有搏動，則是交驚脈亂之後的反逆抑制現象，不治自可恢復，腎脈小急，肝脈小急，心脈小急，其實不必如此講，舉凡左面手脈搏都小而急，小是起落不寬，急是脈跳疾速是緊張之候，必有淤塞處使之循環受阻，不免當推測到腹中有瘕塊，所謂瘕塊者無非是，腸子黏連，子宮腫瘤，卵巢囊腫，腹腔中有壓力，腸子運行不利而致之，肝腎脈一併都很沉稱為石水，少腹滿硬而積水，按之如石，水既增加循環負擔，脈即呈弱而似乎不免，須按之而得，並浮為風水。石水者只腫腹部，風水者全身都腫，此非單爲腹部積水更為全身浮腫，一般都屬心臟衰弱，心臟病的末期，或竟略爲浮腫性的風濕關節炎，心臟雖不良尚未至末傳，則惡風而關節不利，一如受風寒狀，並虛即肝腎脈都虛是死證，但必須配合其他條件，否則不能隨便亂斷。並小弦，略為弦緊，是受驚駭。

> 腎脈大急沈，肝脈大急沈，皆為疝。心脈搏滑急，為心疝。肺脈沉搏為肺疝。三陽急為瘕，三陰急為疝。二陰急為癇厥，二陽急為驚。脾脈外鼓沉為腸澼，久自已，肝脈小緩為腸澼，易治。腎脈小搏沉，為腸澼下血。血溫身熱者死。心肝澼亦下血。二藏同病者可治。其脈小沉濇為腸澼。其身熱者死。熱見七日死。

大凡組織肌肉力量↓，往下垂者為疝，由於下垂的組織對循環多少有影響，腎脈在尺脈以外，肝脈在尺之上。因之而生急弦而沉即脈搏雖小當按之而得，但按得之脈相當緊而急，則為疝氣（hernia），是腸子的移位，移位的原因不外於蠕動失常而有壓力↑原因正多。如果內臟之腸子脫離原來位置，神經反射使寸脈急，證明應壓力而上焦受影響則稱心疝，上焦寸口脈沉搏稱肺疝，其實《內經》這種分法還不及男子七疝的寒、水、筋、血、氣、狐、瘕來得實在而且合理，因為《內經》一定要將之分列為五類。但是分了半天，終究不能硬分出一個脾疝來，三陽者足太陽膀胱經脈急者屬瘕，瘕是腹中硬塊，摸之不固定，位置常常會移動，忽有忽無，實則是腸子運動失常，由於黏連者屬大半，多發於女性，女性生殖器是內在的，且為開放的，故多發炎症。子宮、卵巢因炎症而生黏連，因黏連而蠕動失常。炎症或手術都可致之，範圍極大，不能一一詳述，古代醫學，由外及內，所能講的，也只能如此而已，足太陰脾經之脈急者為疝，方才說沒有脾疝，而今說太陰脾經之脈，脾經與脾究竟有何不同呢？脾是固定的稱呼，脾經是脾行使的範圍，以及所影響的範圍的稱呼，疝本屬腸子失常是當然的解說，範圍愈大愈顯其條件充足故曰脾經，或稱足太陰經，足少陰腎經脈急者，是腎上腺素↓無法上達，則手足發冷稱厥痛者，卒然而倒。足陽明胃經的脈急者是受了驚駭，脾脈數即浮但此處的沉不能作深按之而得講，否則既浮又沉豈非自相矛盾。沉在此處是解說沉著有力，腸澼者下痢，如果下痢時久可以自己痊癒。肝脈小而緊為下痢容易治癒，腎脈小搏沉為下痢便血，其實不必論脈，但見其徵象，即便可知古人所言，也是先見徵象及病人的主訴以後再配上脈而論，否則純憑候脈，恐怕還有一段距離，無法說某某者由於脈緊急而來。血漫身熱者死，意思是既然已經腸澼下痢，當然代謝因下痢而↓炎症緊張，因下痢而弛緩可以略作緩衝仍是身熱不休，《傷寒論》上也有如此說法，實則其下痢是真正病的末期，結果例如腸穿孔等，當然必死，後面幾句不講自喻，總之脈緊急，表示內臟有病，其病由於自律神經緊張而來屬交感性，究竟如何，當配合其他條件而已，單憑脈不可以，如果一定認為脈象如何，其病如何，不如反過來說其病如何，何以致如此脈象，如今因病不能確定，所以無法詳述其根由，純論脈無益也。

胃脈沉鼓濇，胃外鼓大，心脈小堅急，皆鬲偏枯。男子發左，女子發右。不瘖舌轉可治，三十日起。其從者瘖，三歲起。年不滿二十者，三歲死。脈至而搏，血衂身熱者死。脈來懸鉤浮為常脈。脈至如喘，名曰暴厥。暴厥，不知與人言。脈至如數，使人暴驚，三四日自已。脈至浮合。浮合如數，一息十至以上，是經氣予不足也。微見九十日死，脈至如火薪然，是心精之予奪也。草乾而死。脈至如散葉，是肝氣予虛也。木葉落而死。脈至如省客，省客者，脈塞而鼓，是腎氣予不足也。懸去棗華而死。脈至如丸泥，是胃精予不足也。榆莢落而死。脈至如橫格，是膽氣予不足也。禾熟而死。脈至如弦縷，是胞精予不足也。病善言，下霜而死。不言可治。脈至如交漆，交漆者，左右傍至也。微見三十日死。脈至如涌泉，浮鼓肌中，太陽氣予不足也。少氣味韭英而死。脈至如頹土之狀，按之不得，是肌氣予不足也。五色先見黑白，壘發死。脈至如懸雍。懸雍者，浮揣，切之益大。是十二俞之予不足也。水凝而死。脈至如偃刀。偃刀者，浮之小急，按之堅大急。五藏菀熟，寒熱獨幷於腎也。如此其人不得坐，立春而死。脈至如丸滑，不直手。不直手者，按之不可得也。是大腸氣予不足也。棗葉生而死。脈至如華者，令人善恐。不欲坐臥，行立常聽。是小腸氣予不足也。季秋而死。

本篇名〈大奇論〉可見所論者均是奇，奇是恆的代稱名詞，乃可知非一般常情的說法，是較為特殊的條件下，方才有如此現象，胃脈鼓濇，外鼓大，鼓者浮大的意思，大是大起大落振幅寬的意思，二個字的意義正復相同，以描寫脈搏極大，甚至大到出了脈幅跳動的範圍，心脈亦即寸口以上的脈小而硬且緊，是屬於偏枯亦即 CVA 腦中卒之後的脈。平心而論，脈的跳動，本屬血流循環，心臟搏動必然的現象，所以西醫論脈，只候每分鐘跳動的次數便已經足夠，至多用心電圖來測定是比較又進一步的診斷以察心臟導電的情況，但是絕沒有《內經》講的如此廣泛，如果再進步來講，心臟脈搏的搏動，雖然只關係到血流、血行，但是其跳動的方式，無不與其支配血管的神經節節相關，神經支配血管，乃生各種不同型的脈，支配神經的，內分泌以及神經肽，又無不與腦息息相關，所有的內分泌及神經肽，對神經的衝動或抑制在大腦中都有一定的範疇及區域，詳細情況現在還不太清楚，正在積極的研究中，我們處在此青黃不接的時候，如果無法確定脈的正面理由，至少在旁敲側擊中可以得到不少實用的資料，其研究方法應該從病的本身變化，從而推測脈之變化，絕非由脈而能審及病的變化，唯其如此，恰好與《內經》所述相反，但與《內經》之所述的由來及理由，絕對相合，如今不惜費辭當一一辨正論述之，腦卒中之後生半身不遂稱為偏枯，偏枯的一面，因動作↓腦之命令呼喚不應而痿弱，於是另一面一定生代償性的強化，心脈是在左手上寸，胃脈是在右手關上，心脈↓而胃脈↑乃知其偏枯必屬於左側，男子發左，女子發右不過是統計上的大概，非爲必然，如果一定要問為什麼有如此的大概，不能說統計如此就是如此，那豈非成了絕大的荒唐，與經曰子曰統計曰均爲不確實的說法，不過前兩者是古人所說，今已落伍，後者之統計云云，方今正值非常時髦當口，光憑統計沒有理由，實在已不太高明，有了理由再作統計卻比較實在，由於女性的左腦較右腦為發達，我們且看女孩子都比較安分，合理，較男孩子為早熟，所以在小學時期，女生的表現都較男生為優越，漸漸上中學而大學而研究所時，男生卻慢慢地占優勢，原因是先前已經講過，在胎兒時間男性激素會抑制左腦的發育，右腦表面上的確是為左腦所制，其實所有的衝動，想像力等等都由右腦發出，故而雖成熟較慢，但是潛力豐富，女性既發達於左腦，則左腦所管轄的部位是右側，男性則反之，故能描出一個大概的統計，如果舌能言治之，三十日可癒，舌不能言治之三年可癒，可見《內經》當時治療的功夫並不高明，後世迭有發明，有的根本不經三十日即可痊癒。針藥並施快得很，舌不能言的確比較嚴重，但也不至於要醫三年，國人一向遵經崇道，太保守了。中醫也在天天進步，並非不進步，今日之治療遠勝古時的治療，又何必一定要逆其道而行呢？年不滿二十年有此病，三年死都為先天遺傳性的腦發育畸型故多死。血衄者鼻子出血，身熱當減今仍不減，可見腦中具絕大的變化，不一定死卻也非常麻煩是事實，諸凡脫血的病症，脈搏較一般跳動為強，《內經》喻之爲懸鉤浮是為脫血後心臟代償的反應，是正常的現象，脫血後須幾天之後方現軟弱之脈象，脈至喘是來勢大，去勢不清，一如氣喘只見吸氣不見呼出之勢，是為暴厥，則當為意識昏沉，手足厥冷，理由是腦中腎上腺素及正腎上腺素↓，血管收縮力↓，血壓不夠，血管收縮力↓，故不見去勢之脈，則成厥冷昏沉，單是脈搏跳動快受驚的關係，三四天自癒，脈搏一息十致者是休克前兆之脈，不需要九十天，死神降臨可在旦夕之間。脈搏如燃薪，亦即零亂無章與脈至如散葉條件一樣，不須等草乾，木葉落呈心室性心搏過速，本是心寂的前兆，死亡可以立待。脈至如省客，省客者脈塞而鼓與脈至如喘差不多，但程度較淺較輕，所謂只感來的脈，不見去的脈，也即是只感有起不見其落，當然不是沒有起落，但感覺起明顯而落不明顯而已。此類之脈都是心搏量不足的脈，難治可能死亡，說是腎氣不足，無論古時現代都可以講得通。脈至如丸泥者，脈搏來按之不像起落之勢，反像丸泥似的呈旋轉之勢，乃是起落二者無法分辨，按新式的講法是收縮及舒張幾乎不能分辨，原因在於脈管壁對心血壓的↑↓不呈明顯的收縮及舒張狀態，當然不妙，豈但是胃的經氣不足，可以說毫無力量，不死亦難治，不言而喻。脈搏如橫弦大爲堅而硬，是與前者相反，血管張力相當大，大至↑↓情形極為陡且緊，是自律神經節生問題，也就是比前節所講的疝氣，更為硬而且緊張，我們在臨床上看到肝硬化的病人常見此脈象。脈至如弦縷、是脈跳動極細小，所以說幾乎不分起和落。同時地太鬆弛及太細小都能致此，但寬弛細小，我們一候便知，則病的來源，顯然不同，鬆弛，血管彈性大↓，細小者血管收縮大↑，因而彈性也↓，腦血管血液流量大↓，CO_2↑則生虛性興奮，其程度與CO_2↑成正變。喋喋不休當然較默默無言，興奮度要高，病也較重，脈至如交漆，交漆者左右旁見，意思是脈的搏動，在指端上，一下在左，一下在右，此類之脈可見其血流循血管之分配量已經不平均，或多或少，一般見於心臟擴大者，距死不遠矣，脈至如湧泉，泉水之湧出也，但出而不入，按脈象比實在與前述的脈塞而鼓差不多，到底是什麼病，其分類必須另有條件，否則鑑別絕對困難。脈至如頹土狀按之不得，脈來輕取則有重按則無，乃知血管的彈性全然↓，幾等於無，比前述的脈象更為惡劣及嚴重。脈至如懸雍，浮脈切之益大。輕按是浮，重按則愈大，則一般脈象都帶有此種形象，但是再重一些則反而不過如此。或竟因壓力太大而呈細小，如果愈按愈大，與後者脈至如偃刀，浮之小急，按之堅大而急一樣，不過後者的情況較前者更為厲害，原因是血管中血液滯留太多，由於小血管均收斂，血流注入較大的血管中，最後發生如此形勢，其人心煩意亂坐之不安，精神錯亂，瞳孔縮小，去死不遠。脈至如丸滑及脈至如華，如同一轍，不同處在前者僅及言脈，後者有令人善恐，不欲當臥，行立常聽的神經症狀，大腸及小腸的功用部分傾向於電解質的平衡，電解質不平衡，尤其 Ca^{++}↓ 往往使神經緊張，小腸之變卻較大腸為嚴重故而徵象多，至於什麼季秋而死……水凝而死，下霜而死等等，無非根據五行相生相剋論列，不復多言了。

脈解篇第四十九

太陽所謂腫，腰脽痛者，正月太陽寅，寅太陽也。正月陽氣出，在上而陰氣盛，陽未得自次也。故腫，腰脽痛也。病偏虛為跛者，正月陽氣凍解，地氣而出也。所謂偏虛者，冬寒頗有不足者，故偏虛為跛也。所謂强上引背者，陽氣大上而爭，故强上也。所謂耳鳴者，陽氣萬物盛上而躍，故耳鳴也。所謂甚則狂巔疾者，陽盡在上而陰氣從下，下虛上實，故狂癲疾也。所謂浮為聾者，皆在氣也。所謂入中為瘖者，陽盛已衰，故為瘖也。內奪而厥，則為瘖俳，此腎虛也。少陰不至者厥也。

如果不以陰陽四時來講，則容易得多，其實陰陽四時，對病的影響固然是有，並非一定古人的自然科學知識闕如，而真正實證的條件少之又少，不能不憑藉某些東西或者事物來作推測或充作猜測，如果現今自然科學發達到如此地步，至少對一切徵象都有相當的瞭解，陰陽四時之條件又因工業發達，地域觀念的推廣，愈顯其無力感，即使要有影響也相當微弱，不足以獨當一面了，例如本段硬說太陽經是正月陽氣充沛，陰氣未退，至少只能瞭解，春天甲狀腺機能漸漸↓，而身體代謝又漸漸↑，如此一個偏差，並不一定致病，若乃真正致病也不一定要屬太陽，但太陽經究竟是什麼：我們已經講了又講，《內經》所言都是空虛的條件，虛作實寫，有的時候頗收統一應變之效，如果一概硬湊硬拼，則就無法自圓其說往往處處矛盾，令人不解了，我們現在純就太陽經本質來論，外在的觀察太陽經在人身的背上，近脊髓的區域，沿脊髓而平行縱列，其作用是除了背上的肌肉之外，內在的條件是神經精神因疾病的緊張乃至小便不利，水分調節不平均，因為人體所須的營養，其能量用在細胞膜的水分出與入，兼帶營養進入細胞，廢料的運出細胞，膜性的滲透，占了所耗費能量的百分之七十，才能維持生命的平衡，一旦有病，stress，使電解質、水分之不能調節，乃主全身緊張，除了背部肌肉首當其衝之外，腦底、耳蝸淋巴腺，從而因背部的緊張，有時因腿部本有問題，更可牽引至腿部、耳鳴、強上引背，腰椎痛連及腿，腦底由水分不平衡，積水更為浮腫，如更有其他本有內在伏病而併發，或外來病原體侵犯而入腦乃成癲疾狂亂，甚則瘖俳，喉頭嘶嗄，失聲者，腎上腺素分泌↓，《內經》責之以腎，如果就《內經》四時陰陽之講法則相當玄。一下陰一下陽，始終不得其要領，故太陽經者主背，主水分不調，因之產生的神經症狀均屬之，不必再逐字逐句去解釋，徒費口舌而已，而且在此篇之前，早已講之又講，應該非常熟悉了。

少陽所謂心脇痛者，言少陽盛也。盛者心之所表也。九月陽氣盡而陰氣盛，故心脇痛也。所謂不可反側者，陰氣藏物也。物藏則不動，故不可反側也。所謂甚則躍者，九月萬物盡衰，草木畢落而墮。則氣去陽而之陰，氣盛而陽之下長，故謂躍。陽明所謂洒洒振寒者，陽明者午也，五月盛陽之陰也。陽盛而陰氣加之，故洒洒振寒也，所謂脛腫而股不收者，是五月盛陽之陰也。陽者衰於五月，而一陰上，與陽始爭，故脛腫而股不收也。所謂上喘而為水者，陰氣下而復上，上則邪客於藏府間，故為水也。所謂胸痛少氣者，水氣在藏府也。水者，陰氣也。陰氣在中，故胸痛少氣也。

所謂甚則厥，惡人與火，聞木者，則惕然而驚者，陽氣與陰氣相薄，水火相惡，故惕然而驚也，所謂欲獨閉戶牖而處者，陰陽相薄也。陽盡而陰盛，故欲獨閉戶牖而居。所謂病至則欲乘高而歌，棄衣而走者，陰陽復爭而外并於陽，故使之棄衣而走也。所謂客孫脈，則頭痛鼻鼽腹腫者，陽明并於上，上者則其孫絡太陰也。故頭痛鼻鼽腹腫也。

我們知道了太陽當然也可以知道少陽是什麼，少陽經其實是關於橫膈膜上下的條件，更兼列現代的肝膽自律神經處所施行的作用而言之，心脇痛是肋間有問題，肋膜炎或竟炎性的積水現象故痛，如果積水有壓力則痛處相當劇烈，病人甚則只能側臥一邊，有水之處，不敢對側臥，肋脇痛神經同樣也可以緊張，脇間積水，水分不調節，口苦口乾，自然發生，並非屬陽，非甚則躍是神經緊張，此處所言的陽明大部分都與少陽相混淆，可見《內經》自己也不太搞得清楚，陽明經本是指腸胃機能消化代謝而言。一般夏天，天氣炎熱，甲狀腺機能↓，汗大出，腸胃恆因表皮血管因熱而擴張，乃至腸胃道恆與血液流濡較少，胃口因大熱而大為↓，心臟因汗多而搏動能量消耗↑，腎臟因汗出多而反分利↓，雖屬盛夏人體的機能代謝反而↓，如果發病，因外在氣候散汗多，熱量↓，內在代謝↓則洒洒振寒，五月本是盛熱暑天，所以有盛陽之陰的說法，脛腫股不收，四肢末梢血管擴張而充血，熱天又懶得行動，末梢血管因不動而收縮力較差，更因代謝低落，心臟搏動力之大打折扣，脛股離心較遠，即為略腫，夏天濕重，肌肉不發達，脂肪豐厚者如女性，則常常有腳腫股腫現象，晚上較盛，一俟明日起床又恢復如故，所以稱不得什麼，由於易於積水，末梢血管足擴張者多，而收縮力較小，如果有病輒使水分有變動，且加上易積水的以上所述的條件，一旦生病，如果是肋膜炎，肋膜積水，或竟心包膜積水，此類病在夏天甚易發生，乃成上喘為水，水在臟腑，胸痛少氣，甚則厥。胸膜，心包膜積水，心搏力受影響，四肢末端血流↓故厥冷，惡人與火欲閉居獨居，聞音不一定要木音，惕然而驚者，一般病人都是如此，哪一個病人說是生病時喜歡人多大鬧大吵的。所以不足為據。棄衣而走，是病入大腦的神經症狀，由於熱甚所致的《傷寒論》上陽明府證相差不多，但此時徵象較為嚴重，不但是大腸桿菌問題，更是 VIP 的問題，腦中很多神經肽發生紊亂所致，與腸子關係相當密切是事實，因為泛泛而論，沒有指定特別的病，亦就無法詳論以追源頭，頭痛鼻鼽乃病之高熱使然，腹脹為腸胃有積滯。

> 太陰所謂病脹者，太陰子也。十一月萬物氣皆藏於中，故曰病脹，所謂上走心為噫者，陰盛而上走於陽明，陽明絡屬心，故曰上走心為噫也。所謂食則嘔者，物盛滿而上溢，故嘔也。所謂得後與氣則快然如衰者，十二月陰氣下衰而陽氣且出，故曰得後與氣則快然如衰也。少陰所謂腰痛者，少陰者，腎也。十月萬物陽氣皆傷，故腰痛也。所謂嘔欬上氣喘者，陰氣在下，陽氣在上，諸陽氣浮，無所依從，故嘔欬上氣喘也。所謂色色，不能久立久坐，起則目𥇒𥇒無所見者，萬物陰陽不定，未有主也。秋氣始至，微霜始下，而方殺萬物，陰陽內奪，故目𥇒𥇒無所見也。所謂少氣善怒者，陽氣不治。陽氣不治，則陽氣不得出，肝氣當治而未得，故善怒。善怒者，名曰煎厥。所謂恐，如人將捕之者，秋氣萬物未有畢去，陰氣少，陽氣入，陰陽相薄，故恐也。所謂惡聞食臭者，胃無氣，故惡聞時臭也。所謂面黑如地色者，秋氣內奪，故變於色也。所謂欬則有血者，陽脈傷也。陽氣未盛於上而脈滿，滿則欬，故血見於鼻也。厥陰所謂㿉疝，婦人少腹腫者，厥陰者辰也，三月陽中之陰，邪在中，故曰㿉疝少腹腫也。所謂腰脊痛不可以俛仰者，三月一振，榮華萬物，一俛而不仰也。所謂㿉癃疝膚脹者，曰陰亦盛而脈脹不通，故曰㿉癃疝也，所謂甚則嗌乾熱中者，陰陽相薄而熱，故嗌乾也。

大凡思考的精彩者必須有連貫性及統一性，既簡潔而又準確，所以在物理學方面牛頓運動三大定律，以及馬克士威（James Maxwell）電磁學定理，被稱為非常 elegant 的定則，elegant 的意義不單作雅潔講，更具有精當不易的統一性，我們就腸胃道而論，大凡機能性代謝性的屬陽明，幾何性的腹腔中容積的擴大，腸胃肌肉彈力不夠都屬太陰，由於上述的條件，所以病人感覺脹滿，動量差胃中食物遲留而不能轉輾運行入腸，則氣體上逆稱噎，食物入胃則嘔，如果排氣的確可以使脹滿感略為減少，故感到爽快些，少陰者是泛指腎上腺素↓，血流因血管收縮量差而諸小血管血液滯留，更又有所指的是指骨骼，尤其指的是腰以下，少陰的腰痛，一般指為真正的腰背骨有問題的腰痛，由於腎上腺素↓，則咽喉處的黏膜面抗力↓而容易受刺激受感染，故乃嘔咳上逆，嘔咳上逆是心臟的搏動，必須以腎臟所分泌的腎上腺素對血管使之收縮正常，心臟之搏動方能平衡自如，少陰的泛指甚廣，除上述以外，更指部分生殖系統，免疫系統。免疫系統首先述及者，當然是喉頭的淋巴腺，扁桃腺，氣喘本為過敏，亦屬少陰。不能久立久坐是骨質有病，不夠堅強屬腎，目𥇒𥇒無所見是血壓不夠屬腎，善怒且恐因為腎臟內分泌如正腎上腺素，糖皮質素（glucocorticosteroid），醛固酮等等分泌失常，如前二者的↓後者的↑，前者的↓則易使人感恐慌，心臟易於受激而跳動↑，後者的↑水分之容積於腦則喜怒，惡聞食臭者，血壓的↓，水分的↑，則毫無胃口，腎上腺類固醇藥物可以使人胃口↑，水分的不平均，神經易激動，腎上腺分泌↓都可以使面色呈黝黑，所謂愛迪生氏青銅症便是腎上腺皮質醇不夠而使面色極為黑色的病症，咳而有血是喉頭病，亦可能是結核病，既使腎上腺破壞分泌↓，而使病人面色呈黑色，又能破壞肺組織而咳血，厥陰經仍是指的是腹腔的腸胃，但是神經症狀較重者，一般都是腸子偏垂而成疝，婦女則成腹部疝氣（abdomen herniation），故少腹腫實則非腫而是脹滿，腰脊痛不可近者都由鬱滯腸子移位影響體肌扭轉而成，口苦乾是喉頭乾燥發熱，是腸有問題牽連而生的，在喉頭厥陰與少陰各有所司，少陰司免疫機能及充血性，厥陰則司神經緊張性咽喉收縮，總之三陰經都為代謝低降，心力不夠的病，三陽三陰並非未指真實的臟器而是指的性能，作用及活動力的範疇而定，所以往往摸不到要津，至於《內經》所講的陰陰陽陽，隨疾隨心而湊，實在零亂矛盾百出，更且毫無連貫性，無法使人看懂，更不談參透了。但所講的症狀絕對正確，所持理由多半是錯。

刺要論篇第五十

黄帝問曰，願聞刺要。歧伯對曰，病有浮沈，刺有深淺。各至其理，無過其道。過之則內傷，不及則生外壅，壅則邪從之，淺深不得，反為大賊，內動五藏，後生大病。故曰，病有在毫毛腠理者。有在皮膚者。有在肌肉者。有在脈者。有在筋者，有在骨者。有在髓者。是故刺毫毛腠理無傷皮。皮傷則內動肺。肺動則秋病溫瘧，泝泝然寒慄。刺皮無傷肉。肉傷則內動脾，脾動則七十二日四季之月，病腹脹煩，不嗜食。刺肉無傷脈，脈傷則內動心，心動則夏病心痛。刺脈無傷筋。筋傷則內動肝，肝動則春病熱而筋弛。刺筋無傷骨。骨傷則內動腎。腎動則冬病脹，腰痛。刺骨無傷髓。髓傷則銷鑠胻酸，體解㑊然不去矣。

本篇通篇都是古人的想像，以病是由外而內，先在毫毛腠理刺當淺，此部位屬肺，略深則進入肌肉屬脾，其次為脈屬心，再次為筋屬肝，最後為骨屬腎，骨之深處為骨髓是為極深之處。刺須適中，太淺不及生外壅，刺過其度則成內傷，溫瘧泝泝然寒慄是秋天得的瘧疾病。雖未必一定屬瘧，單憑寒熱往來的瘧症，實質上亦不是一定肺有病，但其病發在秋天者很多。一定要按五行次序排列秋必屬肺。實無此必要。如果說針刺及皮能成此症，無法證實，其他諸類亦復相同，若說腹脹煩悶是消化不良則可，是脾病勉強可以，是針刺傷因而得到則匪夷所思矣。夏天而病心痛沒有此等事實，心痛實係胃痛之誤，外表看似在胃的部位，其實真正在此部分有痛感的病，說不勝說，豈能一定就是傷脈屬心屬夏而生，其他以此類推，實在不敢苟同，非但所述無據，跡近五行排列，隨心所欲，以此類推，陰陽五行者，古人對自然科學不明，以之解釋一切宇宙觀，當然無法如此簡單，即使在人身上，亦未必一定準確，硬欲以之為是，誠不知如何而可，更不知居心何在也。本篇為《內經》中較差的一篇，本來可以省略，因其為經文，不得不略提一番，實在無多大價值。

刺齊論篇第五十一

黃帝問曰，願聞刺淺深之分。歧伯對曰，刺骨者無傷筋，刺筋者無傷肉，刺肉者無傷脈，刺脈者無傷皮。刺皮者無傷肉，刺肉者無傷筋，刺筋者無傷骨。帝曰，余未知其所謂，願聞其解。歧伯曰，刺骨無傷筋者，鍼至筋而去，不及骨也。刺筋無傷肉者，至肉而去，不及筋也。刺肉無傷脈者，至脈而去，不及肉也。刺脈無傷皮者，至皮而去，不及脈也。所謂刺皮無傷肉者，病在皮中，鍼入皮中無傷肉也。刺肉無傷筋者，過肉中筋也。刺筋無傷骨者，過筋中骨也。此之謂反也。

此篇與上篇如同一轍，想當然之言，按句排列，以符其五行之變甚無謂。載之而已，不須解說且亦無法解說。

刺禁論篇第五十二

黄帝問曰，願聞禁數。歧伯對曰，藏有要害，不可不察。肝生於左，肺藏於右。心部於表，腎治於裡。脾為之使。胃為之市。鬲肓之上，中有父母，七節之傍，中有小心。從之有福，逆之有咎。刺中心，一日死。其動為噫。刺中肝，五日死。其動為語。刺中腎，六日死，其動為嚔。刺中肺，三日死。其動為欬。刺中脾，十日死。其動為呑。刺中膽，一日半死，其動為嘔。刺跗上，中大脈血出不止死。刺面中溜脈，不幸為盲。刺頭中腦戶入腦立死。刺舌下中脈，太過血出不止，為瘖。刺足下布絡中脈，血不出為腫。刺郄中大脈，令人仆脱色。刺氣街中脈，血不出，為腫鼠僕。刺脊間中髓為傴。刺乳上中乳房，為腫根蝕。刺缺盆中內陷氣泄，令人喘欬逆。刺手魚腹內陷為腫。無刺大醉，令人氣亂。無刺大怒，令人氣逆。無刺大勞人。無刺新飽人，無刺大飢人，無刺大渴人，無刺大驚人。刺陰股中大脈，血出不止，死。刺客主人內陷中脈，為內漏為聾。刺膝臏出液為跛。刺臂太陰脈，出血多，立死。刺足少陰脈，重虛出血，為舌難以言，刺膺中陷，中肺為喘逆仰息。刺肘中內陷氣歸之，為不屈伸。刺陰股下三寸內陷，令人遺溺。刺掖下脇間內陷，令人欬，刺少腹中膀胱溺出，令人少腹滿。刺腨腸內陷為腫，刺匡上陷骨中脈，為漏為盲，刺關節中液出，不得屈伸。

針刺之所以有效者，是提高肌肉組織中的膜電位使神經及神經肽的傳遞加速，與腦電荷配合從而使病勢改善或竟痊癒，因為由於是電荷的關係，所以對組織的各種不同或者其分類全然不同毫無關係，一如我們電學發明之後，對一切物體種類不同，性質不同者都可以毫無關係，加以相連，如 X 光可以穿透任何物質，不一定在醫學上可以用，在工業上對製造品的有瑕疵與否，同樣可用 X 光透視檢驗，最近更愈來愈發達，愈出愈妙於用，電之為物上達高曠無境限之宇宙，下至微小到想像不到微小之物均可一目瞭然，更有電腦、雷射，可以精密記錄，或竟穿透任何物質的阻隔，如果現代世界文明中的人，再來內在粗淺的物體上做某種組織境界上的巨觀分析，而不考慮其作用，則顯然已經行不通的了，針灸既屬此類「抽象」而高級的傳遞作用，更何況在人體雖有各種組織不同的隔閡，較之一般物質稀鬆而且可以有活動商議的餘地，不啻要多上幾千倍幾萬倍，則針灸的傳遞，有何難之有，其理前面幾篇都已經詳細講述過。如果就針刺的穴道上作層層解剖部位的皮部，下部的肌肉神經、骨骼分析之與上述的條件全部相反，或者竟想循經絡的路線以求有什麼物質或物體能使之連貫成某一條經絡者，不啻像緣木求魚，可以毫無所得，原因何在呢？蓋因為自從電磁光能學說創明以來，一般物質空間、時間的界限，早已不再存在，所能憑之而觀察者，乃全部在其範圍（field & environment）內，及其相配合的作用的條件中，又豈是以解剖經穴以及憑五行陰陽四時可以作診斷者，既然上述已明則其著重者，是出現的相及位，不是真正的物體，針刺的部位是能引起此類條件的發生，或者觸發其相互作用而產生效果，不是真正的要去刺中某內在臟器，否則不是治療，而是「謀殺」了。所以歧伯大聲疾呼，臟有要害不可不察……，七節之旁中有小心，從之有福，逆之有咎者，其所述的部位或作用雖然不盡合現今的解剖部位，而其所須的條件與解剖關係非常微小或竟全然無關，但看他後一段所述，刺中心一日死，其動為噫，如果真的刺中心可以立刻死亡，其動為噫乃知不是真正的心，可能是心附近的心包膜，或竟是胃脘附近，是否一定是一日死，則不得而知，要看刺的條件了。刺中肝神昏譫語，五日死，刺中腎大打噴嚏六日死，此類所中之物是否為肝為腎，無法得知，可能刺中要害而出血，反應多多亦不一定必須神昏及打噎，凡刺中之處必然內出血，而成血塊（clot）或者血瘤（hematoma）等病源存在對人體為害非淺，當不止單作是物來觀更伴見附近組織緊張，血流改變。刺中肺為咳三日死。此段一般人當能較中肝中腎為易於認知。刺中脾十日死，其動為呑，是否如此則與中肝中腎一樣，其反應非常奇怪，恐怕須用當時的情況來判定，不能一概而論也。而且所謂之脾，究竟是什麼，當不得而知，是真的脾臟，抑或是泛指一般消化作用的系統，抑或是胰臟等等均非隨便推測而知，刺中膽為嘔，一般可以瞭解，什麼時候死，更須視受傷組織的程度，其刺之深度而定。總而言之刺中五臟，《內經》喜歡以五臟列論，結果泛泛，並不明顯，所以此篇的前節與以前的第五十一篇及五十篇同樣虛無飄渺，無法定位也不切實際，原因在於以五臟列論，《內經》上一提到五臟，便講得相當含糊硬湊硬拼，甚然不知所云，莫名其妙，此篇遠較上兩篇實在，比較能作清晰的敘述。除了此段，用五臟論列，相當傷腦筋之外，下一段便非常明顯漂亮。刺跗上中大脈是刺中了動脈乃至大出血，古時候外科，還沒有現在之精，亦不知道怎樣止血法，則出血不止而死，刺面中溜脈，溜脈者並不一定須要指出什麼穴道，什麼血管，舉凡與目系有關的血管，不幸時則使人眼睛成盲，此處所以相當確實，清空如畫者，因為不帶到心肝脾腎肺，不帶到五行，直接實事求是，故而相當可觀，復次《內經》常常只講一個表皮上的大概，不一定在何處經絡上，何處穴道上，敏感而喜深思之人，大可以作反省矣，對經絡穴道之存在，果然無可否認，若為是一定不易的鐵則，一如解剖上的神經血管然，則太具體太形式化了，反而對學問的研究成了障礙，因為電荷的行走須恃當時的勢能，形能為主，不能死煞一定如此也。又云刺中腦戶，近延髓中樞處立死。刺舌下中脈太過，血出不止使人不能言語，刺足下布絡中脈血不出，如果刺足下的浮絡血不出來便成血腫，刺膝窩的大絡血管大出血，病者臉色蒼白而暈厥。刺氣街中脈，氣街則小腹近恥骨弓之兩側，血若不出則鼠蹊部發生浮腫，刺脊椎中髓，使人曲背成傴僂，刺乳上刺中乳房則盤根堅硬而生潰爛，刺缺盆中內陷氣泄，缺盆本為肺尖所在，今刺破當然會發生諸類問題，更令人喘咳。刺手上魚腹而得的全部腫脹，從而知道為刺者，可以刺得一塌糊塗，不醫還好，愈醫愈糟，現今醫界有同感，我們深為那些被誤治犧牲的病人哀悼，但犧牲之餘必須要得到代價，如果犧牲者是白犧牲而認為活該，這就不可以原諒了，歧伯在此得到的教訓，一一布列讓後學者知所警惕，而我們就歧伯之所得，如果是明眼人，更能得到較歧伯還要多的道理及條件，我們從而可知，刺在什麼地方，發生的變化，知道此處血流及血行循環的條件和變化，從而推測，此處組織所產生的活力以何種血流方式作滋養，如果被扭曲或破壞，為什麼以此種方式呈現其現象，可以使我們的醫學更上一層樓，是積極的，並非單單以消極的相為告誡便稱滿足。無刺大醉，令人氣亂，大醉的人，血流壅盛，末梢血管充血，也有末梢血管反而收縮，面色發青者，總之其血流末梢的變化，從而影響神經更影響大腦，一般酒精成分對腦皮質是抑制而非興奮，高級皮層既受抑制，對針刺之刺激的接受↓乃生氣亂，無刺大怒，怒與酒精條件性質均不同前者，是由外物興奮，帶動血流，從而使腦抑制，腦受抑制則不能接受針刺之興奮，後者是本由大腦發出的強烈激動，先由腦神經及精神生大刺激，然後影響血流循環，用針刺的條件，必須配合大腦的精神神經作用，不能相配合用之有大害，乃生氣逆胸悶。無刺大勞人，身體極度疲憊，大腦亟須休息，用針使之刺激是抱薪救火。無刺新飽人，凡人飽食則大量血液流入腸胃道充消化代謝之用，腦中無形地相對缺血，故一般人飽食後，恆感精神散漫，亟想休息或少憩片刻，無刺大飢人，大渴人，大驚人，凡大飢大渴大驚，在大腦中均有極大的刺激及反應，大飢大渴的人腦中血醣本已↓，不足以應刺激。大驚之人本已失措，意志薄弱者可能發狂，蓋正腎上腺素分泌已達極則，腦中 C-AMP 既↑，必然↓以作調節，竟復刺激之，是非治病，求其速死也。由以上種種精神神經原因觀之，針刺之刺，必須絕對與之配合，可知針刺對腦神經大腦皮質層的關係，極為密切，先前已經述之旦旦，我們更由此觀到一點，因為光電技術的猛進，量子力學的發展，物質與物質之間已經無法可分，組織與組成之間均可直接了當以能量解說之，則在醫學方面但知電荷之分配，膜電荷的升降，已能知其大端，又何必一定要斤斤於肌肉血管神經等等。所謂經絡穴道者，勢也能也。電能所支配的路線也，硬要以解剖學的不同而分配之，一無是處，若以四時五行以作診斷證據，則本篇即可作為範例，就心肝脾肺腎五行所論者全部不著邊際，如不以五行為準，以事實為準者，由刺跗上……不能屈伸，無不絲絲入扣，頭頭是道，復次更知針刺之道，有其好處，可以急救，立刻見效，但是不懂病理機轉，無法全部奏效，其治療程度，也是相當有限與藥物方劑相比，相差很遠，否則中國醫學單憑針灸早就湮沒了，一如古代印加帝國，印度也有放血療法，也有針灸，其所以後繼乏力者，一是亡國滅種，二是沒有像《傷寒論》等等強力高級藥物方劑作後盾，效果常用漸漸不彰也，由於治療力量有限，《內經》乃有種種限制。藥物治療即自由得多了，此絕非虛言，但藥物方劑程度較深，於今瞭解不多。針灸者美國大行其道，則我人群起而效尤，能流行者，必有其淵由，亦有其真理，但未必一定盡全盡美，至聖至理也，既是其勢而非其物，直接刺中，必然受傷，無可諱言。故刺陰股中大脈，血出不止死是與前述一樣是針中了動脈血管，出血不止當然死亡。刺客主人穴，內陷的血管或內面鬱血，滲漏則成聾而不能聽，刺膝蓋致關節囊中滑液流出為跛不能行，刺臂太陰脈，一般動脈都在內側，臂內側動脈出血多就可立刻死亡。刺足少陰脈，重虛出血，在手的動脈血管刺的死亡甚速，在足之動脈血管亦很重要，出血不止則死，出血太多，而後稱病者。三生有幸而止血，為舌難言者，血壓因出血而↓，語言困難，刺膺中陷，肋骨胸部如果刺穿，立刻成氣腫，因為胸腔本是負壓，刺破則外界空氣竄入，可以立刻胸腔氣腫，肺膨脹受壓而不全，乃成喘逆，仰息，呼吸困難也，刺肘中內陷氣歸之，是與刺足膝關節一樣，關節液出不能屈伸，刺陰股下三寸，內陷使人遺溺，腹股溝亦即鼠蹊部對小便，膀胱括約肌，具很密切的關係，雖然解剖上尚有一段距離，但在勢能上，立刻還以顏色，乃致小便困難，少腹脹滿，刺腓腸肌不當為腫瘍，刺眼眶亦即眼瞼上，若中眼窩的血管，則淚出而目盲，刺關節而流出，滑囊液當然關節不能屈伸。

刺志論篇第五十三

黃帝問曰：願聞虛實之要。歧伯對曰：氣實形實，氣虛形虛，此其常也。反此者病。穀盛氣盛，穀虛氣虛，此其常也。反此者病。脈實血實，脈虛血虛，此其常也。反此者病。帝曰：如何而反？歧伯曰：氣虛身熱，此謂反也。穀入多而氣少，此謂反也。穀不入而氣多，此謂反也。脈盛血少，此謂反也。脈小血多，此謂反也。氣盛身寒，得之傷寒。氣虛身熱，得之傷暑。穀入多而氣少者，得之有所脫血，濕居下也。穀入少而氣多者，邪在胃及與肺也。脈小血多者，飲中熱也。脈大血少者，脈有風氣，水漿不入，此之謂也。夫實者，氣入也。虛者，氣出也。氣實者，熱也。氣虛者，寒也。入實者，左手開鍼空也。入虛者，左手閉鍼空也。

黃帝要知虛實之道，歧伯的意思是氣者動量也，形者形態也，如果動量↑，形態壯，動量↓，形態纖弱，是一般生理常態，順生理而非反生理，例如男子體格力量較女子均為強，乃自然現象，不得稱反，如食量大，力氣大，食量少，力氣小；大人食量大，小孩食量少，當然亦屬正常，否則相反，便是不正常。不正常者，當然有問題。上述者不過是普通一般的常識，如果略為精審一些，在醫學方面可見脈見實象，諸如數大洪，則其人必然發熱，面紅，代謝↑，雖屬病，在病中而論，仍是向正方向進行，脈弱微小，面色發白，言語無力，或竟畏冷，提不起精神，雖然是虛，仍屬虛的正面描寫，仍是稱常，既然屬常病，便易治，如果相反，病就難治了。如何稱相反呢？諸如，氣虛身熱乃是 O_2↓，CO_2↑，血管擴張，血液停滯，久而感熱，當然因 O_2 之↓比較病情複雜，而非一番正治之容易解決，謂之反，穀入食多而氣少，吃得多而毫無力氣，當然不妙，一般慢性的病最纏綿者，當然是糖尿病。穀殫，病勢雖厲害，不易治療稱之謂反。脈盛血少，一番脫血失血現象，如果順其勢則本應脈搏微弱，假如病情深入而持久，心臟神經起而作代償作用，反見大盛大洪之脈，所謂大虛有盛候者是也，謂之反。脈小血多，是血液停瀦，心臟衰弱，跳動無力，血液壅塞，當然相當不利，謂之反。氣盛脈數，身發熱卻手足厥冷則必然是高熱，一番革蘭氏陰性細菌發作的感染，如腎盂腎炎，嚴重的肺炎鏈球菌（pneumococcus）感染，可以高熱而身寒，得之傷寒，不過是以前的講法。氣虛身熱，得之傷熱，與前面所述的理論相同。穀入多而氣少，除前述之外，得之脫血，血液中血液蛋白↓，血小板過敏，紅血球易破壞，都能成所謂濕居下的症狀。穀入少而氣多，多屬肝病，腸胃病，腹部腸子產生氣脹，胃口絕對不佳，胃納↓，無力感，由於腸胃氣脹，使胸中悶熱，古人外觀判斷，得之在腸胃及肺，又且肺之氣腫，稱肺氣腫，O_2↓，胃口↓，腸胃下垂，無力而脹氣。脈小血多者，留飲為輕，鬱滯為重。脈大血少者，風氣，水漿不入之感冒為輕，病末期之心臟代償為重。氣實則脈呈陽性之脈，前已述及，是熱，氣虛呈陰性之脈，屬寒。熱者，代謝↑，寒者，代謝↓。氣入氣出，用左手開孔針法，反之用左閉孔針法，其實甚無謂氣入氣出，絕不因手按可以濟事，乃古人想當然之辭，真正原因是針刺本屬調節神經，順其勢者，須先視前置條件如何而定，設本為虛，調節之虛可轉實，方能合拍，反之亦然。虛實之調節，端視前置條件如何而定，實者瀉之，虛者補之，調節而已，又何必另創別途。

針解篇第五十四

黄帝問曰：願聞九鍼之解，虛實之道。

一般的虛實既然已經說明，析述之於前篇，則九鍼的虛實又當如何。從想用針瀉，以及針後，用指緊按稱補，實在不足以解說用針補瀉的道理。

岐伯對曰：刺虛則實之者，鍼下熱也。氣實乃熱也。滿而泄之者，鍼下寒也。氣虛乃寒也。菀陳則除之者，出惡血也。邪勝則虛之者，出鍼勿按。徐而疾則實者，徐出鍼而疾按之。疾而徐則虛者，疾出鍼而徐按之。言實與虛者，寒溫氣多少也。若無若有者，疾不可知也。察後與先者，知病先後也。為虛與實者，工勿失其法。若得若失者，離其法也。虛實之要，九鍼最妙者，為其各有所宜也。補寫之時者，與氣開闔相合也。九鍼之名，各不同形者，鍼窮其所當補寫也。刺實須其虛者，留鍼，陰氣隆至，乃去鍼也。刺虛須其實者，陽氣隆至，鍼下熱，乃去鍼也。經氣已至，慎守勿失者，勿變更也。深淺在志者，知病之內外也。近遠如一者，深淺其候等也。如臨深淵者，不敢墮也。手如握虎者，欲其壯也。神無營於衆物者，靜志觀病人，無左右視也。義無邪下者，欲端以正也。必正其神者，欲瞻病人目，制其神，令氣易行也。所謂三里者，下膝三寸也。所謂跗之者，舉膝分易見也。巨虛者，蹻足骱獨陷者。下廉者，陷下者也。

這裡所講的是針刺之道，《內經》對針刺別有一套，與一般專門注重經絡及穴道不同，我們可以看到講經絡時很少提到穴道，恆講在某某經絡上，所以不提穴道者，是看人自己思考病情酌量選穴。提到穴道時，亦很少講某某穴，某某穴名，只講大概在人體的某部位，屆時間又很少提到經絡，其真正的意思，是先講病情病勢，然後又配以刺某經的某穴，或並經穴完全不講，只講刺某某部位，如何取法，如何刺之，如何放血等等。總之，是先講病再講治的，與一般只講經及穴道，因某穴治某病，一如《傷寒論》是先講病的條件，然後再講用某某方，諸如此類均屬高著。目前的人，都是先講有什麼藥能治什麼病，或者什麼穴道能治什麼病，是逆其道而行之，要得醫學的進步，反而難上加難了。其實針是異物，刺入人體，體工當然有抗拒作用，但是其為物極細，不像子彈及刃，在進入之前，已經使周圍的組織完全破壞及崩潰，無法再反應，針則不然，當刺入人體，體表肌肉立刻收縮，發生各種刺激，隨其應該傳導的道路，此類道路包括神經，神經肽，膜電位，液體傳導，間質液傳導，細胞及細胞間接觸性傳導至大腦皮層，其人必須在醒覺狀態，乃產生反射而得到諸多感覺上的反應，由於電荷，電位的傳導，而非純屬神經一途。電磁之為物，可以直接引導，不論其物質之相同與否，有間隔與否，一概可以穿透，如果純屬某一物質的傳導，則其傳導的電位及傳導媒介必然因導體有電阻而電位↓，為了要選最精確不使電位價↓的路程，所以見容易方便的方向及部位即行傳導，不必計較什麼組織及介質，如此這樣的路線有許多在解剖學，組織學上的分類，如果略其結構而不談，專注於傳導的價位、速率及動量，便成了經絡的途徑，在針刺入之後，其被刺中人的身體，本來就有先置的條件，譬如其人本來感覺到冷，《內經》認為是寒是虛，是氣不足，經過針刺入，則生刺激，在未刺激之前，此種寒冷的感覺本來就不正常，體工已在漸漸調節，但調節之力不足，一經過針刺，助其一臂之力，則寒冷之逆境漸漸轉熱而成順境，隨之而調節，《內經》認為是得氣，氣之感覺是因針刺入，而針為異物，肌肉收縮以作抗拒而生的現象及刺激。反之，若其人本來有熱感，則針刺入，使其調節而熱感消失，稱氣實則瀉之。所謂補虛瀉實，是將其人原來不太正常的條件，順其勢幫助其生理調節作用，以調節之而已，故曰刺虛則實之，氣實乃熱，滿而泄之，鍼下寒也，氣虛乃寒也。如果某處有鬱血，發現有鬱血之處，都因循環失調而來，一般都在小血管為主，小血管在皮下，神經在皮下者特別敏感，因皮膚與大腦同屬外胚層，皮膚病如果像西醫一樣徒從外面治療，難奏全功，必須內治，其治法恆以治神經為主。由是可知，針刺皮下，神經受影響很大，復加放血，則鬱血因其強大之刺激而暢通，雖然只些許出血，因調節而奏全功，故曰菀陳則除之者，出惡血也。這些都是原則，原則既明，一切就好了。出鍼勿按，古人的意思是使邪氣從針孔出，這當然是想當然之說法，沒甚理由。徐出針而疾按之可以補虛，疾出針而徐按之可以瀉實，是要使病人感覺無異，一般所謂心理治療（placebo）。徐出針者，使病人不感覺針已經拔出，疾按之亦是同樣的意思，反之疾出針使病人立刻知道針已經拔出，徐按之意思相同，但與前段作用相反。其他以後所講均是描述之語，隨看隨懂，不必饒舌，其中有一點相當妙者，即是醫者正視病人二目，一如用催眠然，可知針灸之道，心理作用（placebo）者具很大的作用。這裡又講穴道，三里即足三里，《內經》要講得可以說相當含糊，亦可以說相當靈活，膝下三寸，隨君思索之可也，跗之舉足即可分，巨虛者，蹻足見腿上的凹陷處亦腓腸肌內緣的上部及下部，而不講在什麼經絡，距什麼穴道下幾寸，上幾寸，可知論穴時不談經，談經時不論穴，箇中真相，發人深思，奈何一般不察，盡在經絡穴道上大下功夫，與《內經》截然不同。《內經》稱巨虛之上廉及下廉。

帝曰：余聞九鍼上應天地四時陰陽，願聞其方，令可傳於後世以為常也。岐伯曰：夫一天，二地，三人，四時，五音，六律，七星，八風，九野。身形亦應之。鍼各有所宜，故曰九鍼。人皮應天，人肉應地，人脈應人，人筋應時，人聲應音，人陰陽合氣應律，人齒面目應星，人出入氣應風，人九竅三百六十五絡應野。故一鍼皮，二鍼肉，三鍼脈，四鍼筋，五鍼骨，六鍼調陰陽，七鍼益精，八鍼除風，九鍼通九竅，除三百六十五節氣。此之謂各有所主也。人心意應八風。人氣應天。人髮齒耳目五聲，應五音六律。人陰陽脈血氣應地。人肝目應之九。九竅三百六十五。人一以觀動靜天二以候五色七星應之以候髮毋澤五音一以候宮商角徵羽六律有餘不足應之二地一以候高下有餘九野一節俞應之以候閉節三人變一分人候齒泄多血少十分角之變五分以候緩急六分不足三分寒關節第九分四時人寒溫燥濕四時一應之以候相反一四方各作解。

古時候有九種針，所謂一針鑱鍼用於皮，二針員鍼用於肉，三針鍉鍼用於脈，四針鋒鍼用於筋，五針鈹鍼用於骨，六針員利鍼用於調和陰陽，七針毫鍼用於足精氣，八針長鍼用於除風邪，九針大鍼用於通刺人體九竅，三百六十五俞穴之氣，如此而已，一定說要應天應地應……什麼什麼的，除了能少可觸發聯想之外，似無甚深意，從略。

長刺節論篇第五十五

刺家不診，聽病者言。在頭頭疾痛，為藏鍼之。刺至骨病已，上無傷骨肉及皮。皮者道也。陰刺入一傍四處，治寒熱。深專者，刺大藏。迫藏刺背，背俞也。刺之迫藏，藏會。腹中寒熱去而止。與刺之要，發鍼而淺出血。治腐腫者，刺腐上。視癰小大深淺刺。刺大者多血，小者深之。必端內鍼為故止。病在少腹有積，刺皮髓以下，至少腹而止。刺俠脊兩傍四椎間。刺兩髂髎季脇肋間，導腹中氣。熱下已。病在少腹，腹痛不得大小便，病名曰疝。得之寒。刺少腹兩股間，刺腰髁骨間，刺而多之。盡炅病已。

諸凡頭卒然痛，當深刺及骨，但是絕不是在頭上的穴道，頭上諸穴無法深刺及骨，而且切不可深刺，此處所指深刺及骨者，乃是頭以外的四肢上的穴道，因為頭痛要使痛止，須先使其處當刺之處，強刺激，如此則頭痛，本來之痛處的反射阻斷，但又不能傷及骨和皮肉，亦即刺時用針當特別小心柔和，皮與神經因為一體，故曰皮者道也，乃反射神經痛最靈之處。治寒熱所謂陰刺，陽刺陰刺名字而已，一無所謂。在正治之處下一針，及其四旁上下左右各一針，如此可使刺激的範圍廣，與剛才所言頭痛是使刺激的範圍精而且專恰巧相反。要使刺之深及專，須刺大臟，但是不可直接用針刺其臟之部位，否則即成〈刺禁論篇〉中的中心……死了，應該刺與該臟有關聯的俞穴，此等俞穴都在背上，所謂肺俞心俞等等，則腹中不舒服，諸如寒熱之類，自然去除，要之亦是先由神經發動其內臟自律神經叢，乃至影響血管的血流，使臟器條件改善而已。有時之刺，只須淺刺以放血，以前都已述及，且不再表明。如果要刺癰腫腐爛而放膿血，則癰之大者，多出血，刺小者當略深入，先略張緊其皮膚再進針。如果少腹亦即臍以下之下腹部有積聚者，宜先從臍下同身寸五寸處，亦即腹部下底脂肪重疊成橫紋處下針，刺針當用淺刺，不可深刺，或用臥針亦可，取其穴位而刺之，直至少腹引導腹中之腸子的動量，病人感覺熱氣已經往下走即停止用針。又若病在少腹，腹痛而大小便不出，稱作疝氣，應在少腹及兩股之間取其適當的穴道而刺之，而不說足厥陰肝經的穴道，即隨病而取其穴，有深意，故非一定要注重經絡如何，穴道如何曰曰，經絡穴道只可作參考用，再看下一段便可以更為明曉。

> 病在筋，筋攣節痛，不可以行，名曰筋痺。刺筋上為故，刺分肉間，不可中骨也。病起筋炅病已止。病在肌膚，肌膚盡痛，名曰肌痺。傷於寒濕。刺大分小分，多發鍼而深之。以熱為故。無傷筋骨。傷筋骨，癰發若變。諸分盡熱，病已止。病在骨，骨重不可舉，骨髓酸痛，寒氣至，名曰骨痺。深者刺無傷脈肉為故。其道大分小分，骨熱病已止。病在諸陽脈，且寒且熱，諸分且寒且熱，名曰狂。刺之虛脈。視分盡熱病已止。病初發，歲一發，不治月一發。不治月四五發，名曰癲病。刺諸分諸脈。其無寒者，以鍼調之，病止。病風且寒且熱，炅汗出，一日數過，先刺諸分理絡脈。汗出且寒且熱，三日一刺，百日而已。病大風，骨節重，鬚眉墮，名曰大風。刺肌肉為故，汗出百日，刺骨髓汗出百日，凡二百日鬚眉出生而止鍼。

《內經》言筋肉骨，並非真正的筋肉骨，與其所言五臟的情形是一樣的。由於不講組織結構，只講形能、氣勢及感覺等等較為抽象的名詞，所以多數人均不甚瞭解，但是一旦瞭解卻遠比知道實質的事物要高明得多，因為可以靈活應用，隨機應變也。這一段實在真正說明了針刺的真正用處，在內臟者少。舉凡內臟病實在應該用藥物的機會較多，用於體表而非臟腑（visceral）則針灸的用處簡而便捷，但也不過是部分而已，凡是具收縮感覺及條件者，不論是什麼筋也好，骨也好，肉也好，總之凡收縮者是筋，凡馳縱者，寬鬆無力者屬肉，凡重著感，支持感失靈者屬骨，這是可以大致確定的。至於神、脈等等隨句隨解，說法不大一定，其即使肉筋骨說法有時也不一定，不過較少而已。於今說筋攣節痛，肌肉四肢攣急，《內經》以之屬筋，乃稱筋痺，刺筋上總是無法分辨的，不過是刺諸肌肉交疊處的縫隙，不可以刺中骨，在攣急處的「筋」發熱，病癒則立刻停止，故曰病已止者，病已即止也。病在肌膚，肌膚盡痛，其實《內經》尚未提及，不過已包括在不言中，非但盡痛，而且舉之無力感，肌皮弛鬆，認為傷於寒濕，要之雖不中亦不遠。刺大分小分，亦即分肉間與上談的筋痺大致相同，但症狀不同，略為深刺，但不可太深，太深則生癰疽都不一定，癰疽之生出於感染，感染之來，無非抵抗力↓或則刺傷而生血腫，故曰可有可無，但是雖小心不以為過也，得之諸分肉間有熱感則停止針刺。病在骨，重著痠痛，還是一樣的刺，骨熱，非骨頭熱，是有熱感即可。凡病寒熱交作又何必一定在陽脈，且寒且熱，不是整體性，像內科《傷寒論》所稱的寒熱往來，而是在身體部位而論某部特別冷，某部又特別熱之謂，血流不平衡，是調節血流的平衡調節中樞失調。就一般而論，諸癲狂之疾都是如此現象，如是狂刺虛脈即較寒冷氣不足之處，此處經刺而發熱即可，此類病每年發一次，不治每月發，再不治每月發四、五次者，稱癲，刺諸分脈，選其適當的穴道，如果只熱不寒的，以針刺調節之。病風者且寒且熱，風即是寒熱交作，熱則汗出，一天數次發作，先刺一番的分理絡脈，每日一刺，百日即可。病大風，骨節重，鬚眉墜，這病厲害了，比以上的病勢要厲害得多，亦是屬於神經精神性的，但不知屬於何種，亦是刺肌肉汗出。刺骨髓者，非真的刺骨髓，實則骨髓在骨頭腔中，憑你如何刺也刺不到的，不過是選脈而刺，再行刺百日，鬚眉復生而止者，此類病之刺，都作調節神經內分泌而用，調節奏效，自然痊癒。

皮部論篇第五十六

黃帝問曰：余聞皮有分部，脈有經紀，筋有結絡，骨有度量，其所生病各異。別其分部，左右上下，陰陽所在，病之始終，願聞其道。歧伯對曰，欲知皮部以經脈為紀者，諸經皆然。陽明之陽，名曰害蜚，上下同法。視其部中有浮絡者，皆陽明之絡也。其色多青則痛，多黑則痹，黃赤則熱，多白則寒，五色皆見，則寒熱也。絡盛則入客於經。陽主外，陰主內。少陽之陽，名曰樞持，上下同法，視其部中，有浮絡者，皆少陽之絡也。絡盛則入客於經，故在陽者主內，在陰者主出，以滲於內。諸經皆然。太陽之陽，名曰關樞，上下同法。視其部中，有浮絡者，皆太陽之絡也，絡盛則入客於經。少陰之陰，名曰樞儒，上下同法。視其部中有浮絡者，皆少陰之絡也。絡盛則入客於經，其入經也，從陽部注於經。其出者，從陰內注於骨。心主之陰，名曰害肩，上下同法。視其部中有浮絡者，皆心主之絡也。絡盛則入客於經。太陰之陰，名曰關蟄，上下同法。視其部中有浮絡者，皆太陰之絡也。絡盛則入客於經。凡十二經絡脈者，皮之部也，是故百病之始生也，必先於皮毛。邪中之，則腠理開。開則入客於絡脈，留而不去，傳入於經。留而不去，傳入於府，廩於腸胃。邪之始入於皮也，泝然起毫毛，開腠理。其入於絡也，則絡脈盛色變。其入客於經也，則感虛，乃陷下。其留於筋骨之間，寒多則筋攣骨痛。熱多則筋弛骨消，肉爍䐃破，毛直而敗。

我們知道經絡非一般有形之物，既非神經亦非血管，是傳電的道路，是動量較容易和大腦相配合的支線。很容易使人設想如神經血管，甚則像大河支流一般，其實本無此物，但有此作用而已，經的皮部是經的分支稱絡。皮下還是小血管與血管及附近組織的關係小而與整個經脈的關係大，其關係由電動勢傳導，與一切不同的區域無關，但循其經脈上的小絡，即在皮下的浮絡視察之，對經脈有關聯。陽明經之陽明為在外，即陽明經的表皮上之絡名曰害蜚，《內經》常常有很多奇怪的名字，一如穴道有很多名字可以不必多計較，提及而已，凡陽明經所走之區，皮下的小血絡不管是手足陽明，所謂不拘上下，一概屬之，色青是痛，色黑是痺，黃而帶紅是熱，白色則寒，五色皆見則為寒熱，小絡邪旺盛即入客於陽明經，陽者主外皮膚，陰者主內。少陽之脈在皮下稱樞持，值得一提的是少陽的陽主深入內部，其為陰反而外出，其他所述與陽明經相同。《內經》恆喜重複排列，此處又是如此，因為少陽經所主是在人體的肋管下橫膈膜間之處，所以此經盛，陽邪由外而向內，是陰邪出由內而外出，在人體兩側的皮膚上，太陽之表皮稱關樞，邪盛則為陽邪之入經，亦即太陽經，此與陽明少陽相關。少陰之陰名曰樞儒，大凡少陰經所走過的皮部浮絡都屬之，陽明外來之邪都客於經，內部五臟的邪若出則注入在骨，如此以觀《內經》的陽屬外邪，在外邪入經者太陽陽明少陽都是如此，惟少陰五臟之邪若出則存入於骨，心主即心包絡之陰有浮絡者都屬之，邪在絡盛即入於經。太陰之陰名曰關蟄，浮絡邪盛則入經脈，由於《內經》是以經絡穴道為主的，經絡穴道都在表皮上，於是認為凡病尤其外邪必由皮節腠理，腠理而絡脈，邪由之而入經，入腑，再入腸胃，一般中國醫學的觀念都是如此。即是《傷寒論》亦不例外，其實無論內外之邪，都沒有皮膚侵入的，都是由內而外，先黏膜而血流而淋巴腺，由於 stress，內分泌失常乃見於神經，再見於表面，反過來說如果在表皮上加以針刺及放血，艾灸亦可以因末梢的反饋入中樞的大腦皮層加以調節以癒病，是則針灸之所為，亦可以內服藥物以治病，是則內科方劑之所為，寒多筋攣骨痛，熱多筋弛骨消，多數是代謝因病勢↑而起的代償作用，因神經神經肽反射之不同，使病人的感覺不同，肉爍䐃破，毛直而敗是最後的結局。然而其真相仍是屬於神經反射之不良，影響局部循環者，其實內服藥物亦未必一定須經腸胃之吸收肝臟代謝，藥物直中黏膜自喉直至腸胃亦可立刻見效，而其效果有時更較針灸為速而敏捷，例如中風用臥龍丹，小活絡丹，紫錫丹，牛黃清心丸，安宮丸等入咽立即發生作用，否則既然針灸大行其道，則又何必再用藥物，而且中國醫籍用針者是占少之又少，用方者汗牛充棟，浩如煙海，由此可見不必詳述，已見一斑，特用藥用方者太強調藥而不強調病，應該因病與藥，非屬祖傳秘方等等，此藥治某病，一如針灸者因病施針。先置條件必須將病搞通之後，因病而施針，《內經》的精神在此，則與其他針灸書不同，其他都是某穴治某病，某經屬某病，則病而不知焉亂用藥，亂選穴道，《內經》之可貴處在此，不可不察也。

帝曰，夫子言皮之十二部，其生病皆何如？歧伯曰，皮者，脈之部也。邪客於皮，則腠理開，開則邪入客於絡脈。絡脈滿，則注於經脈。經脈滿，則入舍於府藏也。故皮者有分部，不與而生大病也。帝曰，善。

《內經》觀法由外入內，現代醫學而論則是由內向外，兩者迴然不同，但是如果以電位價，電動勢，膜電荷來論，此等電流電離度之所寄，實乃是整個生命體的生命現象。也可以說是生命本質，本質既屬於動能及電荷，則循以前所述，無所謂內外也。硬要分內外實在多此一舉了。

經絡論篇第五十七

黃帝問曰，夫絡脈之見也，其五色各異，青黃赤白黑不同，其故何也。歧伯對曰，經有常色，而絡無常變也。帝曰，經之常色何如？歧伯曰，心赤，肺白，肝青，脾黃，腎黑，皆亦應其經脈之色也。帝曰，絡之陰陽亦應其經乎？歧伯曰，陰絡之色應其經，陽絡之色變無常，隨四時而行也。寒多則凝泣，凝泣則青黑。熱多則淖澤，淖澤則黃赤。此皆常色，謂之無病。五色俱見者，謂之寒熱。帝曰，善。

中國醫學完全以活體為主，而現代醫學的解剖學及組織學全以死體作研究，無怪大相逕庭，南轅北轍，以前中醫已經知道一點，但是只是大要而已，就說西醫所主者均為死體，僅知結構，而不知活體有氣化之功，而所謂氣化之功，其實就是電流電荷電能，膜性電位於今正在研究發展中，但是也都以單元性，單線性的研究為主。整體性的是太複雜了。迄今尚未見有何等成果，即就經脈五色各異來論，這當然是臆測，但是脈管姑不論古時候所現的脈虛無飄渺，含混不清，單就現在的靜脈管的大支條而言，在皮下看似青色，但一經開刀割開來看則青色消失，可見外觀呈青色者是由於脈管在皮下經皮膚透過光線呈過濾折射等關係的結果，一如天空為藍色，海水呈綠色，真正的空氣及一勺單位的海水則為無色是一致的。脈見青赤黃白黑，自然是推想的臆測之辭，當然沒有這一套，只能從闕，不得曲為辯護，至於說絡脈是皮下血管的小分支，的確循皮膚看有其不同的顏色，此類顏色之不同非變是常。

因為小血管在皮下深淺不同，充其量不同。循環動量不同，可能均為其變數，說經脈有常色不敢苟同，絡脈無常色，但是絡脈都是的的確確有各種不同的顏色，乃曰此類脈隨四時而行，寒多凝泣呈黑色，熱多悼則濕，澤即潤，淖澤則潤濕滑而血行順利，則成黃及紅色，是常態，此類小絡，常常成為放血的標的物，自是不誤，一般就顏色而論，顏色亦屬光電效應的產物，光波的吸收再行反射，就其波長不同而呈不同之顏色，就其顏色之不同，乃可知血流的條件也。五色俱見者有寒熱，乃本應顏色只有一二種為常，五色俱見自然有變化，稱之為變，變則病，病曰寒熱。

氣穴論篇第五十八

黃帝問曰，余聞氣穴三百六十五，以應一歲，未知其所，願卒聞之。歧伯稽首再拜對曰，窘乎哉問也。其非聖帝，孰能窮其道焉。因請溢意，盡言其處。帝捧手逡巡而却曰，夫子之開余道也，目未見其處，耳未聞其數。而目以明，耳以聰矣。歧伯曰，此所謂聖人易語，良馬易御也。帝曰，余非聖人之易語也。世言真數開人意，今余所訪問者真數。發蒙解惑，未足以論也。然余願聞夫子溢志盡言其處，令解其意。請藏之金匱，不敢復出。

以上均為黃帝與歧伯的等對語，大家客氣一番，並無醫學上的意義，但是有一點令人非常懷疑，歧伯是臣，黃帝是君，雖然歧伯在學問上為高手，黃帝是學生，但是身分顯然黃帝要高出許多。歧伯說聖人易語倒也成體，良馬易御，以君王聖人譬作良馬，實乃無禮之極，又豈是臣下對君王所作之評語，可見《內經》之書，絕非真正黃帝對歧伯問答之書為後人所造，此段問答不夠高明，似乎相當差。

歧伯再拜而起曰，臣請言之。背與心相控而痛，所治天突與十椎及上紀。上紀者，胃脘也。下紀者，關元也。背胸邪繫陰陽，左右如此，其病前後痛濇，胸脇痛而不得息，不得臥，上氣，短氣，偏痛，脈滿起。斜出尻脈，絡胸脇，支心貫膈，上肩加天突，斜下肩，交十椎下。藏俞五十穴，府俞七十二穴。熱俞五十九穴，水俞五十七穴。頭上五行，行五，五五二十五穴。中䏚兩傍各五，凡十穴。大椎上兩傍各一，凡二穴。目瞳子浮白二穴。兩髀厭分中二穴。犢鼻二穴。耳中多所聞二穴。眉本二穴。完骨二穴。項中央一穴。枕骨二穴。上關二穴。大迎二穴。下關二穴，天柱二穴，巨虛上下廉四穴。曲牙二穴。天突一穴。天府二穴。天牖二穴。扶突二穴。天窗二穴。肩解二穴，關元一穴，委陽二穴，肩貞二穴。瘖門一穴。齊一穴。胸俞十二穴。背俞二穴。膺俞十二穴，分肉二穴。踝上横二穴，陰陽蹻四穴。水俞在諸分，熱俞在氣穴。寒熱俞在兩骸厭中二穴。大禁二十五在天府下五寸。凡三百六十五穴，鍼之所由行也。

如果背與前心相引而痛，治療之法，當治天突，其穴位在喉結之下，胸骨上端正中處，當用平臥針刺下，十椎即在背脊第十椎的左右旁開處，上紀是指胃脘，下胸骨下端與臍之中點處，下紀是關元，在臍下同身寸約三寸處，此類病況大都是前後痛濇，胸脇痛，不得息者呼吸困難，非但呼吸因痛而困難，更因痛而不能安臥，所謂逆上氣短氣，偏一方痛，脈搏盛滿亟須鎮靜，故用針刺其上下前後俾使之鎮痛鎮靜，由於此類病的反射條件是斜面從尻即尾閭處出，波及胸腸的絡脈，上入心的分支區，並上穿過横膈膜，上肩部位定在天突，下肩斜方部位定在則交接於第十背椎下以及腰脊第十椎左右，由此以觀《內經素問》，只講使各部位，其重點還是在對病的認識，症狀的分析，而後段所講的穴位也是泛泛而指，針灸是《素問》的一部分，非全部，重點在論病識病，《靈樞》才是真正講究針灸之書與《素問》迴異，就《素問》所講，我人可知在人體四肢的末端穴道最有用，最多，所謂臟俞五十穴即是五臟經絡在手足上井榮俞經合各五穴，均是手不過肘，足不過膝，這充分說明了動量與電導配合迭經大腦方生作用，五臟肝心脾肺腎的足厥陰，手少陰，足太陰，手太陰，足少陰五經的五穴不過肘膝的井榮俞經合，五五相乘其二十五穴，左右一共五十穴，其次是府俞，六府之穴井榮俞原經合也不過肘過膝，六六三十六穴左右，相加共七十二穴，一共已經五十加七十二穴，占了三百六十五穴的一百廿二穴，幾已占其半數，這是就動量而論的，後傾就近頭部及脊髓導電較為方便而論，則頭部五行每行五穴一共二十五穴，中肥亦即脊之兩旁各五凡十穴，大椎二，瞳子浮白二，兩髀厭分中二，耳中多聞二，眉本二，頂中央一，枕骨二，上關二，大迎二，下關二，天柱二，完骨二，瘖門一，計五十七穴，再加背俞二共計五十九穴。一百二十二穴再加上五十九穴，總共一百八十一穴道都是在所謂電位動能↑以及位置距頭及脊較近的部位，其實踝上橫二，陰陽蹻四，分內二，巨虛上下廉四穴亦應該列入上面條件中，至少一百九十三個穴道，都符合此條件，餘之的所謂水俞及熱俞五十九及五十七，就〈水熱穴論篇〉再講之外，幾乎已經全部包括在內了，如果要詳細研究，可參考經穴分類論便可完全了解，今不復贅。其他所指的膺俞亦即胸俞，以肩上缺盆，大腿末端之俞穴，雖然各就其位也有用處，究竟是少之又少了，《內經素問》在此便約略分類，至於如何用此類穴道以治病，先須知道病的原要和條件，然後再選穴道，諸穴道的詳細名字應該在專門司針灸的書中去求之，本書從略，不過《內經素問》的分穴道方法有多種，以後當一一詳說，但說的是功用分類而已，穴道部位及名稱不在此例，亦不須詳述，這是針灸書本的事，例如《內經》的《靈樞》即是，但非《素問》也。

> **帝曰，余已知氣穴之處遊，鍼之居。願聞孫絡谿谷。亦有所應乎？歧伯曰，孫絡三百六十五穴會，亦以應一歲，以溢奇邪，以通榮衛。榮衛稽留，衛散榮溢，氣竭血著，外為發熱，內為少氣。疾寫無怠，以通榮衛。見而寫之，無問所會。**

所謂孫絡乃是很小的脈絡，密布全身，也有穴位交合之處，對疫疾使血液通行，血管有問題時可以作緩衝調節作用，稱以溢奇邪，對血流之滋養以及抵抗作用使之激發，流暢，所謂以通榮衛，如果某處血流不暢，則血液所具的功能，榮者作滋養用，衛乃經循環作防衛用，兩者均無此物，但有此作用，如果一定要定榮為何，衛為何，也未始不可，但感費辭而不太實惠，譬

如榮是帶 O_2、蛋白質、營養成分的白蛋白等等。衛是指淋巴腺、球蛋白、抗體、殺手細胞、巨噬細胞、白血球等等。古人知其作用不一定知道有其物質，如果血流黏滯則稱榮衛稽留，稽留當然是病態，其結果是衛散榮溢，氣竭血著，一般的形容詞而已，愛這麼寫就這麼寫，無關宏旨。外症所見為發熱，以個體對病源侵犯的抗力，內在為少氣，循環，代謝因抗病而衰竭，呼吸量自是而不足，所以當立刻刺激之，使之暢通，管道既通，一切解決，會與不會是形態上的問題，無關大局，通與不通，才是真正急須要解決的問題，講起來輕鬆，做起來可不太容易。

> 帝曰，善。願聞谿谷之會也。歧伯曰，肉之大會為谷，肉之小會為谿。肉分之間，谿谷之會，以行榮衞，以會大氣。邪溢氣壅，脈熱肉敗。榮衞不行，必將為膿，內銷骨髓，外破大膕。留於節湊，必將為敗。積寒留舍，榮衞不居，卷肉縮筋，肋肘不得伸，內為骨痺，外為不仁。命曰不足，大寒留於谿谷也。谿谷三百六十五穴會，亦應一歲。其小痺淫溢，循脈往來，微鍼所及，與法相同。

肉的大會，其實是肌肉片與肌肉片相互交疊之處，小會是關節處，小結節及筋腱相接之處，一般針刺所在均在這些隙縫交接，分歧的地方，原因何在呢？其理由是由於該處均屬筋腱肌肉交疊相連之處，用針刺則特別敏感，易於帶起牽引的動量並且易於傳遞，在這些部位上膜性結構特別豐富，用電錶測量，電阻亦較其他處為低，其原因是腱膜的電位，電荷傳遞較快，因為電子電荷有一非常特別的性質，不一定在人體的肌肉血管及神經上如此，在任何物質上均以在尖端或者邊緣地區集中最多，愈至內在的中心處則幾乎等於零電位，物理學的高斯定律（Gauss's law），便是如此形成。肉分之間的肌腱膜，肌漿液傳遞既速，乃稱大氣所會，諸凡發炎先是炎症狀態，如果由急性而轉成慢性則成纖維化，乃曰卷肉縮筋，肋肘不得伸，內為骨痺，外為不仁，命曰不足，炎症在現代病理學述之甚詳，在中醫講之初發時可稱有餘，慢性時乃稱不足，其他原文所述都是些形容字，隨句逐談即解，不必再加討論。

帝乃辟左右而起，再拜曰，今日發蒙解惑，藏之金匱，不敢復出。乃藏之金蘭之室，署曰氣穴所在。歧伯曰，孫絡之脈別經者，其血盛而當寫者，亦三百六十五脈，並注於絡，傳注十二絡脈，非獨十四絡脈也。內解寫於中者十脈。

其實一般醫學，非但是醫學，任何學問，甚至社會科學所考慮應該非其事物之本體，最應著重的是其事物之相互關係，相連絡相通的管道以及其變化之理，所謂 interrelation & correlation，極為重要，但是在某處死啃死鑽，無法知其變化者，其去道也遠矣，肌腱、肌漿、神經肽各種介質乃電荷所聚，電解質在此進行離子交換最頻繁之處，換句話說是生命活力最為明顯表達之處，如果在此處加以調節，血流自然暢通，血流暢通，細胞的變化，膜電荷，營養值，pH，隨之而變，雖屬大要，但可由大而推測至極微細，因為一般生物化學，甚至分子生物化學，精則精矣，細則細矣，講的極為繁複，某某酵素轉化成某某，又是如何如何，使人眼花撩亂，但是不逐條來講，即使隨便抽樣，抽其中任何一段步驟（process），究竟如何轉化法，是否可以像理工學院般絲毫不漏，像電影一樣將其細則實現變化，全部清晰顯示，使人歷歷在目，恐怕仍是辦不到，徒自講，某過程變成某某，甲變乙從酵素丙，如何真正實地變法，如何變換的相位，則一概闕如，其實一般多巴胺，兒茶酚胺，正腎上腺素等等，無非是同樣的物質，略為變動一下，便成結構略不同，名字功用全不同之物，其重點在略為變動一下者，無非像打橋牌，下棋略為變動一下，立刻轉變成為某某物質，其真正變動之相及勢全然不知，談之令人索然無味，既不能活化，又不能應用，如果將每一副牌局，每一段棋局全部記下來，則愈記愈煩，愈來愈困惑，何式？蓋不知其真正變化之道，更不知其變化之相。要以之研究，更上一層樓相當難，要以治療診斷，恐怕尚有一段距離，只有位的變化，沒有相的描述，有位「無相」學問不算得完備。此醫不及理工遠矣，非無因也。若多讀中醫書，也許尚可知其端倪於萬分之一二。

氣府論篇第五十九

足太陽脈氣所發者，七十八穴。兩眉頭各一。入鬟至項三寸半傍五，相去三寸。其浮氣在皮中者，凡五行，行五，五五二十五。項中大筋兩傍各一。風府兩傍各一。俠背以下至尻尾二十一節，十五間各一。五藏之俞各五，六府之俞各六。委中以下至足小指傍各六俞。足少陽脈氣所發者，六十二穴。兩角上各二。直目上髮際內各五。耳前角上各一，耳前角下各一。鋭髮下各一。客主人各一。耳後陷中各一。下關各一。耳下牙車之後各一。缺盆各一。掖下三寸。脇下至胠八間各一。髀樞中傍各一，膝以下至足小指次指各六俞。足陽明脈氣所發者，六十八穴。額顱髮際旁各三，面鼽骨空各一。大迎之骨空各一。人迎各一，缺盆外骨空各一。膺中骨間各一。俠鳩尾之外，當乳下三寸，俠胃脘各五。俠齊廣三寸各三。下齊二寸俠之各三，氣街動脈各一。伏菟上各一。三里以下至足中指各八俞，分之所在穴空。手太陽脈氣所發者，三十六穴。目內眥各一。目外各一。鼽骨下各一，耳郭上各一。耳中各一。巨骨穴各一。曲掖上骨穴各一。柱骨上陷者各一。上天窗四寸各一。肩解各一。肩解下三寸各一，肘以下至手小指本各六俞。手陽明脈氣所發者，二十二穴。鼻空外廉項上各二。大迎骨空各一，柱骨之會各一，髃骨之會各一，肘以下至手大指次指本各六俞。手少陽脈氣所發者，

> 三十二穴。鼽骨下各一。眉後各一，角上各一。下完骨後各一，項中足太陽之前各一。俠扶突各一。肩貞各一。肩貞下三寸分間各一。肘以下至手小指次指本各六俞。督脈氣所發者二十八穴。項中央二。髮際後中八。面中三。大椎以下至尻尾及傍十五穴。至骶下凡二十一節脊椎法也。任脈之氣所發者二十八穴。喉中央二。膺中骨陷中各一。鳩尾下三寸胃脘，五寸胃脘。以下至橫骨六寸半一。腹脈法也。下陰別一，目下各一。下唇一，斷交一。衝脈氣所發者二十二穴。俠鳩尾外各半寸，至齊寸一。俠齊下傍各五分，至橫骨寸一。腹脈法也。足少陰舌下，厥陰毛中急脈各一。手少陰各一。陰陽蹻各一。手足諸魚際脈氣所發者，凡三百六十五穴也。

因為所講的是氣及府，故只及陽經而不及陰經，《素問》論經穴與一般迴異，頗耐人尋味，先講氣穴，再講氣都，又講水穴及熱穴，似乎對穴道之部位等等只是略為一提，一筆帶過並不重要，對經絡亦復如斯，整本《素問》對論病極為詳細，可見《素問》所側重者在病，更在病的血流及脈絡上，講經絡穴道都極為省略，亦從不講某穴來治某症某病，乃是先論病談症，然後順便一提所用的經絡，最後談到穴道時從不詳言穴道之名，只說在某部的分歧處，或者大筋隔中之等等，可見此書的精神本在生理病理而不在經穴，此篇尤其妙者只論陽經不及陰經，如果將此篇熟讀，則記穴道的大概，既容易背記，更容易應用，較之一般針灸書籍，講了一大堆穴道名字，使人暈頭暈腦者要高明不少，故先論其病，再論其病之勢，再談經絡順便取穴是《素問》的原則，亦是古人聰明之處，簡潔明瞭，樸實易記，較一般書籍高明不少，真正條件如果要純講經穴可以參看經穴篇，百聞不如一見，此處所謂論，根本無論可言，只有敘說而已，無從說起，從略。（以下為經絡篇可作參考。）

骨空論篇第六十

黃帝問曰，余聞風者，百病之始也。以鍼治之奈何？歧伯對曰，風從外入，令人振寒汗出，頭痛，身重，惡寒。治在風府。調其陰陽，不足則補，有餘則寫。大風頸項痛，刺風府，風府在上椎，大風汗出，灸譩譆。譩譆在背下俠脊傍三寸所，厭之令病者呼譩譆，譩譆應手。從風憎風，刺眉頭。失枕在肩上橫骨間。折使榆臂齊肘正灸脊中。眇絡季脇引少腹而痛脹，刺譩譆。腰痛不可以轉搖，急引陰卵，刺八髎與痛上，八髎在腰尻分間。鼠瘻寒熱，還刺寒府，寒府在附膝外解營。取膝上外者，使之拜取。足心者，使之跪。

凡風寒頭痛，身重惡寒是常見的徵象，如果要用針刺治之，當刺風府，風府穴在項頸上，此處近腦之體溫調節中樞，刺入病人立刻覺頭脹而有熱感，但是此處不可刺太深，四分最多了，不足有餘視其先置條件而論，一般頭頸項痛，刺風府均可產效於一時，發現體溫升高亦可，風寒感冒而汗大出，一般出汗都屬背脊肌肉先緊張收縮，嗣後又放鬆，正腎上腺素先使表皮血管收縮，則肌肉血管無形中即被動地擴張，一旦收縮時間一過，表皮血管必然擴張則肌肉血管中之由表皮來之多餘溢出之血，復由肌肉立刻大舉進入表皮於是汗大出，要趁其勢而治其病使之癒，即當背上肌肉的神經血管加以調節，故取譩譆。此穴在背脊第六脊椎旁開三寸處，所謂厭之即壓之，用手指壓之令病人呼譩譆，感覺有振動，實則是譩譆兩字，出口是使病人呼氣而已，呼氣則橫膈膜及肺之變化，膈上升，肺被動受壓而縮小其體積，空氣流動在肺產生之輕微振動，此處最為明顯，用灸受之，使血管及脊髓神經重加調節則擴張之血管，及興奮之副交感神經，其勢略↓病因而癒，如果受風寒而畏風者，當刺眉頭，一般所謂攢竹穴在皺眉之紋處，是足太陽脈所發，可以散熱斂汗，如果失枕亦即落枕，其症狀是頭項強痛，刺缺盆穴亦即在肩上橫骨的中間不可深刺，淺刺即可，該處正值肺尖近區處，如果背痛如折宜灸，先使手肘略向後，左右兩肘之聯線交脊椎之處，大概在脊椎第十一椎下灸之，使背部血流充沛則分子間代替交換的機率密度因熱而↑可以痊癒，復次從季脇部痛引少腹則刺譩譆穴可以使之緩解，蓋使此處肌肉局部得以鎮靜也，但絕不直接刺季脇部及少腹者，因此處所見之症狀，無非病因在使脊椎之兩旁，如果腰痛不可以轉搖，痛引陰囊者，當更使之略遠略下之處取穴，意思是與前述相同則刺八髎穴，在腰尻分間，實為薦骨孔。鼠瘻者，腹股溝處淋巴腺痛而寒熱者，大都起於足部的感染，尤其是真菌感染如香港腳之流，取外膝寒府穴，在膝外側的解營亦即陽關，拜而取之者，可使穴開易刺入也，如取足心當以跪的姿勢取之，由此可見，凡病處不一定可以取得穴道，必須在病處附近，更須熟悉其神經血流的條件，反之如果由取穴的條件，亦可以反應神經血流的情況，針刺是使傳遞↑而鎮靜。實是熱量↑代謝↑而恢復容易。

> 任脈者，起於中極之下，以上毛際，循腹裏，上關元，至咽喉。上頤，循面入目。衝脈者，起於氣街，並少陰之經，俠齊上行，至胸中而散。任脈為病，男子內結七疝，女子帶下瘕聚。衝脈為病，逆氣裡急。督脈為病，脊强反折。督脈者，起於少腹以下骨中央，女子入繫廷孔。其孔，溺孔之端也。其絡循陰器，合篡間，繞篡後。別繞臀，至少陰與巨陽中絡者合少陰，上股內後廉貫脊屬腎，與太陽起於目內眥，上額交巔，上入絡腦，還出別下項，循肩髆內，俠脊抵腰中，入循膂絡腎。其男子循莖下至篡，與女子等。其少腹直上者，

貫齊中央，上貫心，入喉上頤，環脣，上繫兩目之下中央。此生病，從少腹上衝心而痛，不得前後，為衝疝。其女子不孕，癃痔，遺溺，嗌乾。督脈生病治督脈，治在骨上。甚者在齊下營。

經絡任督二脈的走法及途徑，在經絡中可以說是最簡單的了。督脈走人身背之中線，任脈走人身腹面之中線，而衝脈則使前任脈旁開兩邊直上至胸中如此而已。但是要講其機轉卻非短短數語可以作交待，所以有的生物如果是動物的較高級者都是以神經血管為主，神經出自脊椎向上及腦部，血管則以在脊椎前之大動脈大靜脈並行，交互會於心臟，行循環及於全身，人也不能例外，所以就生命的生機來講則背部之脊椎及大動脈大靜脈為一切生命現象之本。亦即所謂督脈所走之途徑，前面的任脈者在胸腔中則以心肺兩臟的動力系統之外，在腹腔的都是代謝營養系統。其勢較緩慢的多，所以可說督脈的重要性較任脈為高，但是一般哺乳類動物是用四肢地上走的，故而在胸膜的壓力來講屬平行性，壓力較少，而人是站立而行的，所有內臟的壓力，都由上而下由骨盆腔作支持忍受之處，古人所見相當卓越不凡，男子七疝，女子帶下瘕聚，可以說都是壓力↑之病，由於由上往下的壓力屬誘發型（precipitating）故而相當大，則腹壓之↑，腸子的動量呆滯，氣脹，動量變化則生瘕聚白帶，在男子則生疝氣即所謂七疝，一切動量之來源都來自脊椎神經及大腦，大都屬於督脈而任脈不過在容量支持上有所不勝，在外表觀的症狀而已，故而督脈真正不良，最後的影響仍可影響及少腹臍下，蓋動量之不佳。神經肌肉之張力仍占其大半。設如不勝不孕，因腸子不良影響排卵，痔瘡腸子不佳痔靜脈曲張，遺溺者脊椎下之尾閭骨神經兼及腰脊，因前面壓力之不平均而遺尿，嗌乾腸胃下垂，喉頭張力↑，或竟甲狀腺略移位而向下。張力↑而嗌乾，脈衝其實作用與督脈無異，形式與任脈毫無二致，不過在內在環境上，假如腎上腺分泌不足，心搏力↓，肺活量↓呼吸率↑，乃見逆氣裡急，從少腹上衝心而痛，若脊強反折，古人認為真正的督脈為病，要之與腦脊髓膜炎與之相差也不遠，衝脈在少陰之經者，喻其腎陽不能上達，亦即腎上腺素及內分泌問題也，所謂不得前後者不得大小便也，不必一定為任督兩脈及衝脈之病，但是腹中臟器運動失常殆無疑義。

> 其上氣有音者，治其喉中央，在缺盆中者。其病上衝喉者，治其漸，漸者，上俠頤也。蹇膝伸不屈，治其楗。坐而膝痛，治其機。立而暑解，治其骸關。膝痛，痛及拇指，治其膕。坐而膝痛，如物隱者，治其關，膝痛不可屈伸，治其背內，連胻若折，治陽明中俞髎。若別，治巨陽少陰滎，淫濼脛痠，不能久立，治少陽之維，在外上五寸。輔骨上橫骨下為楗，俠髖為機，膝解為骸關，俠膝之骨為連骸。骸下為輔。輔上為膕，膕上為關。頭橫骨為枕。

呼吸上氣有音者，是喉頭肌肉及黏膜下垂關係，如用針刺在天突穴立可改善，但是天突穴只可臥針平行刺不可直刺，這是一般人都知道的常識，由是而規舉凡氣不平，氣喘喉痛，漉漉有聲，刺之均可使之平伏，是否根除，那要看病的條件情況而定，不可一概而論，病上衝喉者，治其漸，漸者上使頤的大迎穴即是，意思是與天突穴差不多，所異者是其部位剛在上下相對於衝脈，而天突則相對於任脈而已，膝只能伸不能屈，是大腿肌肉連及髖關節下的韌帶有問題，但是此類問題，均不是很嚴重的，否則憑心而論針刺實在無法治癒，如果不嚴重則刺其楗，楗者髖關節之下膝關節之上二者之間的穴道，隨症隨選。坐而膝痛，非膝之故是腰骨之肌肉有問題，故當刺其機，機者骨盆在腰凸起之部分，立而暑解，站立而感覺腿奇熱，酌痛治其髖關，髖關者膝關節也，因為站而兩腿感熱時其全身壓力均在膝關節上，自是無誤，膝關節痛而連及大拇趾者當刺膕實則委中穴，坐而感覺膝痛，有如物撐支在內的感覺，治其關，關者膝蓋附近也，連及大拇趾是腳底肌腱的問題，有物在內是膝膕內伸肌的問題故而刺關，膝痛曲伸均不能，其病非在膝而在背，當在背部俞穴中求之，膝痛走下緣擴及脛如折斷似的劇痛者，當於足陽明胃經上求之，一般恆在三里上下刺，若是水分不調節宜刺足太陽足少陰等穴，前為通谷後為然谷，膝痛擴及脛痠痛不能久站當然情形比前述的要輕多了。在足少陽外踝外五寸的光明穴下針，腓骨之上恥骨之下為楗，腸骨兩側為機，膝關節附近為連骸，骸往下為輔，輔上方為膕，膕之上是關，又後頭部本來亦稱枕骨，總而言之，看到痛的地方，不一定正對痛處下針，其追求的關聯，應該先研究此痛處，當在不痛的時候，亦即平時健康的時候須用力，或者動作應該牽連的肌肉及關節究在何處，如今如何痛法，其牽連又在何處，卻不一定須要遵照原文所言，劃一不二。

水俞五十七穴者，尻上五行，行五；伏菟上兩行，行五；左右各一行，行五；踝上各一行，行六穴，髓空在腦後三分，在顱際銳骨之下，一在齗基下，一在項後中復骨下，一在脊骨上空，在風府上。脊骨下空，在尻骨下空。數髓空，在面俠鼻。或骨空在口下，當兩肩。兩髆骨空，在髆中之陽。臂骨空，在臂陽去踝四寸兩骨空之間。股骨上空，在股陽出上膝四寸。骺骨空，在輔骨之上端。股際骨空，在毛中動下。尻骨空，在髀骨之後，相去四寸。扁骨有滲理，湊無髓孔，易髓無空。

人身一天所產生的能量須消耗 ATP 達七十公斤，其中付出百分之七十的能量在於轉運細胞間及細胞膜內膜外交通間的水分進出，以攜帶營養及排出代謝廢料之用，粗淺一些來講則水分之對人體具有極大不易的重要性，無水分即無生命亦可以說是不易的定則，此處所謂水穴及熱穴即是調節水分所用，水分既能幫助人體排洩熱量，又能保護人體使熱量備作代謝之用，諸如脫水，所謂脫水非真正的全部水分消失，不過水分的移動從血管進入間質細胞液中，Na^+ 略呈變化而已乃使人身發生極嚴重的症狀，全身冰冷，禍不旋踵，立刻須打點滴以補充水分，如今點滴幾乎成了入院的常規（routine），乃見其重要的不可一斑，《素問》所述的水穴，是調節人身水分所用的穴道，熱穴是與水發生極密切關係，熱量 ↑↓ 的穴道，以後再講，如今所述的水穴稱水俞者共五十七穴，尾閭骨上有五行，每行五穴，共二十五穴，伏菟穴上方兩行，每行五穴，左右各五穴計二十穴，踝上一行六穴，左右計十二穴，以上總共為五十七穴，髓空者在腦後三分，在顱緣銳骨下亦即後頭骨下五分的風府及下頷的骨空和項之髮際的瘖門及脊骨上空的腦戶，此類穴道雖稱骨穴，對針灸時須特別當心，蓋近腦髓，延腦區，一不小心使人致命，脊椎的下空，在尻骨下空，尚有數髓空之處則在顏面俠鼻而下之處，或者與有骨空之處在口下，相當於兩肩，上脘的骨空是在上腕外側，尺骨與橈骨間的骨空是在距離前腕關節上行四寸處，上腿即股骨的上空，在大腿外側（稱陽面）的膝關節上方四寸，骱骨空亦即小腿的脛骨與腓骨間的骨空是在腓骨小頭，亦即輔骨的上端上，股關節的骨空，稱腹際骨空在陰毛動脈中，坐骨的骨空稱尻骨空是大腿骨後方四寸即髀骨之後相去四寸，扁平之骨均在淺層皮膚下，故無髓孔，其所謂骨空者究竟是什麼意思呢？《內經素問》認為骨空之處即精氣，骨髓之精進出之所，因之水穴的運行，全恃此類骨空之處，而該處相當重要，如果水分通行先調在所述之處，用針用灸可以調節，其實骨頭之連節處不可以調節水分，如果調節該處，而獲得內外一致的內分泌代謝調節，則水分可以調節。

> 灸寒熱之法，先灸項大椎，以年為壯數，次灸橛骨，以年為壯數。視背俞陷者灸之。舉臂肩上陷者灸之。兩季脇之間灸之。外踝上絕骨之端灸之。足小指次指間灸之腨下陷脈灸之。外踝後灸之。缺盆骨上，切之堅痛如筋者如筋者灸之。膺中陷骨間灸之。掌束骨下灸之。齊下關元三寸灸之。毛際動脈灸之。膝下三寸分間灸之。足陽明跗上動脈灸之。巔上一灸之。犬所囓之處灸之，三壯，即以犬傷病法灸之。凡當灸二十九處，傷食灸之。不已者，必視其經之過於陽者，數刺其俞而藥之。

凡灸寒熱可以在大椎即第七頸椎及第一胸椎間亦即在頸下特別突出的大椎下點之以年齡為灸的次數，年齡愈大，次數即壯數愈多，橛骨者尾骨之端也，亦以年齡為準，灸之道是使人血流中，抗病的白血球（white blood cell,

WBC），巨噬細胞，淋巴球等免疫體因之而提高其抗病力，更因熱量之關係，分子之動量↑，則蛋白質分子因動量↑而接觸，結合的機會率↑乃使本來多餘結合的異性蛋白可以消失↓，則免疫均可改善，可灸之處也確實不少，在背上俞穴凹陷處，舉臂肩上凹陷處，兩側季脇端亦即第十二肋骨前端，外踝上方的骨端即陽輔穴，當足外踝上四寸，輔骨前，絕骨端如前三分處，在足的第五趾與第四趾的分歧點上，在腓腸肌的凹陷處即承山穴，在外踝之後是崑崙穴上，在鎖骨上端附近堅硬而能滑動處，在胸骨上端的天突穴，在腕關節背面中央處，在臍下三寸的關元，在陰毛邊際的氣街，在膝下三寸的三里，在足背動脈的衝陽，亦即在足背的最高處，在第二第三蹠骨間，趾縫後五寸，在頭頸的百會，均為施灸的部位隨症而取，無法有定則，凡此二十九處施灸的穴位，在傷食時可用，在犬齧傷時可用，更須在狗傷之當口處，再加上三灸，如果無效，須診察其陽經脈的變化，在其俞穴上針刺並用藥物。（我人可見如果是狂犬病當然絕對無效，這點不可不加注意。）

水熱穴論篇第六十一

黃帝問曰：少陰何以主腎？腎何以主水？歧伯對曰：腎者至陰也。至陰者，盛水也。肺者，太陰也。少陰者，冬脈也。故其本在腎，其末在肺，皆積水也。

古人論病，大都從外觀得來，未免被譏為皮相之談，但雖屬皮相，倒也不無有相當準確精審之處，原因是致此之因素極多，諸因素相互重疊，總有些許真相外顯，較之現代醫學雖然見微灼知，精細之極，但也不能以偏概全，而古人卻能以全，雖然是非常粗的全，有時反能以全概偏，相當實用，較之實驗室所提出的數據，其實用價值，臨床治療都極為靈活，更且實在，此所以中國醫學一直至今尚有很多價值，更多等待開發的園地，非無因也。例如此一段，古人是純從外表觀來的結果，大凡水腫或積水，必然小便困難，《內經素問》以之屬腎，主分利，分利不良，腎失職的結果，由於水腫而導致呼吸困難，呼吸本屬肺的重要機能，今呼吸困難則當然屬之於肺，所以說因小便不利或竟二便不利，水分無法排出導致呼吸困難，則以腎為本，肺為末，故曰腎肺皆積水也，其立論表面雖粗，其機轉卻是千頭萬緒，要明白述說清楚，當不惜費辭詳為描述之。其實人體除了骨骼較少見之外，全身均可發生浮腫現象，但真正的大量水腫，則不出乎於這幾種範圍，最重要的一種是屬於蛋白質，亦即白蛋白的蛋白不夠，滲透壓↓，全身之水分由血管運出之後，無法回收，乃積聚於組織中，則全身浮腫，心臟因血管中蛋白質之↓，負擔加重，肺呼吸量受影響而喘，更由於白蛋白↓，蛋白不夠，則血液滲透壓↓，而影響血流量之液壓↓，血壓↓，則腎絲球因心臟搏量↓，血壓↓則過濾率不夠，腎臟水分無法分利，腎絲球的濾過需要足夠的 BP 量方可，BP 即血壓之維持，須恃肺及腎兩臟的相互作用，血壓的升高或降低對此兩臟的關係最為密切，腎素（renin）由腎臟分泌，血管收縮素 I 合成血管收縮素 II 方始可將血壓↑，但是肺臟中可以將血管收縮素 I 大量阻斷不使之成血管收縮素 II，則血壓即不能↑。復次組織胺是擴張血管之胺，血管擴張則血漿全向外溢。前列腺素是使血管收縮之胺，非但使血管收縮，更能使人致痛，及降低血壓，此兩類均由肺臟使之大量破壞以作調節，前列腺素↓則血壓可使之穩定而↑，組織胺↓則血管擴張度↓，血液在血管內流動穩定，BP 維持正常，血管收縮素↓則不致使血壓↑，是肺調節水分的重要條件。而腎臟除分泌腎素，血清素之外，更能分泌抗利尿激素，不拘是局部自身分泌，或由腦下垂體內分泌促素之分泌，則腎小管回收水分量↑，則排泄不利，發汗可使 ADH↓，利尿利大小便可使 ADH 間接↓。肺腎關係密切配合方能穩定水分的分利作用。尤有甚者，肝的製造血漿蛋白以及滲透壓的關係亦極為重要，肝機能↓，血漿蛋白↓，肝門靜脈壓↑，腹腔靜脈回流排出阻礙，肝外淋巴腺滲透增高，則生腹水，由腹水以致腎分利不良，而腹乃上頂，横膈膜致使呼吸困難，或竟由於胸腔肋膜心包膜積水，可以使小便因胸中的水分調節中樞，內頸動脈分歧處的水分調節中樞失常，腎利尿↓，而水分在胸腔壓迫心肺亦生呼吸困難。種種因素，無不與古人外觀所見，絲絲入扣，故曰腎肺兩者，水腫之臟。腎為本，肺為末，或肺為本，腎為末均可，置之勿論，積水現象相同是不爭的事實。

> 帝曰：腎何以能聚水而生病？歧伯曰：腎者胃之關也。關門不利，故聚水而從其類也，上下溢於皮膚，故為胕腫者，聚水而生病也。

水腫聚於腹腔，漉漉有聲，其聲音之發生，由於腸子運轉之故，肝硬化而積水，其蛋白不夠，滲透壓↓，腸子外腹腔積水，腸腔內因蠕動不良，消化酵素不夠而生氣脹，惡性循環，腹更形脹大。門脈阻塞之因素影響 ADH

大↑，則腎分利↓，又由於蛋白質不夠，血管滲透壓改變，血漿等較密度稀薄物之外溢，則皮下積水，胕離心臟較遠，則心臟本已不利於循環，血管中動量差，血中水分外溢，故呈胕腫。所謂聚水而生病也，水在腹因腸而生聲，古人誤以為胃，故曰胃者腎之關也。

> 帝曰：諸水皆生於腎乎？歧伯曰：腎者牝藏也。地氣上者，屬於腎，而生水液也。故曰：至陰勇而勞甚，則腎汗出。腎汗出逢於風，內不得入於藏府，外不得越於皮膚，客於玄府，行於皮裏，傳為胕腫。本之於腎，名曰風水。所謂玄府者，汗空也。

其實真正腎臟病，諸如腎絲球體腎炎，腎盂性腎炎等等都不一定會水腫。腎臟者何止代謝分利水分，更對血液中電解質的調節具有決定性作用，一般腎臟病使血液中電解質大為紊亂，排洩不利，尿毒↑，膽固醇↑，是血漿蛋白不再由膽固醇攜帶之故，因之血漿白蛋白相對↓，其滲透壓↓之缺失，本得應該稀薄的血漿水分由血管中分離而溢入組織者，由於其滲透壓之↓，不能回收，但其滲透壓卻因血中廢料，諸如尿素氮（blood urea nitrogen, BUN）、肌酸酐（creatinine）、磷酸離子（P）、鉀離子（K），等等之增加，反而不降。則水分無由溢出而發腫，反而見面色乾枯，臘黃，蓋是由於 RBC 大量破壞，造血機能在腎臟者是造血組織（hemopoietic tissue）衰竭之故，血紅素等均降低，乃見面色極為憔悴無力，厭食感，但滲透壓卻不低，故不腫。欲其真正產生水腫，則一定先見蛋白白蛋白↓，滲透壓↓，然後方能產生。勞甚當中遇風，不成為理由，古人臆測之辭。水客於皮膚，玄府，中醫所謂濕勝，用防風之劑，稱風能去濕，卻也非常有效。玄府者，汗也，如果水客於皮膚，呈緊張狀態之水分不利而腫，此屬輕症，開玄府即使之出汗，因出汗而血壓調節，使滲透壓↑，也可有效，但是病因很輕之症，絕非真正上述之諸病，否則豈是開發汗腺出汗所能治，亦更非勞汗當風是其因，此點不可不辯。至於說腎為牝臟，得地之氣，溫由下上，名曰風水，隨形隨湊，無關宏旨也。

帝曰：水俞五十七處者，是何主也？歧伯曰：腎俞五十七穴，積陰之所聚也，水所從出入也。尻上五行行五者，此腎俞。故水病下為胕腫，大腹，上為喘呼。不得臥者，標本俱病。故肺為喘呼，腎為水腫，肺為逆不得臥。分為相輸俱受者，水氣之所留也。伏菟上各二行，行五者，此腎之街也。三陰之所交結於脚也，踝上各一行，行六者，此腎脈之下行也。名曰太衝。凡五十七穴者，皆藏之陰絡，水之所客也。

尻骨上五行中行為督脈，其兩旁左右各二行，都是足太陽膀胱經所主，每行上五穴，脊中行五穴是脊中，懸樞，命門，腰俞，長強，自上而下者，旁開中央兩行的五穴是大腸俞，小腸俞，膀胱俞，中膂內俞，白環俞，左右各十穴，再旁開兩行的五穴是胃倉，肓門，志室，胞肓，秩邊，左右共十穴，總計為二十五穴，此二十五穴對腸胃道之蠕動具有調節作用，更對脊椎下端具有鎮靜作用，可以說是胃為腎關，胃氣出入之腎俞。水之為病下為胕腫，上為喘呼，前段早已述之甚詳，不再重提。大腹，橫膈膜上頂，臥則壓力突增，則呈窒息，所以不得臥，前面也已經講過。在伏菟上的二行各五穴，稱腎氣的氣街者，是腹部的中注，四滿，氣穴，大赫，橫骨左右十穴，外陵，大巨，水道，歸來，氣街等左右各十穴，一共二十穴，正在腹部的皮膚上，刺之灸之可能影響腹膜的利水分滲作用，其他如三陰經在腳上交點處的踝上一行六穴，即是三陰交，照海，復溜，交信，築濱，陰谷，左右各十二穴，一般用之以調節水分，稱之為足少陰腎經，下行的脈，稱為太衝穴，衝脈也。以上諸認為腎經水氣所客的地方，事實上，就症取其穴，則對分利水分具有相當的效果是真的，積上千年的經驗之外，更有其形能上的關聯。

帝曰：春取絡脈分肉何也？歧伯曰：春者木始治，肝氣始生。肝氣急，其風疾。經脈常深，其氣少，不能深入。故取絡脈，分肉間。

若以四季作兩季階段來分，春夏兩季是轉暖成熱的季節，血流漸漸有向外流動，血管漸有從內向外擴張的趨勢，尤其春天，由於甲狀腺機能因為外界轉暖而漸漸下降，一般全面性基礎代謝又漸漸升高，但還未至夏季炎熱的盛候，血管將擴張而未及擴張，血液向外流而未及巔峰時期，故曰肝氣急，其風疾，經脈常深，其氣少，不能深入者，不須深入也，蓋其勢已經漸漸外溢。肝氣急，中醫之所稱的肝，以最合適的方式論之，即收縮而已。主筋，諸凡收縮狀況均屬於肝，屬於筋，是一種抽象的描寫，故曰肝氣急，其風疾，隆冬之變尚未退清，其內氣尚盛，外氣溢於皮膚者，未至盛候，取絡脈分肉即可。

帝曰：夏取盛經分腠何也？岐伯曰：夏者火始治，心氣始長。脈瘦氣弱，陽氣留溢。熱熏分腠，內至於經。故取盛經分腠。絕膚而病去者，邪居淺也。所謂盛經者，陽脈也。

夏季大熱，表皮血管，血流量大盛，甲狀腺機能大為↓，故盛大汗出，精神不爽，因暑而困倦，俗稱疰夏，飲食疏懶，稱熱傷氣，即所謂脈瘦氣弱，表皮血流量大盛，稱陽氣留溢，熱熏分腠，因精神特別萎靡，大腦興奮度跌至谷底，只須在皮膚上輕刺，略具調節作用，則大腦立刻開始興奮，其程度之強大，遠勝於已經相當興奮之時，或竟在平時，古人認為血既外駐，邪無由能深入，舉凡留居於淺在的皮膚之間，取盛經分腠，輕淺刺之，便能奏效也。

帝曰：秋取經俞何也？岐伯曰：秋者金始治，肺將收殺，金將勝火。陽氣在合。陰氣初勝，濕氣及體，陰氣未盛，未能深入。故取俞以寫陰邪，取合以虛陽邪。陽氣始衰，故取於合。

《內經素問》實則是一部非常好的血液動力學，以外界的氣候及人體所感覺到的神經及精神狀態的變換，作種種說明。秋天開始涼爽，所謂陰氣初發，肺將收殺，金將勝火，所謂陰氣未盛，未能深入，濕氣及體者，一如春天之將發未全發，秋天之將收而未全收，步驟是一樣的，但作用不一樣，春是由冷轉暖，秋是由熱轉涼，前者為外散尚不及，後者是內斂方開始而未全。井滎俞經合在四肢的穴道，是以經氣所發之處開始之井穴，直至經氣由外入內之處的合穴作標準，都在上肢之前端不過肘之處，下肢的前段不過膝之處，其原因以前都已述及，茲不厭其煩復講一次。所謂經氣所出穴，其實是人體最為靈活與大腦皮層配合之處，亦即對外界環境最能體認及敏感之處，春夏秋冬四季是外界之變，則經穴的原始所發之處最受影響，從而在外皮膚上劃一條假設的線路（其實是立體的，而非平面的），井滎俞經至合穴從而入體內者，是則對外界的靈敏度愈來愈低，但是對內部的影響卻愈來愈大，故秋天雖涼，尚未至寒冷的地步，用俞穴以瀉陰邪者，陰邪尚未深入也，這是古代對病變化，由外而內的假設，邏輯的結果。取合以虛陽邪者，以此時，陽當漸漸由外而入內了，亦即血液血流轉而由外入內，故取合穴以調節之。

帝曰：冬取井滎何也？岐伯曰：冬者水始治，腎方閉。陽氣衰少，陰氣堅盛，巨陽伏沉。陽脈乃去。故取井以下陰逆，取滎以實陽氣。故曰，冬取井滎，春不鼽衄。此之謂也。

冬天嚴寒，血管收縮在內，血液循環充沛在裡，就天氣而論，人體對外界的反應是，陽氣衰少，陰氣堅盛，巨陽伏沉，陽脈乃去者，非復在外，而聚之在內，此時要用針刺調節其血行，俞穴合穴的影響內部的力量，顯然因氣候寒冷，血管內斂的大局面而有所限制，不如用最敏捷的井穴，故取井穴以下陰逆，取滎穴以實陽氣者，取井滎之穴，因其感應靈敏，直接使大腦產生調節作用，因為外界大寒，知覺方面，較為不靈敏，而血液內斂臟器及大腦中心區卻力量倍增，而腎上腺，甲狀腺機能均在此時高張↑，故用最能刺激，使之高張的穴道井穴及滎穴。

帝曰：夫子言治熱病五十九俞，余論其意，未能領別其處。願聞其處，因聞其意。岐伯曰：頭上五行行五者，以越諸陽之熱逆也。大杼、膺俞、缺盆、背俞，此八者，以寫胸中之熱也。氣街、三里、巨虛、上下廉，此八者，以寫胃中之熱也。雲門、髃骨、委中、髓空，此八者，以寫四肢之熱也。五藏俞傍五。此十者，以寫五藏之熱也。凡此五十九穴者，皆熱之左右也。

我們可見諸凡水俞以及熱俞，都是由近處就病處不遠部位直接取穴，與取四肢之穴不同，由是可見，穴道雖然在局部配合大腦互相作用，但重點仍然有所不同，水熱諸穴，局部性質較著重，因為能夠直接影響病處的血管，屬局限性，諸凡水也好，熱也好，都是局部取穴。頭上五行，每行五者，正中的是上星、顖會、前頂、百會、後頂，次兩旁五者是五處，承光、通天、絡卻、玉枕，復次旁開者為臨泣、目窻、正營、承靈、腦空，屬瀉上行至頭的熱，隨症而用。以下所述原文上都已經寫出穴名，均在近處洩熱，與瀉水大致相同。

帝曰：人傷於寒而傳為熱，何也？歧伯曰：夫寒盛則生熱也。

此為人體對外界病原體侵犯而作抗拒的手段，早已講了又講，《傷寒論》，《溫病條辨》都著著提及，不再多講。

調經論篇第六十二

黃帝問曰：余聞刺法言，有餘寫之，不足補之。何謂有餘，何謂不足？歧伯曰：有餘有五，不足亦有五。帝欲何問？帝曰：願盡聞之。歧伯曰：神有餘，有不足。氣有餘，有不足。血有餘，有不足。形有餘，有不足。志有餘，有不足。凡此十者，其氣不等也。帝曰：人有精氣、津液、四支、九竅、五藏、十六部、三百六十五節，乃生百病。百病之生，皆有虛實。今夫子乃言有餘有五，不足亦有五，何以生之乎？

古人缺乏自然科學的知識，想用陰陽五行解說自然界一切現象，當然沒有如此簡單，例如近代物理化學生物等學科，雖然進步一日千里，仍有未逮之處，更何況數千年前的古人，於是顯然是辦不到，在工程科學方面，陰陽五行早就不知落伍到哪裡去了，於今不過是一些星相，術士用之以算命，卜卦而已，若要將之使之於醫學，因醫學也屬於自然科學之一門，因為醫學較一般理工的條件稍稍有些二樣，因為醫學是研究有關生命的學科，其間非常錯綜複雜，遠非理工如此單純者可比，更因為人體的範圍又是如此之小，都可以觸及，摸及，於是重複者有之，循環反饋因其大小有限，而體制結構之複雜無窮，於是關係千變萬化，各種因素循環又循環，重複又重複，繁而不勝計，從而，無從適從，乃以陰陽五行來統御之，雖然，絕對非自然科學的原則，但是就中的機會率卻高出任何事物及科學，不拘如何，有時亂闖亂碰也會中的，乃至一直至今，陰陽五行之道，仍然流行者，非其含有不易之真理，實在是以上條件使然。雖然如此，我人在此已經看出不少破綻，《素問》所述自相矛盾處不少，而且所指所述，隨境而變，隨遇而安，說到哪裡算哪裡，所定的目標物，所講的變化，同樣用的是同一個名字，所指的事物顯然不同，此處是指此，那處又指彼，設無相當豐富，精確的現代醫學知識，要想看懂此書，大有緣木求魚之慼，硬要以五行陰陽統述所有之病，豈但絕然無效，更且橫生枝節，惡性循環，愈說愈不通。此處黃帝問得極有道理，百病所生，自是不同，從以五種有餘不足以包括所有之病，無奈太簡單了些乎，但是歧伯硬說只有五種以定《內經素問》也即中國醫學的法則，實在太過分了些，古時候尚可，現今再如此，令人齒冷矣，而且言語重複又重複，使人無法終篇不禁廢卷而嘆了。

> 歧伯曰：皆生於五藏也。夫心藏神，肺藏氣，肝藏血，脾藏肉，腎藏志，而此成形。志意通內連骨髓而成身形五藏。五藏之道，皆出於經隧，以行血氣。血氣不和，百病乃變化而生。是故守經隧焉。

歧伯所說應該倒過來講，方能言之成理，蓋當先有此形，乃有此臟，既有此臟，乃呈其作用之。所謂「臟」，「藏」在內，形在外，臟與形能相關聯者是經隧，經隧既為相關聯（interrelation of correlation）之物，自屬極為重要。形與臟已定，經隧雖定，血氣運行無時無刻不變以求其生態之恆定，失其恆則失常，失常則病。心藏神的神與以前講的血脈之道又不一樣了，乃是指精神活動而言。肺藏氣，是指呼吸道，與現代所述相同。肝藏血是指一定營養本質而言。脾藏肉是指一切代謝吸收而言。腎藏志是指與此處的心差不多，是指內分泌之影響精神活動而言。如此觀來，與以前五臟的說法大為不同，豈止在此處不同，從開始以來，我們逢到說五臟五行的幾乎處處不同，可見古人自是連自己也不太清楚爾，一如目前的分子生物化學，這個變那個，那個又變那個的那個，弄到最後，連自己也迷失了，幾乎忘其所以，不知所云，古今中外，年代相隔千年，心態大致一樣，實在奇怪，抑以此學問的研究方式，似乎須另覓途徑乎，抑或方法非屬全對，值得自我檢討乎。

帝曰：神有餘不足何如？歧伯曰：神有餘則笑不休，神不足則悲。血氣未并，五藏安定。邪客於形，洒淅起於毫毛，未入於經絡也。故命曰神之微。帝曰：補寫奈何？歧伯曰：神有餘則寫其小絡之血，出血勿之深斥，無中其大經，神氣乃平。神不足者，神其虛絡，按而致之。刺而利之，無出其血，無泄其氣，以通其經，神氣乃平。帝曰：刺微奈何？歧伯曰：按摩勿釋，著鍼勿斥。移氣於不足，神氣乃得復。

心藏神之種種，此處是指精神病，乃喜笑悲哭無常，《內經》認為實則笑，虛則悲，但是並非極嚴重的精神病，故曰血氣未並，五臟安定，邪客於外形，起於毫毛，所以針刺可治之。神有餘，刺瀉其小絡，略出血即止，不可深斥者，其針不可深插進也，蓋不須入其大經，一般在井榮穴上最為有效，蓋井榮之穴，既靈敏刺激大腦，都在指端骨處也。無法用針深入深進。神不足則視其虛絡，所謂絡即是小分支，亦即兩經之間的橫連小分支，蓋大經本是上下直行，小絡則是兩大經間之連絡，故而左右橫走而相連。心主神則為手少陰心經及手厥陰心包絡經，此兩陰經在手內側，視其兩者之間的凹陷處，即稱虛絡，按之刺之，略刺即收，意思是不可泄其氣，因病輕，針刺奏效絕響也。所謂微，則指根本就是心理治療，將針微微的著於皮膚即行收針，即不刺入，亦不使有任何感覺，心理安慰劑而已，所謂著針勿斥，亦可移氣於不足，神氣得復矣。

帝曰：善。氣有餘不足奈何？歧伯曰：氣有餘則喘欬上氣，不足則息利少氣。血氣未并，五藏安定。皮膚微病，命曰白氣微泄。帝曰：補寫奈何？歧伯曰：氣有餘則寫其經隧，無傷其經，無出其血無泄其氣。不足則補其經隧，無出其氣。帝曰：刺微奈何？歧伯曰：按摩勿釋。出鍼視之曰，我將深之。適人必革，精氣自伏，邪氣散亂，無所休息，氣泄腠理。真氣乃相得。

此處是應其第二道，氣足與不足，有關肺呼吸作用而論。氣屬肺，有餘則咳嗽上氣，不足則氣息不夠，稱少氣。由於血氣未並，五臟安定，是小病，針刺即可，刺的不是經絡的正經，是刺經隧，經隧者，與正經連絡之隧也，與上段相差不多，手太陰肺經及手陽明大腸經在手上的經絡相連的分支絡脈即可，刺之不會傷及肺經及大腸經，不使之出血，不泄其氣，與前段相同。虛則補其經隧，曰補，曰瀉，則前在的病勢，病情已有所決定，此則調節而已。刺微也是心理療法，對病人說，我要將針深深刺入了，其人必然一驚，所謂必革。以後所述，精氣自伏……真氣相得者，事後之形容也，不必多行解說，否則愈講愈使人不解，不如不解，反而有益處。

帝曰：善。血有餘不足奈何？岐伯曰：血有餘則怒，不足則恐。血氣未并，五藏安定。孫絡水溢，則經有留血。帝曰：補寫奈何？岐伯曰：血有餘則寫其盛經，出其血。不足則視其虛經，內鍼其脈中，久留而視。脈大疾出其鍼，無令血泄。帝曰：刺留血奈何？岐伯曰：視其血絡，刺出其血，無令惡血得入於經，以成其疾。

其實所謂有餘不足，並非絕對性的，不過是一症狀的兩端出現的現象而已。若就前段所述，精神病者哭笑無定，不能說一下有餘，一下又不足了，氣之有餘為咳嗽，咳嗽兼呼吸困難亦未始不可，今又講血，有餘則怒，不足則恐，先怒後恐，先恐後怒，又何嘗不可以，故有餘不足者，實則乃相對的，一過性的，兩面性的表示而已，絕對不可一定加以何種範圍。醫道本來非常複雜，乃極高深之學問，遠勝理工。大凡世上較低層次淺顯之物，可以準確，較深奧之學問則不可以準確，例如，量子力學之測不準定理，以及統計力學，只能講其大概機率，含糊數學等等均為高層次學問，只能概略。西醫亦即現代醫學硬要將之使其絕對準確，結果要速則不達，前病未癒，後症又起，所有之資料（data）準確性的限度（range）相當之大，令人無從適從，可見時機尚未成熟，待得稍安毋躁爾。我人當知怒則血流快，血液因血管擴張憤起而向外走。恐則血管收縮，雖然血流快，心搏量快，但是血管收縮，血液內流則面色蒼白，同時是相當量的刺激，各種不同，變化互異。怒則血向外，則曰有餘，恐則血向內斂，則曰不足，由是血流變化不速疾，微小血管既小而又多方重疊，一時難以隨之調節而適應，乃致孫絡水溢，於是大經即有因微絲小血管之水溢停留乃生面紅，但是病情屬輕，蓋血氣未並，五臟安定。有餘則先找其血流盛大的經脈，刺而使之略出血即平衡，虛則找其虛小的經脈留針，等其脈大盛時，立刻出其針，不可使之出血。要刺留血，先找血絡微刺之使出血，乃使滯鬱之血逐去之，不使入大經以成疾也。

帝曰：善。形有餘不足奈何？歧伯曰：形有餘則腹脹，涇溲不利，不足則四支不用。血氣未并，五藏安定。肌肉蠕動，命曰微風。帝曰：補寫奈何？歧伯曰：形有餘則寫其陽經，不足則補其陽絡。帝曰：刺微奈何？歧伯曰：取分肉間，無中其經，無傷其絡，衛氣得復，邪氣乃索。

腹脹未必形有餘。四肢不用，未必是形不足，此乃非形之問題，仍屬於機能問題，腸胃運行失常，則腹脹，神經肌肉不能相配合，則四肢不用，此乃硬拼湊，五行五臟削足適履之過也。肌肉所以蠕動，屬末梢神經不穩定，是肌束顫搐（muscle fasciculation），很多病屬之，今因血氣未並，五臟安定，當然是小病，針刺鎮靜即可。一般針刺之效，相當速，但其失效亦即效果之存在也相當暫而不久，用於上述諸類症上，最為確當。有餘瀉陽經，不足補陽經之絡，都已經知道，不復贅言，刺激則取其肉與肉之間，稱分肉間，不著經及絡，最好臥針斜刺。

帝曰：善。志有餘不足奈何？歧伯曰：志有餘則腹脹飧泄，不足則厥。血氣未并，五藏安定，骨節有動。帝曰：補寫奈何？歧伯曰：志有餘則寫然筋血者，不足則補其復溜。帝曰：刺未并奈何？歧伯曰：即取之，無中其經，邪所乃能立虛。

腹脹飧泄，四肢厥冷，本為連在一起之徵象，亦可以分開，若在於神經質神經肽方面來講，都是屬於精神緊張而生此病，其人本來就神經質，例5-HIAA 過多的類癌症候群（carcinoid syndrome）是血清素在小腸太多，由小腸中嗜銀性細胞（argyrophilic cell）大量分泌者，設如小病，精神緊張，鎮靜即可，鎮靜之區域在小腸，在下腹部，當然是腎經之領域，瀉其然谷穴，少陰之榮穴。不足補其復溜，亦屬少陰經之俞穴。骨節有動者，骨節感有物，由於泄瀉，能使鈣↓，鈉鉀之不平衡，往往使肌肉發生曲屈，而當曲屈時，其骨節尤其是膝關節須負人體之重量，病人有關節變動之感。刺未並意思不使血氣相並之時，要即不使其病變重變深時，立即取不適之處，亦即邪居之所，亦即所謂阿是穴者，不須考慮什麼經穴，則邪立衰也。此類病之發生，都因為其人心志有所慾望而無法達到，或竟依賴性較重，乃生似神經性結腸炎類似的病，或竟性格急躁，說是由志而生亦可。志者，慾望也，慾望不得而生此疾，經瀉下之後，脫水而四肢厥冷亦常見，前後見，合併見，也可以分別見不一定，有餘不足非確論也，乃一時性現象。

> 帝曰：善。余已聞虛實之形，不知其何以生？歧伯曰：氣血以并，陰陽相傾，氣亂於衛，血逆於經，血氣離居，一實一虛。血并於陰，氣并於陽，故為驚狂。血并於陽，氣并於陰，乃為炅中。血并於上，氣并於下，心煩惋善怒。血并於下，氣并於上，亂而喜忘。

以前所說都為氣血未並，黃帝稱自己已知虛實之形勢，但不知其何以致此，歧伯乃講出一大段大道理。氣是動量是作用屬陽，血是營養是流通屬於陰，一般來講，血卻是真正講的是血，氣則就麻煩了，精神也，神經也，動量也，代謝也，循環力也，電解質↓↑，滲透壓↓↑，幾乎無不屬於氣的範圍，刺激量↓↑亦屬之。平時血氣互補互行是為正常，這是古人的理想生理狀態，假如發生偏差，某處氣特多而血特別少，或者血特多，而氣特少，稱為氣血以併，陰陽相傾，聽來極為抽象，令人有無從捉摸之感，其實略為舉例，便可以明白，原則上是氣與血絕不可單獨存在，仍然是相輔相依的，如果在某處發生血管收縮，而成血栓，在《素問》來講，就是只有血而沒有氣了，因為血液停瀦，其作用其功能，同時亦消失，反之如果某處過分充血，原因是由於發炎而代謝升高，則一反而變為有氣無血，其實血仍然是流通，不過其他炎症，熱度，代謝，神經緊張一切都因發炎或竟充血而高張，《素問》便認為是有氣無血，氣血兩字非但互補，在一切病的症狀上，更有許多變化，茲簡單就炎症講，開始作用 WBC↑，代謝↑，充血發熱，則稱氣並於陽，迨至血流滯塞，代謝↓，慢慢成血栓或竟纖維化時，又稱血並於陰，如此則成了前敘的氣血以並，陰陽以傾，乃致於氣亂於衛，即抗力代謝，免疫能力大為↓，血逆於經，血行循環滯留，神經傳導力，電荷膜性電壓均↓，變成血氣離居，一實一虛者，例如炎症處先是充血屬實，繼則鬱血屬虛，炎症外圍之微絲血管的血液因內部組織內之充血不能直接達到病處成一缺血帶屬虛，缺血帶外圍，血液又壅集，血管神經受刺激，敏感度↑，屬實，陰血不行，陽氣大受刺激↑，則情緒不良，甚則發狂。反之，血液流通量尚可，但是 O_2↓，酸性增高，血管因之而擴張，血液停留的時間較多，乃為發熱，稱炅中。血並於上，氣並於下，其人活力不夠，代謝低下，腦中血糖及 O_2 均不夠，其人必然心煩惋且不樂或善怒，血液壅結於下，因循環之部分鬱塞，導致其人靜脈回流量差，腦細胞間交感神經無形中 CO_2↑，易興奮，O_2↓ 而易腦力不能集中，乃心亂而善忘，一般隱性長期慢性鼻竇炎者，恆見此類現象，多汗，善忘，易興奮，腸胃道不良，或有痔疾，或竟腹瀉便秘交互出現，蓋 O_2↓，CO_2↑，酸度↑，胃中酸度亦高，易生十二指腸潰瘍，此種症狀即屬之也。

帝曰：血并於陰，氣并於陽，如是血氣離居，何者為實，何者為虛？歧伯曰：血氣者，喜溫而惡寒。寒則泣不能流，溫則消而去之。是故氣之所并為血虛，血之所并為氣虛。

其實氣不離血，血不離氣，經過前幾段的講述，大致已明，凡代謝升高則發熱，血氣充沛，但代謝產物若積留於血中，則電解質，雜質，連續增加而不去，積滯留住則反因氣盛而血虛↑，蓋代謝高而血液滯留矣。若乃血液滯留而成血栓，阻塞則血多積而流不暢，此處成鬱血，變得代謝↓，成血塊癥瘕，乃至腫瘤，則當升高其代謝者，溫之也，因溫而使之消去，故氣為血帥，氣行血行，氣鬱血滯，氣絕血腐也，氣之所並為血虛是上述的第一個條件，血之所並為氣虛，乃上述第二個條件。

帝曰：人之所有者，血與氣耳。今夫子乃言血并為虛，氣并為虛，是無實乎？歧伯曰：有者為實，無者為虛。故氣并則無血，血併則無氣。今血與氣相失故為虛焉。絡之與孫脈俱輸於經，血與氣并則為實焉。血之與氣，并走於上，則為大厥，厥則暴死。氣復反則生，不反則死。

虛實兩字與血氣兩字本為相對的對待名字，但卻又是相互作用的互補現象，其處若實，則某處必虛。血與氣相失，前已述之，絡脈及小絲絡皆輸於經，如果血與氣併則為實焉，諸如血栓而生各種症狀，使神經傳遞代謝均為敏感及興奮則稱為實，實之反應仍不能使血栓除去，轉而反呈不足衰弱現象，則成氣虛血實焉，血栓而潰爛，則成氣虛血虛矣。血之與氣並走於上，則為大厥，是 CVA 腦出血，腦卒中之流亞，故稱暴死，氣復則在，不反則死。

帝曰：實者何道從來，虛者何道從來？虛實之要，願聞其故。歧伯曰：夫陰與陽皆有俞會。陽注於陰，陰滿之外。陰陽勻平，以充其形。九候若一，命曰平人。夫邪之生也，或生於陰，或生於陽。其生於陽者，得之風雨寒暑。其生於陰者，得之飲食居處，陰陽喜怒。

古代醫學思想基於經絡學說，認為平時候可以陰陽調和者，乃是陰陽平衡。陽經的氣注於陰經，陰陽經各有俞穴，形乃健全，三部九候都很平衡，這些術語全是些抽象名字，令人無法捉摸者無他，因為古人只從人體外表去推想其功能，並沒有真正的詳細的解剖學及生理學，然而一般的解剖學生理學所不能解答的問題，或者對臨床沒有關係，對治病毫無幫助的條件之下，古醫學反而有效，更且靈活應用者，因為古人推理雖然失敗，觀察卻極為敏銳，看到事實更積了上千年的事實的經驗，處理病情百不爽一，是其極為高明之處，我們絕對應該使之發揚光大，不可等閒視之，更不能輕視之。虛實之道，得之於陰，陰中之邪氣，外邪來自風雨寒暑，稱之為陽，內邪來自飲食起居，喜怒哀樂，稱得之於陰。有邪在先，邪之所居，其氣其血必虛，邪盛正氣亦盛，則稱為實，邪盛正氣虛稱之為虛，邪虛正虛亦稱之為虛，如何虛實，則下列的各段詳為細述。

帝曰：風雨之傷人奈何？岐伯曰：風雨之傷人也，先客於皮膚，傳入於孫脈。孫脈滿，則傳入於絡脈。絡脈滿，則輸於大經脈。血氣與邪并，客於分腠之間，其脈堅大，故曰實。實者外堅充滿，不可按之。按之則痛。

此段語言，清空如畫，不須解說，逐句逐段，自行逐讀逐解，但其現象無非出自經絡學說，認為邪所外出先客於小絲絡，小絡，大脈入體內，其實絕對不是那麼一回事，我人固已早就知道邪即外來的病原體，先客於上呼吸道，口腔的黏膜，後散及淋巴及靜脈，行擴充分播於全身，於是乃發病，恰巧與古說相反，但是現在所說為真，古說不過是假說而已，當然不足置信，今既是經文，為遵經崇道，計權載之，並非一意提倡其道，天下學術文明絕無開倒車之例。

帝曰：寒濕之傷人奈何？岐伯曰：寒濕之中人也，皮膚不收，肌肉堅緊，榮血泣，衛氣去，故曰虛。虛者聶辟氣不足，按之則氣足以溫之。故快然而不痛。

此段之前一段述外邪之中人，乃為急性炎症，炎症充血，組織局部血液滯留，前列腺素↑，產生紅腫熱痛，屬局部性者，不爾則全身代謝↑，O_2 因燃燒醣分，因燃燒而降低，肌肉中酸度增高，分肉間亦即血管外組織中，水分滯積而腫脹，按之而痛，屬急性者，稱風雨之傷人，此則去皮膚不收，肌肉緊張。榮血注，衛氣去，屬慢性病非充血是鬱血，非代謝高，毒素不能排泄，乃代謝低而血液不能暢流暢通，故按之溫之則反而不痛，情形各異，如以現代醫學眼光觀之，可稱為簡單易行，當然如此，如照《素問》所說，則愈說愈玄，無法使人領悟矣！

帝曰：善。陰之生實奈何？歧伯曰：喜怒不節，則陰氣上逆，上逆則下虛，下虛則陽氣走之。故曰實矣。

喜怒不節，則交感神經恆受感情之衝動，恆在興奮狀態，交感神經之興奮，使心臟跳動加速，表面脈管收縮，則氣上逆，又何必一定說是陰氣上逆，而如此者，乃是在喜怒內生屬陰，故爾硬按上一個陰，於是使人莫名其妙矣。交感神經之興奮對腸胃是抑制的，抑制的結果，尤其是慢性的，長期的，在不知不覺中的抑制作用，使腸胃道進食量↓，消化作用↓，則大便排出亦受抑止而恆生便秘，此乃不常運動，喜怒無常，生活起居不定的人，尤其是演員藝人，常見的情形，因便秘，大便中之毒素，有時外溢乃生一般所謂口臭，火氣大，面疱，皮膚的抗力↓，更生痤瘡（acne）等等，所謂陽氣趁陰氣上而填下，若下之通之，可以清快奏效於一時，故云陰實，否則純從其原文辭句解，無法溝通。

帝曰：陰之生虛奈何？歧伯曰：喜則氣下，悲則氣消，消則脈虛空。因寒飲食，寒氣重滿，則血泣氣去。故曰虛矣。

喜則氣下，胃納，腸運動量均↑，乃大飲大食。悲則氣下沉時如發生悲哀之事，則氣消，氣消者，神情頹喪，呼吸哽咽，於是又因食冷之物，一如現代之流行冰凍汽水飲料，冰淇淋等，使代謝熱量全部因其冰凍之物，要使之變成體溫 36.7℃之同溫之物，消耗熱量，而熱量本可作代謝消化用，如今因喜而大食，因悲而氣結，食積於腸胃，因寒而祛其熱量，損其動量。所謂寒氣重滿，血泣氣去是順之說說而已，沒有到如此嚴重的地步。但是腸胃動量大為低下，寒氣充滿者，代謝能及熱量大↑，當予以溫之祛其寒，補之促進其運動量及代謝量，則此類症狀雖屬腹脹便秘，當溫通，與前段之清理不同，情況大致相同，治療不同者，有其先前存在的原因。

帝曰：經言陽虛則外寒，陰虛則內熱，陽盛則外熱，陰盛則內寒。余已聞之矣，不知其所由然也。歧伯曰：陽受氣於上焦，以溫皮膚分肉之間。令寒氣在外，則上焦不通。上焦不通，則寒氣獨留於外，故寒慄。

陽虛生外寒者，陽是代謝是抗體及免疫力，心搏力衰弱或代謝力↓，則腸胃消化營養不良，缺 O_2 則呼吸薄弱，醣之代謝能↓，則身體熱量不夠，此種人往往面色蒼白，語言無力，或竟胃口不良，或竟時常泄瀉，外表視之，則上焦亦即上部面色，發音，呼吸量，進食均差，上焦受氣不足，皮膚分肉因代謝不足或竟血紅素不夠而感寒冷，寒冷之感受又以上膊肩背部最為敏感，故有如此說法，顯然是外在狀況而下之判斷，要之也去題不遠。

帝曰：陰虛生內熱奈何？岐伯曰：有所勞倦，形氣衰少，穀氣不盛，上焦不行，下脘不通。胃氣熱，熱氣熏胸中，故內熱。

陰虛之象，出於內分泌不良，水分不能調節，尤其是血中雜質多，諸如BUN，肌酸酐等，有所勞倦外則體力勞動而憔悴，其疲勞素所積之乳酸，以及上方所述之各種雜質在血中排洩不通而不去，呈酸血症，酸度↑，上焦不行，下脘不通，CO_2↑，胃中胃酸↑，而胃黏膜呈灼熱感，此類感覺在胸中散漫，熱氣熏胸中，稱內熱。

帝曰：陽盛生外熱奈何？岐伯曰：上焦不通利，則皮膚緻密，腠理閉塞，玄府不通。衛氣不得泄越，故外熱。

是與《傷寒論》的麻黃證毫無二致，由於感染生之 stress，交感神經↑，則毛孔閉，汗不得出，由於外來病原體之刺激，WBC 產生之熱素，人體代謝之升高以抗病勢則生高熱，體溫於玆遽增，汗孔又不開以洩熱，所謂腠理閉塞，玄府不通，衛氣不得泄越，故外熱。

帝曰：陰盛生內寒奈何？岐伯曰：厥氣上逆，寒氣積於胸中而不寫。不寫則溫氣去，寒獨留。則血凝泣，凝則脈不通。其脈盛大以濇，故中寒。

厥氣上逆者，因寒氣積於胸中而不瀉，其事實真相乃真胸膜或胸腔中或支氣管中之痰液稱痰，或者是水分稱飲，一般肋膜積水，心包膜積水，支氣管有大量之痰，水分調節失靈，水不瀉，愈積愈多，所謂溫氣去，微小血管已經不能吸收。寒獨留，則血凝泣，須用小青龍湯為底子之方劑，使脈通，則水被吸收則可癒。今乃不爾，水多脈不通，其脈外圍之環境對其心臟之搏動具壓力，心臟搏動起代償，故脈盛大，有阻力，故脈跳以濇，稱中寒。

> **帝曰：陰與陽并，血氣以并，病形以成。刺之奈何？岐伯曰：刺此者，取之經隧。取血於營，取氣於衛。用形哉，因四時多少高下。**

此處講用針的治療法，先取其發病的經絡，營病者，即有鬱滯者，略深刺出血，衛病者，淺刺洩其氣，亦即略具鎮靜作用即可，當時病人的形態，亦即強弱，肥瘦，及四時多少高下等等條件均須考慮，說了也等於白說，於事無補，但對有心者是一種啟發及挑戰，亦不可謂全無用處。

> **帝曰：血氣以并，病形以成，陰陽相傾，補寫奈何？岐伯曰：寫實者氣盛乃內鍼，鍼與氣俱內，以開其門，如利其戶。鍼與氣俱出，精氣不傷，邪氣乃下。外門不閉，以出其疾。搖大其道，如利其路，是謂大寫。必切而出，大氣乃屈。**

此乃想當然的說法，須知其病本大實，體工之反應本要使之瀉以求平衡，故在人吸氣之時，增其活力，表面上看只增肺活力，實在大腦活力亦隨之而增，故一般催眠者及針灸，醫者施術時，一面針刺一側，又看病人舉手舞足使另一側活動，以便所謂氣之運行者，一樣的手法。吸氣入針，以開其門，以利其戶，隨筆而下，說說而已。呼氣出針，且搖之以刺，大泄，無關宏旨。呼氣出針與吸氣入針略有些道理，其病本來是盛，是針刺之結果為鎮靜，也稱為瀉。

> **帝曰：補虛奈何？岐伯曰：持鍼勿置，以定其意，候呼內鍼，氣出鍼入，鍼空四塞，精無從去。方實而疾出鍼，氣入鍼出，熱不得還。閉塞其門，邪氣布散，精氣乃得存。動氣候時，近氣不失，遠氣乃來。是謂追之。**

先持針勿刺入，候病人之意念，見其呼氣，立刻刺入，蓋若此病前置條件本虛，則針刺可興奮之，追其吸氣，針則疾出，動量↑時針拔出，可使肌肉緊縮之負擔突然去除，必感輕鬆，則稱動氣候時，近氣不失，遠氣乃來，是謂追之，則補也。

帝曰：夫子言虛實者有十，生於五藏。五藏五脈耳。夫十二經脈皆生其病，今夫子獨言五藏。夫十二經脈者，皆絡三百六十五節。節有病，必被經脈。經脈之病，皆有虛實，何以合之？

黃帝問歧伯之所答不過五臟，各為虛實，僅只有十個現象，五臟不過五脈，今夫十二經脈都可以有病，夫子獨講五臟，那十二經脈，絡三百六十五節，節若有病，必及經脈，若有虛實，如何合之。

歧伯曰：五藏者，故得六府與為表裏。經絡支節，各生虛實。其病所居，隨而調之。病在脈，調之血。病在血，調之絡。病在氣，調之衛。病在肉，調之分肉。病在筋，調之筋。病在骨，調之骨。燔鍼刼刺其下及與急者。病在骨，焠鍼藥熨。病不知所痛，兩蹻為上。身形有痛，九候莫病，則繆刺之。痛在於左而右脈病者，巨刺之。必謹察其九候，鍼道備矣。

歧伯對黃帝的質疑，回答頗為周全，大致的意思是臟雖為五，但腑有六，六腑與五臟互相為表裡，乃相應為十二經脈，故無論經脈絡脈以俞穴，若見虛實即為有病，依其部位所在以調節之。若病在脈，則調之以血脈的異常處。病在血，則調之以絡。病在肉，調之以分肉間。病在筋，則隨之而調其筋。病在骨則調其骨。在筋之邪，用燒針刺患部拘急之處，其實用艾葉灸較安全。病在骨，則用燒針法或用藥物局部熨熱法。若痛而不知痛之所在，則可在陰蹻陽蹻上取穴以針之，身體雖痛，三部九候脈無變化者，用繆刺法（見後篇），若痛在左而右側脈見病脈，則行巨刺法，即刺經脈之法，若能謹審三部九候，鍼法之道，可稱相當不錯了。

繆刺論篇第六十三

黃帝問曰：余聞繆刺，未得其意。何謂繆刺？歧伯對曰：夫邪之客於形也，必先舍於皮毛。留而不去，入舍於孫脈。留而不去，入舍於絡脈。留而不去，入舍於經脈。內連五藏，散於腸胃。陰陽俱感，五藏乃傷。此邪之從皮毛而入，極於五藏之次也。如此，則治其經焉。今邪客於皮毛，入舍於孫絡。留而不去，閉塞不通，不得入於經，流溢於大絡，而生奇病也。夫邪客大絡者，左注右，右注左，上下左右與經相干，而布於四末，其氣無常處，不入於經俞。命曰繆刺。

人類思想的形成有其自然性及必然性，古人未知病原體有很多很多種，病是一種狀態，看得到，摸得出，但是很少帶有真正的形態，那麼致病的原因在古時候就不得不歸屬於看不到，但能感覺到的風上去了，現代實證所得與古人所想是恰恰相反，病是由外而內，再返向外的，古人認為病是由外入內的，其理由是出於用針灸可以治病，例如，某處痠痛，用針一刺即癒，則某處一定有邪積聚，邪是什麼呢？大概都是屬風，因為病有狀態，而無形態，用風解釋是最好，其實風者，乃神經症狀的表現，神經因病所作的反射，古人認為風為百病之長，風速行而善變，風邪之聚於皮或表皮某處，針刺而癒。意識上深以為此處的邪經針刺以後便已經放出或竟逐出等等。在針灸方面如此，更從而推測到內科（外傷當然是例外）。上段的意思不須解釋，逐讀即明瞭。其中最重要的一點是，古人認為風邪像子彈一般從外進入體內，亦有某種情況，一如子彈可能偶然無力，像不能穿透木板及銅板時，可能嵌在裡面不進不出，所謂邪客於皮毛，入舍於孫絡，留而不去，閉塞不通，不得入於經，流溢於大絡，而生奇病也。奇病非奇恆的病，而是不像預見的所謂「正統」的病，其病真正有規範的病本來就很少，如果真的碰上，算是醫生的運氣不錯，否則似乎中獎券一般相當難之又難。由於所謂「奇病」，所以是右注左，左注右，其無常處不入於經絡，可見生病也不一定要在經絡，經絡者，假設而已，大致可中，並非每次必中，絕非像神經血管一般地具有絕對性，或者說至少具有更多的確定性，由於電流的傳導，由於動量及大腦的配合，由於一逕流向較容易流出的部位，亦即電阻愈少的部位，此類情況及條件，雖不能說時時在變，至少有時在變，而且變的時候不在少數，故而針刺各人的感覺大致相同，但是大致而已，並非真的相同，嚴格說來，實可說人人不同，右左上下互易者，由於大腦之管轄區在人體上是左右相互易處，病處傳導的機率較健康之處為低，設如左有病而刺左，則左方的傳導率不及右方好，若刺右方，非但是導力快，至大腦後直接影響回饋的不是右方神經卻是左方，就現代針灸的術語可稱是遠區取穴，反側取穴，與《內經素問》所說的繆刺具有部分相同的道理，但是繆刺更有另外些許不同之處，就下一段便可知曉。

> 帝曰：願聞繆刺，以左取右，以右取左，奈何？其與巨刺何以別之？歧伯曰：邪客於經，左盛則右病，右盛則左病；亦有移易者，左痛未已，而右脈先病。如此者，必巨刺之。必中其經，非絡脈也。故絡病者，其痛與經脈繆處，故命曰繆刺。

我人由上文知，病易處的道理，在本書早先開始之時已經詳為討論過，此處又再討論。現在首先須知的是為什麼左痛未已右脈先病的機轉，事實上左痛，如果傳遞得相當快，其傳導的方式，在古人的觀念中，必然是大的經絡，否則無法快速，因為相當快乃使右側亦受影響者是左面的刺激區入傳遞至右半側大腦皮層，這是理所當然，但傳電太快，左傳至右腦側皮層，來不及反射，又由右腦傳出當然直達左腦，左腦支配的是右側身體，故左痛而右側脈已經露其倪端，如此者必巨刺之，巨刺者刺其經，實在是阻斷的意思，使之傳遞↓，也許要問為什麼針刺可使傳遞↓，因為人身本來是一個極靈活的反饋體制，以應環境之變動，為求生存的絕對原則，先是快刺後調節變慢，先是慢刺後調節變快，以先置條件作後來條件的，是非刺激太重或竟亂治一通，則劣者更劣，病就愈變愈重了，中經者是直接刺同側，非中絡。因絡是刺的異側，故曰繆刺，繆者交錯也，故左右相易。

帝曰：願聞繆刺奈何？取之何如？歧伯曰：邪客於足少陰之絡，令人卒心痛，暴脹，胸脇支滿。無積者，刺然骨之前出血，如食頃而已。不已，左取右，右取左。病新發者，取五日已。

足少陰腎經之絡是太鐘穴，按例腎經之病很少如上之所述，原因為足少陰雖然屬腎經，手少陰是心經，腎之源頭而深及「心」之症狀，故曰卒然心痛，胸脇支滿，因為腎上腺素分泌失職或多或少均可使心臟調度失常，循環起變化，例如冠心症等等症狀，一如此段所述相同，取下面腎經的然谷穴，使之出血，則頃刻之間便能鬆弛，若不癒則左刺右，右刺左，病是新發的，五天便癒。正腎上腺素之↑↓均可使心臟搏動失常，同時冠心症或心肌梗塞此類生化物質必然大量溢出，而且游離脂肪酸（free fatty acid, FFA）也大量增加↑，使病情呈惡性循環，心卒痛，暴脹，胸脇支滿，可以猝死。

邪客於手少陽之絡，令人喉痹，舌卷口乾，心煩，臂外廉痛，手不及頭。刺手中指次指爪甲上，去端如韭葉，各有一痏。壯者立已，老者有頃已。左取右，右取左。此新病數日已。

手少陽三焦經的絡脈是外關，喉痛，舌上卷，口乾心煩，臂外側痛，舉臂不能過於頭，此病原則是在喉頭，由於喉頭的反射而兼及頸椎，此類病在風寒初發，《傷寒論》太陽病中的葛根湯症頗為類似，刺無名指爪甲的根部如韮葉端的關衝附近的血絡。左刺右，右刺左者，我人當知，在指端及趾端均為經絡的井滎穴所居，井滎穴因活動↑而配合大腦皮層的連貫性最為靈敏，前已屢次述及，其實不需要一定是某某穴。指端之靈敏度極高，用針刺之，立刻大腦有反應，現今根據繆刺的原則，即是有病在絡，無法定其真正所在，當然須用最靈敏的穴道，乃使之定位而調節之。根據現代醫學來論，所見的症狀無不與頸椎有關，大致在頸椎的第五第六以內所發生的反射條件，在後在前都能決定是如此，用繆刺法則遠勝直接刺法，喉痛舌卷口乾無所謂左右，但手指有左右，故而取之為標準。

邪客於足厥陰之絡，令人卒疝暴痛。刺足大指爪甲上，與肉交者，各一痏。男子立已，女子有頃已。左取右，右取左。

足厥陰肝經的絡脈是蠡溝，是厥陰經所指本來屬下腹部的大小腸運動兼及尾骶骨神經，所以從少腹至睪丸突然發生疼痛者是神經支配腸子血管失調，腸運動失常，脹氣或移位即來，刺足大趾爪甲根部，當然反射最快與上一段是相同的意思，影響及尾骶骨的副交感神經，重新調節可以立癒。男子為外生殖器，腹腔內別無附屬器官，可以立癒。女子為內生殖器，腹腔下骨盆中附屬器官如卵巢，子宮等，故反射進行較慢，乃曰有頃已，何以知其左右，則以暴痛處，或睪丸側墜處屬左屬右而定。

邪客於足太陽之絡，令人頭項肩痛。刺足小指爪甲上，與肉交者，各一痏，立已。不已，刺外踝下三痏。左取右，右取左，如食頃已。

足太陽膀胱經是人體上最大的一條經絡，其所走之處在人一身之背，根據大腦皮層所支配來論，只在上部，大腦皮層屬足者遠較他處為廣泛，一般性神經緊張波及大腦，無有背上的肌肉皮膚不緊張者，所謂如冷水澆背，毛骨凜然。按例背肌緊張是全面性，何以頭項肩特別明顯呢？蓋因頭項肩之與頭部距離近，反射性能著實及迅速，肌肉在此收縮特別有力而明顯。所謂邪客於足太陽膀胱經的絡穴為飛揚，若在足小趾爪甲根部的至陰加一刺，便可立刻痊癒，不爾仍不癒，則在外踝下金門附近三刺。項肩有左右，乃可以分左刺右，右刺左。

邪客於手陽明之絡，令人氣滿胸中，喘息而支胠，胸中熱。刺手大指次指爪甲上，去端如韭葉，各一痏。左取右，右取左，如食頃已。

手陽明大腸經的絡是偏歷，而所發的症狀，不像大腸病反而像肺的症候，如喘息，腰下似有物支架上頂，胸中熱，原因是大腸蠕動不良而脹氣，如果下行則成足厥陰之症候，如果上頂則成手太陰肺的症候，因為橫膈膜上下運動受大腸之呆滯而不良，故而氣滿胸中而喘息，大腸運動不良則暫時夾持於腹兩側，則感腰中有物支撐上頂，由於影響胃，胃也因腸脹或動量不良而上頂，則胃酸之分泌可以上逆胃口，食道神經影響則感胸中熱。刺在食指爪甲根部的商陽穴附近，如韮葉端處。在頸椎處受刺激，由腦皮層反饋使大腸橫膈膜運動調節，則可以立刻見效。左右以腰窩有物在左在右為準，似無疑義。其實用現代醫學推測比用經絡法來論較為明顯易知，是無可諱言的事實。

邪客於臂掌之間，不可得屈。刺其踝後。先以指按之痛，乃刺之。以月死生為數。月生一日一痏，二日二痏，十五日十五痏，十六日十四痏。

此處不說絡脈，但以直覺感地說臂與掌不得伸屈，則即在手骨踝上用手按之，凡在痛處下針，以月生死為數，是指陰曆從月缺至月圓，即初一至十五日為生，月圓至月缺為月死，即月十五至月底也。凡生一日一痏，月生之日多一天則多一刺，二天二刺，十五天十五刺，但十六天又須減刺之數，因為月漸消亡，即月死，消一天減一刺，何以如此則不知，可能是內分泌↑↓的關係，一般內分泌影響神經，神經影響血管，神經血管交互影響肌肉及筋腱。《內經》上所謂絡穴等等，《素問》方面並不太重視，故而經穴學說也是大概，並非一定以之為絕對標準也，最重要的莫如病情的推斷。

邪客於足陽蹻之脈，令人目痛，從內眥始。刺外踝之下半寸所，各二痏。左刺右，右刺左，如行十里頃而已。人有所墮墜，惡血留內，腹中滿脹，不得前後。先飲利藥。此上傷厥

> 陰之脈，下傷少陰之絡。刺足內踝之下，然骨之前，血脈出血。刺足跗上動脈。不已，刺三毛上各一痏，見血立已。左刺右，右刺左。善悲驚不樂，刺如右方。

假如陽蹻脈有病，則先見目眶內眥開始有痛感，當刺外踝下半寸是申脈穴附近，行二刺左右互易，如行十里頃，大概一小時許，假如從高處墜下，受傷，血滯在腹中，腹滿脹者，因高處下墜影響脊椎，更由脊椎神經影響腸子蠕動，則大小便不通，什麼上傷厥陰之脈，又是什麼下傷少陰之絡，就令人糊塗了，為什麼如此講呢？又有其理由，因為要從該經所行的穴道附近下針，刺足內踝下然谷穴附近出血，是足少陰腎經之絡，見小絡刺之出血，並刺足背動脈即足背高處，仍不癒，則刺即在足拇趾爪甲根部的三毛上，瀉其血即可癒，亦用繆刺。假如其人容易悲哀驚駭而不樂，如右者，則用上下直行寫，如右的如上，横行左右寫即說如上，如果說同前則就不必計較，上下直寫及左右横寫了。因善恐善驚不樂均為神經，精神受抑制而生的病態，屬於少陰腎經亦即腎上腺素分泌不足，大腦 C-AMP 不夠活躍及不夠興奮所致，而又為什麼刺以上諸部分可治高處下墜的受傷呢？因為是先用了下利通暢之藥物，然後再施刺以作輔助用，非可獨當一面。所刺之處，在腦中或經過脊髓之傳遞必與大小腸的活動有關。腹滿閉塞前後不通者完全由於腸子受影響也，如何影響法，如今有 X 光，超音波，CT scan，一覽便知。

> 邪客於手陽明之絡，令人耳聾，時不聞音。刺手大指次指爪甲上，去端如韭葉，各一痏，立聞。不已，刺中指爪甲上與肉交者，立聞。其不時聞者，不可刺也。耳中生風者，亦刺之如此數。左刺右，右刺左。

同樣的邪客於手陽明大腸經的絡穴偏歷，前見的症狀與今所見全然不同，此則為耳聾或有時聽不見聲音，此時宜在手食指爪甲的指根部如韮葉端的商陽附近施一刺，則立刻可聽，如仍不癒，則刺中指爪甲根部的中衝附近即可聞。時常聽不到聲音者不可刺，耳中生風即耳鳴者亦如此。左刺右，右刺左。以前所提是在喉頭及頸椎，而今所提其實也在喉頭及頸椎，不過是由喉頭黏膜之浮腫不良上升至耳咽管，由耳咽管已不良乃使耳中及口腔喉頭間氣壓不平衡，乃生之耳聾，所以同樣屬手陽明經，實則一樣，不過傳遞方向及遠近略為改觀而已，並無其他神奇之處。由於遠近改觀方向改變，則針刺的部位以刺激頸椎至大腦皮層的反饋路線僅須些許修正即可，刺食指及中指，較刺無名指略為高些，所謂高即是在頸椎上之反應刺激處略為高，乃及於耳。反射處略為低則指喉頭肩背。

> 凡痺往來，行無常處者，在分肉間痛而刺之。以月死生為數。用針者，隨氣盛衰，以為痏數。針過其日數則脫氣，不及日數，則氣不寫。左刺右、右刺左，病已止。不已，復刺之如法，月生一日一痏，二日二痏，漸多之。十五日十五痏，十六日，十四痏，漸少之。

這與前敘的手腕骨痠痛相彷彿，由於痛無定所，在肌肉分肉皮層之間乃發作，見痛即刺，其間有一問題，卻非常耐人尋味，過其日數則脫氣，不及日數則氣不瀉，其日的意思是依天氣盛衰作決定。何謂天氣盛衰？月生死為期，這一點更須詳述了，《內經》之天氣以及四時所論的，無非是血液向外向內，其血液向外向內與內分泌亦即激素及神經有莫大的關係，如果血流向外則皮膚靈敏度↑，大腦靈敏度反而↓，如果用針刺，薄薄輕輕刺之，即能發生效果，皮膚靈敏度↑則傳遞速，大腦靈敏度↓則反應激力的幅度廣，所以不須刺靈敏的穴道如井滎穴，只須刺影響力↑的穴道如合穴俞穴。何則？蓋皮膚靈敏度本已↑，影響↑，則大腦的神經激盪力↑。反之在血管內斂，則須用井滎之穴的靈敏度↑，蓋皮膚血液向內，靈敏度↓，大腦因血液集中中樞，故本來支配力相當↑，如果影響廣泛，則支配力更可大為發展，故須應時。刺過則脫氣，意思是精神疲倦而乏氣，不足則刺激不來，氣不應，其他與腕骨後痛並無二致。

> 邪客於足陽明之經，令人鼽衄，上齒寒。刺足中指次指爪甲上，與肉交者，各一痏。左刺右，右刺左。

不必談什麼經絡，刺中指次指亦即食指，其影響從頭椎的部分與耳是同一個水平（level）線，既能治鼻，又能治齒顎以及耳，由於陽明經路線如此，所以認為邪客於足陽明經與邪客於手陽明之絡只差下一個水平之略為下端水平而已，故此刺中指次指，彼則刺大指次指，略為上方。

邪客於足少陽之絡，令人脇痛，不得息，欬而汗出。刺足小指次指爪甲上，與肉交者，各一痏。不得息立已，汗出立止。欬者溫衣飲食，一日已。左刺右，右刺左，病立已。不已，復刺如法。

足少陽膽經的絡穴是光明，脇痛而呼吸困難，咳嗽而出汗，應該在足第四趾爪甲根部的竅陰附近一刺，脇痛，呼吸困難立癒，咳嗽汗出也會漸停止。至於咳嗽穿得暖，吃得熱，一日之間便可痊癒，不癒再刺，大概都能人人可以解釋，其產生問題處在第四趾根部附近一針，何以有如此的力量呢？此非力量大而是病較輕，少陽的脇痛在膈下，呼吸困難是因脇痛而起，咳嗽出汗屬感冒，指少陽之井穴，大腦興奮↑即可調節，其痛止，一切迎刃而解。

邪客於足少陰之絡，令人嗌痛，不可內食。無故善怒，氣上走賁上。刺足下中央之脈，各三痏，凡六刺，立已。左刺右，右刺左。嗌中腫，不能內唾，時不能出唾者，刺然骨之前，出血立已。左刺右，右刺左。

足少陰腎，心藏神，腎藏志，神者是人意志清醒的現象，志者較神為輕，神不清則如昏饋發瘋，癲狂不識人，不省人事之稱。志者其人清醒，思想行事容易怒容易恐，雖不如神失之厲害，但也相當不易處理，原因是大腦興奮度不夠，一般都屬 C-AMP 活動↓，而此類 C-AMP 之活動多數須恃正腎上腺素，若此物↓，則精神即差，善怒易恐是大概徵象的表現，精神不夠興奮，組織的彈性及動量均全低下，由於腦垂體—腎上腺軸相傳遞之故，一般精神能量及腎上腺素↓者，抵抗力恆隨之而↓，喉頭容易過敏，亦即容易發炎、感冒，故中醫常說，咽喉者，少陰之域也，凡感冒兼咽喉痛必然抗力↓，中醫認為屬腎。腎上腺分泌↓，也影響心搏力，吾人早有所知，則氣上走賁上，刺足下的井穴，足少陰腎經的井穴即是湧泉穴，各三刺，凡六刺。假如喉頭腫，甚則不能嚥吞唾液，則刺然谷之前出血立已。左刺右，右刺左，然谷足少陰之絡也，前已數次見。為什麼刺絡穴呢？由於「上病治下」。

邪客於足太陰之絡，令人腰痛，引少腹控眇，不可以仰息。刺腰尻之解，兩胂之上，是腰俞。以月死生為痏數，發鍼立已。左刺右，右刺左。

足太陰脾之絡在公孫，若是腰痛，純在後背，則是屬於足太陽及足少陰經之範圍，如今牽引少腹，並且牽引腰窩，不可以仰臥，刺腰尻之解，亦即骶骨裂孔的外側兩胂之上，即坐骨大孔內緣兩側臀大肌中，亦即是二十一椎下兩旁開離一寸五分的部位稱白環俞，此處下刺可以調節腹腔內腸子的運動，不使之遲緩下垂而成無力感，其他隨句解之即可。

邪客於足太陽之絡，令人拘攣，背急，引脇而痛。刺之從項始，數脊椎俠脊，疾按之應手如痛，刺之傍三痏，立已。

足太陽之絡是飛揚穴，以前已經提過。令人拘攣，背急引脇而痛，都與前述差不多，但是不從至陰下手者，病情較廣，病勢較重，或者情況曖昧不明，則隨手按如痛，在附近立下三刺，即可痊癒，不論什麼脈絡和穴道。

邪客於足少陽之絡，令人留於樞中痛，髀不可舉。刺樞中，以毫鍼，寒則久留。鍼以月死生為數，立已。

足少陽之絡是光明，少陽經雖在兩脇，重點卻在兩脇之下，而非其上，也可以說是膈下而非膈上。既然不能舉股，則在足少陽膽經的環跳穴上下毫針，該處屬臀肌反應較為遲鈍，多用留針方式，以月之盈虧為刺數。

治諸經刺之所過者，不病則繆刺之。耳聾，刺手陽明不已，刺其通脈，出耳前者。齒齲，刺手陽明，不已，刺其脈，入齒中，立已。

諸經有病，直接刺經，若經脈不病，或不見病狀，則用繆刺。耳聾本刺手陽明，若無效則刺出耳前之脈。牙痛，刺手陽明不效，則直接刺齒中。其實要看情形，也不見得立刻見效，讀書當以書為我用，非我做書之奴隸也，孟子曰：全信書不如無書矣。

> 邪客於五藏之間，其病也，脈引而痛，時來時止。視其病，繆刺之於手足爪甲上，視其脈，出其血。間日一刺，一刺不已，五刺已。

同樣的病症，刺同樣的脈絡，有時有效，有時無效者，診斷不準確之故，例如腎經膽經脾經……經均可以使人腰痛，所刺之穴道均然不同，如何選穴下針，乃大學問，須靠診斷的正確，要使診斷正確，現代醫學觀念較古代者為優良，但也不是一味照抄，當然也絕對不靈，必須敏捷靈巧，某處有病是否可以波及某處，知其來龍去脈，下針取穴必效，病必已，否則無法奏功。

> 繆傳引上齒，齒唇寒痛，視其手背脈血者，去之。足陽明中指爪甲上一痏，手大指次指爪甲上各一痏，立已。左取右，右取左。

繆傳者，不循經而傳，可稱是亂傳。引上顎齒，使齒唇寒痛，意思是又痠又痛，則從手背上脈絡見有鬱血者，去之即所謂泄血，並在足陽明胃經的足趾第二趾，手陽明大腸經的手食指指爪根部各刺一次，左右互取，手陽明大腸經的手食指指爪下配合足陽明胃經第二趾的趾爪下，可治齒痛，合穴亦治齒痛，前者是繆刺，後者是正刺。

> 邪客於手足少陰太陰足陽明之絡，此五絡皆會於耳中，上絡左角。五絡俱竭，令人身脈皆動，而形無知也。其狀若尸，或曰尸厥。刺其足大指內側爪甲上，去端如韭葉。後刺足心，後刺足中指爪甲上各一痏，後刺手大指內側，去端如韭葉，後刺手心主，少陰銳骨之端，各一痏，立已。不已，以竹管

吹其兩耳，鬄其左角之髮，方一寸，燔治，飲以美酒一杯。不能飲者，灌之，立已。

手足少陰二絡，手足太陰足陽明三絡，共五皆會於耳中，絡在左頭角上。此五絡脈氣衰而不通，則病人身體各處的脈雖通，但變成不省人事，一如死亡的屍體，或稱尸厥，要刺足大趾內側爪甲根部是隱白穴，是足太陰的井穴。再刺足心湧泉穴，是足少陰的井穴。後刺足中指爪甲上是足第二趾足陽明之井穴。再刺手大指內側少商穴，是手太陰之井穴。後刺手心主，是中衝穴，是手心包經的井穴。少陰銳骨端是神門穴，手少陰的俞穴。可知人事不省，事態嚴重，要使之醒非用最靈敏的井穴不可，故全取井穴，以激發心智，使之神志恢復，都是循次序而行之，不可隨便醫，前後不計則無法促之醒，是足太陰 → 足少陰 → 足陽明 → 手太陰 → 手心主，各經的井穴，然後再取手少陰心經的俞穴，即神門穴以作鎮靜，先激發後鎮靜，鎮靜者調節也，希望使之能醒，可見凡要使人醒，是先脾 → 腎 → 胃 → 肺 → 心包，作刺激，再以心經作調節，從下而上井然有序，原因是腦皮層的對身體各部門的控制的確是先從下而上的，則針刺經絡的取穴法也是從下而上，蓋在大腦皮層上，上面是下部的足，而下面是近腦視丘，上方反而是人的手。假如仍不醒，乃以竹管吹其兩耳，耳的感覺接近大腦的顳葉，使之略受刺激而放電，則可以帶動全部大腦的清醒，亦即所謂延腦上的醒覺中樞，纖維醒覺中心也，再不醒則刺其左上角的頭髮約一方寸許，燔燒成灰，用上好酒一杯沖服，不能飲則灌之，因為酒是鎮靜大腦皮層的，先已興奮，後加以調節，調節度↑相當，則可以醒來。頭髮燒灰，稱血餘炭，亦有功用，惟一定要在左側上角，則百思令人不解，只能存之以待後來高明了。

凡刺之數，先視其經脈，切而從之，審其虛實而調之。不調者。經刺之。有痛而經不病者，繆刺之。因視其皮部有血絡者，盡取之。此繆刺之數也。

舉凡刺法之規則，大概先覓其異常的經脈，然後切其脈以候其虛或實，予以調和之，不能調和，則取其經與絡之間，血氣所聚之處，刺之稱經刺。有痛而經不病者，繆刺之，若見絡脈有鬱血，盡使之取，放其血，繆刺之道是如此。總之，吾人可見繆刺之道是左右互易，是在各經之井穴，取其敏感度高，不取其影響廣之穴，此與吾人以前所述經穴之理相符合。

四時刺逆從論篇第六十四

厥陰有餘病陰痹，不足病生熱痹，滑則病狐疝風，濇則病少腹積氣。少陰有餘病皮痹隱軫，不足病肺痹。滑則病肺疝風，濇則病積溲血。太陰有餘病肉痹，寒中，不足病脾痹。滑則病脾風疝，濇則病積，心腹時滿。陽明有餘，病脈痹身時熱，不足病心痹。滑則病心風疝，濇則病積，時善驚。太陽有餘病骨痹，身重，不足病腎痹，滑則病腎風疝，濇則病積，善時巔疾。少陽有餘病筋痹，脇滿，不足病肝痹。滑則病肝風疝，濇則病積，時筋急目痛。是故春氣在經脈，夏氣在孫絡，長夏氣在肌肉，秋氣在皮膚，冬氣在骨髓中。

自本篇開始漸漸論及司天在泉的氣運學說，在《內經素問》完全是一大疑問，因為氣運學說可稱玄之又玄，無法解決，天氣在古時農業社會，人類生活較為單純，變化不多，於今工商發達，科學日趨昌明，人類的能力及物質文明對地球環境，肆意破壞，非但氣候大為改變，而且本有環境大受威脅，已經非屬醫學範圍的事，司天在泉將接近的篇幅中，只有兩篇即現在的六十四篇及後一篇的六十五篇，還可以努力使有跡可尋，裨對醫學具有幫助及解釋，以後九篇即無法解述，不能令人知其真相了，尚有待努力發掘去瞭解之。所謂四時刺逆從者以天氣為標準，人類為了應變，自然其內分泌，血行循環，神經狀態，生活條件，代謝方式均有改變，此是《內經素問》一成不變的大原則，吾人對此重複又重複述說大致已有相當的瞭解。此處之論則更具詳細及具體的凡例，以便進於深一層的探討，人類對天氣的變動而變動，自外表上粗淺觀之，可分為風熱暑濕燥寒六種之變，乍看起來相當簡陋，實則應用之時非常靈活，我們現在從厥陰經開始，所六經以配四時，厥為風木司天，此經之氣有餘，氣在此的意思是影響天候對人體的影響，有餘即本為冬天由冬而轉春，冬屬水，寒，則春雖風木，如仍屬冬天的氣候則冬天當未盡，乃稱有餘，如此則寒冷之氣仍未去即風木之氣亦已經來。較為實際的講法，乃是春天本來神經性的疾病比較容易發，假如神經性的疾病復加以表現寒冷者，多為關節痙縮，畏冷似風濕病而稱寒痹，假如氣不足，即春天風亦即代謝漸↑，但當不致於太熱之時，夏天之氣候已經來臨，天氣炎熱，當然春天行時太短故稱不足，神經性的疾病一般多見者例如關節病，風濕病，神經性症遇寒冷則多為風濕者，在現代醫學上論及風濕多為營養不良，代謝不足，胃機能↓，血液循環↓的不足病，則也可以說是寒冷加神經性的疼痛症狀，如果神經性的關節疾病再加上發熱，紅腫痛則大概屬於痛風以及關節炎之類的疾病，因為風勝則動，動屬神經，動亦屬關節，此不過舉例而已，血有餘則滑，血不足則脈見澀，在體表上我們可以用體表的肌肉皮膚關節，以及筋腱等以應天候，故稱氣。在內臟有所不正常是陰屬血，滑則血有餘，一般厥陰症都屬下腹部的疝氣，疝氣者乃腸子發生不正常的偏墜，此篇凡見內臟的不正常，因厥陰之稱疝則統統稱疝，則吾人可知痹為外在的現象，疝為內部的變化，其他各經類以仿此，狐疝之睪丸偏墜，或者女性的癥瘕亦稱腹部疝氣，濇既然不足則腹部腸子中脹氣體，此處所論當以次序例論，蓋與四時循環次序相連有關，以下則是少陰屬熱在手為心，在足為腎，心為脈屬血行循環，腎屬水分的調節，假如血液中的代謝雜質多屬前者，電解質之不平衡屬後者，則在病人而言，可以見所謂陰虛證象，但不一定見皮膚病，皮膚病就現今最新進的醫學觀念論上，根本不是屬皮膚而是屬內科的疾病，尤其是生病主體的病者，特別是有神經緊張，精神不正常之形態者極容易發，例如 SLE，本是先天遺傳者但可以潛伏，不一定發，若病人性格急躁，心神容易衝動者必發，而且已發者必惡化，可見春屬風木為神經及精神，如果有餘則春的氣勢仍在，復加上前述的條件，乃發皮痹亦即所謂隱軫，不足病肺痹，這與第一段厥陰的情形相同，所謂不足則夏天未盡，秋天已臨病肺痹，所謂肺痹則咳嗽多痰而肺痿，滑則病肺風疝，疝是內臟的易位，可見的是肺活量不足，肺氣管支聚痰當然還包括了很多痰疾或竟肋膜積水等等，於是病咳嗽胸痛喘息等不一而定，濇則病溲血，肺與心及腎均具有莫大的關係，與心已經大都知道，不須多講。於腎，則各種降壓升壓的神經肽多須肺腎配合方生作用，降升壓之對腎絲球之過濾具有直接的關係，古人外觀皮相之談，推測而已。太陰者由夏而進入長夏，暑氣濕氣相互而見，時令屬暑及濕意思是夏日炎炎，一般人代謝↓，甲狀腺機能↓，胃口全無易生腸胃疾病，所謂夏至一陰生，常見無力乏力感即所謂熱傷氣，汗多洩泄，脈見濡遲，在天候則除了炎熱之外，更兼日日下大雷雨，空氣中濕度高，蒸發力↓，人體因熱而出汗，因出汗而 ADH↑，對水分之排洩及調節，究竟是以腎臟泌尿器官為正統，以皮膚為副助，於腎臟之排尿力↓而皮膚疏洩之力究竟有限，乃至水分在身上不能調節而去之，於是稱濕，人之病濕，水分不調在拙著《傷寒論之現代基礎理論及臨床應用》中言之甚詳，在本書中也時有述及，是見肌肉重著，身體四肢難於活動而感乏力，時痛時麻，乃稱肉痹寒中，不足病脾痹者，於肉痹之不同，為一在外，一在內，胃口不佳一般所稱之疰夏，人消瘦，仍為體肌外見方面，真正內臟方面稱疝，滑則血有餘成脾風疝者，太陰胃脹蠕動乏力，恆見腹部膨脹，按之濡軟無力，濇則病積者，乃腸子消化吸收均差，積滯餘垢極多，乃生氣脹，心窩及全面腹部膨脹稱時滿。陽明有餘，病脈痹身時熱者，陽明屬秋司天在金，應之在燥，由於腸子因燥而吸收水分多則生便秘，糞便乾結，腸腔內大腸桿菌大為繁殖，有毒物質循腸內壓↑而大量溢出，時時刺激腦發熱中樞，乃見時時身熱，不足病心痹者，非真心有所麻痹，乃因毒素入腦易生高熱，或則神志不清而昏饋，心者神之主乃云心痹，滑則病心風疝，心無結成易位之疝，惟見心跳過速或過遲，此均為腦之支配心動神經，尤其是副交感神經及交感神經之交互關係不平衡，症狀乃見，稱心風疝，濇則病積若大腸中積大盛而迷走神經↑則面色呈蒼白或稱青，所謂熱向內攻，熱入大腦，神志不清，時見驚厥，太陽有餘病骨痹，太陽屬冬司天是水應之在寒，時令嚴寒，風濕病大發，關節疼痛，稱骨痹，當然身體活動力↓稱重。

不足病腎痹，有餘及不足中醫的界限並無清楚的劃分，例如就以上所講的種種情形，並不是一成不變的，腎痹與骨痹實則並無二致，僅是一在外見骨節骨頭痠痛，一在內由於冬天代謝率的改變，須要多量的腎上腺素以支持血流內向的全身循環，假如腎上腺素分泌不夠，非但血液循環至小血管時不及平常，而且抵抗力也大差，免疫力↓，對外界寒冷的適應，醣的轉化，血壓的維持都成問題，C-AMP 因交感素而↑，交感素↓則 BP↓，其所以不↓，由於血管收縮素等其他物質採取平衡而平衡，滑則病腎風疝者，指血管之變化，濇則病積乃外界對空氣寒冷血管收縮表體循環之變化，善時癲疾者頭部因血壓之變化。少陽經與厥陰經同屬於神經方面變化，其不同處少陽大抵是指人體的胸脇橫膈膜附近的變化，厥陰是指臍下骨盆腔的大小腸運行的變化，如果將人體的腹部，由左面的肋骨即十二肋骨端下方至右面腹股溝外端經過臍而劃一道斜線，可以清楚見此兩經所分的界限在右上方之區域是屬少陽，左下方的區域是屬厥陰，而且在解剖生理上，吾人可見腸子的蠕動由兩個神經節來控制，使腸子分成兩部分，而此兩部分表面當然是一貫相連的，但其所管轄的運動交感神經節顯然不同，乃分成右上及左下，則與此兩經的作用大致相彷彿，同樣的病筋痹，厥陰在下，亦即少腹臍之下，少陽在上亦即臍之右上方為重心，筋痹是以春天屬風屬厥陰，屬筋屬少陽，肝膽相表裡之謂，故而胸脇滿，是左上方肝區的橫膈膜部位，滑則病肝風疝，濇則病積，滑在血有餘，則成肝風疝者，內臟中的橫結腸右端移位有變化或上頂或下沉。在臍之部位乃生胸脇痛之徵象，濇則病積，大凡內臟運作無力都屬病積，積必然在腸，結果雖同，源由，原因全然不同，時筋急目痛，如在厥陰乃筋急喉痹或口乾，如在少陽則筋急目痛，神經所在不同，反應路線不同，實則電導位勢能不同，基於上述的六經配合四時，乃成司天在泉之說，其基本原始觀念亦就是天氣在變，人體反應在同樣地變以求適應，所以春天之氣在經脈，因為血液方始由內向外，夏天之氣在孫絡，天氣太熱，表皮血管充溢血液故在孫絡，長夏者屬濕困重，實在濕者水分也，代謝廢物體積，人體困倦，肌肉舉止無力，故曰在肌肉，秋之氣在皮膚，天氣轉涼爽，皮膚將收縮，冬天表皮血管因外界寒冷，全部收縮，血液大肆內斂集中於內，乃曰在骨髓，此是講之又講。

帝曰：余願聞其故。岐伯曰：春者天氣始開，地氣始泄，凍解冰釋，水行經通，故人氣在脈。夏者經滿氣溢，入孫絡受血，皮膚充實。長夏者，經絡皆盛，內溢肌中。秋者天氣始收，腠理閉塞，皮膚引急。冬者，蓋藏血氣在中，內著骨髓，通於五藏。是故邪氣者，常隨四時之氣血而入客也。至其變化，不可為度。然必從其經氣，辟除其邪，除其邪則亂氣不生。

此段與前段所述全部相同，唯古人之說與現代的說法不同而已，意思完全相同，病者古稱邪氣，其實病變千變萬化，豈能單以四時可以分清，故曰至其變化不可為度，但是有一句絕對正確的箴言，即是邪在經氣，其實是病在微絲血管，血流不暢，遂行發生各種病變，是實，如何除其邪，即醫學的全部了。但哪裡有這樣的簡單呢？《內經》認為從四時則安，逆四時則亂未必盡然，但卻非全部不對，部分蛛絲馬跡是可以尋獲及證明的。

帝曰：逆四時而生亂氣奈何？岐伯曰：春刺絡脈，血氣外溢，令人少氣，春刺肌肉，血氣環逆，令人上氣。春刺筋骨，血氣內著，令人腹脹。夏刺經脈，血氣乃竭，令人解㑊。夏刺肌肉，血氣內却，令人善恐。夏刺筋骨，血氣上逆，令人善怒。秋刺經脈，血氣上逆，令人善忘。秋刺絡脈，氣不外行，令人臥，不欲動。秋刺筋骨，血氣內散，令人寒慄。冬刺經脈，血氣皆脫，令人目不明，冬刺絡脈，內氣外泄，留為大痹。冬刺肌肉，陽氣竭絕，令人善忘。凡此四時刺者，大逆之病，不可不從也。反之則生亂氣相淫病焉。故刺不知四時之經，病之所生，以從為逆，正氣內亂，與精相薄。必審九候，正氣不亂，精氣不轉。

在本書開始前幾章已經談過此道，如今雖重複一遍但比較更為詳細了，在沒有觸及本題之前，我們必須知道《內經素問》所謂的氣及血，在各種不同的角度下，產生各種不同的看法，一如數學上一個難題，高手有很多不同方法來解，病也可以從各種不同的角度方向下其應該用的治療法，以配不同的條件，古人認為氣候之變化最重要者，莫如人體氣血的應變度，變的方式是春夏長夏秋冬，血氣先向外再大大地向外嗣內斂，再極度的內斂。而用針之道，就是使氣血引之向針刺的方向走，由於針刺有深淺，則必須配合四時血氣運行的深淺恰到好處，否則必生病變即謂亂氣，如何亂法則有如此的描寫，例如根據前段所述春天氣在經脈應刺經脈，而不刺，後刺了絡脈，絡脈比經脈要淺，結果血氣向淺的部位走，但是人體應四時之變的春天的時候，血流在經，還不及像夏天般的走在皮膚的所謂的冷，乃使應該在某處之血氣，反而往外溢，所以使人少氣者神氣不振，春刺肌肉血氣環逆，血氣在春天本應外走，但未至皮膚，今刺肌肉使之深入，本在向外之血氣從而逆反使向內，令人上氣者血逆反流入內，本應外傳之氣，後向內則成氣賁胸滿的感覺，春刺筋骨，古人認為是最內層，把向外的逆行之最內層乃使人腹脹，除了向外引得太快的絡脈，誤刺的結果不同之外，其他向內深入的結果的相同的，但深淺不同，氣之膹脹程度亦不同，假令愈向內則愈亂，亦即氣愈脹，乃由上氣而致腹脹，這是一種假設，但是事實上又是如何呢？須知針灸治病，有其獨到之處，例如奏效迅速以應急症，可稱絕妙，或者局部病有時亦相當不錯，然而實力相當有限，不可能治重病，效果也不長久，歧伯所稱氣亂大病，平心而論以上所述的根本是一些神經或者更準確些來說，根本是一些精神病所侵引起的副作用而已，稱不得是重病，我們如果更進一步，窮追其來源，則立刻可知其真相是血流的向外向內，什麼物質或竟什麼刺激能使之有如此變化，則不外乎神經，神經肽之控制血管及心臟的搏動，更由大腦皮層對外界環境所受的影響以決定其激素，亦即內分泌荷爾蒙的分泌，由此物反饋神經，由神經而血管而產生如此現象者，氣候變遷在不知不覺中所運化也。所以並非是單線的，是複線的變化，應該分別來講一方面加以綜合，方能完全瞭解，春夏兩季草木萬物欣欣向榮，則人類亦不例外，所以其基礎代謝是↑，因之刺激代謝升高的激素甲狀腺分泌必須↓以應氣候的變遷，由於是使人體體能上加以發展，亦即代謝↑以生長滋養身體，故而副交感性神經的參與應說勝過交感性神經，代謝升高不過是其一端，腎上腺素及甲狀腺素之降低乃使血液因副交感而由內向外擴展，腎上腺素則必須↓以應天氣之變，《內經》謂之血氣外溢，由於針灸之道，效果不可能長久，故而借一次誤針便有像此篇所說的如此變化是不可能的，不過一過性的變化自屬不可避免，人類皮膚及神經同屬於外胚層發展而成，故而在皮膚上的刺激要遠比進入皮膚內為敏感而強烈一如注射，吾人亦針刺過皮膚時會感覺一陣劇痛，但是一過皮膚層雖然也有痛感，比起剛刺入皮膚時要遲鈍多了，則何以深刺反而刺激大呢？因為深入時進針，出針都比較時間長，除了有皮膚一時性的強烈刺激外，更有深入留針等等，較長時間的刺激，就大局而言，春夏副交感性 > 交感性，故而血液循環由內而外，人體是活體，生理性不同於物理性，有血管向外擴張血流向外的大勢所趨，如果尚未真正達到像夏天般的皮層，突然下針，則春天本應漸漸興奮代謝之候，因皮層受刺激反而欲速則不達，蓋誤刺在最外皮層的孫絡，刺激極強，使人本應副交感性將興奮生刺激後的反饋，使副交感更興奮，交感性受折後，則人少氣，由於春天人之較為懶散，夏天人之相當困倦，原因是代謝↑，人體得到的是潤養生長，大腦所司反而↓，故熱帶地區的人民，極為懶散，少有奮鬥向上的精神，代謝既屬興奮，血液向外擴張，全體的機能必須一致，所以內在的中樞性的大腦及臟腑，應該此時的血流量略為↓，一方面以應血行外向之變，另一方面，因交感性的↓，副交感性的↑，腸胃的動量應該↑以應副交感神經的代謝促進以應滋養人體，更由於生物的本能，維持一己之生命之外，尤須傳種接代以繁殖後一代，故今副交感性↑則性慾↑，故春天是動物的交尾時期，而人類亦不例外，骨盆腔內的動量血液流暢量↑，以應副交感神經之興奮，突然用針刺及其深層的肌肉或者筋骨，使交感性突然興奮而抑制腸胃，骨盆腔臟器的血行及蠕動，輕則上氣，重則腹脹，本在蠕動而突加抑制結果的副作用，如本正在行駛突然緊急剎車，並無二致，若能明瞭此理，則夏天本應刺孫絡在皮膚，而刺其春天的經脈，夏日大腦困倦，副交感大盛，刺經之效反饋極低，不如絡脈之強烈，刺激不應，蓋刺激之道不出於兩道，應刺激而興奮，不應刺激而抑制，本已抑制不應亦即不夠刺激，抑制再加抑制，則曰血氣乃竭令人解㑊，夏刺肌肉，夏天副交感性大盛，刺肌肉則使交感性興奮，是應刺激而興奮，交感性興奮，正腎上腺素↑，血液內斂，大局在向外散，而今突使之內斂，發生一過性的不平衡，心跳本應暑熱而變慢，今則應交感性而突速，稱血氣內卻，凡血液突然內收則臉色蒼白，一如受驚而腎上腺素突↑，因可以為果，果亦可以變因，則其人善恐，夏刺筋骨，筋骨之受刺，交感性興奮較前者所述更興奮，初興奮則血液內斂則善怒理由見前。再興奮如應興奮則血液更內斂，第一步為向內走，第二步內走更使之刺激非但內走而且必須上行，凡血內斂而血壓平平或竟反下降則恐懼，若乃內斂而血上行，血壓略↑則成怒矣。復次若由夏至秋而冬則血氣本漸向內斂亦即一般代謝將↓，甲狀腺機能將↑，腎上腺將漸漸↑則交感性神經質＞副交感性，凡人則秋涼精神轉爽，不再懶散倦怠，血行循環將向內移而內將盛尚未盛，一如春天之將外而未全外，血液的在皮膚表皮流動量多，突然刺經脈，本應在外而將入內的血流經刺而突然加速向內，於是血氣上逆，因本向內惟加速向內而已，不如恐之刺激量大，更不如怒之刺激量更大，可以說相當輕微之血行內斂，在大腦，精神在秋天當發揚之際，尚未入腦則推而入內，先入則以體中得之多。腦得之少，令人善忘，秋刺絡脈則與秋天應變大局大為相反，夏之血行向外，今漸向內，刺絡脈刺激相當強，血行因刺激不應反成抑制，則精神不振，靜臥不動，氣不外行此之謂也。秋刺筋骨，血行本在皮將進入內，刺筋骨是速使其入內，亦即立即使交感性興奮大↑，血管沿壁收縮，毛孔緊閉蕭然，令人寒慄。冬刺經脈，冬天精神興奮，血流內聚力大↑，腎上腺素↑甲狀腺素↑，全面代謝則↓，交感性興奮大盛於副交感性而刺經脈，全面興奮時突然刺之而使副交感性↑，血突向外稱血氣皆脫，令人目不明者，血壓因而突然有↓之趨勢也。冬則絡脈，血管本已收斂以禦外寒，交感性之腎上腺素分泌亦↑，刺皮上的絡脈，血行本已↓之處復使副交感興奮使之向外，但腦神經至冬天如果冷，則精神的抖擻，血流入腦者↑，今令其向外之力不足以應腦之興奮程度，使血管益發收斂，雖不致留為大痺，皮肌之復原力↓是轄冬刺肌肉，腦中代謝↑甲狀腺↑刺肌肉使之血行略向外，刺激量不夠則成刺絡脈之狀態，刺激量此處刺肌肉而非皮膚，皮膚在冬天因血管收縮感應量↓，故刺激不足以應，反難向後，今肌肉在皮膚之內，皮膚因冷而血管收縮，則肌肉中留有血液反較比平時要多，刺之興奮度↑感受量↑，血突向外，內本興奮大腦皮層之血流突然略低，則令人善忘矣。雖然變化無多，但針刺之道，究為暫時性，所謂大逆，一次刺之身體可以調節不致於亂氣相淫而病，不知四時血之循環流行，總是後果不良，但絕非《內經》所述的如此嚴重，蓋針灸本非效果廣大之治療法，效果為一過性可以迅速以應變，若誤刺不過一時性的，隨即身體自可調節。

帝曰：善。刺五藏中心一日死，其動為噫。中肝五日死，其動為語。中肺三日死，其動為欬。中腎六日死，其動為嚏欠。中脾十日死，其動為呑。刺傷人五藏必死，其動則依其藏之所變候，知其死也。

此段與以前〈刺禁論篇〉相同茲不復贅。

標本病傳論篇第六十五

黃帝問曰：病有標本，刺有逆從奈何？

歧伯對曰，凡刺之方，必別陰陽。前後相應，逆從得施。標本相移，故曰有其在標而求之於標，有其在本而求之於本。有其在本而求之於標，有其在標而求之於本。故治有取標而得者，有取本而得者，有逆取而得者，有從取而得者。故知逆與從，正行無問。知標本者，萬舉萬當，不知標本，是謂妄行。夫陰陽逆從，標本之為道也。小而大，言一而知百病之害。少而多，淺而博，可以言一而知百也。以淺而知深，察近而知遠。言標與本，易而勿及。治反為逆，治得為從。先病而後逆者，治其本。先逆而後病者，治其本，先寒而後生病者，治其本。先病而後生寒者，治其本。先熱而後生病者，治其本。先熱而後生中滿者，治其標。先病而後泄者治其本。先泄而後生他病者，治其本。必且調之，乃治其他病，先病而後生中滿者，治其標。先中滿而後煩心者，治其本。人有客氣有同氣。小大不利治其標，小大利治其本。病發而有餘，本而標之。先治其本，後治其標，病發而不足，標而本之，先治其標，後治其本，謹察間甚，以意調之。間者並行，甚者獨行。先小大不利而後生病者，治其本。

致病的因素很多，遠多於其外表所現症狀，例如同樣地是咳嗽，如果要講致病之因，可以寫上幾萬字尚不足盡其意，一般對病的診斷，最好的辦法，莫如就其症狀一步步的往前推理，十不離九都能推出一個結果，不管其結果是粗淺是深奧，是近因是遠因，經過相當縝密的審察思考，大都不出其範圍，如果只講某些突發的事情，不管是外在的症狀，或者經過現代新醫學的科學分析的結果，其情形如何，最好都應該略知原因，否則率而操瓢，絕對沒有好結果，只有使病情愈發惡化而已，因為病之所表現的症狀，不過是所有過程中的一個外相而已，其相是由於許多相綜合的結果，如果用藥或者動手術，單是將此主要的相解決了，以後尚能出現第二相第三相，亦即現今一般所稱的副作用，例如最近的癌症，經檢查後都是大舉向致癌之處加以治療或用放射線或用手術割除，此不過為癌症的第一相，以後又發生轉移蔓延乃成為癌的第二相，病人幾乎不可能達到第三相而早已死亡，考其癌發生的原因眾多，歸根究底是免疫能力↓，手術及放射治療是針對病的手段，對生病的人，人的問題似乎在考慮上較為欠缺，此類治療法，治標而已因為果然可以逞快於一時，但是病人的抗力，免疫力因之而更為↓，則不轉移何待，一旦轉移乃知已無法收拾，唯有死亡一途，所以治療必求其本，講起容易做來已難，所謂急則治其標，緩則治其本，藥物尚且不逮，外科手術尚且不及，更何論針灸呢？所以此處《內經》所述，不過是一個細要。甚則連綱要都不夠準確，所提的病極為粗淺，前一段歧伯曰……治得為從是一般描述，並無涉及醫學的本質，而且文言文看起來也不難，逐讀逐解，沒有討論的必要，從此段說先病而後逆者，先逆而後病者，治其本。……幾乎都是空空如也，像做文字遊戲，並無實質，講與不講，均無關大局，唯有說先病而後生中渴者治其標，小大不利治其標，其原因是腸胃道成問題時，將陸續觸發很多問題。中滿，小便不利則腸胃動量發生變化影響電解質，自律神經酵素是直接的，影響心肺腦是間接的，如此情形相當嚴重，故須治其標，簡言之亦即急則治其標復後再治其本，實則治標法之內早已包括了標本兼治，否則純治標仍然無法達成的，標果然是腸胃，本卻是脊髓大腦的反射，真正極精細來論，則無所謂標本，最要緊的還是看其機轉，機轉不明，標本有何用處，此醫學院之前身必須為理學院也，可惜者是尾大不掉，在臨床科目背誦的多，理解推理的少，發生偏差，醫生病人都很慘，要知標本機轉的道理在拙著《臨證特殊案件之經過及治驗》中，曾及努力嘗試過，處方治療是思考後的結果，中醫藥涵蓋範圍極廣，變化極多，絕不可鼓瑟膠柱一概而論，一般書本上所說未必一定對，其機轉自來現代學說，某用藥用根據現代的機轉而用的，不是傳統的虛實陰陽，所以比較特殊，但亦非一定不可解，若將成見捐除，自可互相溝通，所謂標本者其中有一非常重要的啟示，即治病的目的是人不是病，重點在人乃有標本之說是古醫學最最精當不易絕妙之處，現代醫學以動物實驗為本，往往不知不覺，在治療病人時流入同樣的觀念中，乃是大錯而特錯了，因為醫師是人病人是人，人與人之間，醫生無權將病人作無謂的試驗。如果真的是如此，躺在床上家中等待病的自然發展，還比去醫院高明不少，求醫求治不過增其痛苦，促其死亡而已。

夫病傳者心病，先心痛。一日而欬，三日脇支痛，五日閉塞不通，身痛體重，三日不已死，冬夜半，夏日中。

現代之所謂冠心症以及心肌梗塞，並非現代人所專有，古時候人也有，不過不知道而已。（此段必須詳細暢論，故而分段較細，上段一概混通言之即可，蓋都是些空泛之談，此段是論病。）如果發生此類病，當然心會劇痛，咳與不咳非此病必具的條件，但是若是其他病波及到的，或此病甚急，託天之幸，病人沒有猝然死亡，則此病的結果必然心搏量不足，肺部的肺循環因而↓，肺積水而咳乃常有之事，肺積水之嚴重性遠勝過肋膜積水，後者可以拖的很久而不死亡，前者死亡在旦夕之間，三日而支脇痛，是肺積水而蔓延甚則肋膜腔溢水或無水而神經緊張，則胸肋支痛，五日即再延後時日，心搏力↓，腸子蠕動因靜脈無法回流而鬱血，動量↓而不通，全身循環之血流量則缺 O_2，身重體痛，自不可避免而死亡，其中描寫的非常精彩者厥為冬夜半夏日中，冬天心臟之搏動本應血液內聚而較強力，但其搏動之動力須將腎上腺素之應激，夜半為腎上腺素分泌極低之時，到冬夜寒冷，心臟負擔本已↑，腎上腺素又↓，心臟更且有重病，不死何待，夏天血管向外擴散之極，腎上腺素本分泌很弱，血管血液外散，心臟的負擔，不比冬天血液內聚之時為差，何則前者須強力支持外，擴張血管之循環，腎上腺素分泌本在夏天↓，復加炎熱，汗出不止，則與冬天血液內聚，心臟負擔之增加，反尤過之而無不及，日中更酷熱，心本有病則死亡立得，確為的論，講來頭頭是道，《內經》之所以為《內經》，有時亦不同凡響。

肺病喘欬，三日而脇支滿痛，一日身重體痛，五日而脹。十日不已死，冬日入，夏日出。

肺病的情況在心病中已略為述及，故其喘咳，脇支滿痛及身重體痛，要之與心痛亦相差不遠，但肺之為疾，較心為緩和些，故為時也拖之較長，心病三日，肺病十日雖不一定必須斬釘截鐵一定如此。但相對地時間之長短可以看出，冬日入夏日出在傍晚時，肺機能本來↓，由肝之循環靜脈方面較差，故肺之轉變亦差，故在黃昏時候，身體不健者恆發生胸悶之感，而且厭厭思睡乃 O_2 之不夠，靜脈回流不及也，復加冬天血液內聚，血管床在內者負擔↑則 O_2 更不及則死，夏天心臟負擔血管末梢皮下循環，出力須大，肺病嚴重者心未必不必，日出之時，所謂平旦之時血壓本較為↓低下，呼吸不足，血壓↓則死。

肝病頭目眩，脇支滿。三日體重身痛，五日而脹，三日腰脊少腹痛脛痠。三日不已死，冬日入，夏早食。

肝之與肺相差不多均為靜脈回流↓，在頭則因缺血，肝之造 CHO 機能大↓，故頭目眩，脇支滿在肝本區，體重身痛是大體講，其中以腰痠少腹痛引起及脛痠者是肝區本位受病之影響，甚則引及小腿，故脛亦痠，其死亡之期與肺病相似，但死亡較速，蓋肝主全身代謝也。

脾病身痛體重，一日而脹，二日少腹腰脊痛，脛痠，三日背䏚筋痛，小便閉。十日不已死，冬人定，夏晏食。

由此可知病人死亡都在冬夏二季極端寒冷炎熱之時，春秋較少，因氣候之影響不多也，脾者本指消化系統之腸胃機能，身痛體重屬內，本是脾之特徵，脹滿也屬其特徵，由此壓力↑則少腹腰脊痛，脛痠，若壓力再↑影響血流神經，則先是身前之腹部因是肌肉構成，可以伸脹則先易受壓力之影響，若壓力更大自然波及背部，一般十二指腸，胃，胰臟有問題背胎筋痛，常見小便閉者，滿脹之伴見症也，十日不已死，冬人定是臨睡之時，冬天嚴寒晚尤甚，寒冷使人肌肉收縮先在背部次及腹部，此時未見收縮而反膨脹，蓋因腸子收縮而脹氣運行不良而膨脹，上頂橫膈膜使之運動上下受阻，氣閉而悶絕。夏晏食者是在晚餐時候也，黃昏肝機能↓血壓略高，晚餐時在黃昏後，進食則肝應脾病而病，本飽脹，此時肝膽分泌↓，則腸子動量更差，復加炎熱血液外向，內部救濟作用↓而死。

腎病少腹腰脊痛，䯒痠。三日背胎筋痛，小便閉。三日腹脹，三日兩脇支痛。三日不已死，冬大晨，夏晏晡。

腎之為病首在腎上腺素分泌發生變化，血中雜質大量↑，小便不利自是本病，腰脊少腹䯒痠，背胎筋痛，是本病本區域內受影響之症候，原不足怪，腎病是腎上腺素變化，所有症狀一舉齊來，已無前後，蓋心腎均受影響，血壓↓血留滯腹脹，兩脇支滿，死在冬大晨，在冬天腎上腺素半夜最低，早晨將漸漸↑以應所須，低而不能再高↑則死矣，夏日整天心臟之循環支持外邊皮下小血管擴張之血流，天氣又熱，主黃昏時血壓須略↑以應肝之變化，不能應則死。

胃病脹滿。五日少腹腰脊痛，䯒痠。三日背胎筋痛，小便閉。五日身體重。六日不已死。冬夜半後，夏日昳。

胃病以脹滿為主，其實脾病也脹滿，但胃之脹滿來勢急，脾則來勢較緩，所有症候皆由脹滿而來，冬天在夜半後腎上腺素大降，心臟力因而在冬天血液內聚，負擔大增，值夜半，腎上腺升壓素大降，胃之飽脹使腹壓上升，則血液流量壓力均不夠，則死亡立待。夏天血管擴張，心臟須費大量之力在循環的維護上，迨至下午炎熱↑而胰島素又無形的發生變化，醣及能量均↓，雙重影響再加胃之重病則死亡，但不一定限於胃，凡肝膽腸胃道重病都在夏天熱極之午後死亡，是屢見不鮮的。

膀胱病小便閉。五日少腹脹，腰脊痛䯒酸。一日腹脹，一日身體痛，二日不已死，冬雞鳴，夏下晡。

所謂膀胱病者，其實非真正膀胱之患疾，就其經而言可能為脊髓阻斷而小便不利，亦可能是腎臟病末期，而小便不通，古時候無急救法亦根本不知是何病，但見小便不利，少腹腫脹，其他種種徵象隨其病症變化，惡化及加重而蔓延，人身空間有限，不如此實無他途可作反應，故其死亡之前兆，粗看到大致相同，病勢嚴重不出二日而死亡，冬日在雞鳴，因重病而血壓不能維持，由於腎上腺夜半低降後，此時當回升，今回升之力由於重病，由於嚴冬均使之受↓則死，夏令下午腎上腺素漸↓若乃尿不出，脊髓受阻，無法通達，只須些許降低，則血壓因夏天本有降低之趨勢，蓋因血液外散也。於是更降則死矣。

諸病以次是相傳，如是者，皆有死期，不可刺。間一藏止，及至三四藏者，乃可刺也。

此五行相生相剋，變其刺法，非常模糊不能為準，更且難於為準，如果病是重病死症，以針灸之力非常有限，恐亦無法回春。

著至教論篇第七十五

黃帝坐明堂，召雷公而問之曰：子如醫之道乎？雷公對曰：誦而頗能解，解而未能別，別而未能明，明而未能彰。足以治群僚，不足至侯王。頗得受樹天之度，四時陰陽合之，別星辰與日月光，以彰經術，後世益明。上通神農，著至教，疑於二皇。帝曰：善。無失之。此皆陰陽表裏，上下雌雄，相輸應也。而道上知天文，下知地理，中知人事，可以長久，以教眾庶，亦不疑殆。醫道論篇，可傳後世，可以為寶。雷公曰：請受道諷誦用解。帝曰：子不聞陰陽傳乎？曰：不知。

來了這麼一大段，全是應付文字，與醫學本道無甚關係，雖說是文言，也未必看不懂，這是身為中國人的最大幸福，除了中國人之外，全世界各國各民族要想誦讀先人文化的古書，恐怕僅須在四五百年以前就沒有方法看得懂了，因為必須懂拉丁文及希臘文。身為炎黃子孫，由於我國地處東亞之濱，北方西方的西伯利亞及中亞細亞均為荒蕪不毛之地，東南又濱海，更與印度及印度支那半島有喜馬拉雅山，以及西南丘陵山形起伏，交通不便，外敵不易入侵，外來征服中國的強敵滿州，蒙古文化不及中國，則皆被同化，我人能看到一二千年的古書，幾乎能如與古人對坐交談，幸如何之。此處唯一當說明的是疑同擬，模仿的意思，二皇者，伏羲神農也。

曰：夫三陽天為業。上下無常，合而病至，偏害陰陽。雷公曰：三陽莫當，請聞其解。帝曰：三陽獨至者，是三陽并至。

> 并至如風雨，上為巔疾，下為漏病。外無期，內無正，不中經紀，診無上下以書別。

三陽者，太陽也，古人稱之為至陽，陽屬天，是天之所影響。上下者，手太陽小腸經，足太陽膀胱經也。無常者，失常也。今而則病至，損害陰陽。上則為陽，下則為陰，如何偏差法，雷公不知，乃請聞其詳。三陽獨至，亦即三陽一並來，手足齊來，疾如風雨，風雨是天之業，上為癲病，上病則生癲厥，下病則生漏而不至，即失尿之衰。外無期，望無色，及候其脈都不足以診斷。不中經紀者，沒有綱要，上篇下篇各書中，故求之而得，為什麼呢？因為所謂三陽的太陽膀胱經及小腸經，古人都以之屬分利水道之經，吾人現今可知電解質之不平衡則體液即失調，能產生許多神經精神症狀，而且均為突發性者，由於人體的代謝所需的能量用於細胞外液及內液之轉換及平衡以維持生命的常態者，幾占全部代謝能量之百分之七十，每天需用之 ATP 達 17 公斤之百分之七十，可想而知，代謝對體液之運行及傳遞是何等的重要。設如一處發生不正常，則液體及流體的傳導性恆速，尤其在神經方面，用最粗淺的講法人人皆知者，神經傳遞的電荷發生在內的鉀離子與外在的鈉離子的互易運動，故而水分上聚於頭，亦即產生腦的輕微浮腫現象，在解剖，組織學上言之極為輕微，在病理學上言之可以毫無所見，但是徵象立見，則為癲厥，是屬膀胱經的緊張。下為漏疾者，手太陽小腸經及膀胱經兩者均不正常，尿分泌失常則為失溲，此類症狀均為神經症狀，中醫《內經》均極為重視。

> 雷公曰：臣治疎愈，說意而已。帝曰：三陽者，至陽也。積并則為驚，病起疾風，至如礔礪，九竅皆塞，陽氣滂溢，乾溢喉塞。并於陰則上下無常，薄為腸澼。此謂三陽直心，坐不得起臥者，便身全三陽之病。且以知天下，何以別陰陽，應四時，合之五行。

雷公說臣治疏癒，此類之病少能治癒，請說其意。黃帝曰：「三陽者，至陽也。」既屬天業，自然是至陽，至陽者，陽中之陽也。來之病如風，至如霹靂，像天氣的善變相仿，所以候脈色，均不足以應變，以應其來勢之疾。

其實一部《傷寒論》及《溫病條辨》，甚則全部中醫盡是著重此人體水分的調節，下過莫大的功夫，非但像現代西醫所述的點滴，此不過是其中少之少者也，像一般的失血，纖維化，Cyct 所謂未病，無不是體液水分之不正常，中醫學對之均有極深之觀法，惜現今諸治醫者，不察爾。由於神經症狀為此類病的先驅，所謂九竅皆塞，積並為驚者，是指其症候群的神經變化，乾咳，喉塞者是指其水分不調節的偏差所生的現象，一如腹水者，腹部水分大積，其他處則水分大降，非常乾，此其大者。又如香港腳，濕氣，患部水分橫溢，臨近四周的皮膚乾裂矗起，可以片片撕落，或竟落屑，上下沒有什麼兩樣，此即所謂並於陰則上下無常者，無非就是指此類徵象而言。陰也好，陽也好，無關大局，知其機轉自然可治，不知機轉不可以，所以薄為腸澼，亦即腹瀉，則電解質水分更形失常，或血液濃度發生變化，在拙著《傷寒論之現代基礎理論及臨床應用》中述之甚詳。電解質中的 K^+↓則心跳↑，腸胃動量↓，此所謂三陽直心，心跳↑，則坐不得起臥，什麼知陰陽，則四時，合五行，早就講之又講，不必多繞舌，同時古代人可以如此論說，現在醫學當實事求是，陰陽五行四時不是沒有道理，但比起求病的變化，拓樸學（topology）的源由，生化的變化，診斷的具體化來論，不知差到哪裡去了，現代醫學再如此論，則似乎應該稍作修改及反省了。

雷公曰：陽言不別，陰言不理，請起受解，以為至道。

陰陽者，本是對待名字，用之以便於解說，是一種想像，並非是事實，古時不明真相，不妨如此解釋，目前真相盡知，一定要用此作規範，恐怕未必能奏效，抑且得其反效果，所以連雷公亦百思不解，而請於黃帝矣。

帝曰：子若受傳，不知合至道以惑教師，語子至道之要。病傷五藏，筋骨以消，子言不明不別，是世主學盡矣。腎且絕，惋惋日暮。從容不出，人事不殷。

黃帝是君是師，雷公是臣是徒，無論如何，一定受責，黃帝責之，既受傳醫道，不能體會精義至道，恐怕來日對師教要惑亂其道了，如今告訴至道，即真正大道的要點。病若傷五臟，於是筋骨日益消耗，而雷公連陰陽都不明，不能分辨，亦即不明四時，不明五行，那豈非一切完了。例如腎氣將絕，惋惋日暮，日暮者，一天中主土，土能剋火，雷公連〈示從容論篇〉之道都不懂，豈能為人治病。真正至道，要精思深辨，實在說陰陽五行尚嫌不夠。

示從容論篇第七十六

黃帝燕坐，召雷公而問之曰：汝受術誦書者，若能覽觀雜學，及於比類，通合道理，為余言子所長。五藏六府，胆胃大小腸，脾胞膀胱腦髓涕唾，哭泣悲哀，水所從行，此皆人之所生，治之過失。子務明之，可以十全，即不能知，為世所怨。

黃帝認為雷公既然已經受術誦書，如果能博覽其他學問，觸類旁通，便為高手，事實確是如此，單是就醫論醫，恐怕所學無法為人作十全的服務，治醫者，應該相當聰明而活化，聞一知十，豈止舉一反三。黃帝希望雷公學後能對人體之變化各種知識盡其所長而敘述之。水之所行，人之所生，治療的過失都須明白，否則不能知道的話，則應為世所怨了。

雷公曰：臣請誦脈經上下篇，甚眾多矣。別異比類，猶未能以十全，又安足以明之。

雷公那時正在讀《脈經》共上下篇，已經相當多了，辨別其異，歸同其類，尚未完全通曉，恐怕不足以明其道的全貌。

帝曰：子別試通五藏之過，六府之所不和，鍼石之敗，毒藥所宜，湯液滋味，具言其狀，悉言以對，請問不知。

黃帝看雷公試言六腑五臟之不知，鍼石之，毒藥在什麼場合方才適宜，湯液又是如何，盡言其所知，如果有不知則須詢問。

雷公曰：肝虛，腎虛，脾虛，皆令人體重煩寃。當投毒藥，刺灸，砭石，湯液，或已或不已，願聞其解。

雷公曾經治過所謂肝虛腎虛脾虛，都使人身體重著不仁，心中煩寃，用毒藥，刺灸，砭石，湯液治之，有時可以治療，有時不應，不知何故，請黃帝教誨。

帝曰：公何年之長而問之少，余真問以自謬也。吾問子窈冥，子言上下篇以對，何也？夫脾虛浮似肺，腎小浮似脾，肝急沉散似腎。此皆工之所時亂也。然從容得之。若夫三藏土木水參居，此童子之所知，問之何也？

此時黃帝便責備雷公道，年齡雖長，問得卻幼稚，真把他高估了，問雷公的是窈冥篇，雷公卻以《脈經》上下篇相答，無怪黃帝要責備他了。脾虛的脈似浮如肺的浮脈相似，腎虛小浮卻與脾脈相似，肝虛時，脈急而沉，按之則散，又與腎脈相似，乃常使醫者惑亂，但是從容細辨自然可得。土木水三臟，亦即脾肝腎三臟參雜，連童子都知道，何必相問。事實上，三歲童子恐怕未必知道其意思是相當需要一番解說的。脾脈本來是緩和之脈，亦即搏動緩和以應長夏濕重，脾虛的意思是無力，緩軟而跳動無力則如肺脈，所謂肺脈輕浮如毛，以前曾經講過。腎脈當堅實，原因由於腎上腺素以氣候關係使血管內斂，血管中血液充溢，乃搏堅如石，若使腎虛，則脈無力，當然就不夠堅搏，反呈緩而軟如脾脈。肝脈本弦，但不會急沉而緊，如果肝虛，亦即神經特別緊張，亦即交感性興奮↑，則呈脈緊急而沉，所謂沉應緊而急，故起落不寬，候起來又像腎脈。此類脈本來如今已經沒有必要再來詳情細論，如果真要分辨，其實也不難，只要脈症合參，不就了結了嗎？單憑脈不能斷病，合色脈可以萬全，此之謂也。

雷公曰：於此有人，頭痛筋攣骨重，怯然少氣，噦噫腹滿，時驚不嗜臥，此何藏之發也。脈浮而弦，切之石堅，不知其解。腹問所以三藏者，以知其比類也。帝曰：夫從容之謂也。

夫年長則求之於府，年少則求之於經，年壯則求之於藏。今子所言，皆失八風菀熱，五藏消爍，傳邪相受。夫浮而弦者，是腎不足也。沉而石者，是腎氣內著也。怯然少氣，是水道不行，形氣消索也。欬嗽煩寃者，是腎氣之逆也。一人之氣，病在一藏也。若言三藏俱行，不在法也。

所謂示從容涵義，於此段方才表達出來，雷公先問，假如有人頭痛骨節重著，筋攣急，身懶少精神，常打嗝，腹中脹滿，時驚覺，睡眠不安，由於此種，我們可以推測到必然是水分過多，積貯於體中，頭痛是顱外血管因組織胺而擴張，在血管的分歧點擴張，但又因痛而使小血管不在分歧點區部分，因前列腺素而收縮，非但頭必然會痛，骨關節因關節腔黏液分泌滲透壓因停滯而重著，筋與關節重著行動不能自如牽引的攣急。水分↑則人倦怠而少活力，腹中脹滿因水分之積貯而生腸運動遲緩↓，滿脹感。睡眠不安是腦中血管因顱血管擴張而缺血缺 O_2↓，CO_2↑，是易驚醒，腦底核區水分↑，亦易驚亂。脈非浮，因水之溢，血管吸收之不及，呈收縮。水溢而浮，收縮而弦，切之即上手，重按當然呈腎脈般，因血管中水分，且血管收縮而石堅，雷公將之歸於三臟，即脾肝腎三臟之病變，由於不知其解，當然其診斷功夫遠比其師黃帝要差得多了。黃帝曰從容之謂，從容二字，除了解以從容以思，從容應變之外，更有較深的意味，思考之通容量當深，乃一線連貫，不可分散斷讀，雷公就犯了這樣的毛病。容者，大有餘地也，從者，思考從有餘地處著想以求貫一之道，否則頭痛醫頭，腳痛醫腳，根本不像醫師，倒像賣豆漿了，不鹹加鹽，不鮮加味精，不夠熱辣，加辣油，可以說毫無理徵了。黃帝在此段，論得恆為漂亮，所以《內經素問》精彩之處，後面不遜於前面，可嘆一般都將之忽略了。年長者，則求之於腑，老年人血管生變化而硬化，而腸胃道消化變質，而酵素轉換率↓，求之於六腑者，腸胃之消化須常加以清理，三焦肝膽須加以調節，膀胱水道更須時時使之流通，蓋年老者之所以衰老，非別，實在是排洩量↓而發生之問題，絕非腎虧當補，其實愈補愈差，愈清理愈健壯，這一點人皆未曾真正注意過，一如一輛古式的老爺車，只能略加汽油使之緩緩前進，如果加足高性能汽油，要使加速行駛，則必然崩潰，一般機器尚且如此，人又何曾不然，故年老者少食，多進清淡之物，略帶二三分飢，可以長命延年，自是不差。腑者，運行之器也，行而不可使實，前已講過，此乃真正高論。年少則求之於經，年少之人頭腦正在發達，一切都在發育中，如果有疾，當先使之血管興奮，精神高昂，對疾病之抗力方能↑，經絡者，直接影響大腦之興奮，因而升高全身之代謝。年少人大腦正在發達之中，求之於經，真可稱為絕妙之辭。年壯則求之於臟，臟者一般代謝循環所常使者，壯年人，腦已發育完全，一切都是欣欣向榮正蓬勃時間，求之於臟，使能維持精力充沛，亦屬至論。雷公的言辭都在外因上，內因上，邪的傳變上，分門別類而言上，於是乎分成肝脾腎三臟，無怪黃帝要批評他人，其實論醫之道，首求一貫，先後相應，則《溫病條辨》，《傷寒論》之所以精彩絕倫也。《金匱要略》之所以略遜也，此在拙著《溫病涵義及其處方述要》的前言，多有述及。是故曰浮而弦者，是腎不足也，本不該浮而弦，水分不調節方見之，沉而石者，是腎氣內著也，事實是血管容積之變化也。怯然少氣，水道不行，不必解說，本來附合，故形神消索，咳嗽煩冤者是腎氣上逆也，水分不利則痰多，腹脹則肺活量受阻，O_2↓，一人之氣不過是一臟之病，互為關連而發作，豈能分別以三臟充填之，是屬高論。從容之道當思之深而分辨至細。

> 雷公曰：於此有人，四支解墮，喘咳血泄。而愚診之，以為傷肺。切脈浮大而緊，愚不敢治。粗工下砭石病愈多出血，血止身輕。此何物也？帝曰：子所能治，知亦眾多，與此病失矣。譬以鴻飛，亦沖於天。夫聖人之治病，循法守度，援物比類，化之冥冥，循上及下，何必守經。今夫脈浮大虛者，是脾氣之外絕，去胃外歸陽明也。夫二火不勝三水，是以脈亂而無常也。四支解墮，此脾精之不行也。喘咳者，是水氣并陽明也。血泄者，脈急血無所行也。若夫以為傷肺者，由失以狂也。不引比類，是知不明也。夫傷肺者，脾氣不守，胃氣不清，經氣不為使，真藏壞決，經脈傍絕，五藏漏泄，

不衄則嘔。此二者，不相類也。譬如天之無形，地之無理，白與黑相去遠矣。是失吾過矣。以子知之，故不告子。明引比類、從容，是以名曰診輕。是謂至道也。

最重要的是此病究為何病，從何解釋。黃帝所答，是以古時候的脾胃火土陰陽來解說，恐怕不易懂，如果用現代醫學變化解釋之，並不太難。由於是泄血，泄血者，大便下血，比起喀血及吐血要輕得多了，除非老年人血管硬化，腸胃壁血管破裂之大量出血，當然是非常危險之候，死亡可以立待，因為出血量很大，胃腸一切生化變化來不及將血變成黑色，大量暴迫而下，則死亡矣。如果在上消化道之出血，都是下黑色的大便，用潛血反應（occult blood test），乃知有內臟大部分是胃及十二指腸出血，此類出血不過是黑色大便而已，古人無法分辨，即使現代亦須用生化測試方能知曉。設或暴迫而下，則死亡立待，看其本文此段之情形尚可以推測不致於如此之猛烈，所以只稱泄血而已，可知其血不屬於上消化道，亦即非胃及十二指腸之血，不過是肛門直腸處的痔靜脈破裂之出血而已。痔靜脈之破裂，由於靜脈曲張，痔靜脈之所以曲張，由於腹腔內壓↑，腹中腸運動量↓，生氣脹之故，四肢解墮，是非常疲倦，乃知精神情緒相當↓。又見喘咳者，是腸胃動量↓，影響橫膈膜而呼吸不利而已，並非什麼重病，雷公之所以失算者，第一是見血，第二是脈浮大而緊，此種情況，脈之變化可分兩類，由於緊張之來回腸蠕動不良，肺橫膈膜受影響，呼吸不良，乃脈呈緊，尚有幾個條件本文未提，雷公亦未察覺，此人是否有寒熱，若有寒熱，脈可以浮而緊，此人發病時是否在盛夏，盛夏氣候炎熱，不拘寒冷或炎熱，體力消耗，腸子下垂，則脈浮而大。由於腸子動力↓，則直腸痔靜脈因而曲張乃泄血，並非肺有損害，至多不過該肺活量不夠，腸蠕動↓，靜脈曲張，人身疲倦，靜脈破裂而出血，此人此時尤其在夏天，當針刺孫絡放血，立可使精神興奮，前已多次述及，或者風寒小過亦復如此，血既出，精神受激而興奮，病本不厲害，即而痊癒，亦非一樁了不起的事，無奈雷公讀醫，鑽進牛角尖，為脈所誤，乃知脈象並不是唯一的參考，假如一切都如雷公所說，只消差一點點不是泄血而是喀血或竟是吐血，那麼情形就嚴重了。脈浮大而緊乃大虛之候，說是肺虛而不敢治，可以說得過去。至於黃帝所述，則愈說愈玄，不想在此硬湊硬拼，強辭奪理，為省篇幅計，從略了。而且說辭贅語非關醫學者相當多，本書目的不在翻譯，而在真正醫學上的意義如何為標準。

疏五過論篇第七十七

黃帝曰：嗚乎遠哉！閔閔乎若視深淵，若迎浮雲。視深淵尚可測，迎浮雲莫知其際。聖人之術，為萬民式。論裁志意，必有法則。循經守數，接循醫事，為萬民副。故事有五過四德，汝知之乎？雷公避席再拜曰：臣年幼小，蒙愚以惑，不聞五過與四德。比類形名，虛引其經心，無所對。

一般說辭而已，未及於醫道，逐句逐說，當作古文觀止看可也。

帝曰，凡未診病者，必問嘗貴後賤。雖不中邪，病從內生。名曰脫營。嘗富後貧，名曰失精。五氣留連，病有所并。醫工診之，不在藏府，不變軀形，診之而疑，不知病名。身體日減，氣虛無精。病深無氣，洒洒然時驚。病深者，以其外耗於衛，內奪於榮。良工所失，不知病情。此亦治之一過也。

這與我們一直所主張的，所強調的如同一轍。診病徒以一番診察法，不論古今，即使包括現代的最犀利科學診斷在內，如果不詳細推論及考慮病人個別的以往生活習慣及發病的原委和病史，則無法確實把握病機，於是無法作一極確定的診斷，當然也無由得到完全的治療，則絕非十全十美的效果。此段所舉的例子，可見一斑。所講脫營、失精不過是名字而已，醫學上不論古今中外都喜歡列名字，不大講機轉，此所以醫學遠較理工落伍的理由之一，我們若知此病人先貴後賤，或先富後貧，處境拂逆，心理精神條件的挫折，絕對使生理方面脆弱的部分產生病理現象，即使在現代醫學論著方面多有述及，其能參考者比比皆是，更不必在此多作繞舌之言。蓋人體機能極為繁複，非一般所能想像，愈複雜則愈易受病，一如機器，機械之愈複雜則愈易失靈，機器不能代償，因為沒有中間活通的某些物體可以代償。人則有流動體，以極粗淺的來講，所有組織都有蛋白質體液或血液以為相連，所以可作代償，病而可作代償，如此乃見病態，否則像機器一般，一旦失靈，立刻停止運作，則人死亡多矣，連醫療也來不及，則醫之一字可以毫無用途，早已廢棄了。因有代償，乃見病象，可見的病象並非草草可以了事，必須精審細辨，除了當時所見的病情根據之外，更因推而向前，知其病人的環境，情緒，所謂不在臟腑，不變軀形……外耗於衛，內奪於營，良工所失，不知病情，此亦治之一過也，醫者不得不引以為己過，蓋病之審察不周也，稱為過失之一。

凡欲診病者，必問飲食居處。暴樂暴苦，始樂後苦，皆傷精氣。精氣竭絕，形體毀沮。暴怒傷陰，暴喜傷陽。厥氣上行，滿脈去形。愚醫治之，不知補寫。不知病情，精華日脫，邪氣乃并。此治之二過也。善為脈者，必以比類奇恆，從容知之。為工而不知道，此診之不足貴。此治之三過也。診有三常，必問貴賤。封君敗傷，及欲侯王。故貴脫勢，雖不中邪，精神內傷，身必敗亡。始富後貧，雖不傷邪，皮焦筋屈，痿躄為攣。醫不能嚴，不能動神。外為柔弱，亂至失常。病不能移，則醫事不行。此治之四過也。

拙著《臨證特殊案件之經過及治驗》與之宗旨符合，即診斷之要點，非但在一般的醫學程序上，更須牽連病人的生活習慣，心理狀態，處世處事的條件和心態，無一不是妙招，亟須考慮，考慮的範圍，有時根本不一定在醫學上，有時更須超出醫學的範圍，如此之例，屢見不鮮，《內經》所述，自是確論。飲食起居是病人生活的條件，苦樂認同，心理情緒的影響對發病及治療具有莫大的關聯。厥氣上行是緊張心跳的結果。滿脈去形，是血流血液逆流不行，局部瘀積的結果，粗工不察，隨便亂治，則焉有不敗之理，蓋不知補瀉，病情精華日脫，邪氣乃併，治之過失之二。善為脈者，必須比較類推，以〈奇恆〉調度之，以〈從容〉知之，〈奇恆〉、〈從容〉均是經書的篇名，攻醫術而不知醫道，一如某處有病，是其最後的症候，例如子宮肌瘤或痔瘡或竟其他之疾病，並非開刀一劃即可了事，雖趁快於一時，將此不愉快的症候解除，須知構成此病症的原因多種，此症狀之表現不過是多種因素連合表達之結果，去其結果，盡去掉了一個因素，其他只去掉了一個因素的所有因素並不去除，則再見第二病狀，再割再起，試問病人有多少貯備力供應無數次宰割，此乃為工而不知道，此診豈但不足貴，以癖疥小疾換心腹大患，實乃不考慮周全，反而成事不足，敗事有餘，不治不理還可以多活些時日，求醫求治，反促成其痛苦不堪，加速死亡，是去醫之道也遠矣。此大過也，是過之三。所以為診之道，必有三個原則，必問貴賤，先貴後賤，失意傷志，慾望難達，雖不中邪，病必不癒。先富後貧，忍不住生活的煎熬，內心的抑鬱，則勞苦生活不慣，故皮焦筋屈，此非醫學所以救濟，心病必須心藥治之，而醫不察，此診之過四也。其實雖然都是定論，包括條件極廣，治醫者如能留意一二，非但功德無量，更為治療上多上推廣的範圍，則治療更能對病人有益。

> 凡診者，必知終始。有知餘緒，切脈問名，當合男女。離絕菀結，憂恐喜怒，五藏空虛，血氣離守。工不能知，何術之語。嘗富大傷，斬筋絕脈，身體復行，令澤不息，故傷敗結，留薄歸陽，膿積寒炅。粗工治之，亟刺陰陽，身體解散，四支轉筋，死日有期。醫不能明，不問所發，唯言死日，亦為粗工。此治之五過也。凡此五者，皆受術不通，人事不明也。

人的生病均是生理生化的變化不協調，原則當先窮研其理，亦即所謂必知終始。若見某處有腫塊（mass），須儘量知其由何而來，又是將來如何發展，不知來龍去脈，唯有開刀一看，病既是生化生理變化，是以生化生理為法治之方為正宗，如果硬以物理辦法橫加外來干涉，又不明其變化之理，亟欲診治，恐怕要速而不達，病人慘矣。如能知其原委，有其餘緒，再切脈問名，不問病能切脈可知，不過是其大概一般症候性的症狀而已，並不能真正知道病的實質性的事實，具體性的變化，候脈是供參考，非是鐵定的原則，否則X光，CT scan，實驗室化驗結果全可不用了，實在太誇張了。切脈的規矩，亦須先有先置的條件可以遵循，例如男女在脈的分別，情緒不正常，蓋恐離絕，善怒菀結，如能知其原委，曰脈理不錯，是以偏概全了。五臟空虛，血氣離守是描寫之辭，工不能知，何術之語。乃一針見血之論，原要不知，亂說一通，無聊之至。復次若大富之人忽然貧困，是生活大受傷害，等於斬筋絕脈般的嚴重，則其嚴重性自屬可知，即使身體復行，復行者，復原也，令澤不息，氣色皮膚均見不澤，舊傷留置，抗力↓，稱留薄歸陽，淋巴腺巨噬細胞免疫力均大打折扣，必然化膿積炎，勢可燎原，蓋內因心靈苦惱煎熬而乏抗力，亂刺亂治，即所謂陰陽離亂，身體解散，乃日益不支，於是四肢轉筋反戾，當然死亡有待，醫者莫名其妙，不問發病之原，不考病勢何以加重，徒言什麼時候會死，亦庸醫者，此診治之過之五也。凡此總總，均為受業不通，人事不明也。

故曰聖人之治病也，必知天地陰陽，四時經紀，五藏六府，雌雄表裡，刺灸砭石，毒藥所主，從容人事，以明經道。貴賤貧富，各異品理，問年少長勇怯之理，審於分部，知病本始，八正九候，診必副矣。治病之道，氣內為寶，循求其理，求之不得，過在表裡。守數據治，無失俞理，能行此術，終身不殆。不知俞理，五藏菀熟，癰發六府。診病不審，是謂失常。謹守此治，與經相明。上經下經，揆度陰陽。奇恆五中，決以明堂。審於終始，可以橫行。

把治病之道，作一總結，乃曰聖人治病也，必知所謂天地陰陽……診必副矣。如此則診斷可以符合，其中最最重要的一點，即是除了醫學上應該做好之外，尤宜著眼在醫學之外，但是在病人身上由外的環境心理生理因素，一般對診斷的準確與否，反而是醫學外的條件遠較應該做的條件為重要，因為該做的早已做了，如果有所發現，病不痊癒也必然可以改善，乃今全然紋風不動，可知必然不在於常規上，而在常規之外。乃曰治病之道，先需審治精氣是否是聚，這當然是古人所套用的術語，一如吾人現代所套用的循環免疫等等，用語不同，意思差不多。如果求之而不得，則研究表裡的形勢，臟腑俞穴之連絡的道理，否則可生五臟菀熟，六腑發癰，說說而已，醫道並非如此簡單，總之須循守此治……審於終始，終始極為重要，如此則自由而行不受拘束，稱曰可以橫行。如今醫者拘束極多，又講不出理由來，某藥太熱，太涼，某病太虛，太實，步步荊棘，處處限制，舉筆處方，按照其限制，幾乎無藥可用，陰虛陽衰，氣阻，血滯，一塌糊塗，病人乾脆飲汽水還要比吃藥少限制，要得治癒之功，難於上青天，本篇及下一篇都屬教人如何為醫之道，於真正的醫道上，並無多大的討論和益處，像醫學倫理學，空語而已，如何明始終，如何求本說說容易，做起來不容易，拙著《臨證特殊案件之經過及治驗》或可應命略作舉例，聊備一格，以作參閱。

徵四失論篇第七十八

黃帝在明堂，雷公侍坐。黃帝曰：夫子所通書受事眾多矣。試言得失之意，所以得之，所以失之。雷公對曰：循經受業，皆言十全。其時有過失者，請聞其事解也。

雷公既然書說了不少，病也醫了很多，總應該有些心得，黃帝因而相問，雷公的回答是，雖然皆言十全，大致不錯可以稱滿分，但是總不能沒有失策失治之處，故稱時有過失，尚需為師的黃帝指點開導。

帝曰：子年少，智未及邪。將言以雜合耶。夫經脈十二，絡脈三百六十五，此皆人之所明知，工之所循用也。所以不十全者，精神不專，志意不理，外內相失，故時疑殆。診不知陰陽逆從之理，此治之一失矣。

像做官的有官箴，黃帝在此處所言可以說是醫箴，過四失，所以作為醫之箴戒也。治病不能十全者，由於內外相失，現在言之即所以對一般醫理不能活潑運用其相互影響關係以及共同輔助關係（correlation & coordination）貫一之原則不得，自然疑竇叢生，既有疑慮，當須立刻解決，因循苟且，不知陰陽逆從之理，治病必然有失，此失之一也。

受師不卒，妄作雜術，謬言為道，更名自功，妄用砭石，後遺身咎。此治之二失也。

先是不過是智慧不及，是智的問題，尚未使深責，只須用功，勤學，自有分曉的一天，此是非但智識貧乏又兼自以為是，不聽師言，不尊師崇道，更亂作雜術，邪門妄言稱道，自己獨自標新立異，亂吹亂治，不但其人學識有問題，連人格都有問題矣，非智之問題，一般道德人格都已墮落，不學無術，欺世盜名，已經是邪惡不再是過失，使其為治之二失，已經是太客氣了。

不適貧富貴賤之居，坐之薄厚，形之寒溫。不適飲食之宜，不別人之勇怯。不知比類，足以自亂，不足以自明。此治之三失也。

不知病者的環境生活貧賤則為草率，富貴則反而病較淺，生命素質稟賦雖先天性的賦予厚抑或薄，發病之後，形態是代謝性興奮，抑是低落，其人營養條件直接有關身體的健康及抗體免疫力的強弱，人之勇怯。常運動之人，身體較為康壯，因人類雖為萬物之靈，充其量也不過是最高靈性的動物而已，既是動物自然應該動，動量的多寡，人之勇怯，依賴此是特別多，如果不加深思明辨，自己先已惑亂，豈能自明，此失之三也。

診病不問其始，憂患飲食之失節，起居之過度，或傷於毒。不先言此，卒持寸口，何病能中。妄言作名，為粗所窮。此治之四失也。

一般社會上人士認為中醫之脈有何等玄理，而業中醫者又為過甚其辭，醫生乃實際治病的應用科學人材，或竟至少應該是務實，實事求是之人，豈能如明星歌星般的打歌作秀，以候脈便知一切，此處《內經》聖人所言與之極端相反不問始病之原要，由於飲食之失節，由於生活起居之失常，或竟受外來病毒之感染，古人亦認知瘟疫之傳染，不先言此，隨便候脈，妄言作名，為粗所窮者，所作所為似有偏差，治之四失也。

是以世人之語者，馳千里之外，不明尺寸之論，診無人事。治數之道，從容之葆。坐持寸口，診不中五脈，百病所起。始以自怨，遺師其咎。是故治不能循理，棄術於市。妄治時

愈，愚心自得。嗚乎，窈窈冥冥，熟知其道。道之大者，擬於天地，配於四海。汝不知道之諭，受以明為晦。

醫者的名聲可傳千里之遠，殊不知高低之分只在尺寸之間，不知人事心理的變遷，不明何以能治之道，所謂從容之思考方法，坐而從按候寸口之脈，診既不中，百病遂生，不自反省，從怨老師教之無方，偶而有所亂治，不幸而幸中，大為得意，此是一般庸醫，下材小人之絕倒描寫，此類卑微人品，何足以論大道。道之大者，擬於天地，配諸四海而準，醫道如此，其他之道，莫不如此，不知道之精微，於是以明變晦暗。

陰陽類論篇第七十九

孟春始至，黃帝燕坐，臨觀八極，正八風之氣，而問雷公曰：陰陽之類，經脈之道，五中所主，何藏最貴？雷公對曰：春甲乙青，中主肝，治七十二日。是脈之主時，臣以其藏最貴。帝曰：却念上下經，陰陽從容，子所言貴，最其下也。雷公致齋七日，旦復侍坐。

初春之際，黃帝安坐，臨觀四方八極，想起來便問雷公道，陰陽經脈，五臟也，即五主那一臟最為珍貴。雷公答：春天是甲乙屬木，色青主肝，所主全身機能的期間為七十二天，一切萬物春天司生主肝，所以是肝之為臟為人體中最珍貴的。黃帝曾經研說過上下經書，〈陰陽〉、〈從容〉等篇，所言所貴的，實則是最下等的，雷公大吃一驚，不敢復答，回去齋戒七天再來候教，理由何在？

帝曰：三陽為經，二陽為維，一陽為游部。此知五藏終始，三陽為表，二陰為裏。一陰至絕，作朔晦，却具合以正其理。

經者，至大至要者也。三陽即足太陽經主人一身之背，是人體天經地義最重要的經脈，蓋其分布全是在脊髓所司作用部分及一切神經所主，故稱之為經。二陽為維，維者不及經之主流，乃維持保護支持經氣主流之重要部分，乃是陽明胃經，雖是主人一身之前，此經脈的重要作用，不在生態上，幾何形狀上，而在生化作用，生理機能上，故稱維。一陽者，少陽也，為游部，是在三陽與二陽之間，作連絡調節之用，故稱之為下。三陽，太陽者，主一身之表，是極珍貴重要之經，此經雖在外，則必須由內部來支持之，其太陽經須發揮作用，必須得到二陰即足少陰腎經的支持，否則腎上腺素作用↓，則小便不利，發汗不能，蓋血管之調節↓。一陰至絕，作朔晦，一陰者，足厥陰，是用以作冬至夏之間的春，乃一年至絕，主至始之樞合，故以之作朔晦，以合其至理，也為至下之品，意思不如三陰二陰之重要也。

雷公曰：受業未能明。帝曰：所謂三陽者，太陽為經。三陽脈至手太陰，弦浮而不沉。決以度，察以心，合之陰陽之論。

《內經》論經五臟，都由各種不同的角度以觀察的，但用的名字卻都相同，因之混淆。此處之某名與彼之某名雖為同一名字，毫無更改，但其角度觀法不同，所指亦不同。譬如此處的太陽主人一身之表，若以一年四季生理現象來說，春夏為陽，則秋冬為陰，脈浮者，當然是血流循環有儘量向外擴散至皮下末梢微血管的趨勢，故而脈浮。若見浮脈，則表皮血管擴張，大量充血，則在四季而論，是非屬夏季不可，於是此處的太陽不以寒水，風寒外侵而論，以生理狀態，表衰來說，當指脈搏去寸口亦即手太陰之處宜弦浮，若按之而散，稱為不沉，是循環力不足，古稱氣不足以應，用心觀察，合陰陽之論，即以前所述之種種，以十度法決定之。何謂十度法，下篇再論之。

所謂二陽者，陽明也。至手太陰，弦而沉急不鼓，炅至以病皆死。

前段太陽所主的夏天，在陰曆，夏至之日大概 6 月 22 日左右，開始一經六十日走夏季太陽氣旺之時。今陽明倒應屬春天，當從陰曆節氣的穀雨以後六十天（大概 4 月 20 日左右），是為陽明，以之屬春，其脈方始從裡出表，應該脈鼓，亦即浮而短的狀態。假如脈弦急（春天沉弦，屬真臟脈），沉而沒有浮大的現象，則心力已經衰弱，既已不能應春天的血流漸向外的趨勢，到了夏日，血流大向外的趨勢，不足以應，故愈熱，則心無法應變而死亡。

一陽者，少陽也。至手太陰上連人迎，弦急懸不絕，此少陽之病也。專陰則死。

少陽之氣發於初春，大概在雨水（2 月 19 日左右）以後二個節氣共六十天，雖屬春天，天氣乍暖還寒，有時則春寒料峭，所以全身循環常應天氣變而變，雖屬春天的弦脈，循氣候之變而變，若不應天候之變而變，一味弦急不絕，真正如弦之急者，而上連人迎者，則循環已有不支，不能應變，稱為專陰則死矣。

三陰者，六經之所主也。交於太陰。伏鼓不浮，上空志心。

三陰即是太陰是脾土，其與陽明不同之處，是陽明都指作用及機能，太陰都指容積，腸胃之彈性，一般形態，解剖上的條件較多，惟其如此，故腹腔中的臟器隔一個橫膈膜而恆與胸腔有關，胸腔中肺占其大部分而肺本身又屬被動，須橫膈膜支施行其機能，故就形態解剖學而言，則手太陰屬肺。太陰者，按四季而言，春夏屬陽，秋冬屬陰，則太陰當在夏季之後，一般言之，四季的性質及角度看，當在處暑後，亦即 6 月 23 日左右起後六十日，寸口之脈當大而長，而略帶浮以應秋氣屬肺脈，並按之反彈力強，伏而不浮，則上焦肺虛，稱上空。肺與腎本對人體血壓具有實質性之調節關係，肺既虛，則腎未必佳，故曰上空志心，志心者，腎之所屬也，古稱己癸同源，此之謂也。

二陰至肺，其氣歸膀胱，外連脾胃。

二陰者，少陰也。當令深秋至冬之候，為腎與心之脈，從霜降以後六十日，約在 10 月 24 日以後所支配的六十日。冬將至，則血管收斂，血流內伏，脈當沉細而伏，上通於肺以提升血壓之平衡，則血液過濾腎絲球力↑，分利出膀胱。腎臟皮質酮之分泌與消化及吸收有關，故有時胃口不良，由於肺活量↓，O_2↓，胃之進食更與肺背後之奇靜脈有關，而肺則與心腎具莫大的關聯，雖為間接，其實較直接的更具體。

一陰獨至，經絶氣浮。不鼓，鈎而滑。

一陰是厥陰，又稱至陰之候，從冬至 12 月 22 日起後六十天，呈冬春之交，脈不會外浮，但見鈎而滑者，內斂至極，重按之則呈滑狀，因脈管緊縮，重按之乃能來疾去緩之象。

此六脈者，乍陰乍陽，交屬相并，繆通五藏，合於陰陽。先至為主，後至為客。

此類六脈，陰陽互見，有時並行，相貫通五臟的機能，其作用古稱氣先來者是主氣，後隨之而來者是客氣，所謂作用者，本隨其血液血管的外流及內斂相變化，同時神經肽及激素亦相互配合而變化。

雷公曰：臣悉盡意，受傳經脈，頌得從容之道以合從容，不知陰陽，不知雌雄。帝曰：三陽為父，二陽為衛，一陽為紀。三陰為母，二陰為雌，一陰為獨使。二陽一陰，陽明主病。不勝一陰，耎而動，九竅皆沉。

如今雷公雖懂經脈之意，從容之道，但對陰陽及雌雄二道，認為相當繁複，請示於黃帝，黃帝即說，三陽即太陽為父，為什麼呢？因為太陽經主人身之背又主人身之表，直接與天候之影響，腸胃之動量都有密切的關係，蓋人之脊髓併連大腦，一切作用均由此出，動作機能無不與此發生關聯，乃稱之為父。二陽為衛，二陽是陽明，雖在人身之前，但所主均為代謝之勢，作用及機能以支持脊髓，尤其是 VIP 之酵素，在腸胃道脊髓和大腦同時分布極廣，故以之為行使保養衛護。三陽之經前面亦已經講過。一陽為紀，紀者，調節使紀之謂，少陽是一陽，乃連絡之使者，行使溝通其中之變化者。三陰為母，即太陰，太陰所指乃人身之腹部，所謂至陰之區，大概泛指腹腔中消化道之容量，彈性。人身之前為陰，乃合乎太陰之偏重解剖，容積，彈性方面的事項，又著重於形體陰上加陰，故為至陰，乃所有陰脈之始，蓋陰脈者，均由足入腹，由胸走手，故稱為母也。二陰為雌，雌的意思，以前在少陰中曾經論及，腎者牝藏也，主陰主水，一陰即厥陰則是陰脈之底，蓋自此之後，當由陰轉陽焉，故稱獨使。至於二陽一陰之病，陽明主病，即為病之主因，若隔了一陰即厥陰，因厥陰為獨使，有時陰陽互見，則陽明不晦，厥陰於是九竅皆沉，沉者不通也。其事實真相是陽明病者，腸子發酵，腸中菌落生態平衡大受影響。例如發熱病，因高熱而大腸桿菌大為繁殖，其毒素由血液轉循行至腦，乃生神經症狀之循衣摸床，《傷寒論》陽明府證之候宜急下存陰，在《內經素問》的講法是二陽一陰，厥陰者，神經精神之患疾，少腹骨盆腔之變化也。二陽則不晦，一陰則九竅不通，是一致的，不過談法不同而已。

三陽一陰，太陽脈勝。一陰不能上，內亂五藏，外為驚駭。

三陽是太陽，一陰是厥陰，太陽勝厥陰，為什麼卻沒有理由，於是一陰不能止，亦即厥陰無法止之，於是五臟生內亂，外為驚駭，可見《內經》所述的理由，用陰陽來東搬西移，不過是隨境而安，隨形勢而作隨便解說，是有了結果之後，再來一個隨便推斷，則陰勝陽復陽勝，如何如何云云，了無標準，當然愈讀愈糊塗，吳鞠通也是如此做，但是很不幸的，吳氏是在清代，去今不遠，故而大家可以大肆攻擊，《內經》是經書，聖人所著，無論如何，不敢反駁，否則便成背經叛道的千古罪人了。說實在吳氏之隨便與《內經》之隨便也並無二致，國人向例對人而不對事，故文化科學不彰，良可慨也。如果就先認的事實來講，《內經》與吳氏可謂伯仲之間，無不軒輊，無非既有此事實，隨便陰陰陽陽搪塞一番了事，非只是在此，在其他章篇段落上多不勝訴。茲今先講其事實真相，三陽亦即太陽者，部分是指人體體液的調節之謂，設或水分不調節，在腦之調節水分中樞，在視神經交叉處的中心處受水分↑之刺激，則生神經症候，時時睡著，突然驚醒，尤其其人本是體弱多病，在冬天嚴寒之時，感染發熱，一來血液內聚，體液本是重心在裡，若加上感染，體液失其調節，水分↑，則使視神經交叉處的水分調節中樞刺激度↑，則驚。厥陰在本篇屬嚴冬，太陽本為主人一身之表，今既犯寒熱，以為邪由外來，當太陽受之。人身之受為太陽，天時之候為厥陰，乃云一陰不能勝三陽，如此而已，何必來鑽牛角尖，豈非一事無成，入歧路而不知返，誤人多矣。

二陰二陽，病在肺。少陰脈沉，勝肺傷脾，外傷四支，二陰二陽皆交至，病在腎。罵詈妄行，巔疾為狂。

二陰是少陰，二陽是陽明，陽明脈屬消化系統的機能病，如果發熱，腸內細菌菌落生態之不平衡，陰性細菌大量繁殖，破裂後其毒素外溢，可以使人中毒產生高熱而神昏譫語，間接的因高熱則影響呼吸，則氣促喘滿，假如少陰再病，則腎上腺素分泌不勝病毒之侵犯，大腦益發受損害，而自律神經卻在腹腔者，在胸腔者恆須交感神經素使之調節，少陰則交感素↓，相對地副交感↑，則面色恍白，人中隱青，四肢發厥，呼吸沉遲，心搏力↓則死，或竟不死，在死之前，神志昏憒，前之所述，則所謂勝肺傷脾，後之所述，則為二陽二陰交至，病在腎，罵詈妄行，癲疾為狂者缺O_2↓，毒素↑，神志昏，在陽則譫語，循衣摸床，大見其鬼，在陰則稱鄭聲，踡臥，《傷寒論》中述之甚詳。外傷四肢者，由病症見其踡臥或循衣摸床之謂。

二陰一陽，病出於腎。陰氣客遊於心脘，下空竅堤。閉塞不通，四支別離。

少陰太陽本為相互表裡之經絡，太陽之循環致使水分能平均者，全恃少陰之分泌，使心臟有力方能支配末梢血管發汗或使血壓平穩，心搏力↑，乃使腎絲球過濾↑而有小便，太陽之水分須由少陰之支持方能分利。所謂膀胱氣化者，中醫的說法上則為汗，下則為小便，今腎即少陰不利，水分分利↓，其積瀦之處，尤其腸胃道多見。水氣在心下，實則在胃腸即稱陰氣客遊於心脘，下空竅堤，無小便，非小便不利，是水分無由分利，過濾↓，無小便，外見似是閉塞不通者，無小便，亦無大便，何則，因心臟肺臟無腎激素之興奮，動量↓，O_2↓，腸積水分，由於傳化代謝連大便也不通，如此則四肢舉著濕也，水分之積滯也，稱四肢別離。

一陰一陽代絶。此陰氣至心，上下無常，出入不知。喉咽乾燥，病在土脾。

厥陰少陽本為互相表裡之經絡，在前幾章曾經述及，此二經都直接間接的以神經波動為主，以及在腹部所劃分的解剖學的界限，前面都也講過。二經唯一不同之處，是少陽集中在右上腹腔的肝膽部，厥陰是在左下半腹腔的大腸與小腸的運動量，由於是以腹腔中臟器的活動及作用為主要著眼點，所以說病在脾土，腸胃道蠕動不良，是肝膽道分泌失常之結果，膽汁分泌與十二指腸之動量成互為反饋作用，故稱上下無常，出入不知。此陰氣至心，意思是腹腔本為自律神經之大本營，自律神經因胃腸肝膽的蠕動及分泌所發生的影響，影響最巨者為十二指腸部及胃分泌作用，十二指腸及膽的自律神經與心臟的心動自律神經同樣從 $T_1 \sim T_9$ 之脊椎骨上進入脊髓，故脈生結代，膽結石與冠心症有時幾乎混淆，難以分辨，同時心搏量之不正常恆由血管及神經的小末梢影響食道的蠕動，更以胃之分泌反常影響口腔唾液之分泌，食道黏液之分泌，故曰喉咽乾燥，脈呈代絕也。

二陽三陰，至陰皆在。陰不過陽，陽氣不能止陰。陰陽並絶，浮為血瘕，沈為膿胕。

陽明太陰均屬腹部的代謝作用及形態組織彈性，蠕動上下的問題，與前之少陽厥陰雖同屬一區來講，其作用著重點不同，如不以神經作用為重點，以部分為著論點，則太陰陽明亦都在腹腔中，如果此二經二陰二陽都在腹腔，並且論的是真正的腹腔，與少陰厥陰雖論在腹腔，實則重點在神經，此則重點在腸胃的本質及其生化代謝。腹部稱為人身至陰之區，乃稱至陰皆在。若陽氣↓，即代謝↓，由於泄瀉，稱陽不能止陰，由於代謝轉換，若為糖之轉化不良，患慢性病者如 DM，一般性的便秘，結腸有問題乃稱陰不過陽，脈若浮稱血瘕，軟為腸運動不良，有遲緩處，或緊張痙攣處，則脈息因緊張而跳動快，候至則感覺浮。膿胕自不能活動，停息在腸子的某一段，如此則會影響副交感興奮，脈乃顯遲，遲則不易候出，故而稱沉，浮沉之候以脈之遲數為準，而遲數又以交感性及副交感性興奮為原因。

陰陽皆壯，下至陰陽。上合昭昭，下合冥冥。診決死生之期，遂合歲首。

天時六氣運行人身之陰陽經絡，有莫大影響。上合昭昭者，在天氣變遷，昭昭而明。下合冥冥者，人身變化，冥冥不易追尋，欲決死生之期，當求五行六氣，其實五行六氣並無如此靈驗，遂為有識者之譏，如果有病，而病勢且重者，天氣變遷對之有莫大影響，使人加重，相當合理，也是無可否定的事實。

雷公曰：請問短期。黃帝不應。雷公復問。黃帝曰：在經論中。

雷公問生死之期，黃帝不理，再問，帝曰：在經論中，雷公實在聽不懂，因而再問。

雷公曰：請問短期。黃帝曰：冬三月之病，病合於陽者，至春正月，脈有死徵，皆歸出春。冬三月之病，在理已盡，草與柳葉皆殺。春陰陽皆絕，期在孟春。春三月之病，曰陽殺。陰陽皆絕，期在草乾。夏三月之病，至陰不過十日。陰陽交，期在溓水。秋三月之病，三陽俱起，不治自已。陰陽交合者，立不能坐，坐不能起。三陽獨至，期在石水。二陰獨至，期在盛水。

輕病即癒，無所謂短期，亦即死期，如果重病入膏肓，則必然死亡，死亡之期日的推斷可以如此，如果病在冬天，一病而三個月，正春季來時，脈有死徵者，冬天的病一到春天氣候溫暖，血流將外散，本有主病，經不起任何變化，其趨死亡也乃自然的事實。冬三月之疾，在理已盡，本已是死，草與柳葉皆殺者，枯草將至，枯草復生，柳絲復青，當然是指春天，則死與上述相同。春天陰陽皆絕者，死定了，初春便死。春三月之病，春天的得病，到夏天循環大為外散，心臟無法應之而死，夏屬陽，故稱陽殺。如果陰陽皆絕，在雪降草乾亦即秋季當死。夏三月之病，所謂心臟的負擔在血液內集時加重，血液外散時加重夏天的重病危症。至長夏時候不過十天，所謂陰陽交者，例如出汗為陽，既汗出則熱當衰，而不衰。泄瀉為陰，既泄瀉後病勢當減，而仍身熱不休是腸出血穿孔之候，故《傷寒論》〈少陰篇〉下利，身熱不休者死，諸如此類，古人稱之為陰陽交。溓水者，三秋之候也。秋三月之病，三陽俱起，三陽者，手太陽足太陽之氣俱盛者，因為由上述的條件看此太陽主夏天在人體一身之表，三陽既盛，表不能入侵，病不久必然自癒，我們現在看法是水分調節，自然屬足太陽膀胱經，手太陽小腸經，內外俱順利，病不會很重，重病必然水分不能調節，為其開始的出發點。然後再由此而生各種病變。所謂陰陽交合者，陰陽交乃大逆之候，水分大為不調節，因為由夏入秋，血流內斂，皮膚緊縮，如果發生陰陽交，大都水分會入侵於腦，腦皮層受刺激，本來無所謂，不過有此趨勢而已。先有大風侵襲，如病毒侵襲，首先犯神經，沿之而逆上則成立不能坐，坐不能起等等嚴重神經症狀。太陽脈獨盛，則於冬天水結冰堅硬如石，稱石水時死亡。少陰即二陰，脈獨盛者，少陰本為人體抗體激素之源，所以可以拖較長的日子，雖是炎症，在春後雨水至，亦即稱盛水之時死亡。反正所述之病都是死症，所說之期，都是最長的期限，與真正臨床治病關聯不大，而且方今科學發達，不必斤斤於此矣。

方盛衰論篇第八十

雷公請問氣之多少，何者為逆，何者為從？黃帝答曰，陽從左，陰從右。老從上，少從下。是以春夏歸陽為生，歸秋冬為死。反之則歸秋冬為生，是以氣多少逆，皆為厥。

根據《內經》分類的原則，動為陽，靜為陰，而內在臟器根據現今的解剖學來講，左半側的心、胃、脾、胰尾、大腸的近肛門段均較右半側的肝、膽、上升結腸活動及可移動性為大，若根據《內經》的經脈理論，則左側的心肝自主性遠較右側的肺及脾為大。假如肺占胸廓的大部分，則脾屬腸胃消化道也占腹腔的大部分，這部分雖然能動都須横膈膜為主動力而從而活動。故前者為陽後者為陰，也說得過去。再照大腦的半球來講，左半球常主使右半球呈抑制狀態。左半球主右側，使右側生活力大，右半球主左側，其控制力較左半球小得多。反過來講，則左面臟器的自主性較右面臟器為大，動者屬陽，靜者屬陰，則左為陽，右為陰，根據我們過去所述符合自是不錯，所以陽從左，陰從右，老從上，少從下，則講得更為精彩。年老之人，血管硬化，肺多少有些肺積氣肺氣腫，剩餘肺積空氣是較↑，心臟血管硬化，腦血管硬化，故而其心臟搏動力↓，由大動脈出來雖能循環全身，總究由於血管硬化阻力較大之故，則血流量自屬有留滯上身之趨勢，老從上講得非常漂亮則治療不管用藥及針灸都應該向此種的情勢加以考慮。少從下者，蓋因年少之人頭腦尚未發育完全，一切生機蓬勃血流通暢，大腦皮層正在孳長，大腦皮層最發人深省者，自其皮層由上至下之作用卻是由下而上，在腦皮層的頂端是足部下來作用在手部之後再及於頭及臉。皮層上層下身占了大半，腦之支配似以下身為其主端，尤有甚者，腎上腺素，甲狀腺素代謝機能，骨骼之發展都是由下而上，原因是，人類是站立的動物，如果下部不夠堅固。在進化論上則無由可以站立，故亟須下身腳腿之部的支撐力，支援力。少從下實是精當不易之論，在《內經素問》來了這幾篇與以前之篇所述所見觀念略為變動，在前幾章已見其倪端，故春夏主生長為陽，秋冬主收藏為陰。如果相反歸秋冬為生長則為逆，在人體以氣亦即作用之多少顛倒為逆為厥。

問曰，有餘者厥耶？答曰，一上不下，寒厥到膝，少者秋冬死，老者秋冬生。氣上不下，頭痛巔疾。求陽不得，求陰不審，五部隔無徵。若居曠野，若伏空室，緜緜乎屬不滿日。

寒厥到膝是下肢厥冷過膝，原因是心臟跳動發生奇狀，一般都屬心臟跳動過速，乃至血液只集中在上部，所謂重要中樞維持生命一線之機，下肢血液推動自然↓則生厥冷，一般所謂上盛下虛，老年人血管硬化本來有如此症候未必是病，即在秋冬二季，不過厥冷加重，本於生物生命之適存性，故老年人若有病，此種現象是常見不足以說致命，少年人腦力未曾長完全，若或四肢尤其是下肢厥冷，則必然血液犯上，侵入頭部者多，大凡患病，多半是感染，或竟自身免疫不全，若兼入侵頭部則面色發青，呼吸急促影響重要中樞，一般年齡較小如兒童幼兒，則倖免者就少了，尤其古時候，醫藥程度較差，治癒是相當難，若為秋冬血液內斂則上行之勢更促，故曰少者秋冬死，氣上不下，由於任何顱內顱外血管（尤其顱外徵象，更為明顯）。充血，血管擴張產生牽引，則血管壁的神經受張力，牽引力之影響乃生頭痛，頭痛則精神疲憊，但神經卻大為緊張，乃稱氣上不下，頭痛癲疾設或不知病由。不審病理，徒求陰陽之變，當然求之不得，五臟無徵象。像身居曠野，或伏於空室，根本無法得其真義，豈能治病，故曰緜緜乎屬不滿日者不夠觀也。

是以少氣之厥，令人妄夢，其極至迷，三陽絕，三陰微，是為少氣。是以肺氣虛，則使人夢見白物，見人斬血藉藉。得其時，則夢見兵戰。腎氣虛，則使人夢見舟船溺人。得其時，

> 則夢伏水中，若有畏恐。肝氣虛，則夢見菌香生草。得其時，則夢伏樹下不敢起。心氣虛，則夢救火陽物。得其時，則夢燔灼。脾氣虛，則夢飲時不足。得其時，則夢築垣蓋屋。此皆五藏氣虛，陽氣有餘，陰氣不足。合之五診，調之陰陽，以在經脈。

此恐怕未必如此。一般心理作用，精神恍惚而多夢，夢是眠不酣亦即並非全然入睡的徵象。自律神經不平衡，都屬生活不正常，情緒有變動乃致影響，睡眠不良多夢是事實，蓋見以五行五臟論列，一定要如此這般，還沒有如此準確說說而已，此所以過猶不及，言過其實，無法置信不須置評，從略。

> 診有十度，度人。脈度，藏度，肉度，筋度，俞度。陰陽氣盡，人病自具。脈動無常，散陰頗陽，脈脫不具。診無常行，診必上下，度民君卿。

度者寫說測量也，凡醫治病度人有十種度計法。脈度，臟度，肉度，筋度，俞度，屬陰者五度，屬陽者五度共有十度，陰陽氣盡，人病自具，意思是陰陽氣不足則人的病態自然呈現，脈之動態沒有一定，散陰者陰氣離散，頗陽者陽氣有所偏頗，脈脫者，脈象有時並不循其常軌的診斷。診無常行，診斷從而沒有一定的常軌，診必上下，凡治病必先審人的生活境遇，古人度平民君王公卿，蓋階級不同，苦樂，逸勞殊異，只有這一點比較合乎醫道，其他所述具文而已，如何度法，以前陸陸續續都已經講過，多說無益，從略。

> 受師不卒，使術不明，不察逆從，是為妄行，持雌失雄，棄陰附陽。不知并合，診故不明。傳之後世，反論自章。

學藝不精，拜師不誠意求道，治病，不察逆從，是為亂行，診斷不明，想傳後世，無異自己暴露自己的缺點而已。

> 至陰虛，天氣絶。至陽盛，地氣不足。陰陽並交，至人之所行。陰陽並交者，陽氣先至，陰氣後至。

所言都是些對仗文字毫無深意，惟有陽氣先陰氣而至較為有討論的價值，動量者陽也，陽氣也。動量之所以為動量，必然須有物體的憑藉，在人體內臟中，五臟既不可見，其作用動量往往能見於外，古醫學是由外推及論內。故先見動量，其動量之變，乃推測臟器在解剖學，拓樸學上之變化。

是以聖人持診之道，先後陰陽而持之。奇恆之勢，乃六十首。診合微之事，追陰陽之變，章五中之情。其中之論取虛實之要，定五度之事，知此乃足以診。是以切陰不得陽，診消亡。得陽不得陰，守學不湛。知左不知右，知右不知左，知上不知下，知先不知後，故治不久。

診斷不能上下左右先後之定位，不夠完整，治療之功不能持久，其他乃是大做對仗文字，讀即得不須多言繞舌，奇恆六十者，今已失傳，否則卻是有用。

知醜知善，知病知不病，知高知下，知坐知起，知行知止，用之有紀，診道乃具，萬事不殆。

一派浮詞，無法從實，與《傷寒論》即與《溫病條辨》比也相差多矣，全是贅語廢話。

起所有餘，知所不足，度事上下，脈事因格。

重複又重複，疊床又架屋，此所以無法令人終篇也。雖是經書，實不足道，不可妄自將此等非經非道，稱為遵經重道，其去道也遠矣。

是以形弱氣虛死。形氣有餘，脈氣不足死。脈氣有餘，形氣不足生。是以診有大方，坐起有常。出入有行，以轉神明。必清必淨，上觀下觀，司八正邪，別五中部，按脈動靜，循尺滑濇寒溫之意，視其大小，合之病能，逆從以得，復知病名，診可十全。

《內經》所述所講常常反反覆覆，不能以舉一反三而論，是就其不同事實，不同角度而言，但是用的卻是同一的名字，令人有不知何去何從之感，若能確實把握其所述的事項仔細推敲，則其隨興所發而起之辭，無法遁形，平時並無如此強調，此處強調脈之重要者，是有前提的，但其前題未曾舉出，率而大發議論，形氣者形也，脈氣者脈象也，形盛而脈衰者必不癒。形衰而脈充沛者，雖外弱而內強，不一定死，間接的若吾人有時不可循常規論事，並非真正脈比形重要，可以顯見，診病有其大法則，坐起行動有其常態，出入有行者，喻其呼息轉氣，以轉神明，如此則方可言神而明之，其心必須清淨，以察病者之色，稱上觀下觀，司人正邪，知天有人風之變，別五中部人有五臟內中之部位，按脈之動及靜，循尺膚之滑濇可知寒及濕，就脈之大小合其病之形態，其何者是逆何者是從，後知道病的名稱則診斷可以充備。

不失人情，故診之或視息視意。故不失條理，道甚明察，故能長久。不知此道，失經絕理，亡言妄期。此謂失道。

不失人情，知病人的情緒苦樂，憂患安適，後視察喘息及心意，乃可不知為有條有理，稱道甚明察，所以能長久，不知其道，失常失理，妄亂猜測，此謂失道，諸事種種，無非作為醫者之戒，對真正醫道治病實無多大幫助，《內經》重複贅語極多，說了半天，讀比不讀好不到那裡去。此篇幾乎全是如此，復加前面也有二三篇是如此，讀之令人不堪其煩，蓋無補於醫，隨意行文，對仗駢句，沒甚意思。

解精微論篇第八十一

黃帝在明堂，雷公請曰：臣授業傳之行教，以經論從容，形法，陰陽，刺灸，湯藥，所滋行治。有賢不肖，未必能十全。若先言悲哀，喜怒，燥濕，寒暑，陰陽，婦女，請問其所以然者。卑賤，富貴，人之形體，所從群下，通使臨事以適道術，謹聞命矣。請問有毚愚仆漏之問，不在經者，欲聞其狀。帝曰，大矣。

雷公既對黃帝所授的從容思考連貫法，陰陽分別，針灸，湯藥都能相當貫通，但當行道之際也即以實地治病時，未必個個能善了，因為醫術由醫師而定，醫師有好有不肖，而在病人方面呢？也有種種不同的條件，例如恐哀喜悲種種情緒上的變動，燥濕寒暑等等天氣的變化，以及房事男女等分別，乃請問此類的不同是出於社會關係，諸如卑賤富貴而產生歟，抑或人之形體本有如此差異歟。若聖帝能使所有的醫官，統統使之臨診時以通會其意，而行其術，又更請問尚有些許小節或平淡之事，不在經書者是否可與說明。一聞其狀，黃帝便說這範圍太大了，當然醫本來是大學問直到今天仍在探索之中，與一般學問不同且較之更深更為博大而繁複，當時在古代能講到如此境地，已經極不容易了，反觀西洋歷史以及其他各種文化都比起來，真是相差極遠。

公請問，哭泣而淚不出者，若出而少涕，其故何也？帝曰，在經有也。復問，不知水所從生，涕所從出也。帝曰，若問此者，無益於治也。工之所知，道之所生也。夫心者，五藏之專精也。目者，其竅也。華色者，其榮也。是以人有德也，則氣和於目；有亡憂，知於色。是以悲哀則泣下。泣下水所由生。水宗者，積水也。積水者，至陰也。至陰者，腎之精也，宗精之水，所以不出者，是精持之也。輔之裹之，故水不行也。

雷公問人哭而淚不出原因為何，黃帝說問此無益於治療，但身為醫生應該知其道之所生，此處所現的心，是人的大腦精神活動，精神活動者大腦是其記錄的庫存，有此龐大無比的庫存乃鐵定此人的心態和性格，其一切之所來，由視覺而來者幾占盡人腦所吸收的百分之七八十以上，故曰目者其竅，其他耳鼻舌之占有率則遠不及目，所見的面色可以決定其身體的盛衰，所以人之有德即為有修養的人，則氣和於目者，眼光自然清瞻，圓湛與眾不同，如有憂愁則必形之於臉色，悲哀則有淚下，淚是水其實人之悲哀則淚管中淚液增多，將放出之時甚至連鼻上腔都有感覺，所謂令人酸鼻，什麼積水，至陰是腎之所摶，反正愈講愈玄，離題太遠，無法領悟矣，什麼瀉精等等，隨便提名字，反而使人惑亂，宗者一切之本，如曰宗氣，吾人不難而知，是心臟的搏動，乃氣之本，也即生命之本，故稱宗氣，生殖器官稱宗筋，究竟與筋有什麼關係呢？因為筋之收縮，男女交媾，在射精的一刻，全身挺直收縮，故稱之為筋的本源，其實全屬誤解，雖是誤解，亦當知其為什麼為誤的理由，《內經》以情形條件形態而推測人體機能，雖屬大誤，但對人身治療的實用價值上，仍是有其長處，此處又說腎之精稱宗精，為什麼又冒出一個宗精來呢？下段即有分解。

夫水之精為志，火之精為神。水火相感，神志俱悲，是以目之水生也，故諺言曰，心悲名曰志悲。志與心精共湊於目也。是以俱悲，則神氣傳於心。精上不傳於志，而志獨悲，故泣出也。泣涕者，腦也。腦者，陰也。髓者骨之充也，故腦滲為涕。

腎之精是志，意思是腎能在精神表現的是志，心從精神方面言之是神，神是人的精神發揚及穩定，此處的心又不屬於循環系統而論了，志較心神為差矣，意思是其人心神健全並不喪失，神識清明，但是清明的心態中所表達的各種精神意識則稱之為志，什麼水火相感，神志俱悲，目之生水，使人讀了益發不懂大可從略，一下說俱悲，一下又說神氣傳於心，精上不傳於志，而志獨悲豈非前後矛盾，更無聊者認為泣涕者腦也……，故腦滲為涕，以前大概五十年前中醫學說，尤其《內經》還相當流行的時候，常以慢性鼻炎及鼻竇炎稱作腦漏，鼻涕常常流出不停，誤為腦汁漏出，實在荒唐之至，不錯腦有裂傷，腦脊髓液（cerebrospinal fluid, CSF）先從鼻中流出，但須又外傷，而今不過是鼻黏膜過敏而已，說如此嚴重者其錯誤觀念實在是拜《內經》之賜，如今腦漏這一名字，早就不存在了，如果問及上 60 多歲的人，在他幼年時候，可能會聽到過如此荒謬的名字，無怪被西醫大笑其荒謬絕倫了。

> 志者骨之主也，是以水流而涕從之者，其行類也。夫涕之與泣者，譬如人之兄弟，急則俱死，生則俱生。其志以神悲，是以涕泣，俱出而橫行也。夫人涕泣俱出而相從者，所屬之類也。

愈講愈脫譜，人的眼淚本由淚腺所分泌，神情悲哀，則淚液分泌↑，但是此種淚液與被煙嗆及咳嗽等外界所刺激而出者，在生化分析方面全然不同，前者含有多量的神經肽，感情素，後者則純是淚水，其實淚水者，無時無刻不在分泌，其作用是滑潤，眼結膜使之健全，不過恐哀時分泌大增乃不得不淚奪眶而出，有時候悲哀甚則淚大出，連從目眶流出都來不及，只能由鼻淚管大量流出，由鼻而出乃成了涕，於是稱為涕泣橫流，一般經常淚腺分泌的淚以滋潤眼球者都由鼻淚管流出，但是非常適量，不致於成涕，如果大量流出則盛納不及，涕淚橫流矣。年老之後，面部肌肉漸漸下墜，眼皮下的淚管受下垂影響之壓迫，會常常無故淚出，不屬悲哀，是生理狀態，一如人在早晨起身時也有眼淚者，因一睡通宵，眼瞼略為浮腫，一旦起床略有些許壓力，故也略有眼淚，復次眼淚因年老皮膚鬆弛關係之外，不但臉上的皮膚更且喉頭兩頰頸部的肌肉無不鬆弛下垂，故能以聲音辨其人的年齡，所謂蒼老的聲音，演話劇或平劇，都是故作此聲。以形人之老，老且衰，過敏素↑，自身免疫多，常見喉嚨鼻竇易受感染，二者配合乃見涕泣俱出，所謂腎氣衰者如此而已。何必講得玄之又玄，什麼腎主骨，什麼是兄弟，不談也罷，讀了比不讀更壞，如果更加以深究，則其人自墜魔道，不可救藥矣。古時所說未必盡對，一味仿古，極無進展，永無出息矣。

> 雷公曰，大矣。請問人哭泣而淚不出者，若出而少，涕不從之何也？帝曰，夫泣不出者，哭不悲也。不泣者，神不慈也。神不慈，則志不悲，陰陽相持，泣安能獨來？夫志悲者惋，惋則沖陰，沖陰則志去目，志去則神不守精。精神去目，涕泣出也。且子獨不誦不念夫經言乎？厥則目無所見。夫人厥則陽氣并於上，陰氣并於下。陽并於上，則火獨光也。陰并於下，則足寒。足寒則脹也。夫一水不勝五火，故目眥盲。是以氣衝風，泣下而不止。夫風之中目也，陽氣內守於精，是火氣燔目，故見風則泣下也。有以比之。夫火疾風生，乃能雨，此之類也。

比得不倫不類還說此之類也。天下真理對就是對，不對就是不對，不要說是黃帝，就是上帝也不可以，哭而涕不出豈心無感動曰神不慈志不悲尚可，因為悲哀哭泣的眼淚與上段已經交待過，與一般受刺激的眼淚，其中含量是不同的，無論外觀是否相同，其實截然不同，厥是心搏量太速，或神經精神受絕大的刺激，乃因血流量盡向中樞重要區集中，以保護一過性的衝擊而維護生命，故而大腦，心，肺的主要區血流奔集，自然就照顧不到足部較遠之區，以及腹部較心肺腦之重要性低、急切性略差的臟器了。可是足寒，足寒是外見，腹腔中臟器血流↓，動量暫時↓則脹，目無所見者因血流內聚，交感性大↑可能腦部一時性 O_2↓CHO↓，則腦之反應最快，感受最大的對外的器官，剛剛已經說過是目，於是目無所見，一般所說，眼前一陣黑而昏厥，一時性的非真正的休克（shock）及昏迷，當然真正的亦可以，所以在人臨死以前，先是眼睛看不見任何事物，感光度喪失，就事論事即可，何必陰陰陽陽。氣衝風，泣下不止者是眼睛過敏，過敏素組織胺大↑，則小血管擴張鼻及眼瞼因時受影響，火氣燻目是過敏小血管擴張的結果，也可能是感染性的眼結膜炎，陽也陰也，火疾風生而雨，是時問題愈講愈亂，不知其理，硬用陰陽搪塞而已，但是這是在古時候，當然無可厚非，更須讚其尚有說辭能自圓，而今知道得一清二楚，硬要用陰陽來套，是真不知其用意何在也。

索引

本索引之編碼規則為頁碼（該頁碼所屬篇章），如：15（二）為第 15 頁，該頁屬於第二篇。

一、動量

二、心血管

七、腸胃

八、鼻咽呼吸系統

九、神經系統

膽囊收縮素（Cholecystokinin）　312（四十二）
Gastrolienase　312（四十二）
神經激素（Neurohormone）　9（二）
液態神經素（Autacoid）　9（二）；19（三）
乙醯膽鹼（Acetylcholine）　68（八）；295（三十九）
緩激肽（Bradykinin）　82（十）；291、294（三十九）；319（四十三）
代謝的甲狀腺激素（TH）　17（三）
促腎上腺皮質酮素（ACTH）　6（一）；22（三）；168（二十）
醛固酮（Aldosterone）　22（三）
正腎上腺素、去甲腎上腺素（Norepinephrine）　22（三）；154（十九）；230（二十八）；296（三十九）
組織胺（Histamine）　5（一）；19、21（三）；301（四十）；461（七十六）
β—羥—β 甲戊二醯輔酶　153（十九）
抗利尿激素（ADH）　16～17（三）；155（十九）；208（二十六）；321（四十三）；441（六十四）
內分泌促素（Tropic Hormone）　5～6（一）；208（二十六）
神經肽（Neuropeptide）　11（二）
內分泌促素（Tropic Hormone）衰退　5（一）
血管活性腸肽（Vasoactive Intestinal Peptide, VIP）　19（三）；152（十九）；323、324、326（四十四）；478（七十九）
ACTH 對血管影響　138（十七）
Syle 氏內分泌刺激學說　252（三十二）
松果體（Pineal Body）之影響　22（三）
雌二醇（Estradiol）　22（三）
目標激素（Target Hormone）　6（一）
七損八益與 C-AMP 之關係　47～48（五）
大腦血流量大為增加而影響其他內分泌　38（五）
下晡甚，則降鈣素↑。夜半則正腎上腺素↓　181（二十二）
下虛上實乃內分泌↓　48（五）
下視丘（Hypothalamus）　5（一）；16（三）
少陰與內分泌　63（七）
天氣炎熱，甲狀腺機能↓　359（四十九）
天明之際，腎上腺素尚未全部↑，而胰島素↑　181（二十二）
太陽經與內分泌　61～62（七）
天癸　4（一）

十一、代謝

十二、婦科

十三、針灸

十四、其他

國家圖書館出版品預行編目（CIP）資料

內經素問真相之探討 / 惲子愉著. -- 新北市 :
華藝數位股份有限公司學術出版部出版 : 華藝數
位股份有限公司發行, 2025.08
面 ; 公分
ISBN 978-986-437-220-1(平裝)
1.CST: 素問 2.CST: 研究考訂

413.111 114008808

內經素問真相之探討

作　　者／惲子愉
責任編輯／陳柏毅
封面設計／張大業
版面編排／王凱倫

發 行 人／常效宇
總 編 輯／張慧銖
業　　務／蕭杰如
出　　版／華藝數位股份有限公司　學術出版部（Ainosco Press）
地　　址：234 新北市永和區成功路一段 80 號 18 樓
電　　話：(02)2926-6006　傳真：(02)2923-5151
服務信箱：press@airiti.com
合作出版／惲純和、葉姿麟
發　　行／華藝數位股份有限公司
戶名（郵政／銀行）：華藝數位股份有限公司
郵政劃撥帳號：50027465
銀行匯款帳號：0174440019696（玉山商業銀行 埔墘分行）
法律顧問／立暘法律事務所　歐宇倫律師

ISBN／978-986-437-220-1
DOI／10.978.986437/2201
出版日期／2025 年 8 月
定　　價／新台幣 880 元